眼でみる 実践 心臓リハビリテーション

改訂5版

――編著――

安達 仁
群馬県立心臓血管センター
心臓リハビリテーション部長/副院長

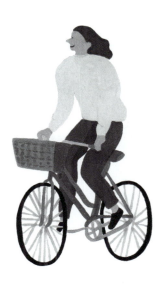

中外医学社

執筆者一覧 (執筆順)

安達　仁	群馬県立心臓血管センター循環器内科
生須義久	群馬県立心臓血管センターリハビリテーション課
鳥越和哉	群馬県立心臓血管センターリハビリテーション課
中野晴恵	群馬県立心臓血管センターリハビリテーション課
吉田知香子	群馬県立心臓血管センター看護部
風間寛子	群馬県立心臓血管センターリハビリテーション課
星野圭治	群馬県立心臓血管センター循環器内科
服部将也	群馬県立心臓血管センターリハビリテーション課
猪熊正美	群馬県立心臓血管センターリハビリテーション課
星野丈二	群馬県立心臓血管センター心臓血管外科
河口　廉	群馬県立心臓血管センター循環器内科
白石裕一	京都府立医科大学循環器内科
山下遊平	群馬県立心臓血管センターリハビリテーション課
滝沢雅代	群馬県立心臓血管センター栄養調理課
髙柳麻由美	群馬県立心臓血管センターリハビリテーション課
道家智恵	医療法人CCR林ハートクリニック看護部
園城朋子	群馬県立心臓血管センターリハビリテーション課
森下好美	もりした循環器科クリニック
林　宏憲	医療法人CCR林ハートクリニック
櫻井繁樹	櫻井医院

改訂5版の序

　心臓リハビリテーションが心筋梗塞患者の社会復帰のための手段であった時代に本書の初版は執筆されました．当時，すでに，治療法が進歩し，また，冠危険因子や動脈硬化の病態が解明され始めており，離床訓練だけではない運動療法や，患者教育・生活習慣の改善などによって心臓病からの回復と再発予防をおこなうことが心臓リハビリテーションであると，欧米ではそのころ考えられ始めていました．そのことを日本でも普及させたいと思って本書を執筆しました．お陰様で多くの方の賛同が得られ，多数の施設で勉強の道具として活用して頂きました．

　その後，包括的心臓リハビリテーションが心疾患の治療そのものであることが理解され，心臓リハビリテーションの立ち位置が，心疾患治療・管理の中心に近づいてきました．また，2000年代に入ると，心不全が対象疾患に加わり，さらに高齢心不全が増加するにつれて，心臓リハビリテーションの意義と実施法が多彩になってきました．患者さんそれぞれの治療目的や身体状況が異なることを勘案して，個別化された心臓リハビリテーションが必要になるとともに，心臓リハビリテーションセンターにおける集団心臓リハビリテーションの限界が明らかになり，現在は，患者さんそれぞれのメニューに基づいた自宅での心臓リハビリテーション実施法が模索されている状況です．

　本書は，センターで行う包括的な心臓リハビリテーションが，現状ではいまだに最も安全で効果的なものであると考え，院内で実施している心臓リハビリテーションの実施法と有効性につき解説しました．この内容は遠隔心臓リハビリテーションやAIによる心臓リハビリテーションの時代になっても基本として重要なものです．本書を読むことによって，進歩し続ける心臓リハビリテーションのなかで，押さえておくべき心臓リハビリテーションの基本を理解して頂ければ幸甚です．

2024年8月

群馬県立心臓血管センター
安達　仁

初版の序

　私が大好きな本に「村上信夫のおそうざいフランス料理」というものがあります．昭和53年に発刊されすでに絶版となってしまった本ですが，帝国ホテルの総料理長にまでなった村上信夫氏が一般家庭向けにフランス料理の作り方を書いたものです．フランス料理と聞くと，ソースから素材から作ったり見つけたりするのが大変でとても自分ではできないと思いがちですが，この本はそれを簡単にしかも決して妥協することなく本格的に作れるようにしております．そして，氏はその序文の中で，この本は絵本として大切に本棚に飾っておくのではなく，表紙が油のはねでよごれ，ページにおつゆのしみがつく，そんな本になってほしい，と述べております．

　この本も，そういう思いで書きました．もちろん，心臓リハビリテーションはフランス料理とはまったく異なるものですが，とっつきにくくあまり普及していない心臓リハビリテーションが，簡単にだれでも実施できるものになって欲しいと思って書いたものです．ですから，この本は本棚に飾っておくのではなく，臨床の現場に持っていって，中に書いてある図表を患者さんに示しながら，ぼろぼろになるまで使いこなして頂きたいと願っています．そのために，そのままコピーして患者教育に使えるような図表を多くしました．また，ひとつの章だけを読んでも内容がわかるように，必要だと思う時には同じ図表が各章ごとにくりかえし出てくるようにしてあります．200ページくらいの本でも，全部通して読む時間はなかなかないものですから．

　この本の特徴は，多施設の有名人が集まって書いたものではなく，群馬県立心臓血管センターのスタッフだけが書いたということです．ですから心臓リハビリテーションのひとつの形がこの本を通して透かして見えると思います．この本のやり方を参考にすれば群馬型の心臓リハビリテーションができますし，各施設で工夫すればさらに良い独自の心臓リハビリテーションができると思います．また，患者教育関連の項目にかなりページを割いたのも特徴です．これは，現在の心臓リハビリテーションにおいて，運動療法とともに患者教育が極めて重要であると考えているからです．是非，この本を踏み台にして自分の施設の心臓リハビリテーションをブラッシュアップしていってください．

　この本が，わが国の心臓リハビリテーション普及の一石となり，心臓病で悩む患者様の正しい治療の一助となれば幸いです．

2007年2月

群馬県立心臓血管センター
安達　仁

目次

1 心臓リハビリテーション概説 〈安達 仁〉 1

- ■ 目的と方法 ………………………………………………………………………… 1
- A．心臓リハビリテーションのはじまり ………………………………………… 1
- B．心臓リハビリテーションの対象疾患と目的 ………………………………… 2
- C．心臓リハビリテーション実施時期 …………………………………………… 7
- D．心臓リハビリテーション実施内容 …………………………………………… 7

2 心臓リハビリテーション開始準備 10

- A．心リハセンターでの心臓リハビリテーション① ……………〈生須義久〉 10
  1. 心臓リハビリテーション関連の保険制度 ………………………………… 10
  2. 必要なスタッフと施設・設備 ……………………………………………… 13
  3. 実施時に必要な書類 ………………………………………………………… 14
- B．心リハセンターでの心臓リハビリテーション② ……………〈鳥越和哉〉 16
  1. プログラムの概観（急性期から維持期の連続性） ……………………… 16
  2. スタッフ教育システム ……………………………………………………… 19

3 入院中の心臓リハビリテーション 27

- A．当院ICUでの早期・急性期心臓リハビリテーション ………〈中野晴恵〉 27
  1. ICUでの早期・急性期心臓リハビリテーション ………………………… 27
  2. 当院での実施対象患者 ……………………………………………………… 27
  3. 介入前の情報収集 …………………………………………………………… 27
  4. 介入前の事前調整 …………………………………………………………… 28
  5. 状況別の当院でのリハビリテーションの目的と内容 …………………… 28
  6. 病態ごとの当院での対応 …………………………………………………… 30
- B．入院中の看護師による心臓リハビリテーション ……………〈吉田知香子〉 37
  1. いつだれがデータを記録し，教育するのか ……………………………… 37
  2. どの看護師でも教育できるようにする工夫 ……………………………… 38
  3. 経皮的冠動脈形成術（PCI）による血流改善は急性冠症候群（ACS）
     発症予防にはならない ……………………………………………………… 38

　　　　4．今まで一度も胸痛がなくても ACS が発症しうることの説明……………… 39
　　　　5．入院中の心臓リハビリテーション……………………………………………… 41

4 外来心臓リハビリテーション　　〈安達 仁　風間寛子〉50

■ 外来心臓リハビリテーションの骨格……………………………………………………… 50
　A．外来心臓リハビリテーションの意義…………………………………………………… 50
　B．プログラム構成…………………………………………………………………………… 51
　　　1．外来心臓リハビリテーションへの移行に向けた入院中からの関わり………… 51
　　　2．外来心リハの実際……………………………………………………………………… 51
　C．循環器医もコメディカルスタッフも少ない場合の外来心臓リハビリテーション
　　　の始め方…………………………………………………………………………………… 55
　D．心筋梗塞患者における心臓リハビリテーションの単位算定………………………… 56

5 運動処方　　57

　A．有酸素運動と抵抗運動の効果……………………………………〈星野圭治〉57
　　　1．レジスタンストレーニングについて……………………………………………… 57
　　　2．両者の比較…………………………………………………………………………… 59
　　　3．疾患毎のレジスタンストレーニング……………………………………………… 59
　B．「中等度の運動」を超えた場合の生体の変化……………………………〈安達　仁〉67
　　　1．生体の変化を知っておくべき理由………………………………………………… 67
　　　2．自律神経……………………………………………………………………………… 67
　　　3．心拍数………………………………………………………………………………… 67
　　　4．血圧…………………………………………………………………………………… 68
　　　5．心拍出量……………………………………………………………………………… 68
　　　6．血流分配……………………………………………………………………………… 69
　　　7．心内圧………………………………………………………………………………… 70
　　　8．呼吸様式……………………………………………………………………………… 70
　C．AT 決定法………………………………………………………………〈安達　仁〉72
　　　1．定義…………………………………………………………………………………… 72
　　　2．AT 決定法…………………………………………………………………………… 72
　D．その他の運動処方………………………………………………………〈星野圭治〉75
　　　1．心拍数を用いた運動処方（心拍処方）…………………………………………… 75
　　　2．自覚症状による処方………………………………………………………………… 75
　　　3．トークテスト………………………………………………………………………… 75

　　　　4．簡易心拍処方 ……………………………………………………………………… 76
　　E．疾患別の運動処方の考え方 …………………………………………〈安達　仁〉 79

6 運動療法　　82

　　A．有酸素運動 ……………………………………………………………〈服部将也〉 82
　　　　1．運動の頻度 ………………………………………………………………………… 82
　　　　2．運動の強度 ………………………………………………………………………… 82
　　　　3．運動の時間と量 …………………………………………………………………… 85
　　　　4．運動の種類 ………………………………………………………………………… 85
　　B．抵抗運動 ………………………………………………………………〈服部将也〉 87
　　　　1．トレーニングの禁忌と導入時期 ………………………………………………… 87
　　　　2．トレーニングの強度と頻度 ……………………………………………………… 88
　　　　3．トレーニングの進め方 …………………………………………………………… 88
　　　　4．筋の収縮様式と方法 ……………………………………………………………… 89
　　　　5．トレーニングの種類と時間 ……………………………………………………… 90
　　　　6．トレーニングにおける注意点 …………………………………………………… 90
　　C．高強度インターバルトレーニング …………………………………〈猪熊正美〉 93
　　D．エキセントリックトレーニング ……………………………………〈風間寛子〉 97
　　E．その他の運動療法 ……………………………………………………〈猪熊正美〉 100
　　　　1．神経筋電気刺激療法 ……………………………………………………………… 100
　　F．呼吸筋トレーニング …………………………………………………〈服部将也〉 103
　　　　1．心不全における吸気筋力と測定方法 …………………………………………… 103
　　　　2．心不全における吸気筋力と運動耐容能，IMTの関係 ………………………… 104
　　　　3．IMTの安全性 ……………………………………………………………………… 104
　　　　4．IMTの方法 ………………………………………………………………………… 105
　　G．運動療法の合併症・危険性 …………………………………………〈星野圭治〉 107
　　　　1．虚血性心疾患 ……………………………………………………………………… 108
　　　　2．不整脈 ……………………………………………………………………………… 116
　　　　3．低血糖 ……………………………………………………………………………… 117
　　　　4．動脈瘤破裂 ………………………………………………………………………… 120
　　　　5．肺塞栓 ……………………………………………………………………………… 122
　　　　6．対策 ………………………………………………………………………………… 124

7 開心術後 　125

- A．術式……〈星野丈二〉 125
  - 1．術式による違い…… 125
  - 2．人工弁（生体弁，機械弁）による違い…… 126
  - 3．創の位置による違い…… 127
- B．心臓リハビリテーション……〈中野晴恵〉 128

8 TAVI, MitraClip 　135

- A．術式……〈河口　廉〉 135
  - 1．経カテーテル大動脈弁置換術（TAVI）の術式…… 135
  - 2．経皮的僧帽弁接合不全修復術（MitraClip）の術式…… 136
- B．心臓リハビリテーション……〈中野晴恵〉 138
  - 1．TAVIに対する心臓リハビリテーション…… 138
  - 2．MitraClipに対する心臓リハビリテーション…… 142

9 デバイス 　143

- A．手技・種類・設定……〈白石裕一〉 143
  - 1．ペースメーカ…… 143
  - 2．植込み型除細動器（ICD）…… 143
  - 3．心臓再同期療法（CRT），除細動機能付き両心室ペースメーカ（CRTD）…… 143
  - 4．着用型自動除細動器（WCD）…… 143
  - 5．皮下植込み型除細動器（S-ICD）…… 144
  - 6．リードレスペースメーカ…… 144
  - 7．デバイス植込み患者における運動療法，運動負荷試験における注意点…… 145
  - 8．確認しておきたい設定…… 145
  - 9．覚えておきたい設定…… 146
- B．心臓リハビリテーション……〈山下遊平〉 153
  - 1．介入前の情報収集…… 154
  - 2．当院でのデバイス植込み後心臓リハビリテーションの実際…… 156

10 大血管疾患　　160

- A．術式……………………………………………………………〈星野丈二〉160
  1．大動脈基部置換術（Bentall 法，David 法，Yacoub 法）…………… 160
  2．胸部大動脈置換術………………………………… 161
  3．胸腹部大動脈置換術……………………………… 161
  4．腹部大動脈置換術………………………………… 162
- B．心臓リハビリテーション……………………………………〈中野晴恵〉163
  1．EVAR/TEVAR に対する心臓リハビリテーション……………… 163
  2．開腹・開胸手術に対する心臓リハビリテーション…………… 163
  3．保存療法…………………………………………… 166

11 心不全　　168

- A．心不全の病態…………………………………………………〈星野圭治〉168
  1．心臓機能障害……………………………………… 169
  2．心不全の EF による分類………………………… 178
  3．左室充満圧………………………………………… 179
  4．自律神経活性……………………………………… 180
  5．血管拡張能・血管内皮細胞機能………………… 181
  6．骨格筋機能………………………………………… 182
  7．換気応答…………………………………………… 183
  8．慢性心不全の発症様式…………………………… 184
  9．心不全患者の体重変化…………………………… 186
- B．心臓リハビリテーションの効果……………………………〈安達　仁〉188
  1．心機能不全と心不全……………………………… 188
  2．心機能への効果…………………………………… 189
  3．不整脈への効果…………………………………… 191
  4．自律神経への効果………………………………… 192
  5．血管への効果……………………………………… 192
  6．骨格筋への効果…………………………………… 193
  7．炎症・活性酸素種への効果……………………… 193
  8．腎機能への効果…………………………………… 193
  9．呼吸パターンへの効果…………………………… 193
  10．予後改善効果・再入院予防効果………………… 194

C．心臓リハビリテーションの実際･････････････････････････････････〈風間寛子〉198
　　　　1．前期回復期･･ 198
　　　　2．後期回復期･･ 199

12 労作性狭心症・INOCA（虚血性非閉塞性冠疾患） 204

　　A．労作性狭心症の病態と治療･････････････････････････････････････〈安達　仁〉204
　　　　1．CCS と ACS･･ 204
　　　　2．CCS の治療目標･･ 206
　　　　3．CCS における心臓リハビリテーションの効果･･････････････････････ 206
　　　　4．PCI が成功した症例での心臓リハビリテーションの必要性･･････････ 212
　　　　5．PCI と比較した予後改善効果･･････････････････････････････････････ 213
　　　　6．初期治療として心臓リハビリテーションを薦める理由･･････････････ 216
　　　　7．心臓リハビリテーションスタッフの心構え････････････････････････ 218
　　　　8．PCI 未実施時の心臓リハビリテーションの実際････････････････････ 218
　　　　9．PCI 後の心臓リハビリテーション･･････････････････････････････････ 223
　　B．INOCA（虚血性非閉塞性冠疾患）･･････････････････････････････〈安達　仁〉227
　　　　1．INOCA の病態と治療ターゲット･･････････････････････････････････ 227
　　　　2．CMD の病因･･ 227
　　　　3．EDHF と心臓リハビリテーション･････････････････････････････････ 228
　　　　4．Rho kinase と心臓リハビリテーション････････････････････････････ 229
　　　　5．冠危険因子・炎症・自律神経活性と心臓リハビリテーション･･･････ 229

13 ACS 〈安達　仁〉231

　　■　急性冠症候群･･ 231
　　A．ACS の病態と合併症･･･ 231
　　　　1．ACS―予後と心臓リハビリテーションの必要性―･･････････････････ 231
　　　　2．ACS の合併症･･ 232
　　B．心臓リハビリテーション･･ 233
　　　　1．ACS 再発予防のための心臓リハビリテーション･･･････････････････ 233
　　　　2．心不全発症予防のための心臓リハビリテーション･････････････････ 234
　　　　3．不整脈予防のための心臓リハビリテーション･････････････････････ 235

14 冠危険因子　236

- A．肥満 〈安達　仁〉 236
  - 1．メタボリックシンドローム 236
  - 2．肥満とは 236
  - 3．目標体重 238
  - 4．食事療法 240
  - 5．認知行動療法，レコーディングダイエット 244
  - 6．運動療法 245
- B．糖代謝異常 〈安達　仁〉 248
  - 1．糖代謝異常の時期別分類と心疾患に及ぼす影響 249
  - 2．糖尿病のコントロール目標 257
  - 3．75 g OGTT の読み方 257
  - 4．CGM からわかること 259
  - 5．食事療法 264
  - 6．運動療法 266
- C．脂質異常症 〈星野圭治〉 269
  - 1．脂質代謝異常評価法 270
  - 2．動脈硬化ガイドライン 2022 年版による脂質目標値の設定法 273
  - 3．食事療法 277
  - 4．運動療法 279
  - 5．生活習慣改善のまとめ 280
- D．高血圧 〈安達　仁〉 283
  - 1．減塩・アルコール制限 284
  - 2．減量 285
  - 3．運動療法 285
- E．高尿酸血症 〈安達　仁〉 286
  - 1．尿酸の代謝 286
  - 2．高尿酸血症の疾患への影響 286
  - 3．尿酸の多い食品 286
  - 4．運動と尿酸 288
  - 5．生活指導 288
- F．遺伝 〈安達　仁〉 290
  - 1．虚血性心疾患と遺伝 290
  - 2．遺伝子情報の修飾 290

　　　　3．老化遺伝子……………………………………………………………………… 291
　　　　4．遺伝要因と環境要因…………………………………………………………… 291
　G．喫煙……………………………………………………………………〈星野圭治〉294
　　　　1．喫煙の健康への悪影響………………………………………………………… 294
　　　　2．禁煙指導方法…………………………………………………………………… 295
　　　　3．禁煙補助剤と禁煙治療………………………………………………………… 296
　　　　4．禁煙がうまくいかない場合のこと…………………………………………… 296
　　　　5．新型タバコについて…………………………………………………………… 297
　H．ストレス………………………………………………………………〈安達　仁〉299
　　　　1．ストレスと心疾患……………………………………………………………… 299
　　　　2．ストレスと精神心理的変化…………………………………………………… 299
　　　　3．精神心理状態評価法…………………………………………………………… 300
　　　　4．ストレス　抑うつ対処法……………………………………………………… 300
　I．睡眠……………………………………………………………………〈安達　仁〉302
　　　　1．正常な睡眠……………………………………………………………………… 302
　　　　2．睡眠障害の種類と悪影響……………………………………………………… 302

15　成人先天性心疾患　　　305

　A．概説……………………………………………………………………〈星野圭治〉305
　　　　1．疫学……………………………………………………………………………… 305
　　　　2．成人先天性心疾患患者の増加に関して……………………………………… 306
　　　　3．移行期医療……………………………………………………………………… 306
　　　　4．一般の循環器内科医のかかわり……………………………………………… 308
　　　　5．心臓リハビリテーションの重要性…………………………………………… 309
　　　　6．当院での診療態勢……………………………………………………………… 311
　　　　7．ACP（アドバンス・ケア・プランニング）について……………………… 311
　B．心臓リハビリテーション……………………………………………〈鳥越和哉〉313
　　　　1．ACDH患者の心臓リハ介入する際の注意すべき点………………………… 317

16　フレイル　　　321

　A．運動療法………………………………………………………………〈猪熊正美〉321
　B．誤嚥予防………………………………………………………………〈山下遊平〉327
　　　　1．オーラルフレイル……………………………………………………………… 328
　　　　2．当院での摂食嚥下機能評価の方法…………………………………………… 328

3．誤嚥予防のためのリハビリテーションの実際……………………………………… 331

17 栄養指導　〈滝沢雅代〉 333

■　栄養指導の目的……………………………………………………………………………… 333
A．生活習慣病に対する栄養管理…………………………………………………………… 333
　　1．心血管疾患………………………………………………………………………… 333
　　2．病態別栄養管理…………………………………………………………………… 337
B．低栄養に対する栄養強化………………………………………………………………… 350
　　1．高齢心不全患者（腎機能低下がない患者）…………………………………… 352
　　2．サルコペニア，フレイルを合併した慢性腎臓病（CKD）を有する患者…… 352
　　3．急性期の心不全管理……………………………………………………………… 353
C．栄養指導の実際…………………………………………………………………………… 354
　　1．個別栄養指導の流れ……………………………………………………………… 354
　　2．集団指導（減塩教室）…………………………………………………………… 354

18 患者教育　360

A．看護師による患者教育……………………………………………〈吉田知香子〉 360
　　1．情報収集と初期評価……………………………………………………………… 360
　　2．理解度チェック表………………………………………………………………… 360
　　3．セルフモニタリング用紙………………………………………………………… 360
　　4．心臓病教室………………………………………………………………………… 361
　　5．どのくらいの頻度で面談するか………………………………………………… 361
　　6．担当者が変わっても同じ質の面談をするための工夫………………………… 364
　　7．患者の性格・行動変容させるコツ……………………………………………… 367
　　8．ストレスと精神的サポート……………………………………………………… 368
　　9．外来心臓リハビリテーションからの離脱を防ぐ……………………………… 370
　　10．多職種との連携…………………………………………………………………… 372
　　11．社会資源の活用…………………………………………………………………… 372
　　12．疾患別の指導ポイント…………………………………………………………… 373
　　13．冠危険因子の教育内容…………………………………………………………… 377
B．生活活動に関する患者教育………………………………………〈髙柳麻由美〉 388
　　1．身体活動とは……………………………………………………………………… 388
　　2．身体活動量の目安………………………………………………………………… 389
　　3．生活活動の中で身体活動量を増やす工夫……………………………………… 389

4．行動記録表の活用……………………………………………………………………… 389
　C．林ハートクリニックでの患者教育方法………………………………〈道家智恵〉391
　　　1．コンプライアンス vs. アドヒアランス…………………………………………… 391
　　　2．アドコン6分類……………………………………………………………………… 391
　　　3．アドコン6分類別の特徴を知らずに患者教育を行った場合…………………… 391
　　　4．アドコン6分類別の特徴を活かした患者教育…………………………………… 393
　　　5．アドコン6分類を活用するための課題…………………………………………… 394

19 健康増進　　　395

　A．健康増進プログラム　ヘルスアップ教室……………………………〈園城朋子〉395
　　　1．概要…………………………………………………………………………………… 395
　　　2．申し込み……………………………………………………………………………… 395
　　　3．トレッドミル運動負荷試験によるスクリーニング……………………………… 397
　　　4．実践内容……………………………………………………………………………… 399
　　　5．生活記録……………………………………………………………………………… 401
　　　6．効果・成果…………………………………………………………………………… 401
　B．健康増進プログラム　運動継続コース………………………………〈園城朋子〉407
　　　1．概要…………………………………………………………………………………… 407
　　　2．参加への流れ………………………………………………………………………… 407
　　　3．運動強度と体調管理………………………………………………………………… 407
　　　4．参加頻度とタイムテーブル………………………………………………………… 407
　　　5．運動継続のサポート………………………………………………………………… 407
　C．クリニックでの運動療法………………………………………………〈森下好美〉411
　　　1．生涯継続をサポート………………………………………………………………… 411
　　　2．メディカルフィットネスとの連携………………………………………………… 412
　　　3．Well-being（ウェルビーイング）………………………………………………… 412

20 クリニックでの心臓リハビリテーション　　　414

　A．モデル1　林ハートクリニック………………………………………〈林　宏憲〉414
　　　1．外来心臓リハビリテーションクリニック新規設立までの経緯………………… 414
　　　2．コロナ禍における予後短縮への影響（CPXによる検討）……………………… 418
　　　3．林ハートクリニックの外来心リハプログラム…………………………………… 418
　　　4．心不全進展ステージと病みの軌跡の編み治し…………………………………… 420
　　　5．13年間の外来心リハ効果について（CPXによる解析）………………………… 421

6．今後の目指す方向性…………………………………………………421
　B．モデル2　櫻井医院………………………………………〈櫻井繁樹〉423
　　1．概要……………………………………………………………………423
　　2．6か月心臓リハビリテーションプログラム…………………………424
　　3．心リハプログラム：エントリーの流れ………………………………426
　　4．心リハプログラム：終了時の流れ……………………………………429
　　5．心リハセッションについて…………………………………………429
　　6．カンファレンス………………………………………………………433
　　7．ITの活用………………………………………………………………433
　　8．一次予防………………………………………………………………434

21 遠隔医療 〈安達　仁〉 435

　■　過去と現実……………………………………………………………435
　A．外来心臓リハビリテーションの利点と欠点…………………………435
　B．スタンフォード大学のtelemedicine—MULTIFIT clinical trial—…436
　C．遠隔医療でできること…………………………………………………436
　D．現状………………………………………………………………………438
　E．当院の試み………………………………………………………………439

索引………………………………………………………………………………441

1 心臓リハビリテーション概説

目的と方法

A 心臓リハビリテーションのはじまり

1940年頃まで，心筋梗塞患者は心破裂を避けるために8週間に及ぶベッド上安静を強いられていた．体を動かし始めるのはその後であったため，体力は非常に弱り，また，職業訓練を行わないと社会復帰できなかったであろうことは想像に難くない．そのため，心臓病治療に伴う安静状態・体力低下に対するリハビリテーションが必要であり，それが「心臓リハビリテーション」であった．

しかし，過度の安静による弊害が明らかにされるにつれて1960年代には早期離床・早期退院の考えが定着し，日本でも1982年に戸嶋班が心筋梗塞後4週間のリハビリテーションプログラムを示すに至った（**図1**）．しかし，このプログラムには患者教育という項目はなく，心臓リハビリテーションは，相変わらずいかにして心事故を誘発せずに社会復帰させるかということが目標であった．

その後，病態の理解が進んで心臓病の治療法と運動生理学が進歩するに従い，心疾患に対するリハビリテーションは社会復帰への橋渡し以上の意義があることが知られ始めた．すなわち，

病日	1週	2週	3週	4週
	1 2 3 4 5 6 7	8 9 10 11 12 13 14	15 16 17 18 19 20 21	22 23 24 25 26 27 28
リハの場所	CCU	CCUあるいはそれに準じた病室	一般病棟	
活動度	絶対安静 → ベッド上の動作	病室内の活動	病棟内の活動	
運動の強さ（MET†）	1 MET → 1〜2 METs		2〜3 METs	3〜5 METs
主な運動	* 受容坐位　* 自動坐位	* 立位　* ベッド周囲歩行　* 病室内歩行	* 廊下歩行 50m　* 200m（回数/日） 1 2 3 1 2 3	* 500m（あるいさ能力に応じた階段運動） 1 1 2 2 3 3　** 退院時運動耐容能評価
排泄	ベッド上	ベッド上あるいはベッドサイド便器　ベッドサイド便器あるいは室内トイレ	病棟トイレ	
清潔	部分清拭（介助） → 全身清拭（介助）	歯みがき，洗面，ひげそり	洗髪（介助）	入浴（病態に応じて）
食事	絶食流動三分（介助）　五分　全粥（自力）	常食		
娯楽	禁止 → ラジオ（音楽）	新聞，雑誌，テレビ	ロビーで談話	

厚生省循環器病委託研究(戸嶋裕徳班長)による4週間プログラム　〔厚生省循環器病研究委託費(55公－2)による研究成果〕
†1 MET (metabolic equivalent) ＝安静時酸素消費量 ≒ 3.5mL O_2/kg/min
*テスト実施　**マスター・シングル，トレッドミル，エルゴメータなど

図1 厚生省循環器病研究委託費（55公-2）による急性心筋梗塞の心臓リハビリテーションプログラム
（1982年，戸嶋裕徳班長）

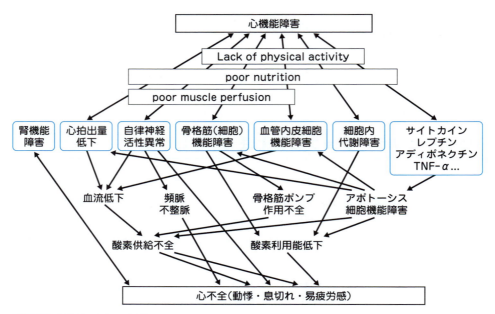

図2 慢性心不全の病態

慢性心不全は心機能障害を基礎とするが，それのみではなく，全身組織の機能が低下することが特徴である．

　Framingham study（フラミンガム研究）[1-3]で冠危険因子の存在が明らかにされると，生活習慣の改善も心疾患治療に重要であると認識されるようになり，現在では，心臓リハビリテーションのような「運動療法と生活指導を軸にした心疾患管理術」が主治療で，症状がとりきれない場合のみ追加治療として心臓手術やカテーテル治療を行うべきであろうと考えられるようになってきており，カテーテル治療のガイドラインにもそのように明記されている[4,5]．

　心不全においても，血行動態が比較的安定した慢性心不全では，心機能低下が原因ではあるが，その時期の主病態は骨格筋・血管・自律神経などの末梢にあり（図2），これらに総合的に対処できるのは心臓リハビリテーションのみである．すなわち，慢性心不全の治療の核となるのは心臓リハビリテーションである．

　これらのことを考えると，虚血性心疾患でも心不全でも，心臓リハビリテーションを行わない治療は不十分な治療であると考えられる．あまり活動的ではない人がこれらの疾患には少なくないが，「運動」ができない患者，長年慣れ親しんできた生活習慣を変えられない患者にどのように実施させるかが心臓リハビリテーションスタッフの腕の見せ所であり，技術であるといえる．

 心臓リハビリテーションの対象疾患と目的

　心臓リハビリテーションの対象疾患と目的は表1に示すとおりである．
　急性心筋梗塞は，何らかの原因によって冠動脈が閉塞して心筋細胞が壊死に陥る症候群である．一方，狭心症は，動脈硬化が進行あるいは攣縮が生じて冠動脈血流を低下させる結果，心筋が虚血に陥る疾患で心筋細胞は壊死しない．壊死の有無は主に心筋トロポニンが上昇するか否か

表1 心臓リハビリテーションの対象疾患と目的

疾患名	備考	目的
急性冠症候群 　心筋梗塞 　不安定狭心症		急性期　突然死予防 　　　　リモデリング予防 慢性期　増悪予防（心不全発症予防） 　　　　再発予防 　　　　心機能回復
慢性冠動脈症候群 　労作性狭心症 　安定狭心症		胸痛除去 ACSへの進展予防
慢性心不全	・EF＜40％あるいはBNP≧80 pg/mLあるいは最高酸素摂取量≦80％のいずれかに該当するもの ・肺高血圧症のうち肺動脈性肺高血圧症または慢性血栓塞栓性肺高血圧症であって，WHO肺高血圧症機能分類がⅠ～Ⅲ度の状態のもの	不整脈予防・軽減 心機能改善 末梢組織機能改善 運動耐容能改善
心臓手術後		運動耐容能改善 冠危険因子改善 心不全改善
大血管疾患	大動脈解離，解離性大動脈瘤，大血管手術後	運動耐容能改善 血圧安定化
末梢動脈疾患	間歇性跛行を呈する症例（Fontaine Ⅱ）	残存狭窄病変改善 運動耐容能改善
経カテーテル大動脈弁置換術後		運動耐容能改善 心拡張能改善

で判断される．

　しばらく前から，心筋梗塞の一部に非ST上昇型急性冠症候群（NSTEMI）という概念が提唱されている．これは，胸痛発症時にST上昇を伴わない冠動脈疾患のことで，心筋が壊死すれば心筋梗塞で，しなければ不安定狭心症である．すなわち，NSTEMIはnon-ST elevated myocardial infarctionの略語であることからわかるように，以前は「非ST上昇型心筋梗塞」と呼んでいた．しかし，不安定狭心症でもトロポニンが上昇することがあるため呼称に混乱が生じた．そこで，最近では心筋梗塞と不安定狭心症をまとめて急性冠症候群（acute coronary syndrome: ACS）と呼ぶようになった．心臓リハビリテーション実施時に，初期診断名がNSTEMIで最終的に狭心症に代わっても，その時の診断名を記載すれば問題ない．

　心筋梗塞に対する心臓リハビリテーションの目的は時期によって分かれる．急性期は，自律神経活性を安定化させて致死性不整脈を予防することと，炎症を改善させてリモデリング発生を予防することが主目的である．慢性期は再発・進展予防，心機能回復がそれに加わる．心筋梗塞は心不全に移行することが少なくないため，それを予防する必要もある．

　狭心症の場合，その目的は胸痛除去とACSへの進展予防が重要な目的である．12か月の心臓リハビリテーションプログラムは，PCIを行った場合と同じ程度に虚血閾値を下げることが示されている（図3）[6]．

　現状では，労作性狭心症に対して，まずPCIが実施されることが多い．PCIは胸痛改善効果が著しく，「胸痛除去」という目的がなくなることが多い．しかし，主病変に対してのみPCIを実

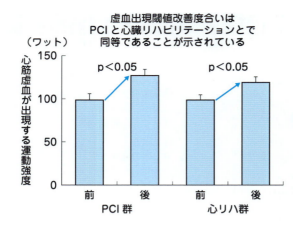

図3 PCIと心臓リハビリテーションの狭心症症状改善効果

有意狭窄病変を有する患者にPCIを行っても，行わずに心臓リハビリテーションを行っても，12か月後の心筋虚血発生レベルはともに改善し，両者の間に有意差は認められなかった．
（Gordon T, et al. Am Heart J. 1982; 103: 1031-9[3]）より）

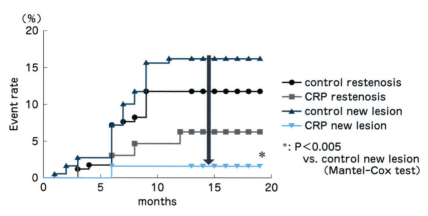

図4 PCI後の予後と心臓リハビリテーションの影響

PCI後，心臓リハビリテーションプログラムに参加しなかった群（control new lesion）の17％では，1年以内に新規病変が発生してPCIが行われていた．心臓リハビリテーションプログラムに参加した群（CRP new lesion）の新規病変発症率は3％であった．再狭窄発生率に有意差は認められなかった．
control restenosis: 対照群患者の再狭窄率
CRP restenosis: 心臓リハビリテーションプログラム参加者の再狭窄率

施して末梢病変が残存していることもある．そのような場合，胸痛除去は依然として治療目的として残る．また，PCI後にも動脈硬化病変が正常血管構造になるわけではなく，炎症を生じればラプチャを起こしうる病変は残っている．PCI実施後すぐにACSで再入院したという症例も多くはないが稀に認められる．したがって，PCI後にもACS発症予防目的の心臓リハビリテーションは必須である．

　また，PCIで胸痛が改善すると喫煙・過食・運動不足などの改善がおろそかになり，新規病変が生じることも少なくない．PCI後1年以内新規病変発症率はおよそ10～20％であるが，当院にてPCI後患者に退院前患者教育と外来心臓リハビリテーションを実施した結果，新規動脈硬化病変の発生率が約17％から3％へ減少した（図4）．虚血性心疾患は心臓リハビリテーションにおける食事療法や生活指導の重要度が高い．運動療法のみならず食事療法や生活指導が重要である．

　心不全は「慢性」心不全であり，「慢性」をつけなければ保険で認められないことがある．実

表2　開心術後の心臓リハビリテーションの主目的

手術	心不全	残存狭窄	主目的
冠動脈バイパス術	あり	あり	バイパス開存 新規病変発症予防 心不全治療 狭心症治療
		なし	バイパス開存 新規病変発症予防 心不全治療
	なし	あり	バイパス開存 新規病変発症予防
		なし	バイパス開存 新規病変発症予防 狭心症治療
弁置換術 弁形成術 他	あり		運動耐容能改善
	なし		心不全治療

際，致死性不整脈が出たり，気管挿管していたり，カテコラミンへの反応も乏しいような心不全急性期では心臓リハビリテーションは行わない．ただし，現在ではICUレベルでも血行動態に悪影響を及ぼさないレベルの運動療法は行うべきといわれており，その時点からすでに心臓リハビリテーションを実施している．

慢性心不全は図2に示すごとく心機能低下を基礎に全身の機能が低下する病態である．そのため，心機能を改善させる治療は必要であるが，それだけでは患者の症状はとれない．全身に対する効果を有する心臓リハビリテーションが必須である．心不全の重症度と病態は多岐にわたるため，個々の状態に応じて心臓リハビリテーションの内容を変える必要がある．

開心術後の心臓リハビリテーションの目的は多岐にわたる（表2）．開心術後の心臓リハビリテーションの共通した目的には，術後の安静によって低下した運動耐容能を改善するということがあるが，その他の目的は，術前が心不全状態であったかとか，術後にも残存狭窄があるかどうかなどによって異なる．

心臓弁膜症に対する弁置換術の場合，心不全が中等度に進行してから手術を行うことが多い．そのため，術後の心臓リハビリテーションの目的は心不全改善が目的になる．一方，弁形成術の場合は，心形態が変化する前に実施することが多いため，心不全症状が出現する前のことが多い．すなわち，弁の逆流を治してしまえば正常になるわけで，この場合の心臓リハビリテーションの目的は，術後に軽度低下した運動耐容能を回復させること以外にはあまりない．

冠動脈バイパス術は，心不全の有無にかかわらず，狭心症・心筋梗塞に対する心臓リハビリテーションの意味合いが根底に存在する．さらに，患者が陳旧性心筋梗塞であった場合には心不全治療としての心臓リハビリテーションの要素も必要となる．

大血管疾患の場合は，長期安静臥床からの回復が目標となる．症例によっては血圧の急激な上昇を抑制させることも心臓リハビリテーションの目標となる．

TAVIやMitraClipは，開心術が実施できない症例に施行することが多い．したがって，対象がフレイル状態に陥った高齢者の場合が多く，このような場合には，リハビリテーションが廃用症

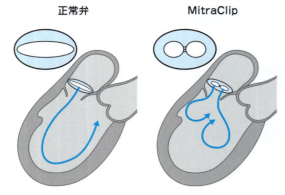

図5 MitraClip 後の左室内血流

正常僧帽弁では左房から流入した血液は左室心尖部をまわって大動脈へ出ていく．心尖部に到達して左室が十分に拡張することにより，左室からの血流は勢いよく大動脈に流出する．一方，MitraClip 後は2か所の開口部から左房血液が流入するため，左室心尖部に血液が届きにくく，効率よく左室を拡張させられない．そのため，収縮期に左室から大動脈に出る血流に勢いがなくなる．

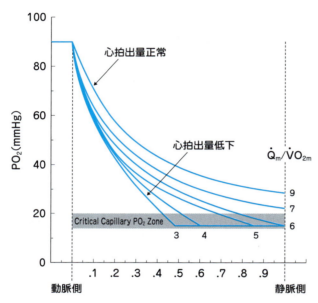

図6 Critical capillary PO_2（酸素飽和度の臨界値）

Critical capillary PO_2 は，それ以上酸素分圧が低下すると組織が酸素を受け取れなくなる臨界値のことである．
心拍出量が十分ある場合，毛細血管通過中に骨格筋などの組織が酸素を取り込んでも，静脈側に至るまで酸素分圧が臨界値に達することはない．組織は酸素を利用して ATP を産生できる．しかし，心拍出量が少ないと，静脈側に達する前に酸素分圧が低下し，組織が酸素を受け取れなくなる．その部分では嫌気的代謝が必要になる．
（Sietsema KE, et al. Wasserman & Whipp's Principles of Exercise Testing and Interpretation 6th ed. WOLTERS KLUWER; 2021. p.23 より）

候群に対するものとなってしまっていることがある．しかし，本来 TAVI を必要とする大動脈弁狭窄症は壁肥厚を有しており，これは大動脈弁置換術を行っても TAVI を行っても改善しないことが多い．壁肥厚があると心拡張能が低下することが多く，術後にも拡張機能障害が残存することが多い．その場合，頻脈発作によって心不全を発症することがあり，拡張障害を改善させる必要がある．心臓リハビリテーションは拡張障害を改善させることが示されており，これを改善させるために心臓リハビリテーションが必要である．

　MitraClip も高齢者に実施されることが多いが，時として比較的元気な患者にも実施されるようになってきている．MitraClip の問題点は心室内血流が正常と全く異なる点である（図5）．正常心筋では僧帽弁を通過した血流は左心室心尖部をきれいに回って大動脈弁に向かうが，MitraClip は僧帽弁通過血流が二手に分かれ，それぞれに勢いがないため，左心室から拍出される血流の勢いが大きく損なわれる．図6 に示す critical capillary PO_2 は，活動レベルが高い場合に心拍出量が少ないと嫌気的代謝が生じやすい一方，心拍出量が少なくても活動レベルが低ければ嫌気的代謝を行わなくても済む場合があることを示している．すなわち，運動中の心拍出量増加応答は活動レベ

ルの規定因子の一つであることを示している．MitraClip を行った患者に当てはめて考えてみると，もともとの活動レベルが2〜3 METs の場合には問題ないが，活動的な人の場合には，この左室内血流異常のために AT が低下し，思った通りの日常活動ができなくなることがある．このような症例の場合には，末梢機能を改善させて運動耐容能を引き上げることが心リハスタッフの使命となる．

C 心臓リハビリテーション実施時期

　心臓リハビリテーションは血行動態が安定した急性期から開始する．表3は日本心不全学会が示す ICU 入室基準[7]であるが，以前はこの時期の患者には心臓リハビリテーションは行っていなかった．しかし，現在は長期臥床を強いるほうが弊害が大きいことがわかり，そのため，1日でも早くから上下肢を動かしたり座位にしたりする．同時に，患者から，なぜ心疾患になったかに関する情報を聞き出すのもこの時期である．再発予防のための重要な資料になる．

　病棟に移った後は運動耐容能を改善させる時期である．また，減塩食や指示カロリーに基づく食事療法を始める．最近は入院期間の短縮が重要視されているが，当院では必要に応じて心臓リハビリテーション目的で3週間程度再入院してもらうこともある．

　5か月間が過ぎても心臓リハビリテーションは必要である．再発予防目的，あるいは5か月間のプログラムでは回復しきれなかった運動耐容能の改善・維持が目的である．健康保険でカバーされない分，自費でのプログラムを用意したり，外部の運動施設などの社会的リソースを利用する必要がある．保険でカバーされる心臓リハビリテーションプログラムを終了後，外来心臓リハビリテーションプログラムに参加しなくなることによって心不全が再燃することも時にあり，そのような場合は心臓リハビリテーションプログラムにリエントリーする必要がある．

表3　急性心不全における CCU/ICU 管理の適応
1. 気管挿管を要する，あるいはすでに挿管
2. 収縮期血圧が 90 mmHg 未満，あるいは平均動脈圧が 65 mmHg 未満を満たす低血圧，ショック
3. 酸素投与しても酸素飽和度 < 90%
4. 努力性呼吸で呼吸数が > 25/分
5. 危険な不整脈の制御困難

〔日本循環器学会/日本心不全学会合同ガイドライン．急性・慢性心不全診療ガイドライン（2017年改訂版）．https://www.j-circ.or.jp/cms/wp-content/uploads/2017/06/JCS2017_tsutsui_h.pdf（2024年7月閲覧）〕

D 心臓リハビリテーション実施内容

　心臓リハビリテーションは運動療法，食事療法，生活習慣への介入，社会的リソースの利用の4つの柱で構成されている（図7）．

　対象疾患，時期，患者背景などにより，それぞれの重要性は異なってくるが，どの状況でもすべての要素がまんべんなく必要である．

　運動療法は，急性期は他動的にでも動かすことが重要で，その後は有酸素運動よりも筋力系の

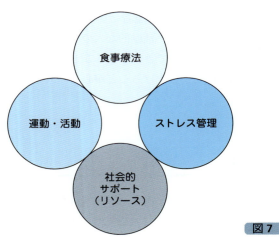

図7　心臓リハビリテーションの4本の柱

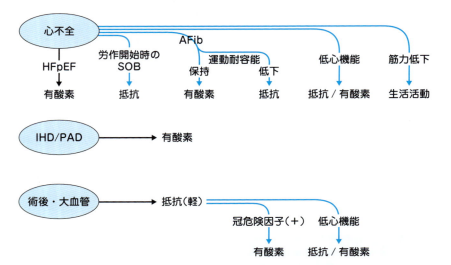

図8　それぞれの疾患に必要な運動療法の種別の基本的な考え方

HFpEFと心房細動は初期には肥満やインスリン抵抗性が原因であるため，有酸素運動で代謝面から治療する．HFrEFや低心機能などで運動耐容能が低下している場合，まず有酸素運動ができるような骨格筋力をつけるとともに，骨格筋ポンプ機能を改善させて心拍出量を増加させる必要がある．その後，有酸素運動を行い，自律神経活性を安定化させるとともに血管拡張能を改善させて心臓の後負荷軽減を狙う．高齢心不全や長期臥床後の患者は生活活動を増加させることから開始し，体力が回復したら有酸素運動と抵抗運動を行う．労作開始時の息切れはエルゴリフレックス亢進が原因であることが多いため抵抗運動で骨格筋量増加を試みる．不安定呼吸が著しい場合には深呼吸の練習も追加する．
IHDやPADは冠危険因子の是正が主であるため有酸素運動が中心となる．
開心術後や大血管疾患は，比較的臥床期間が長いため，プレトレーニングを実施し，その後患者の病態に応じて有酸素運動や抵抗運動を行う．
SOB: 息切れ，AFib: 心房細動，IHD: 虚血性心疾患，PAD: 末梢動脈疾患

pre-trainingが重要である．そして，4 METs以上になったら十分な有酸素運動と抵抗運動が実施可能となる．どの疾患群でも，どの疾患群でも，十分な運動療法が可能かどうかをまず考え，可能な場合には，病態に応じてどの種別が最も必要かを考える．図8に概念的な病態別の運動療法種別を示す．

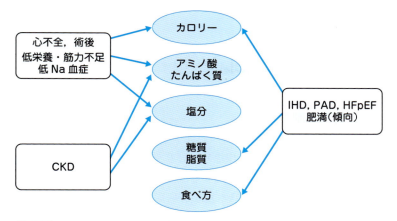

図 9 病態に応じた食事療法のポイント

運動耐容能の低下した心不全や術後に対してはカロリーやたんぱく質の積極的摂取を勧める．同時に減塩が必要であるが，一部の心不全で低 Na 血症のために食欲や意欲が低下している場合がある．その場合には減塩を緩めるという考えもある．逆に初期 HFpEF や IHD，PAD ではカロリー制限が必要である．糖質や脂質，食事摂取時間や速度についての指導も重要である．CKD が合併した場合，たんぱく制限も指導する場合がある．

　食事療法は，低栄養か過体重か，心不全・CKD の状態，インスリン抵抗性を有するか否かなどを考慮して，カロリー，アミノ酸・たんぱく質，塩分，糖質，脂質，食べ方などについて，指導内容を変える（図 9）．

　生活指導は回復期・維持期に特に重要で，そのポイントは多岐にわたるが，主となるものはストレス管理，禁煙指導，睡眠法の指導である．

　ソーシャルサポートは維持期に最も重要で，心不全再入院や虚血性心疾患発症などに関連する．

〈文献〉

1) Coronary Risk Handbook: Estimating Risk of Coronary Heart Disease in Daily Practice. New York, NY: American Heart Association; 1973. p.1-35.
2) Kannel WB, McGee D, Gordon T. A general cardiovascular risk profile: the Framingham Study. Am J Cardiol. 1976; 38: 46-51.
3) Gordon T, Kannel WB. Multiple risk functions for predicting coronary heart disease: the concept, accuracy, and application. Am Heart J. 1982; 103: 1031-9.
4) 日本循環器学会．2022 年 JCS ガイドライン フォーカスアップデート版 安定冠動脈疾患の診断と治療．
5) Knuuti J (Chairperson). 2019 ESC Guidelines for the diagnosis and management of chronic coronary syndromes: The Task Force for the diagnosis and management of chronic coronary syndromes of the European Society of Cardiology (ESC).
6) Hambrecht R, Walther C, Möbius-Winkler S, et al. Percutaneous coronary angioplasty compared with exercise training in patients with stable coronary artery disease: a randomized trial. Circulation. 2004; 109: 1371-8.
7) 日本循環器学会，日本心不全学会合同ガイドライン．2021 年 JCS/JHFS ガイドライン フォーカスアップデート版 急性・慢性心不全診療．

〈安達 仁〉

2 心臓リハビリテーション開始準備

 心リハセンターでの
心臓リハビリテーション①

1 ■ 心臓リハビリテーション関連の保険制度

本邦で心リハにおける診療報酬算定は1988年の「心疾患理学療法」(335点)からはじまった．その後，1992年には包括的な取り組みの目的に「心疾患リハビリテーション料」(480点)と名称が変更となった．その後，診療報酬点数や施設基準に関する改定を繰り返し，2006年には疾患別リハビリテーション料の新設に伴い「心大血管疾患リハビリテーション料Ⅰ，Ⅱ」と変更された．20分を一単位とし単位当たりの診療報酬点数(Ⅰ：250点，Ⅱ：100点)が設定された．その後は早期リハビリテーションの効果に対する評価として2008年に「早期リハビリテーション加算」(30点)，2012年に「初期加算」(45点)，2024年に「急性期リハビリテーション加算」(50点)が加えられた．

1) 心大血管疾患リハビリテーション料の算定期間

心大血管リハビリテーション料の算定可能期間は治療開始日を起算日として150日間である．ここでいう治療開始日とは心リハ開始日を意味するが，後述の早期加算や初期加算の起算日とは異なる場合があるので注意が必要である．

また，心大血管疾患リハビリテーション料Ⅱの算定施設においては急性心筋梗塞及び大血管疾患は発症後もしくは）手術後1か月以上経過した患者が治療開始日となる．

治療の継続により改善が期待できると判断された患者は150日を超えて1月13単位まで算定可能である．一方で心筋梗塞または狭心症の患者で改善が期待できる患者は算定上限から除外される（表1）．

2) 心大血管疾患リハビリテーション料の対象疾患

診療報酬上の対象疾患は
1. 急性心筋梗塞，狭心症発作その他の急性発症した心大血管疾患又はその手術後の患者
2. 慢性心不全，末梢動脈閉塞性疾患その他の慢性の心大血管疾患により，一定程度以上の呼吸循環機能の低下及び日常生活能力の低下をきたしている患者

表1 心大血管疾患リハビリテーション料の算定要件

	施設基準Ⅰ	施設基準Ⅱ
算定点数	205点	125点
標準的算定日数	治療開始日から150日以内	
標準的算定日数超え	・1月13単位以内 ・急性心筋梗塞，狭心症の患者は標準的算定期間と同様	
標準的な実施時間	1回1時間（3単位）程度 外来の患者について1日当たり1時間（3単位）以上，1週あたり3時間（9単位）	
1回あたりの取り扱い患者数	医師: 入院患者15人 　　　外来患者20人 その他従事者: 入院患者5人 　　　　　　　外来患者8人	

> **表2　心大血管疾患リハビリテーション料の対象疾患**
> 1. 急性心筋梗塞，狭心症
> 2. 開心術後，経カテーテル大動脈弁置換術後
> 3. 大血管疾患（大動脈解離，解離性大動脈瘤，大血管術後）
> 4. 慢性心不全，末梢動脈閉塞性疾患，肺動脈性肺高血圧症又は慢性血栓塞栓性肺高血圧症
>   - 慢性心不全は左室駆出率40％以下，最高酸素摂取量が基準値80％以下，脳性Na利尿ペプチド（BNP）が80 pg/mL以上，脳性Na利尿ペプチド前駆体N端フラグメント（NT-proBNP）が400 pg/mL以上の状態のもの
>   - 末梢動脈閉塞性疾患は間欠性跛行を呈する状態のもの
>   - 肺高血圧症はWHO肺高血圧機能分類がⅠ～Ⅲ度のもの
>
> ＊心大血管疾患リハビリテーション料（Ⅱ）を算定する場合，急性心筋梗塞及び大血管疾患は発症後（手術後）1か月以降のみ

　各々の具体的な疾患は**表2**のようであるが，近年は経カテーテル大動脈弁置換術後（TAVI）や肺高血圧症が適応疾患に加えられた．一方で僧帽弁閉鎖不全症に対する経皮的僧帽弁接合不全修復術（MitraClip）は算定可能な病名には記載されていないが病態を鑑みると慢性心不全での算定が可能なことが多い．

3）心大血管リハビリテーション料の診療報酬点数と加算（図1）

　心大血管リハビリテーション料Ⅰは20分を1単位として1単位当たり205点，心大血管リハビリテーション料Ⅱは同じく125点である．標準的な実施時間は1回1時間（3単位）程度で外来の患者については，1日当たり1時間（3単位）以上，1週3時間（9単位）とされている．

　近年は廃用症状の予防や合併症予防の効果から急性期から心リハを実施することが推奨されておりその評価として発症および治療後早期の心リハ実施に対する加算が認められている．入院患者に対して加算の起算日から30日以内には1単位につき25点加算できる早期リハビリテーション加算，14日以内には1単位につき45点加算できる初期加算，同じく14日以内に1単位につき50点加算ができる急性期リハビリテーション加算がある（**表3，図1**）．各々の起算日は「発症，手術若しくは急性増悪から7日目又は治療開始日のいずれか早いもの」を起算日としている．初期加算と急性期リハビリテーション加算はリハビリテーション科の常勤の医師が1名以上配置されている必要がある．加えて，急性期リハビリテーション加算の対象となる患者には**表4**のような制限があるが，心疾患治療の急性期には動脈ラインやシリンジポンプ，人工呼吸器，特殊な治療機器の使用法の管理が適応となる可能性がある．

　また，急性期治療のなかでICU等に入室中の患者に対しては，入室後早期から離床等に必要なリハビリテーションを行った場合に，早期離床・リハビリテーション加算として，入室した日から起算して14日を限度として500点の算定が可能である（**表5**）．この早期離床・リハビリテーション加算は疾患別リハビリテーションと同日の算定はできない．

　実際の診療報酬算定では，入院患者の急性期の場合には，心臓リハビリテーションの専門医が勤務している病院では心臓リハビリテーション開始後14日は，心大血管疾患リハビリテーション料に初期加算，早期リハビリテーション加算を加えて1単位当たり275点，急性期リハビリテーション加算が加われば1単位当たり325点の算定が可能である．診療報酬制度では入院患者の場合1日3単位を標準としているが急性期の患者に対して3単位（60分）連続して心臓リハビリテーションを実施することは，急性期の病態や患者の疲労を考慮すると不可能なことが多い．

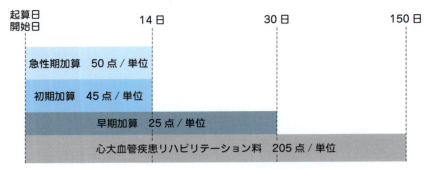

図1 心大血管疾患リハビリテーション料の診療報酬点数と加算

表3　リハビリテーション料の加算

早期リハビリテーション加算　25点/1単位
入院中の患者に起算日から30日以内は，早期リハビリテーション加算として，1単位につき25点を所定点数に加算する．

初期加算
リハビリテーション科の常勤の医師が1名以上配置されている施設において入院中の患者に起算日から14日以内は，初期加算として，1単位につき45点をさらに所定点数に加算する．

急性期リハビリテーション加算
リハビリテーション科の常勤の医師が1名以上配置されている施設において入院中の表4に定める患者に対しては起算日から14日以内は，急性期リハビリテーション加算として，1単位につき50点を所定点数に加算する．

表4　急性期リハビリテーション加算の対象となる患者

- ADLの評価であるBIが10点以下のもの
- 認知症高齢者の日常生活自立度がランクMに該当するもの
- 以下に示す処置等が実施されているもの
  ①動脈圧測定（動脈ライン）
  ②シリンジポンプの管理
  ③中心静脈圧測定（中心静脈ライン）
  ④人工呼吸器の管理
  ⑤輸血や血液製剤の管理
  ⑥特殊な治療法等（CHDF，IABP，PCPS，補助人工心臓，ICP測定，ECMO）
- 新型インフルエンザ等感染症の患者および当該感染症を疑う患者

表5　早期離床・リハビリテーション加算の算定できる施設

- 特定集中治療室
- 救急救命
- ハイケアユニット
- 脳卒中ケアユニット
- 小児特定集中治療室

そこで，当院では午前と午後に分けてリハビリを実施している．急性期の場合は個別療法での実施が基本となるが計算上は1療法士あたり1週108単位実施すると年間約1500〜1800万円程度の保険償還を得ることになる．

回復期の心臓リハビリテーションは集団療法になるため1週間当たり108単位の制限はない．1人のスタッフあたり入院であれば一度に5人，外来であれば一度に8人程度を担当することが可能である．1日のセッション数を増やせばかなりの患者に対して心臓リハビリテーションを実施することが可能である．当院では午前，午後共に2セッションずつ1日4セッション実施している．スタッフは理学療法士（3〜4人），看護師（3〜4人），合わせて6〜8人配置しているので理論上は4セッション×8人（最大スタッフ数）×5〜8人（1回最大担当患者数）で160〜256人/日当たりの患者を1日で受け入れられる計算になる．実際にはこれほどの患者を受け入れたことはなく最高でも85人，平均すると45人程度である．それでも年間の参加者数は11,200人程度になる．

前述の額は心臓の手術や治療と比較すると低いが，少なくとも心臓リハビリテーションが赤字部門ではないといえる．むしろ患者にとってはQOLが上がり，社会復帰や再発予防，新たな疾病予防を図ることにより国民総医療費を減らす有益な治療法を提供する重要な部門といえる．

2 ■必要なスタッフと施設・設備

心大血管疾患リハビリテーション料の算定に際しては医療機関が循環器内科か心臓血管外科を標榜している必要がある．また，心リハ実施時に起こりうる可能性のある緊急時に備える体制として緊急手術や緊急血管造影検査ができ，救急救命や集中治療室を有している必要がある．一方でこれらについては条件を満たす他の医療機関との連携がとれていれば良い（**表6**）．

心リハ実施時には専用の心リハ室が必要である．施設基準上は病院においては30 m^2，診療所においては20 m^2とされているが，実際に運動療法を行うためにはエルゴメータもしくはトレッドミルを設置することに加え，必要備品を設置するスペースや準備運動や整理体操を行うスペース，疾病指導や生活指導を行うための面談スペースなどが必要となる．さらに集団療法を実施するにはより広いスペースが必要となる．

必要な人員を**表7**に示す．常勤医師，常勤理学療法士，常勤看護師は複数の非常勤職員を組み合わせて常勤職員換算することが一定の人数まで可能である．また，理学療法士は心臓リハビリテーションが実施されていない時間帯においては運動器や脳血管疾患などほかの疾患別リハビリテーションに従事することが可能である．

必要な備品には**表8**がある．その中で酸素供給装置については心リハ室に専用の酸素供給のための配管がなされていない場合は酸素ボンベと流量計，カヌラやマスクなどの酸素投与器具が用

表6　心臓リハビリテーション施設	
専用の心リハ室	・病院: 30 m^2 以上 ・診療所: 20 m^2 以上 　（共に内法による測定）
心リハ室の用途	心リハを実施する時間帯以外において，他の用途に使用してよい．
医療機関の要件	ア．循環器内科または心臓血管外科を標榜している． イ．緊急手術や，緊急の血管造影検査を行える． ウ．救命救急入院料または特定集中治療室管理料の届出がされている． 　（イ，ウについては条件を満たす連携病院があればよい）

表7　必要な人員

	I	II
医師	循環器科または心臓血管外科の医師が実施時間帯に常時勤務 専任常勤1名以上	実施時間帯に左記の医師および経験を有する医師（非常勤含む）1名以上勤務
理学療法士 看護師	専従常勤PTおよび専従常勤看護師合わせて2名以上等	専従のPTまたは看護師いずれか1名以上
作業療法士	必要に応じて配置	

表8　必要な備品

心リハ室の備品	ア　酸素供給装置 イ　除細動器 ウ　心電図モニター装置 エ　トレッドミルまたはエルゴメータ オ　血圧計 カ　救急カート
医療機関内の器械	運動負荷試験装置

意されていれば良い．除細動器については療法士や看護師など医師以外のスタッフでも緊急時に迅速な対応が可能なようにAED（automated external defibrillator）を準備するほうが良いであろう．

　その他に心リハを実施するうえで有用な機器として筋トレマシーンやダンベル，ゴムバンドなどの筋力増強器具，筋力計やサチュレーションモニター，体組成計，体重計などの各種評価測定機器が挙げられる．

3 ■実施時に必要な書類

　心リハを実施する際には医師の指示，運動処方，実施時間，実施内容，担当者等を記録する．この記録は患者ごとに一元的に保管され，常に医療従事者により閲覧できる必要がある．

　この中で実施時間については診療報酬請求の単位数に対応する20分ごとの時間でなく，心リハ開始時間と終了時間であることに注意が必要である．

　また，上記に加え心リハの実施に際しては定期的なカンファレンスの実施とリハビリテーション実施計画書の提示が必要である．カンファレンスに関してはその内容と実施日時，参加職種と参加者が記録されていることが望ましい．

　実施計画書は所定の書式が数種類あるが，患者の状態に応じて選択し作成する必要がある．当院では手術後急性期や高齢者に対しては疾患や機能障害，ADL障害等に的を絞った運動器や脳血管疾患のリハビリテーション実施計画書を使用するが回復期の患者においては図2のような再発予防や生活改善を念頭に心臓リハビリテーションに特化した書式を使用している．

　実施計画書の作成に関しては開始後7日以内（遅くとも14日以内）に作成し，その後は3か月に一度作成する．標準的算定期間を超えてリハビリテーションを継続する場合は1か月に一度作成する必要がある．加えてその説明は医師が行う必要がある．特に初回は本人もしくは家族に直接に実施計画書について説明し同意の上，署名してもらう必要がある．その後はやむを得ない場合は家族等に電話等で計画書の内容等を説明した上でその内容をカルテに記載すれば署名は不要

心大血管リハビリテーション総合実施計画書

患者氏名：＿＿＿＿＿　ID：＿＿＿＿＿　生年月日：＿＿＿＿＿　性別：＿＿＿＿＿
診断：＿＿＿＿＿＿＿＿＿＿＿＿＿＿　心リハの目標：＿＿＿＿＿
合併症：＿＿＿＿＿＿＿＿＿＿＿＿＿＿＿＿

	か月目　年　月　日	コメント
	数　値	
心機能	BNP：――――― pg/mL　EF：　％ ペースメーカー無：□　有：□	
肥満・体重(標準値)	身長：153.0 cm 体重：　　kg→　　kg（標準体重　　kg） 腹囲：　　cm→　　cm（男<85cm、女<90cm）	
BMI	肥満指数：　　→　　（18.5≦〜<25）	
糖尿病　HbA1c	グリコヘモグロビン：　％→6.9 ％(7.0％未満) 血糖（　）：　mg/dL→168mg/dL	
脂質代謝異常　LDL HDL TG Non-HDL	悪玉：　　mg/dL→　　mg/dL（<　　mg/dL） 善玉：　　mg/dL→　　mg/dL（≧ 40mg/dL） 中性脂肪：　　mg/dL→　　mg/dL（< 150mg/dL） 善玉以外：　　mg/dL→　　mg/dL（<　　mg/dL）	
高血圧症 中年：＜130/85 高齢者：＜140/90	早朝：　／　mmHg 外来時：　／　mmHg 寝る前：　／　mmHg	
喫煙	本/日（　〜禁煙中）	
運動	種類：　　頻度：　　回/週 脈拍：　　拍/分　運動耐容能：	
食事	カロリー：　　kcal/日 塩分：　　g/日（6〜7g/日） 飲酒：　　間食：	
ストレス等	睡眠：　　規則正しい生活：	
その他		

医師から	看護師から	理学療法士から	管理栄養士から
担当：	担当：	担当：	担当：

説明した医師：＿＿＿＿＿＿＿＿　本人/家族氏名：＿＿＿＿＿＿＿＿

図2 心臓リハビリテーション実施計画書

である．

〈生須義久〉

2 心臓リハビリテーション開始準備

B 心リハセンターでの心臓リハビリテーション②

1 ■ プログラムの概観（急性期から維持期の連続性）

　日本心臓リハビリテーション学会では「心臓リハビリテーション（心リハ）」を次のように定義している．「心臓リハビリテーションとは，心血管疾患患者の身体的・心理的・社会的・職業的状態を改善し，基礎にある動脈硬化や心不全の病態の進行を抑制または軽減し，再発・再入院・死亡を減少させ，快適で活動的な生活を実現することをめざして，個々の患者の「医学的評価・運動処方に基づく運動療法・冠危険因子是正・患者教育およびカウンセリング・最適薬物治療」を多職種チームが協調して実践する長期にわたる多面的・包括的プログラムをさす」とされている[1,2]．

　心リハは疾病受傷直後や術直後など超急性期から，自宅復帰に向けて実施する入院期，自宅から当院に来院して実施する外来期リハビリ等，長期にわたり実施できるものである（図1）．

1）急性期（Phase Ⅰ）: ICU，CCU ベッドサイド

　当院のICUでの心リハは主に心臓外科術後患者や重症心不全患者が特に多く，重症例では生命維持装置を装着される症例も少なくない．ICU期からの早期リハビリテーションは挿管時間やせん妄の減少，退院時の身体機能や自宅退院率の向上，PICS（post intensive care syndrome）予防などの効果があるとされ，早期介入のメリットが大きい．

　この時期は病状が安定せず医学的ハイリスクを有する患者に介入する時期でもあるため，病態をしっかりとらえ，医師や看護師など多職種とコミュニケーションをとり介入する必要がある（図2, 3）．病態が不安定で安静が必要とする場合は廃用進行予防を実施し，状態に応じて過度の

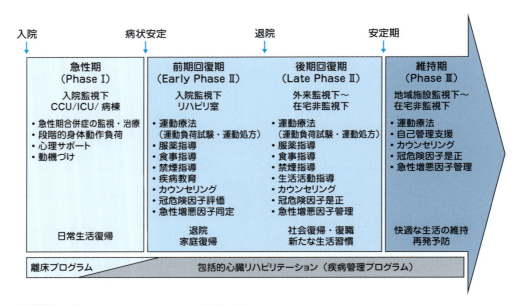

図1 心臓リハビリテーションの時期的区分
（Izawa H, et al. Circ J. 2019; 83: 2394-8[2]より改変）

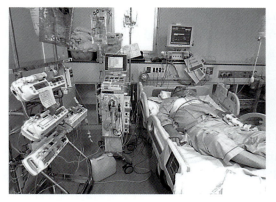
図2　ICU内個室概観

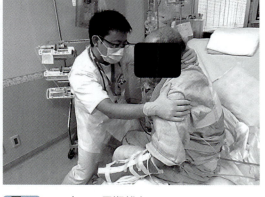
図3　ICU内での早期離床

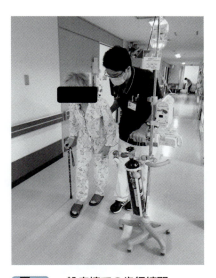
図4　一般病棟での歩行練習

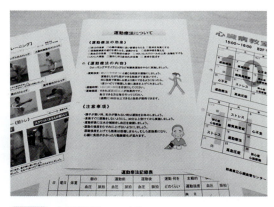
図5　自己管理ファイル＋
自主トレーニングメニューや，血圧・脈拍測定表をファイリングし，自己管理を促すツールとして活用している．

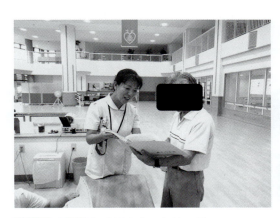
図6　看護師によるカウンセリング

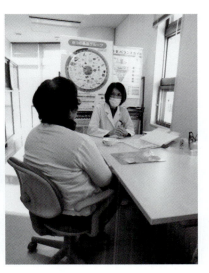
図7　栄養士による栄養相談

安静や活動量の低下を予防しつつ日常生活活動の再獲得を目指していくことが大切である（図4）．
　離床プログラムと並行して患者教育を行うことも重要である．患者本人が自らの病態について理解することは，その後の生活指導，冠危険因子の管理に役立つばかりでなく，心リハへの意欲を持たせることにもつながる．当院では自己管理ファイルの活用や，看護師によるカウンセリング，栄養士による栄養指導，心臓病教室を通し，患者のアドヒアランス向上を図っている（図5〜7）．

2）前期回復期（Early Phase Ⅱ）：入院期

　病状が安定したら積極的な運動療法に移行する．運動耐容能の向上や，退院後の生活を見据え，安全で効果的な運動の習得，生活習慣の是正目的に介入する．また虚弱な高齢者等は自宅復帰に向け積極的に日常生活動作練習を実施する時期でもある（図8，9）．心肺運動負荷試験（cardiopulmonary exercise testing: CPX）が実施可能な症例に対してはCPXを実施し，運動耐容能を評価して，重症度からみたリスクに基づいて運動処方を作成し，治療や心リハの方針を立てる（図10）．

3）後期回復期（Late Phase Ⅱ）：外来期外来監視下〜在宅非監視下

　運動耐容能の改善，社会復帰，QOLの改善を目的に介入する．自己管理がしっかり行えているか確認し，不足している場合は指導し再入院を予防していく．最終的には運動プログラムを自己管理できるよう指導する．CPXにより運動耐容能を評価して，重症度からみたリスクに基づいて運動処方を作成し，治療や心リハの方針を立てる（図11，12）．

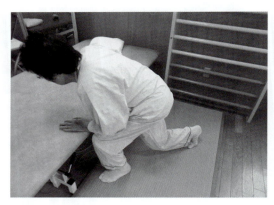

図8　ADL練習

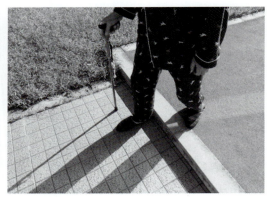

図9　屋外歩行練習

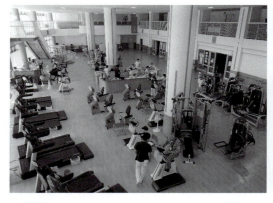

図10　心臓リハビリテーション室での運動療法

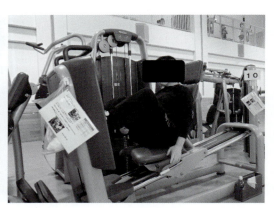

図11　レジスタンス機器を使用した筋力練習

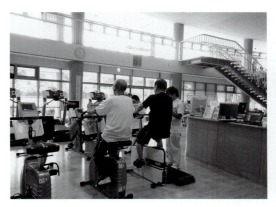

図12 エルゴメータを使用した有酸素運動

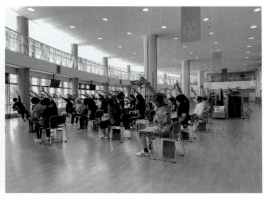

図13 健康運動指導士による継続コース，ヘルスアップ事業

4）維持期：安定期地域メディカルフィットネス地域施設監視下〜在宅非監視下

自己管理の継続による主病変の進展予防や心不全増悪などによる再入院の予防，QOL維持・向上が目的．当院では健康運動指導士が主に介入している（図13）．

以上，当院での心臓リハビリテーションの概観を述べた．早期介入から予後を検討し各フェーズにマッチした心臓リハビリテーションを展開していくことが大切である．

各論については以後の章で述べていく．

2 スタッフ教育システム

入職した職員は「自分の目指した職場に入職できてうれしい」「職場環境になじめるか」など期待や不安が入り混じり入職してきていると思われる．そのため新人が安心して成長ができるよう細かく丁寧な関わりがとても重要になってくる．

当院の新人研修は，入職後に院内全体・各部門のオリエンテーションを開催するとともに，同時期に入職した医療関係職全体での研修・トレーニングから開始される．研修は，院内事務等に関連する基本教育や感染対策，医療安全研修など，約2週間の全体研修を経た後，プリセプターを介しての実地研修（on the job training: OJT）が開始される．当院では新規入職した職員に対して，安定して臨床に臨むことができるよう，新人研修マニュアル，業務チェックリストを作成（図14，15）し，先輩療法士がプリセプターとして，また管理者がメンターとして業務を通し新人療法士が成長できるよう支援している．

OJTはプリセプターと新人療法士が同行し，診療参加型の関わりを基本として見学・説明・実施による介入を行い，臨床業務の時期に応じて段階的に行っていく（表1）．実際患者に介入する部分については，プリセプター担当患者の介入プログラムの部分的実践から開始し，徐々に新人療法担当が担当できるよう促していく．

スタッフが多い施設では，入職数か月間，担当患者を設けない施設もあるが，当院は所属療法士の数も限られるため，管理者の指示の下，プリセプターが安全を確保しつつ，新人療法士が比較的低リスクの患者に対して，安全に介入でき次第，単独介入へ移行している．

到達目標1

分類		項目	自己評価	/
組織における理念・基本方針の理解	1	所属施設の理念を理解している		
	2	所属施設の組織・施設概要を理解している		
	3	就業規則を理解し、規則を遵守できる		
	4	所属施設・自部署の各種会議・委員会について理解している		
社会人としてのマナーと基本的態度	1	医療人としての身だしなみ・態度・挨拶がきちんとできる		
	2	外部への電話連絡、外部からの電話対応ができる		
	3	来訪者への接遇、適切な対応ができる		
	4	整理・整頓を心がけ、働きやすい環境を整備することができる		
	5	医療倫理に基づき、人間の尊厳を尊重して行動できる		
	6	個人情報保護に関する知識を持ち行動することができる		
	7	ハラスメントに関する知識を持ち行動することができる		
	8	職員へ適宜、報告・連絡・相談ができる		
一般業務管理	1	休暇・時間外勤務・出張等の手続きを適切に行うことができる		
	2	物品・備品の管理ができる		
	3	管理者に業務上の報告・連絡・相談を適切に行うことができる		
	4	1日の時間管理を行い、業務を時間内に遂行することができる		
	5	対象者の担当開始から終了までの業務の流れを理解している		
生涯にわたる自己研鑽と能力開発の姿勢	1	自己評価と他者評価を踏まえて自分の課題をみつけ目標設定ができる		
	2	診療などに関する疑問を解決するために、文献を検索することができる		
	3	施設外の研修を自ら調べ参加することができる		
	4	生涯学習システムを理解し、どの時期までに何を受講すべきか理解出来ている		
	5	助言を受けながら、症例報告を発表することができる		

到達段階		
	3	着眼点の行動が十分にとられており、優秀な程度である。
	2	着眼点の行動がおおむねとられており、標準的な程度である。
	1	着眼点の行動があまりとられておらず、努力を要する程度である。

図14 当院の新人教育マニュアル
（日本理学療法士協会新人理学療法士職員研修ガイドラインを参考にしている）

到達目標2

分類		項目	自己評価	/
治療プロセス	1	既往歴・現病歴など理学療法を実施する上で必要な情報を収集できる		
	2	疾患・障害に対して、適切な評価項目を選択することができる		
	3	対象者の全体像を（ICFを用いて）把握できる		
	4	得られた情報から対応すべき課題・問題点を抽出することができる		
	5	目標設定ができる		
	6	アセスメントに合わせたプログラム立案ができる		
	7	随時、理学療法のプログラム・目標設定を見直すことができる		
	8	対象者・家族に対して評価結果、治療方針等を説明できる		
	9	リスク管理ができる		
多職種連携における療法士の役割を理解し行動	1	チーム医療の構成員としての役割を理解し、連携がとれる		
	2	カンファレンスで専門職としての意見を伝えることができる		
対象者・家族への適切な対応	1	対象者・家族に対して節度を持った言葉遣いで接することができる		
	2	対象者・家族に分かりやすい説明をすることができる		
	3	対象者のプライバシーおよび個人情報を保護することができる		
	4	対象者・家族の話を傾聴し、コミュニケーションをとることができる		
診療報酬・カルテ管理・資料作成	1	所属施設に関連する診療報酬の内容を理解している		
	2	計画書等の作成開始から終了までの流れを理解している		
	3	理学療法時間の変更・担当対象者の申し送りなどの連絡報告ができる		
	4	（電子）カルテ管理・操作を理解し、生化学・画像データ等を確認できる		
	5	診療記録を適切に記載できる		
	6	資料（リハビリテーション経過報告書、レジストリー）作成ができる		
医療安全管理・感染対策	1	緊急時に多職種やスタッフとともに対応することができる		
	2	緊急コールの手順を理解している		
	3	インシデント・アクシデントレポートを作成・報告ができる		
	4	緊急時の避難経路や消火器の設置場所を知っている		
	5	AED・救急カート、ストレッチャー、酸素供給装置の場所がわかる		
	6	急変時のBLSが実施できる		
	7	標準予防策（スタンダードプリコーション）が適切にできる		
	8	嘔吐物・汚物の処理が適切にできる		
	9	転倒転落防止策を実施できる		
	10	状態変化時に対応できる		

図14 つづき

業務チェックリスト

分類		項目	指導済
組織における理念・基本方針	1	病院の理念、基本方針	☐
	2	リハビリテーション課の理念、基本方針	☐
院内会議	1	各種会議の実施時間帯、場所	☐
	2	院内会議、委員会の種類	☐
	3	整形外科、外科、ICUカンファレンス実施時間	☐
	4	ランチミーティングの実施時間帯、場所	☐
院内研修	1	ALS研修	☐
	2	BLS研修	☐
	3	感染対策研修(動画視聴)	☐
	4	医療安全研修(動画視聴)	☐
勤怠管理	1	始業時間、終業時間	☐
	2	入口の暗証番号	☐
	3	タイムカードの利用方法	☐
	4	出勤簿、休暇簿の記入方法	☐
	5	出張関連書類の記入方法	☐
	6	時間外勤務の申請方法	☐
	7	休暇の連絡手順（緊急）	☐
	8	施錠の方法	☐
	9	夏季休暇、特別休暇	☐
当番制の業務	1	ストレッチャー、救急カートの準備	☐
	2	心リハ会議、リハビリ課内会議議事録作成	☐
	3	メディックスクラブ	☐
	4	ヘルスアップ	☐
休日勤務	1	緊急時の対応（外来師長への連絡等）	☐
	2	休日の駐車場所について	☐
	3	長期休暇中の空調調整方法	☐
学術活動	1	電子カルテのデータ取り出し方法(CPU室の手続き)	☐
	2	心リハ学会の入会について	☐
	3	心リハ指導士の受験資格	☐
	4	心リハ学会学術集会の参加手続き	☐
	5	PT・OT協会の生涯学習の教育制度について	☐
共同研究	1	心リハレジストリーについて	☐
	2	評価用紙書類記入方法	☐
その他	1	業績評価、能力評価シートについて	☐
	2	外部への電話連絡、電話対応方法	☐
	3	スタッフルームのホワイトボード、掲示物の見方	☐
	4	事務室へ配布物を回収する時間	☐
	5	図書館の利用方法(ポスターの印刷方法等)	☐
	6	女子、男子更衣室は女子更衣室、資料室が男子更衣室	☐
	7	ケーシーの洗濯、裾上げ申請方法	☐

図15 業務チェックリスト

到達目標2（別紙1）

【治療プロセス】

1. 運動療法を実施するうえで必要な情報を収集できる
    ① 現病歴・既往歴・併存疾患・合併症を確認できる
    ② 冠危険因子を確認できる
    ③ 他職種の情報を確認できる
    ④ 患者の主訴・HOPE を確認できる
    ⑤ 病前 ADL や生活状況（趣味，仕事など）・在宅環境・同居家族についての情報を確認できる
2. 疾患・障害に対して，適切な評価項目を選択することができる
    ① 基本的な評価ができる
     （視診/触診/意識レベル/認知機能/疼痛/感覚/ROM/筋力/バランス/運動麻痺/ADL etc）
    ② 当院で行っている評価を実施できる（術前・初回～最終）
6. アセスメントに合わせたプログラムを立案・実行できる
    ① プログラムを適切かつ安全に実施できる
    ② アセスメントに合わせたプログラムが立案できる，1F・B2F 集団運動療法へ移行できる
    ③ 単位数に合わせたプログラム構成ができる
    ④ 検査等の優先度を考慮し，看護師と相談しリハビリ実施時間を調整できる
    ⑤ 疾患ごとに生活指導が行える（心不全/虚血性心疾患/心外術後/大血管/PAD）
    ⑥ 自主トレーニング指導が行える
    ⑦ 患者の介助が行える
     患者の状態に合わせて安全かつ適切な動作介助やポジショニングができる
     介助方法について看護師や患者，患者家族に指導できる
     患者の状態に合わせて適切な装具・補助具を選択し，着脱できる
9. 最低限のリスク管理が行える．
    ① 現病歴・既往歴・合併症からリスクを予測できる
    ② 各検査データからリスクを予測できる
    ③ 心電図の取り扱いができる．
     ・電極シールを付ける，電池交換ができる
     ・ベッドサイドモニター⇔テレメーターの切り替えができる
     ・モニターアラーム（赤/青）に対応ができる．
     ・リハビリ中止の判断（相談，報告）ができる
    ④ 酸素の取り扱いができる
     ・鼻カヌラ，マスクの適切な装着方法がわかる
     ・ディスポ SpO_2 センサが正しくついているか確認できる
     ・医師の指示通りに酸素の流量を設定できる
     ・リハビリ中止の判断（相談，報告）ができる
    ⑤ ルート管理が行える（絡まない/引っ張らない）
     ・点滴（末梢・CV・PICC），尿カテ，モニター類，ドレーン（JVAC・HAMA），酸素チューブ
    ⑥ 創部管理（胸骨/腹部/穿刺部: 橈骨，肘部，鼠径）が行える
     ・包交板を確認できる．
     ・創部の観察が行える（腫脹/熱感/発赤/出血/滲出）
     ・創部管理の注意点を理解し対応できる（禁止事項/バンドの巻き方/咳嗽・排痰方法/胸骨管理など）
    ⑧ パス表（MI，TAVR，TEVAR/EVAR，解離保存，PMI/PME，PTE）について
     ・各パス表を確認できる（カルテ/病棟）
     ・各パスの見方を理解し，運用できる（安静度やリハ内容の指示を理解）
    ⑨ ガイドラインを活用できる

図15 つづき

【多職種連携における療法士の役割を理解し責任ある行動がとれる】

1. チーム医療の構成員としての役割を理解し，連携がとれる
    ① 医師や看護師から安静度を確認できる
    ② 必要に応じて医師や看護師にリハビリ状況の報告・方針の確認ができる
    ③ 必要に応じて安静度変更の確認ができる
    ④ MSW に患者の状態，家族の状況，社会資源の必要性など報告，相談できる
2. カンファレンスで専門職としての意見を伝えることができる

【診療報酬・カルテ管理・資料作成】

1. 所属施設に関連する診療報酬の内容を理解している
    リハビリテーション算定区分，適応疾患，起算日，各種加算内容，点数を理解している
2. 計画書等の作成開始から終了までの流れを理解している．
    ① 処方登録→タックで処理が行える
    ③ リハビリテーション総合実施計画書が作成できる，計画料が適切にとれる
4. カルテ管理・操作を理解できる．
    ① 検査データ（採血，心エコー，経食エコー，X-P，CPX，心電図，超音波，画像など）
    ② 他職種の記録
    ③ 経過表，パス表，指示簿，CITA（診療情報提供書，計画書など）を確認できる
5. 診療記録を適切に記載できる
    ① SOAP を理解し，カルテ記録を行える
    ② 休日リハビリを記入できる（リハ/看護師に対する申し送りを記録できる）
6. 資料作成を適切に行うことができる
    評価用紙，レジストリー，サマリー

【医療安全管理・感染対策】

7. 標準予防策が適切にできる
    ① 感染症の確認（カルテ/病棟/感染対策室），種類に応じた対応がとれる
    ② バイオハザードマークの種類・意味がわかる
9. 転倒転落時に対応ができる
    ① 患者の安全確保ができる
    ② 意識レベル，打撲部，出血の有無，バイタル変化などを確認し，対応/報告ができる．
10. 状態変化時に対応できる
    ① 状態変化（意識レベルの変化，指示逸脱，不整脈の出現，低血糖，嘔吐，出血，胸部不快感など）に気づき，バイタルサインや身体所見の確認を行い，医師の指示をもとに対応/報告ができる．

【その他】

1. 1F ミニ集団，B2F 集団運動療法，外来リハビリのオリエンテーションができる
2. 病棟予定表の作成ができる
3. 病棟の朝カンファレンスに参加できる
4. 病棟のホワイトボードで担当看護師の確認ができる，連絡方法がわかる
5. ラウンド用紙が作成できる，リハ医と共にラウンドができる
6. 新患整理（術前評価）ができる
7. リハビリ室内の清掃方法，物品保管場所がわかる
8. 救急カート・ストレッチャーの管理方法がわかる

図15 つづき

表1 4段階職業指導によるOJT進め方

OJTの進め方		
✓やってみせる	（Show）	実際の業務を確認させ新人にイメージしてもらう
✓説明する	（Tell）	業務内容を新人に説明する
✓やらせてみる	（Do）	新人に業務を実際行わせる
✓確認・追加指導	（Check）	改善点など確認し指導する

（日本理学療法士協会．新人理学療法士職員研修ガイドライン[3]より一部改変）

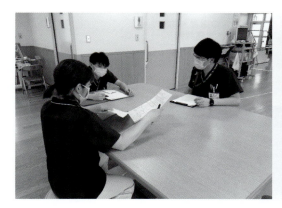

図16 担当症例についてのディスカッション

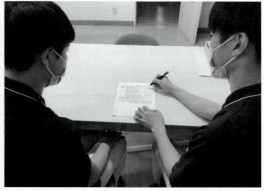

図17 プリセプターから新人療法士への指導

　プリセプターは臨床実践指導と同時に，チェックリストを確認しながら各種関連業務について，他スタッフとも協同して教育を行う．また，臨床思考の醸成のため，先輩療法士と患者ミーティングを実施する際，新人療法士の担当症例についてディスカッションする時間を設け，意識的に熟達者の視点取得ができるように取り組んでいる（図16）．

　新人研修の進捗確認は，チェックリストを用いた自己点検と，プリセプターとの面談による他者点検を定期的に行い（図17），その結果を管理者に報告し，新人療法士の業務達成状況を確認していく．約1年間研修を継続し，管理者による最終チェックをクリアすることで新人研修が完了する（図18）．この一連の研修を実施する上で療法士として求められる臨床技術を身につけてもらう（表2）．

　当院の特徴としては心臓外科術後等の超急性期から外来での遠位監視型心臓リハビリテーションまで実施している施設である．よって各フェーズでのリスク管理の特徴が変わり，それらをしっかり認識することが重要となる．特にICU・CCUなどのハイリスク疾患患者に対して介入する際は，知識や技術がしっかり身についていないといけないため，リスク管理の教育は時間をかけて行い，約2年～3年目で担当できるよう教育している．循環器疾患全般を見るには前述のとおり医学的ハイリスク状態の患者へ適切な対応，患者急変時対応等，幅広い疾患の理解と重複障害への対応力が必要となってくる．また，強いショックを受けた患者・家族への対応など含め対応できる能力や，時には患者の死や障害への葛藤，重複障害などにより，新人療法士が思うように治療が進まない患者を経験することもあると思われる．新人療法士のストレスなど配慮し，スタッフ・管理者が新人療法士の気持ちを汲み取るなどメンターとし関わる部分も大切になってくる．

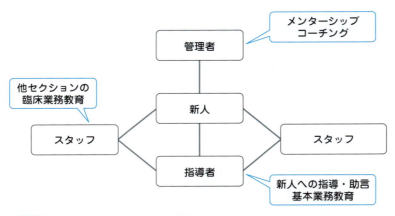

図18 当院の新人教育における関連図

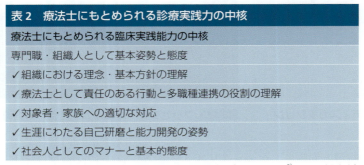

(日本理学療法士協会．新人理学療法士職員研修ガイドライン[3]より一部改変)

　実務を離れて行う教育研修（off the job training: Off-JT）も大切である．新人療法士は職能団体で実施される新人研修や各種研修会や，各学会の参加を通しスキルを磨いている．また，心臓リハビリテーション指導士取得支援，心不全療養士取得支援，呼吸リハビリテーション指導士取得支援など臨床に直結する資格取得を促している．

　現在も新人教育内容等はブラッシュアップしているところであり日々の業務の中で改善点があれば随時変更していく必要がある．また，既存スタッフは新人が成長する道筋を形成できるよう配慮することが大切である．

〈文献〉

1) 日本心臓リハビリテーション学会．日本心臓リハビリテーション学会ステートメント：心臓リハビリテーションの定義．http://www.jacr.jp/web/about/statement/
2) Izawa H, Yoshida T, Ikegame T, et al. Japanese Association of Cardiac Rehabilitation Standard Cardiac Rehabilitation Program Planning Committee. Standard cardiac rehabilitation program for heart failure. Circ J. 2019; 83: 2394-8.
3) 日本理学療法士協会．新人理学療法士職員研修ガイドライン．https://www.japanpt.or.jp/assets/pdf/pt/lifelonglearning/introeduprogram/education_training/training_guidelines_201111.pdf

〈鳥越和哉〉

3 入院中の心臓リハビリテーション

A 当院ICUでの早期・急性期心臓リハビリテーション

1 ■ ICUでの早期・急性期心臓リハビリテーション

2009年のWilliam D. Schweickertらの報告[1]以降，ICUでの早期リハビリテーションが積極的に行われている．安静臥床により早期から筋萎縮が始まると言われおり[2,3]，2022年の報告[4]では，介入のタイミングが遅れるほど介入効果が薄れる可能性も述べられている．ICU期からの早期リハビリテーションは，挿管時間やせん妄の減少，退院時の心身機能や自宅退院率の向上，PICSの予防などを促すとされ，当院でも多職種協働で早期からの心臓リハビリテーションを積極的に実施している．

2 ■ 当院での実施対象患者

当院のICUでの早期リハビリテーションは主に心臓血管外科手術後患者や重症心不全患者が多く，介入対象患者の中には，機械的な補助を用いられている患者もいる．基本的には重症患者におけるリハビリテーション診療ガイドライン[5]で明示されている離床開始基準に沿ってリハビリテーションを実施しているが，順調にリハビリテーションが進む患者ばかりではない．順調に離床を進められない患者においても，医師の指示の下，最大限に安全に配慮し，当院では可能な限りのリハビリテーションを提供している．

3 ■ 介入前の情報収集

介入前の情報収集（診断名，既往歴，治療方針，手術内容，創部の部位，経過，各種検査結果など）で，患者の状態の理解に努める．患者がどのような治療サポートを受け，どんな反応を示しているのかを理解する．まずは機械的補助の有無と内容を確認する．循環補助装置（ECMO，IMPELLA，IABP，CHDF，人工呼吸器）など，機械補助や多量の持続点滴薬を使用していたとしても，治療に対してどんな反応を示しているのかどうかを理解するよう努める．離床に伴い危険がないかの確認もしておく〔鼠径部のシース（図1），スワンガンツカテーテル（図2），コントロールされていない開放創，筋弛緩薬での深鎮静〕．

まずは循環について，血圧や脈拍，尿量が確保されているかを確認する．経過表をみて，時間尿や1日の尿量が確保されていれば，治療サポートで循環が維持できているとおおよそ理解できる．腎機能障害等で尿量が確保されていなくとも，CHDFで除水ができていれば，治療サポートで患者の状態は維持できていると解釈している．循環が維持できていない場合は積極的な離床の対象外にはなるが，拘縮予防の関節運動や無気肺予防の体位変換には努めている．

次に呼吸状態について，動脈血ガスでPO$_2$が60 torr以上か，PCO$_2$が40を大きく超えて

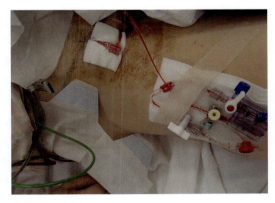

図1 鼠径部のシース

離床前に必ず確認し，シース留置中には起座位は血管損傷のリスクがあるため行わない．

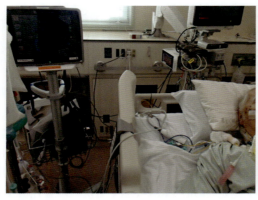 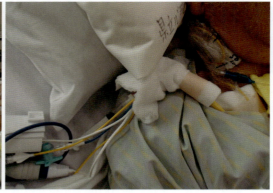

図2 スワンガンツカテーテルの挿入部
当院では，医師指示の下，スワンガンツカテーテル挿入中でも端座位練習や立位練習を実施する場合がある．

CO_2 の貯留傾向がないか（換気ができているか）を確認する．PO_2 が低値の際，その理由が低循環によるものか，それ以外の理由（術後の一時的な胸水貯留や肺炎など）なのかを理解して介入している．低循環が理由で低酸素血症となっている場合は起座位にはしていない．

続いて代謝について，動脈血ガスでpHやBEを確認しアシドーシスへの著明な傾きがないかみる．この際も，何が理由でアシドーシスに傾いているのかを理解するよう努める．低循環が理由でアシドーシスとなっている場合は起座位にはしていない．腎機能障害が理由でアシドーシスとなっている場合，重炭酸イオンでの補正やCHDFで加療されることが多い．加療開始後の患者の反応が良ければなるべく起座位としている．

循環，呼吸，代謝の状態は一時点ではなく，全体の経過を追うことで，患者の状態が改善傾向にあるのか，増悪傾向にあるのかを把握し介入している．

4 ■ 介入前の事前調整

朝のうちに担当看護師と介入時間の調整をしている．ICU患者は処置やケア，検査等がある．また，機械的補助のある患者を起座位にする際にはマンパワーを要する，さらにリハビリテーションの予定時間に合わせて疼痛や鎮静コントロールを図るなど，介入効果が最大限となるよう調整している．さらに，CHDF中で脱水傾向にある患者は起座位にした際に脱血不良アラームが鳴ってしまうことがあるが，臨床工学技士に一時的に除水量を調整してもらうことでリハビリテーション続行可能なことも多い．いずれにせよ，これらを許可する医師や看護師，臨床工学技士らのリハビリテーションへの理解が大前提である．介入前には，医師に安静度を確認しておく．看護師に患者の状態を簡単に聴取し，これから行おうとしている介入内容や手伝ってほしいことを明確に伝える．その際，看護師から否定的な意見が出れば他のスタッフ（Dr・Ns・PT）にも相談し最終的なリハビリテーション内容を決定している．

5 ■ 状況別の当院でのリハビリテーションの目的と内容

介入時には，視診触診等で基本的なバイタルサイン（四肢冷感や浮腫，皮膚は乾燥か湿潤か，呼吸様式や回数，貧血かなど），鼠径部からのシースやスワンガンツカテーテルの有無をチェックした上で，積極的離床が困難な状況にある患者に対しては，基本的な関節可動域の確保はもちろん，自動運動が可能な患者には随意運動を促し廃用性筋力低下を予防していく．姿勢変換に制限がなければ背面開放を行い（完全側臥位，前傾側臥位，長座位，端座位，腹臥位），無気肺やVAP （ventilator-associated pneumonia：人工呼吸器関連肺炎）予防に努めている．人工呼吸器装着中やCHDF中など，ルート類が多い患者においても，多職種で対応することで安全に行っており，当院では直近1年間に人工呼吸器肺炎を起こした患者はいない．当院において，端座位とすることが絶対禁忌となる場合は，鼠径部からの動脈へのシース留置，筋弛緩薬での深鎮静，治療に応答しない重症循環・呼吸不全がほとんどである．医師の指示の下，できる限り端座位での背面開放が行えるよう介入し，覚醒度がRASS-3以下の患者においても安全を確保の上，背面開放を実施している．そうすることで，自律神経系の廃用予防，起座位時での循環維持や忍容性（広義でいう運動耐容能）の低下を防ぎ，その後の積極的離床練習に備えている．さらに，長時間の臥床は頭頸部の筋緊張が上がる患者が多く，頭頸部が後屈位で拘縮を起こしやすい．起座位にすると重力の影響で自然と頭頸部の屈曲位を取りやすく，無理なく可動域の改善を図ることができる．頭頸部の屈曲運動は嚥下時に必要な動きであり，回復期のスムーズな嚥下で栄養を確保することは患者の回復に影響を及ぼすため，頭頸部の柔軟性の確保は重要事項と考えている．加えて，自己喀痰の可否は肺の合併症予防に重要であり，咳嗽と体幹機能は密接に関わるとされる[6]．体幹機能の低下予防のためにも，できる限り起座位としている．積極的離床期にない患者を姿勢変換目的に起座位にする際は，四肢関節運動を行った後，少しずつギャッチアップを行い，フルギャッチアップでもバイタルサインに変動がないことを確認後に全介助で長座位や端座位としている．長座位では下肢が下垂しないため，比較的血圧を維持しやすい印象があるが，柔軟性の乏しい患者は後方重心となり十分に背面開放をしにくいのが特徴である．長期間臥床した患者を抗重力位にする際，まずはギャッチアップ，慣れたら端座位と段階を踏んで離床練習をすることが多いが，早期から端座位練習を行っておくことで，患者自体の抗重力位への忍容性が確保されており，リハビリをすすめることへの療法士自身や多職種スタッフの不安が少なく，機械的サポートの離脱後，すぐに起立や歩行練習を始めることができる．

起座位が困難な場合，ルート類に配慮しながら90度以上の側臥位〜前傾側臥位にポジショニングし背面開放を行っている．マンパワーが2人以下で比較的簡便に実施できることが利点だと思われる．腹臥位とするにはマンパワーが最低3人以上必要となり，姿勢を戻す際にも同様の人数が必要なことから当院で行うことは少ないが，患者の状況に応じて適したポジショニングを行っている．リハビリテーション介入時間以外のポジショニングについても看護師と相談・協力しながら実施している．

エキスパートコンセンサスに準じて積極的な離床時期にいる患者であれば，端座位〜立位〜歩行練習へと積極的に離床を進めている．

離床練習時にはルート類が抜去されないよう細心の注意を払う．そのため，端座位とする前に，姿勢変換後もルート類が安全な位置となるよう位置修正をしてから介入をしている（図3参照）．人工呼吸器を装着中であれば，呼吸器側に起座位とすること

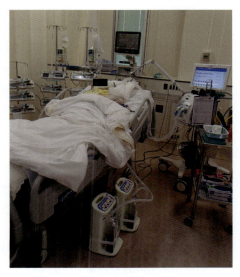

図3 ICU在室中の患者
ルート類が多く，離床前にはこれらの抜去を防ぎ安全に行うためルート類を整理してから介入を行っている．

が多い．人工呼吸器に加え，CHDF中であればCHDF側に起座位としている（人工呼吸器の管の方が長いことが多いため）．ドレーンは起こす側と反対側に置いたままでも端座位までなら当院の場合間に合うが，起立以上を実施する可能性があれば事前に起こす側へドレーンを移動しておく．他にも，尿カテーテルや対外式ペーシング，点滴類の位置関係を整えてから介入している．

6 ■病態ごとの当院での対応

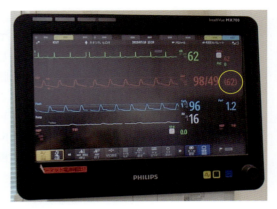

図4
○で示した部分が平均血圧である．ICUでの早期リハビリテーション中は，収縮期血圧だけでなく平均血圧でバイタルサインの変化を見ていることが多い．

大まかに，大血管疾患患者と重症心不全患者では考え方を変えて対応している．大血管疾患患者の場合は心臓自体に問題があるわけではない．術後は一時的に体液量貯留による心不全状態になることがあるが，基礎疾患や手術侵襲によって心機能の低下がなく，明らかな状態悪化傾向もなくリハビリ介入中のバイタルサインの安定を確認できれば，術後翌日より20〜40分程度の端座位を実施している．特に緊急手術をした症例等は体液量の貯留が多く，人工呼吸器やCHDFなどの機械的補助が長期化する患者もいるが，離脱すれば速やかに起立・歩行練習と進めている．一方，重症心不全でICUに在室している患者は，心機能低下により循環不全に陥っていることが多く，大量の薬剤に加え，ECMOやIABP，CHDF，NPPVなどが用いられていることが多い．過負荷で状態悪化をさせないように，少量頻回を原則とし，ECMOやIABP刺入部以外の関節拘縮予防や側臥位（医師に許可された角度）から始め，鼠径部のシースが抜去され離床の安全が確保されてから，まずはギャッチアップ，端座位5分〜10分，その後は5分ずつ延長しバイタルサインの変化をみるなど，患者の予備力に応じて，慎重に離床練習を行っている．リハビリテーション中，大血管疾患の場合は収縮期血圧でリハビリテーション続行の可否をみているが，それ以外の疾患の場合は平均血圧でみていることが多い．一般的には平均血圧が65 mmHg以上でリハビリテーションを行っているが，場合により医師と相談の上，平均血圧が65 mmHg未満でもリハビリテーションを続行することはある（図4参照）．いずれにしても個々の患者の目標を多職種で情報共有し，チーム医療で取り組むことが重要と考える．

1）虚血性心疾患

虚血性心疾患の場合，基本的には緊急でのカテーテル治療が施され症状がコントロールされた後にリハビリが開始となる．事前の情報収集として，冠動脈の治療部位，残枝の有無や程度，採血データより，心筋逸脱酵素がピークアウトしているか否かとその程度，多臓器不全の様相はないか（肝機能や腎機能，LDHの変化），カテーテルの穿刺部位，循環の状況（機械的サポートの有無，強心薬の種類や使用量など），医師の治療方針，血圧や脈拍の医師指示範囲や不整脈発生時の医師指示内容を把握しておく．医師の指示に基づき心筋梗塞後のリハビリテーション表に基づいた離床が開始となる（図5）．実際の介入時には，負荷をかける前に低循環所見（顔面蒼白，四肢冷感，生あくび，低血圧，頻脈など）や交感神経活性所見（冷や汗，四肢冷感を伴う皮膚の湿潤など）がないかを確認しておく．状態が安定していることを確認後，担当看護師と協力し合い

心筋梗塞の心臓リハビリテーション実施計画書

Name :　　　　　　　　　　ID :

（作成日：令和06年04月15日、sign　　　　　　　）

病日	1	2	3	4	5	6
月日	/	/	/	/	/	/
負荷試験 （実施日/実施者 /評価医サイン）		午前：自動座位（5分間） （　　/　　/　　） 午後：50mを2分間かけて歩行 (2Mets) （　　/　　/　　）	200mを4分間かけて歩行 (2.5Mets) （　　/　　/　　）		CPX	
病棟内動作 （負荷試験OKの後）	ベッド上安静 ファウラー位 30度可	午前：座位可 昼食は端座位 午後；室内フリー、室内トイレ可 足踏み2分	病棟フリー		CPX終了時 4Mets以上→院内フリー、入浴可 （抗血小板剤内服、近医病変なし） 4Mets以下→元のADLで判断	リハビリ 参加
食事	水分	心臓病食開始				
看護ケア		全身清拭、陰部洗浄 介助洗髪、足浴	下半身シャワー 体重測定 検査は車いす ロビー可			
運動療法 （実施者サイン）		上下肢自他動運動（監視下） （　　）	200m歩行×2回（監視下） （　　） ←CPXを行うまでは 病棟で歩行運動		CPXの適応外 →リハビリに連絡	
患者教育 （実施者サイン）		パンフレットを渡す 狭心症・心筋梗塞・安静　P.1～2 （　　）	合併症・危険因子・なりやすい状態 栄養相談の予約　P.3～5 （　　）	心リハ 日常生活P.5～9 （　　）	心リハ説明（安達、村田） 日常生活　P.10～12 （　　）	日常生活 P.13～14 （　　）
冠動脈疾患 Risk　Factor Check	□脂質異常症(TC,TG,HDL,LDL) □糖尿病/食後高血糖（HbA1c,OGTT） □高尿酸血症 □高血圧症		□腎機能障害 □冠動脈疾患家族歴 □喫煙 □睡眠時無呼吸症候群(PUSOX,PSG)		□肥満 □ストレス □運動不足	

*心室瘤、CPK高値、心不全の場合はこの限りにあらず、症状に応じてリハビリ実施を。

*ADL拡大時は見守りをすること

2n ed. 心臓リハビリテーション部 安達,村田（2016/08/01）

図 5 心筋梗塞後のリハビリテーションパス表

離床負荷を行い，実施前後に 12 誘導心電図を測定しその結果を医師が確認後，安静度が拡大していく．離床負荷に伴う血圧の変化や不整脈発生には特に注意が必要である．医師指示を逸脱するほどの血圧上昇は梗塞部位へストレスをかけ，最悪の場合心破裂を招く可能性があるため，すぐに患者を臥位に戻し深呼吸を促す．何度か測定しても血圧が高いままの場合は，速やかに医師に報告し対応を要請する必要がある．また，離床負荷に伴い新たな不整脈が発生する場合，速やかに離床を中止し医師に報告する．

リハビリテーション表に基づき離床を拡大し ADL が自立域まで到達後は，医師の指示の下，再発予防のための有酸素運動の開始・患者教育指導に移行していく．

2）開心術後

当院では以前から通称「階段パス」（図 6）を利用し，開心術後のリハビリを進めている．術後 0 日はヘッドアップ，四肢関節可動域練習，ポジショニング・呼吸練習など，ベッド上にて介入し，術後 1 日目からこの離床プログラムに準じ拡大する．

事前の情報収集として，診断名や術前の既往歴・心不全増悪の有無，冠危険因子，術前の冠動脈カテーテル検査や心エコー検査・胸部レントゲン等の結果・手術様式を確認する．術後の機械的補助の有無や種類，使用薬剤の種類や量，それぞれの使用目的を把握する．その上での呼吸状態，血圧，脈拍，中心静脈圧，動脈血ガス分析結果や各種ラボデータ，尿量，ドレーンからの出血量や性状を確認し，離床を進める上での注意すべき点を把握しておく．実際の介入時にも機械類や薬剤を確認し，意識レベルや疼痛の評価，術創の位置，カテーテルシースが鼠径部に残存していないかを確認する．四肢冷感や下腿浮腫の有無，貧血の有無，呼吸時の胸郭の動きや聴診を行い，リハビリ進行の目標を決める．体動時の心拍応答や呼吸状態・疼痛状況・自覚症状の変化を確認しながら運動負荷量や時間を調整していく．

例として，中心静脈圧が低値，輸血や輸液で循環血漿量を補おうとしている状況など血管内脱水の様相を呈する患者や，貧血傾向を呈する患者には，起座位に伴う低血圧症状や頻脈に留意する．起立や歩行は危険を伴う可能性があることを認識した上で，患者の身体機能と相談しながら介入する必要がある．また，術後利尿期に入るまでは水分出納量がプラスであることが多く，胸水などによる離床時の呼吸機能（呼吸数・呼吸パターン・息切れ感等）に注意する．非侵襲的陽圧換気療法やネーザルハイフロー療法を使用中は機械の移動が困難なため歩行練習は実施できない．歩行練習の代わりに立位で足踏み練習を行いできる限り身体機能の低下を予防していく．状態が改善し離床が進み，200 m 歩行や階段昇降が達成し ADL 自立域に到達後は，医師の指示の下，さらなる運動耐容能向上を目的に有酸素運動を開始し，体調管理などの患者教育指導を行っていく．

3）TAVI, MitraClip

対象者は高齢者で経過が長い方が多くフレイルを呈している者が多い．患者背景として家族構成や生活様式，歩行時の補助具使用の有無，活動範囲や量，社会的サポートの有無などを把握しておく．一般的にカテーテル治療は血管損傷や血栓塞栓のリスクなどがある．

TAVI を行われる患者は，全身の動脈硬化が進んでいる患者もおり，TAVI 前に，カテーテル検査で冠動脈狭窄に対し治療される方が多い．TAVI 後の情報収集としてカテーテルの動脈穿刺部位と止血後の再出血がないか，術後房室ブロックの発生がないか，その他循環異常を呈していないかを確認する．房室ブロックが出現の場合はペースメーカ植込み術が行われるまで体外式ペーシング装置が留置され安静度はベッド上となる．特に術後の経過が順調であれば翌朝には体外式

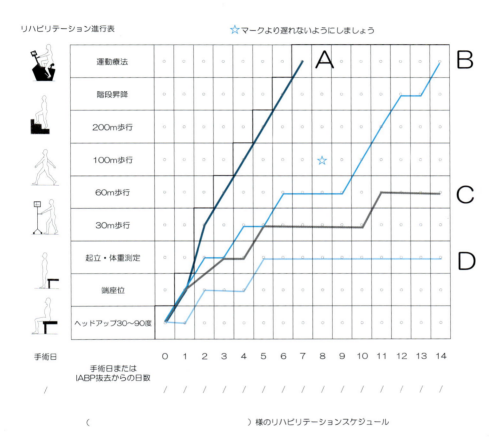

図6 心臓外科手術後のリハビリテーションパス（通称「階段パス」）
A: 順調　B: 遅延（遅延したが心リハ室へ）　C: 目標変更（ADL練習のためPT・OT室へ）　D: 逸脱

　ペーシングが抜去となり，医師指示の下リハビリが開始され室内歩行練習から始める．術後2日目には棟内廊下歩行が許可され，退院に向けた歩行練習や体調管理指導などの患者教育を行っていく．

　MitraClipを行われる患者は，慢性心不全歴が長く，手術前の入院期間の方が長い場合が多く身体機能が低下している場合がある．術前は慢性心不全患者に対するリハビリを症状に合わせて実施する．カテーテルは静脈穿刺であり，刺入部位と止血後の再出血がないかは確認しておく．術

後の経過が順調であれば，翌朝から歩行練習が可能で，術後翌日には自宅退院することが多い．慢性心不全患者と同様に，退院後の外来心リハを含むフォロー体制の確認や自宅での体調管理指導を行っておく．

4）EVAR/TEVAR

他のカテーテル治療と同様，カテーテル穿刺部位の確認と止血後の出血がないか確認する．稀ではあるが，治療上やむなくステントグラフト留置により末梢動脈を閉塞している場合があったり，動脈内のカテーテル操作により血管損傷や血栓塞栓症を発症する場合がある．足部の皮膚の観察や足背動脈の触知の確認，歩行時の間欠性跛行の有無や程度などを確認する必要がある．術後の経過が良好であれば，翌日は室内歩行が許可され，2日目には廊下歩行が許可となり速やかにADLを向上させる．その後は再発予防のための有酸素運動や患者教育が行われ，術後の画像検査で異常がなければ1週間程度で退院する患者が多い．他の心血管疾患患者と同様に，退院後の外来心リハを含むフォロー体制の確認や自宅での運動管理や体調管理指導を行っておく．

5）大血管疾患

待機での手術の場合，「階段パス」（図6）を利用し，術後のリハビリを進めている．術後0日はヘッドアップ，四肢関節可動域練習，ポジショニング・呼吸練習など，ベッド上にて介入し，術後1日目からこの離床プログラムに準じ拡大する．心機能自体は良好な場合が多く，医師の血圧指示範囲で，循環動態や呼吸状態をみながら積極的に離床練習を行う．

緊急手術の場合も，基本的には「階段パス」（図6）を利用し，術後のリハビリを進めるが，緊急手術の場合は手術時間や出血量が多く術侵襲がより大きい場合が多い．術後も状態が不安定な患者は多く，水分出納量が大きくプラスとなり挿管時間が長期化し，人工呼吸器関連肺炎のリスクや，創部感染などによる敗血症など，重症となる方は多い．日々患者の全身状態は変化するため，前述したように，その時々の状況を把握し医師指示の下，拘縮予防や呼吸器合併症予防のための体位管理，状態が改善傾向となれば離床練習と進めていく．

急性の大動脈解離でも，解離部位によっては保存療法の適応となる場合がある．医師の指示の下，厳重な降圧管理下で大動脈解離後のリハビリテーション表（図7）に沿って離床を進める．事前の情報収集はもちろんのこと，解離進行の所見として背部痛の増悪や下肢の虚血所見などがないかを確認する．離床開始時は，入院からの安静臥床期間に留意し姿勢変換時のめまいやふらつき感などの症状に注意する．また姿勢変換毎に血圧を確認し離床に伴う血圧の変化，特に過上昇に注意し，血圧が指示範囲を逸脱した場合は速やかに注意し医師と看護師へ報告する必要がある．順調に安静度が拡大されADL自立域となれば，医師の指示の下，再発予防のための有酸素運動や体調管理指導を行っていく．

6）心不全

心不全の原因となった原疾患やきっかけを把握した上で，基本的な患者背景や全身状態の把握に努める．入院時の検査所見（採血，レントゲン所見，心エコー検査，心電図所見など）と治療内容や方針を確認する．心不全にも左心不全・右心不全・両心不全・拡張障害を伴う心不全など様々な病態があり，これらを把握しておくことは重要である．CS分類など心不全発症時のエピソードは病態理解をする上で有用である．Nohria-Stevenson分類は，心不全の病態を身体所見から簡便に評価する指標であり，心不全代償の進み具合を把握するために有用である．心不全非代償期には，多量の点滴や機械的サポート下にいることが多く，拘縮予防や無気肺予防のための体位管理が主な目的でありベッド上での介入となることが多い．心不全の代償が進み状態が安定すれ

急性大動脈解離リハビリテーション表

ID:000151823　氏名：
担当医サイン
作成日：令和06年03月06日

*病日	1(発症当日)	2	3	4	5	6	7	8	9
日付	*上記病日はJCS2021ガイドラインに従い当院リハビリのデフォルト　病状に応じて担当医が下記に日程作成／日付入力								
安静度	自力体交可 他動30度	自力体交可 他動90度・座位可	自力座位	ベッドサイド・足踏み・ベッド周囲歩行 || ベッド周囲歩行	50m歩行	100m歩行	300m歩行	500m歩行
	ベッド上安静		ベッド上	ベッド周囲歩行可	室内歩行可(室内フリー)		病棟歩行可 (棟内フリー)	病院内歩行可 (院内フリー)
排泄				ポータブルトイレ	室内トイレ		病棟内トイレ
食事	禁食 飲水可	食事開始・介助で摂取			自力摂取				
清潔	歯磨き、洗面、ひげそり、洗髪（介助あり）		清拭（介助あり）			清拭（介助なし）洗髪（介助あり）	下半身シャワー	全身シャワー可	入浴可
洗顔 洗髪	歯磨き、洗面、ひげそり、洗髪（介助あり）								
移動	ストレッチャー			車椅子					独歩
検査	CT・エコー				CT・エコー				CT（退院前）

＜短期リハビリテーションプログラムの適応基準＞
急性B型解離の症例で
・破裂、切迫破裂ではない
・malperfusion（分枝灌流障害）がない
・痛みのコントロールができている
・血圧、心拍数のコントロールが達成されている
・大動脈径の拡大（胸部大動脈偽腔合併）がない
・DIC（播種性血管内凝固症候群）の合併がない

＜大動脈解離のリハビリテーションの開始基準＞
・覚醒状態
　-2≦RASS≦1
　30分以内に鎮静が必要であった不穏がない
・呼吸
　呼吸回数＜35回/min 一定時間持続
　酸素飽和度（SaO2）90%以上が一定時間持続
　吸入酸素濃度（FiO2）＜0.6
・循環
　血圧、心拍数のコントロールが達成されている
　新たな重症不整脈の出現がない
　新たな心筋虚血を示唆する心電図変化がない
・発熱
　38.5℃以上の発熱がない

＜大動脈解離のリハビリテーションの中止基準＞
・意識障害
　意識レベルの低下、RASS≦-3
　鎮静薬の増量、新規投与が必要なRASS≧2
・呼吸
　労作時の呼吸困難、患者の拒否
　呼吸状態
　呼吸数が5回/min 未満40回/min 以上
　SpO2が88～90%、4%以上の低下
・循環
　運動療法下にて心拍数≧100/min、収縮期血圧＞140 mmHg
　新たな重症不整脈の出現
　新たな心筋虚血を示唆する心電図変化

2020年改訂版 大動脈瘤・大動脈解離診療ガイドライン / 日本集中治療医学会. 2017より　　RASS: Richmond Agitation Sedation Scale

図7 解離性大動脈瘤　保存療法のリハビリテーションパス表

ば，患者の身体所見やバイタル変動に留意しながら医師指示の下，速やかに離床を進めADLの回復を図る．いずれも，過負荷にならないようリハビリ中のバイタル変動や疲労感に注意し，少量頻回での介入が基本である．ADLが回復後はさらなる身体機能の向上を図りつつ，病態理解や退院後の体調管理指導を行い，外来心リハも進めていく．

〈文献〉

1) Schweickert WD, Pohlman MC, Pohlman AS, et al. Early physical and occupational therapy in mechanically ventilated, critically ill patients: a randomised controlled trial. Lancet. 2009; 373: 1874-82.
2) Thomason DB, Biggs RB, Booth FW. Protein metabolism and beta-myosin heavy-chain mRNA in unweighted soleus muscle. Am J Physiol, 1989; 257: R300-5.
3) Levine S, Nguyen T, Taylor N, et al. Rapid disuse atrophy of diaphragm fibers in mechanically ventilated humans. N Engl J Med. 2008; 358: 1327-35.
4) Schweickert WD, Bhakti KP, John P, et al. Timing of early mobilization to optimize outcomes in mechanically ventilated ICU patients. Intensive Care Medicine, 2022; 48: 1305-7.
5) 日本集中治療医学会集中治療早期リハビリテーション委員会．重症患者リハビリテーション診療ガイドライン2023．2023; 30: S905-72．
6) 片桐夏樹，羽根田陽平，赤塚清矢，他．体幹屈伸運動の有無が咳嗽時およびハフィング時最大呼気流速に与える影響．日呼ケアリハ学誌．2020; 28: 429-33．

〈中野晴恵〉

3 入院中の心臓リハビリテーション

B 入院中の看護師による心臓リハビリテーション

　心臓リハビリテーション（心リハ）は，医学的評価・運動療法・患者教育・カウンセリング・疾病管理から構成され，身体的だけではなく精神的・社会的にも質の高い状態へ復帰させること，すなわち QOL の向上と予後の改善を目的としている．

　病気を受容し，残された人生をよりよく過ごしていくには，病気や日常生活についての正しい知識を習得し，よくない部分は生活や習慣を見直して行動変容していく必要がある．

　しかし入院期間は短縮され，心筋梗塞で救急搬送されても，治療後経過が良ければ1週間程度で退院となる．短い入院期間の中で教育的なかかわりをもてる時間は限られる．心筋梗塞の40〜65％はうつ状態にあり，病気や社会復帰に向けての不安を抱えている人がいるのと同時に，激しい胸痛を体験したにもかかわらず，症状が消失すると治ったと錯覚してしまう人もいる．

　入院中は危機感と行動変容の必要性を理解する絶好のチャンスである．急性期だからこそ心リハの必要性と効果を伝えて外来心リハにつなげていくことが重要である．この項では，入院中の看護師による心リハについて，教育を中心に紹介する．

1 ■ いつだれがデータを記録し，教育するのか

　心リハの教育やカウンセリングを主に担当するのは看護師である．入院時に得たデータベースをもとにして，不足なところは受けもち看護師が中心となり情報収集を行う．「食事は3食規則的に，バランスよく摂取する」という理想的な内容だけを伝えても本人の生活とマッチしていなければ絵に描いた餅の指導で終わってしまう．人により社会背景や生活環境は違うので，状況を把握したうえで教育を行う必要がある．入院前の生活状況・家族構成・サポート状況・職場や生活環境・仕事内容・役割・食習慣・運動習慣・嗜好品・考え方や病気をどうとらえているかなどを情報収集する（**表1**）．その中で，どこを変えていく必要があるか，どこまでなら変容可能なのかなど，アセスメントして本人や家族と相談しながら教育を進めていく．

　また看護師は交代勤務なので常に受けもち看護師が日勤帯にいて教育できるとは限らない．その日の担当者が「もれ」や「落ち」なく教育できるように，看護師が一番目にとまりやすいところに指導項目を看護指示として提示する．当院では看護師が一番使用する電子カルテ上の経過表に指導項

表1　日常生活指導で必要な情報

運動
習慣・内容・環境・時間・頻度
身体活動量
活動量・活動内容
食事内容
塩分・脂質・摂取量・主な主食
食事行動
回数・時間・外食の回数・味付け・
間食の有無と内容・つけもの・好みの食材や料理
仕事・役割
復帰予定・内容・時間帯
家・環境
持ち家・アパート（階）・生活する場所・周囲の環境
移動手段（車・バイク・自転車・徒歩・送迎）
生活パターン
家・地域での役割・生活リズム
睡眠状況
薬物の使用・中途覚醒の有無
嗜好品
飲酒習慣・量・種類・休肝日・間接喫煙・飲料種類
趣味・日常の過ごし方　性格　考え方

目を載せている．その日の担当看護師は今日やるべき指導項目を確認し，患者教育を行っている．

その際の環境として，できれば別室で行えるとよい．スタッフは清拭や検温をしながら，状態を聞き教育的なかかわりをすることもある．時間効率を考えるとよい方法ともいえるが，ケア中や廊下での教育では，時としてただの世間話ととられてしまうことがある．別室は無理だとしても可能であれば寝たままではなく椅子などにすわり，「これからこの話をしますよ」と印象深くきりだしてから教育に入る．これにより患者は，大切な話をされたという思いになるので，教育環境を整えることも重要である．

2 ■ どの看護師でも教育できるようにする工夫

教育には共通の媒体，疾患別パンフレットを使用している．10人が10人全く同じ教育を行うのは難しい．介入する看護師の経験により差があるのは仕方がない．新人とベテラン看護師の教育が全く同じになる方が逆に不自然である．この疾患で入院したらこのレベルの教育は行うというラインを決めて介入する．その一つは共通のパンフレットである．これを読み合わせすることで患者に最低限の知識を習得してもらう．患者からの質問に答えられなかった新人は，ベテラン看護師の力を借りて解決する．ベテラン看護師が行う教育には，過去の経験や患者の反応など，パンフレットに載っていない内容もあり，それはベテラン特有のエッセンスでもある．新人看護師は日頃からの自主学習やさまざまな事例の体験，過去の患者の表現・様子などから知識や経験を増やして次回の教育に役立てていければよい．

また，スタッフ用に指導項目ごとに教育内容のポイント（話すべき内容や注意事項，やるべきことなど）を書いたもの，いわゆる『教育内容の虎の巻』のようなものを準備しておくのも一案である．

3 ■ 経皮的冠動脈形成術（PCI）による血流改善は急性冠症候群（ACS）発症予防にはならない

「坂道や階段を上ると息切れが強くなった」「労作時に胸痛が出る」などを主訴として病院を訪れる人が多い．緊急以外は待機的に準備をして心臓カテーテル検査（CAG）を行う．狭心症の治療目的は症状の緩和である．症状にマッチする責任病変を確認し，PCIを行い血流の改善がみられると症状は緩和する．しかしこれで安心というわけではない．血流が改善しても不安定なプラークが残存していれば，被膜の破綻からプラークが顔を出しそこに血栓がつくと冠閉塞を起こしうる．よって狭心症の病変がPCI（percutaneous coronary intervention）により改善し，症状が消失したとしてもACS（acute coronary syndrome）の予防にはならないのである．動脈硬化の進み方と心筋梗塞の成り立ちを（図1）に示す．

当センターでは，以前はPCIが終了すると「冠動脈の拡張に成功しました．もう大丈夫，通常通りお過ごしください」と医師から説明され退院していった．忙しい看護業務の中で短期入院者に対して看護師からの患者教育はほとんどされていなかった．しかしPCIはあくまでも冠動脈血流を改善させて症状を取るだけで，今までと同じような生活をしていれば動脈硬化は進んでしまう．動脈硬化を促進させない，また動脈硬化の原因を排除していけるように教育する必要がある．

病棟看護師と外来心リハ看護師が，CAGや待機的PCIの短期入院の方に『退院時指導』を行っている．狭窄の原因・冠危険因子・生活習慣の見直しを軸に指導をして外来心リハへの参加をすすめてから退院の運びとしている．また，『おためし運動療法』と称して体験型運動療法を行っている．トレーニングルームにお誘いをして，病室とは別のところで退院時指導を行い（図2），理学療法士の指導のもと運動療法を行う（図3）というシステムをとっている．耳からの情報だけでなく，実際にトレーニングルームで運動を行うことで外来心リハに興味を抱き，行動変容の

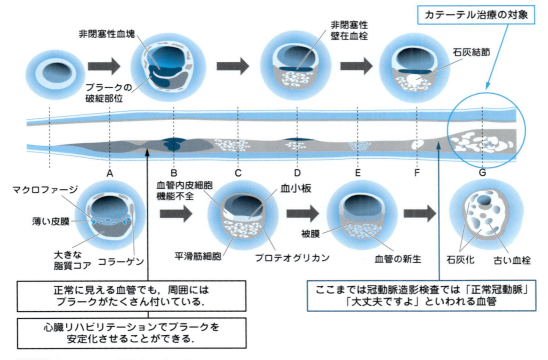

図1 狭心症と心筋梗塞の成り立ち

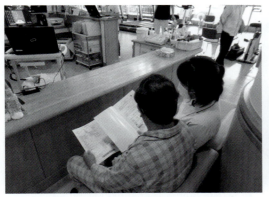

図2 トレーニングルームでの退院時指導

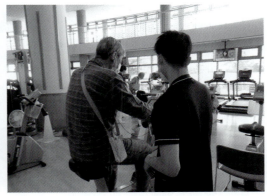

図3 理学療法士からの運動の指導

きっかけとなるとともに，外来心リハ参加率の向上にも反映している．図4は当院で作成した心臓カテーテル検査・治療をした方へ退院時指導時に使用しているパンフレットである．

4 ■ 今まで一度も胸痛がなくてもACSが発症しうることの説明

　狭心症の典型的な症状として，坂道や階段を登ったり，運動などにより活動量が増し心臓に負担がかかると胸部症状が出現する．CAGで心筋血流予備量比（FFR）を測定し，0.8以下であればその病変に対してPCIを行っている．従来，狭心症で冠動脈が狭窄している部分がさらに狭くなり最終的につまってしまうのが心筋梗塞と思われてきた．しかし実際には狭窄度70％未満からのACSの発症が86％を占め，狭心症の症状があった人の発症は14％であった（図5）．狭心症の進

はじめに

狭心症や心筋梗塞、閉塞性動脈硬化症などの病気は、おもに動脈硬化や血のかたまりが血管をふさいで起こります。
退院後は動脈硬化の進行を予防し、血のかたまりをできにくくして病気の再発を防ぐ必要があります。

動脈硬化とは？

動脈硬化とは血管の老化現象で、数十年の長い年月を経て形成されます。コレステロールのかたまり（プラーク）などが血管壁に付着し、血管壁が弱くなったり、狭くなったりしてスムーズに血液が流れなくなります。
動脈硬化を悪化させる危険因子は、生活習慣と密接に関連するものが多いため、日常生活を見直してみましょう。

動脈硬化の原因となる危険因子

【あてはまるものに印をつけてみましょう】
☐ 糖尿病　☐ 食後高血糖　☐ 高血圧症　☐ 脂質異常症　☐ 肥満
☐ 高尿酸血症　☐ 腎機能障害　☐ 運動不足　☐ 家族歴　☐ 喫煙

たとえば、高血圧・脂質異常症・喫煙と、
危険因子が3つあると
心筋梗塞を起こす確率は16倍と高くなります。

再発予防の三本柱は？

運動療法・食事療法・薬物療法を行い、上手にコントロールしていくことが大切です。

運動療法について

お勧めの運動は、歩行・自転車・水泳・など、酸素を十分に取り込みながら行う有酸素運動です。有酸素運動は血管を柔らかくしたり、血圧やコレステロールのかたまり（プラーク）を安定化させる作用があります。また、プラークを安定化させることで、血のかたまりをできにくくします。

重量挙げや懸垂、腕立て伏せなどのように一時的に力を入れる動作や息を止めるような運動は、心臓への負担が大きいので注意が必要です。
病状や体力には個人差がありますので、「心肺運動負荷検査」を受けて、専門スタッフのアドバイスを受けながら進めることが理想的です。
詳細はパンフレットの最後に「外来心臓リハビリテーションに参加しませんか？」の項目がありますので、参照してください。

食事療法について

今回入院中の食事内容については、1日　　　kcal（塩分　　　g）でした。
入院の食事を参考にして、バランスよく摂取するように心掛けましょう。
とくに血圧が高い方は減塩が必要です。また中性脂肪やコレステロール、血糖が高い場合には、油分や糖分などの摂り過ぎにも注意しましょう。
管理栄養士が行う、個別指導や集団指導（要予約）もありますので、看護師に声をかけてください。

薬物療法について

体調を良い状態に保つために必要な治療です。
処方された薬を飲み忘れたり、自己判断で内服を中止すると血のかたまりができてしまい、体調悪化の原因となり大変危険です。
副作用の心配がある方は医師に相談しましょう。
また、歯科受診の際には必ず歯科医師へ薬の内容を伝えてください。
薬によっては血が止まりにくくなりますので注意が必要です。

退院後の日常生活で気をつけていただきたい7項目

1. 生活環境について

暑さや寒さは、血圧の上昇をまねきます。
極端な温度差にさらされないように注意しましょう。
冬場の外出の際は、皮膚が直接冷たい空気に当たらないように、マスク・帽子・手袋などで防寒をしましょう。
夏場は汗をかき、脱水や熱中症を引き起こす可能性があります。脱水は血のかたまりができやすい状態ですので、長時間炎天下にいることは避け、こまめな水分摂取を心がけるようにしましょう。

2. 排泄

排便時に強くいきむと、急激な血圧の変化を引き起こします。便通を良くするために、食物繊維の摂取を心がけましょう。また、下腹部のマッサージや、朝1杯のお水を飲むなど、ご自分のよい方法を見つけてコントロールしていきましょう。
便を軟らかくする薬もありますので、医師や看護師にご相談ください。

3. 入浴

浴室と脱衣室の温度差が少ないようにしましょう。
浴室が温まっていない時は、浴槽のふたを開けておくかシャワーを出して湯気を立てておくとよいでしょう。
充分に温まった二番手に入ることをお勧めします。
浴室から出る時は、冷えないように髪の毛・体の水滴を取ってから出るようにしましょう。
熱い湯に長時間入浴すると心拍数や血圧を上昇させます。
38～40℃の湯に、10～15分以内としましょう。息苦しさや圧迫感を感じるようなら、湯につかるのは胸あたりまでにしておく方がよいでしょう。
水分補給を行い、家人のいるときに入浴するようにしましょう。
食事や散歩などの労作直前直後の入浴は避けましょう。
またサウナは極端に汗をかき、脱水を招きます。血液がドロドロになりやすいので、お勧めはできません。

4. 睡眠とストレス

ストレスや疲れは外見に現れにくく、自分自身しかわからないところがあります。
いらいらする・怒る・緊張し続ける・悩むなどの精神的ストレスは、血圧を上昇させ、血管壁が傷ついたり冠動脈のけいれんが起こりやすくなります。また血液がドロドロになり血のかたまりができやすくなります。
まずは充分な睡眠をとり疲れやストレスを翌日に持ち越さないようにしましょう。
また、趣味など気分転換がはかれるようなストレスの解消法を見つけましょう。
お勧めできるストレス解消法は、読書・音楽鑑賞・親しい人とのおしゃべり・適度な運動など、気持ちがリラックスすることです。

5. タバコ

タバコを吸っている方は、ぜひ禁煙をしましょう。
タバコに含まれるニコチンが動脈硬化を促進し、血液の流れを悪くします。
そして、ニコチンはホルモンの分泌を促し、血圧を上げ脈拍を早めて心臓に負担をかけます。

6. 穿刺部位の保護について

カテーテル検査・治療をした部位は、☐ 肘
　　　　　　　　　　　　　　　　　　☐ 足の付け根
　　　　　　　　　　　　　　　　　　☐ 手首　　です。

動脈に太い針を刺したため、出血を引き起こす恐れがあります。
1週間は、治療した腕での血圧測定や、重いものを持つなど負担のかかる動作は避けてください。穿刺部は強くこすらずに優しく洗うようにしましょう。
もし退院時よりも穿刺部が腫れてきた・内出血がひどくなってきた・痛みが強くなってきたなど、気になる症状がでてきたら、すぐに病院に連絡をして医師に相談しましょう。

7. 体調管理

自分で行う体調管理として、毎日の血圧や体重を測定しましょう。
血圧計を新しく購入するのでしたら上腕で測るタイプの血圧計をお勧めします。
【血圧の測定方法】
① 朝、目が覚めたら排尿を済ませます。
② 血圧を測定するために椅子に座ります。
③ 1～2分安静にします。
④ 測定を行います。

※ 血圧は、様々な刺激の影響を受けやすく変動しやすいため、
　毎日・毎回同じ条件で測定するようにしましょう。

外来心臓リハビリテーションに参加しませんか？

心臓カテーテル検査の結果で細くなっているところはないといっても「安心」というわけではありません。
カテーテル検査でわかるのは、血管の中がどの程度狭くなっているかということです。
コレステロールのかたまり（プラーク）は血管の外側に広がっていき、不安定なプラークが脱水・過労・ストレスなどを引き金にして心筋梗塞を起こします。
血のかたまりをできにくくして、プラークを安定させるためには運動や食事療法のほか、日常生活の改善が必要になります。
それらを総合して行うのが心臓リハビリテーションになります。
医療スタッフのもとで、心臓リハビリテーションを始めてみませんか？
参加をご希望の方（おためし参加もあります）は担当が説明いたしますので、看護師に声をかけてください。

図4 心臓カテーテル検査・治療を受けた方への指導パンフレット

行したものが心筋梗塞ではないのである．狭窄の度合いが15〜25%と少なくても動脈硬化病巣付近にある被膜に亀裂が入るとそこから血栓ができ冠動脈を閉塞させる．被膜の破綻から冠動脈が完全閉塞を起こすまで1分とかからない．今まで一度も胸痛の経験がないからといって安心はできないのである．動脈硬化は長い年月をかけて進行していくため，今症状がなくても明日はわからない．

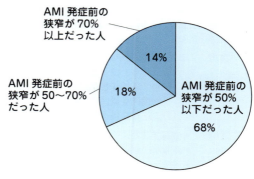

図5 ACS発症前の狭窄率

　脱水や高血糖などで血管内がどろどろの状態にあったり，強度の疲労やストレス，または喫煙などによる血管壁の炎症を起こしやすい状況にあるとプラークラプチャーを起こす危険が高まる．20代・30代と若くしてAMIを発症した男性の事例を経験しているが，一人は力士で巡業先の取組み後，入浴中に発症し，もう一人は仕事帰りにスポーツジムでガンガンに運動した後に発症した事例であった．ともに脱水が誘因であると推測される．問診からACSを起こした誘因を探り再発予防の教育に役立てる．

5 ■入院中の心臓リハビリテーション

1）虚血性心疾患

　虚血性心疾患（心筋梗塞・狭心症）の患者が心リハを行うことにより，心血管病による死亡率が26%低下し，入院のリスクが18%低下するといわれている．患者教育の内容には，内服薬の効果と必要性・副作用，食事指導，禁煙，運動療法，救急対処方法などがあり，予防行動への動機づけが重要である．患者は多少の差こそあれ，命にかかわるような病気に罹患したことや社会復帰に向けての不安を抱えている．いつ発作が起きるかわからないからという思いから活動量が減ったり，ちょっとしたことでも胸部症状と置き換えて，神経質になってしまうことも少なくない．看護師は本人の訴えに耳を傾け，理解者・支持者であるという姿勢で，精神的フォローを行う．その一方で，若年者の場合，仕事中心の生活を送っているので，退院後すぐに職場復帰する人も多い．病気を受容し，再発予防を目標とした日常生活が生涯続けていけるような教育や支援をしていく必要がある．虚血性心疾患患者に使用しているパンフレットの一部である日常生活の注意点（**表2**）を示す．

　入院期間の短縮で，入院中に十分な教育や評価を行うのは難しい．入院中は緊急対処方法と二次予防行動への動機づけを優先し，その後のフォローができるように外来心リハビリにつなげたい．早期の職場復帰や遠方などを理由に，外来心リハへの定期的な参加が困難な人には，外来受診日（1回/月）だけでも外来心リハに参加するよう勧めている．参加時に仕事や日常生活，食事の様子，運動習慣などを聞き取り，採血や体組成検査の結果と絡めて指導を行い，指導された内容を自宅で実行してもらう．次回参加時に日常の様子を聞き取り再度必要なことをアドバイスする．これを繰り返すことでたとえ頻回に外来心リハに参加できないとしても同等の効果が期待できる．

2）開心術

　冠動脈バイパス手術（CABG: coronary artery bypass grafting）は，原疾患が狭心症や心筋梗塞なので，動脈硬化を促進させないように虚血性心疾患に基づいた教育を行う．

表2　虚血性心疾患患者の日常生活の注意点

項目	内容
食事	・バランスの取れた食事 　　ゆっくりと食べる 　　空腹になりすぎない 　　どか食いを避ける 　　野菜を多く摂る・野菜から食べる 　　塩分・カロリー・脂肪を摂りすぎない 　　食べる時間を考える 　　甘いものの摂りすぎに注意
運動	・体脂肪を効果的に燃やす: 有酸素運動　息を切らさずに20～30分位続けられる運動 ・体脂肪が燃えやすい体を作る: 筋肉トレーニング ・注意と工夫: 早朝は避ける 　　　　　　息こらえはしない 　　　　　　普段の生活の中でも工夫しだいで運動できる
入浴	・温度差: 風呂場・脱衣所は温める 　　　　　二番手に入るようにする 　　　　　一番手の場合, シャワーで浴室を温める 　　　　　体の水滴を取ってから出る 　　　　　洗髪後は頭の水滴を取る ・時間: 38～40℃の湯に10～15分 ・深さ: 息苦しさや圧迫感を感じるようならつかるのは胸くらいまでとする ・その他: 水分補給を忘れずに
排泄	・便秘: 腸内にガスが貯留すると横隔膜が上昇し動悸や不整脈の誘発につながる ・様式: 洋式トイレの方が体への負担が少ない ・排便コントロール: ウォシュレットを使用し肛門を刺激する 　　　　　　　　　繊維の多いものを摂取する 　　　　　　　　　我慢しない 　　　　　　　　　排便習慣をつける 　　　　　　　　　コントロールが難しければ下剤を服用する
嗜好品	・タバコ: 禁煙 ・アルコール: 適量であれば血行を良くし, リラックス効果がある 　　　　　　　抑制のきかない人は禁酒する 　　　　　　　おつまみ（カロリー塩分が多い）に注意する ・コーヒー: カフェインは脂肪の分解を抑制し動脈硬化につながる 　　　　　　ミルクや砂糖の使用で肥満につながる
その他	・温度差: 外気温との差に注意 　　　　　冬場は外気と肌が直接触れないように帽子・マスクなどで防寒をする 　　　　　夏場は冷房で冷えすぎないようにする ・ストレス: 休息する・気分転換する 　　　　　　根を詰めない 　　　　　　ためない 　　　　　　時間と気持ちにゆとりを持つよう心がける ・内服: 決まった量を決まった時間に内服する 　　　　食事にかかわらず内服する（DM薬は除く） 　　　　胃カメラなどでも内服する場合がある 　　　　薬のせいで不調と感じても自己中断せずに医師・薬剤師に相談する 　　　　外出時は持参する 　　　　サプリメントを飲む時は薬剤師に相談する 　　　　飲み合わせの悪い食べ物や薬に注意 ・旅行: 全食外食となるので塩分・カロリーの摂りすぎに注意する 　　　　自分のペースを守る

（当院パンフレットより抜粋）

その他の開心術や，冠動脈バイパス術でも心機能の悪い患者は，心不全を起こしやすい人もいるので，心不全も視野にいれて教育する必要がある．患者は手術をすれば症状が消失し，すぐに元気になると思っている．しかしバイパスを作ったから，弁を新しくしたからといって，すぐに元気の頃の自分に戻るわけではない．長い年月を経てそのような病態になっているのである．電池のなくなったおもちゃの自動車は電池交換すればすぐに勢いよく走りだす．しかし，心臓の場合手術をしたからといって何もかもすぐに正常に戻るわけではない．手術だけでは予後の改善は望めないのである．生活習慣の中で自らが問題点を認識し行動変容を意識できるように介入していくことが大切である．

手術後に限らず急性期の患者は「状態が落ちつかない，食欲がない，気分がすぐれない，血行動態が安定しない，痛みがある」など心リハに前向きになれないこともある．

運動療法が遅延する原因として不整脈の出現や循環動態が不安定，術後の心不全などがあげられるが，食欲不振，不眠，創痛なども遅延の原因となる．24時間ベッドサイドで観察している看護師は，患者が何を苦痛と感じているのかを察知して，それを取り除くような援助を行う．運動療法にしても教育にしても拒否的反応があると受け入れは難しく，さらに遅延する恐れがある．創痛・体力低下・疲れやすさなどを訴える患者には，鎮痛剤をうまく使用するとともに，教育のタイミングや教育にあてる1回の時間を短くするなど工夫が必要である．現在されている治療の意味や今後の進め方などを説明し，意欲をなくさないような声掛けをして効果的に進めていきたい．

3）大血管疾患

大動脈解離には内科的な保存療法と外科的な大血管置換術とがある．

大血管置換術後では，血圧に注意しながら安静度を拡大する．看護ケアを行う際には，ケアの方法や時間帯を考慮して血圧上昇を招くようなことは避ける．生活指導は安静度に合わせて，計画的に進めていく．

保存的療法の場合，解離部分の血栓化の状態で安静度が上がるため，状態によっては長期間の安静を強いられる場合がある．再解離の危険性は発症2日以内が最も高いとされているので，急性期では，安静を保ちつつ積極的な降圧治療と疼痛コントロールが行われ，収縮期血圧100〜120 mmHg，心拍数も60回/min未満，運動時は，収縮期血圧140 mmHg未満，心拍数80回/min未満となるようにコントロールすることが推奨されている．状態が落ち着くまでは，病気の説明，血圧コントロールの必要性，安静についての指導に留め，治療に協力が得られるようにするのが最優先である．死への恐怖・環境の変化・動けない焦燥感やいら立ち，不安など精神的・肉体的苦痛を感じている時期である．苦痛の連続は血圧上昇を招くので，訴えを傾聴しストレスコントロールをしていく必要がある．

大血管疾患の手術後の場合でも，血圧は低めにコントロールしていくことが重要なのは同じである．血管置換術後の安静時の血圧は130/80 mmHg未満が望ましいとされている．血圧を安定に保ちながら，体重管理・減塩・内服・排便コントロール・運動・受診などについての教育を行う．日常生活の中では血圧上昇を招く因子がたくさんあるので，急激な血圧の上昇を避けた安定した生活を送ってもらいたい．社会背景や生活習慣は人それぞれ違うので，避けた方がよい行動や注意して行うことなど，日常生活行動を思い浮かべてもらい，本人の生活に合わせた教育をしていくことが大切である（表3）．また高血圧だけではなく動脈硬化性危険因子を合併している場合が多いので，脂質異常症・糖尿病・喫煙などのリスク管理を含めた教育も必要である．

表3　大血管疾患　日常生活行動の注意点

食事	・塩分6g未満とする ・カロリーを摂りすぎない	その他	外出	・室内と外気温との差に注意 ・冷たい空気が直接肌に当たらないように防寒する
運動	・早朝の運動は避ける ・ものを持ち上げるとき息を止めない ・息切れが出るほどの強い運動はしない ・足を止めて手を動かす運動には注意		ストレス	・疲労をためないで，睡眠をとる ・過度な緊張を避ける ・イライラすることを避ける
			内服	・処方通りに内服する ・飲み忘れに注意 ・自己中断しない
入浴	・浴室と脱衣所の温度差がないようにする ・熱い湯（42℃以上）で長湯は避ける		行動動作	以下の動作は血圧上昇につながるので注意する ・米や飲料などの持ち運び ・タイヤ交換 ・太い枝を切る ・根っこを引き抜く ・前かがみの連続した動作 ・子供を抱き上げる ・興奮すること（スポーツ観戦・ホラー映画など） ・強い咳こみ
排泄	・排便のコントロールをする ・排便時にいきまない			
たばこ	・禁煙（節煙ではだめ）			

4）下肢閉塞性動脈疾患（LEAD）

LEAD（lower extremity arterial disease）は歩くと足のしびれ，冷感，下肢の痛みがあり，長い距離が歩けないことを主訴に来院することが多い．我慢していると次第に歩行距離は縮み，しまいには歩行できなくなることもある．また下肢末梢の循環不全により傷ができると治りにくくなり，ひどければ潰瘍形成や壊死を起こし切断になることもある．問診やABIなどの検査をして，待機的に血管再建術（バイパス術・経皮的血管形成術）を行う場合が多い．LEADは動脈硬化性の疾患であり，生活習慣を改める必要があるがその中でも重要なのが禁煙である．禁煙を継続させるとともに，動脈硬化が進行しないように，食事や運動を中心とした肥満・高血圧・糖尿病・脂質などの管理が大切である．また病状によっては，患肢の保護・保温・清潔保持などフットケアについての教育も必要である．

5）心不全

心不全は虚血性心疾患の重症例，心房細動，弁疾患など，さまざまな原疾患（図6）があるので病態把握は難しい．浮腫や体重増加があり，起座呼吸で臥床できず，息苦しさが我慢できなくなって来院され緊急入院するケースが多い．心不全の急性憎悪の原因として，塩分・水分制限の不徹底，感染症，過労，治療薬の内服不徹底，不整脈，身体的・精神的ストレスがあげられる（図7）．

入退院を繰り返さないためにも今回の心不全を起こした原因を明らかにして，疾病管理や再入院予防について多職種（医師・薬剤師・栄養士・理学療法士など）によるチーム医療が必要である．

「息苦しい，眠れない，気分が悪い，食欲がない」など何かしらの訴えがある中では指導効果は上がらない．しかし症状がなくなり，利尿・強心剤の点滴が終了すると退院の方向となる．介入が早すぎると教育を受けていても内容に集中できずに効果が薄くなるし，遅れると教育が中途半端のまま退院を迎えることになる．看護師は患者の苦痛を取り除くような援助をしながら，教育

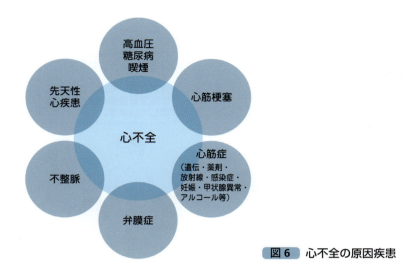

図6　心不全の原因疾患

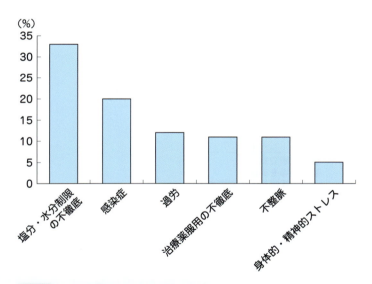

図7　心不全増悪による再入院の誘因

開始の時期を見極めてなるべく早期から介入していく．当院での教育的関わりのタイミングとして，酸素吸入や利尿薬などの点滴を施行中でも，安静にしていれば自覚症状がなくなった時期を導入開始の目安にしている（**図8**）．初発の心不全か，心不全での入院が2回目以上なのかによって指導のプロトコールが違う．**図9**に心不全患者指導フローチャートを示す．心不全入院が初めてで，認知症がなく85歳以下の場合は，12日間の教育計画に基づいて実施する．認知症があったり，85歳以上の高齢者の場合は，項目を絞った7項目の内容となる（**表4**）．その項目を看護師の目につきやすい電子カルテの経過表上に看護指示として載せて，その日の指導項目をその日の担当者が実施している．初発ではない患者に対しては，入院時のアセスメント用紙の他，再入院を防ぐために，「心不全指導介入用情報収集シート」（**図10**）を用いて情報を追加する．これにより，今回の心不全増悪の原因を明らかにして，教育を進める．その際，「心不全健康管理手帳」

心不全の指導はいつ開始すればいいの？
①**安静で呼吸困難感がなければ開始してください**
②カテコラミンや酸素投与等は，関係ありません
③しかし，倦怠感等があるようなら，様子をみて開始時期を検討してください

早期に指導介入できるように，重症心不全チームメンバーから各病棟スタッフに伝えてもらっています．

介入に関しては，慢性心不全認定看護師が定期的に確認しています．

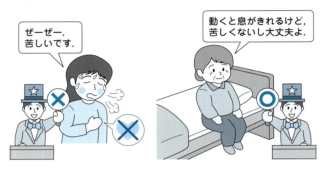
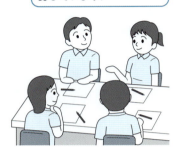

図8 心不全指導の開始時期

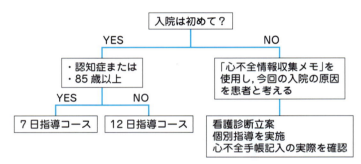

図9 心不全患者指導フローチャート

表4　心不全の指導項目

12日間用		7日間用	
1	情報収集シートを使用し情報収集・手帳を渡す	1	情報収集シートを使用し情報収集・手帳を渡す
2	心不全の治療と症状について	2	自分の症状を確認
3	自分の症状を確認　栄養相談の予約	3	自己管理方法と記入方法の説明
4	自己管理方法と記入方法の説明	4	記入の確認　栄養相談の予約
5	むくみの観察方法・心不全手帳の記入の確認	5	記入の確認
6	嗜好品　予防接種　記入の確認	6	記入の確認　できなければ代行者を選定し指導
7	清潔と便通　記入の確認	7	記入の確認　予定外受診をする時の体重の目安を主治医に確認し記入
8	運動療法　記入の確認		
9	食事療法　記入の確認		
10	内服薬　記入の確認		
11	記入方法の確認と再指導		
12	予定外受診の体重を主治医に確認し記入		

心不全指導介入用情報収集シート　　氏名　　　　　　　　　様　　　　　月　日記載		
今回の症状はいつ頃から どんな症状がありましたか？	以下の症状は心不全の症状です．いつ頃からどんな症状を自覚しましたか？ □体重増加　□尿量が少なくなった　□食欲がない　□むくみ（顔・手・足・全身） □動いた時の息切れ　□咳がでる　□横になれない　□便秘 □体のだるさ　□その他（　　　　　　　　　　　　　　）	
最近の体重変化について 教えてください	前回退院時の体重（　　　）kg　（　　　　）頃から増え始めた 体重が＋（　　　）kgで受診するように言われている	
体重・血圧測定の 習慣はありますか？	体重測定の習慣（あり・なし），血圧測定習慣（あり・なし） いつ頃測定していたか（朝・昼・夕　入浴前　その他　　　　　　　　）	
右の項目の中であてはまる 出来事はありましたか？	□風邪をひいた　□内服の飲み忘れがあった　□動きすぎた □外食が多かった　□塩分が多かった　□冠婚葬祭などのイベントがあった □不整脈が続いた	
体調を崩したとき どのように対処 していますか？	□安静にする　□我慢し様子をみる　□定期受診でなくても早めに受診する ※心不全入院をした事がある方は下記の項目についてもお答えください※ □いつもより減塩に努める　□ASVを使用する　□その他（　　　　　　　）	
普段の食事について 教えてください	・食事回数（　　回）/日（規則的・不規則）・外食の習慣・頻度（あり・なし） ・調理するのは誰ですか？　本人・配偶者・親 ・その他（惣菜を買っている等　　　　　　　　　　　　　　　　　）	
普段の過ごし方について 教えてください	・日中の過ごし方（例：デイサービスに行っている等　　　　　　　　　） ・運動習慣（　　回/週）種類（　　　　　　　　　　　　　　　　）	
内服は誰がどのように 管理していますか？	・管理している人（自分・他の人）・過去に飲み忘れたことが（ある・ない） ・管理方法（例：カレンダーの工夫等　　　　　　　　　　　　　　）	
仕事・地域での役割について 教えてください	・就業中・退職　仕事内容（　　　　　　　　　　　） ・地域での役割（町内会役員・フラダンス講師等　　　　　　　　　　） ・家庭での役割（家事・介護をしている等　　　　　　　　　　　　　）	

図 10 心不全指導介入情報収集シート

を用いている（図11）．これは群馬心不全地域連携協議会が作成したもので，クリニックも含めた群馬県全体の病院で2022年から共通の媒体として使用している．手帳前半は心不全について教育に必要な食事，運動，薬剤などのパンフレットになっており，後半は，患者自身が計測した血圧や体重を記載するような自己管理ノートになっている．バイタルサインの記入の他，受診の目安になるように，4つの観察項目がある．3日以内に2kg以上の体重増加があるか，浮腫はあるか，動いた時の息切れはあるか，横になると息苦しいかなどを観察してもらい，「あり」「なし」の欄にチェックをする．黄色の欄にチェックが入った場合，安静と現状以上の減塩に努めてもらい，それでも改善しない場合は，2～3日のうちに受診をする．赤色の欄にチェックが入った場合は，すぐに受診するように指導をしている．浮腫に関しては，本人が「むくみがない」といっても実際に確認するとしっかり圧痕を確認できることもあるので，浮腫の見方を確認する必要がある（図12）．

　若年者の場合，退院後の仕事復帰も念頭におき，仕事内容，活動量などを聴取して指導に当たる．「重労働だから仕事に復帰して大丈夫か？」という不安を抱えながらも仕事を優先するため，無理をして心不全が再燃する危険もある．またタイヤ交換，植木の手入れ，山菜取り，畑仕事など，今まで普通に行ってきたことが心不全増悪につながることもある．本人の活動量や生活背景，心不全の重症度などをアセスメントして教育に役立てる．片付けごとや畑仕事はここまでやってしまおうと区切りをつけて行う場合が多く，予定以上の時間を要することが多い．予定以上の活動が過活動となり，状態悪化につながる危険がある．範囲や量でめどを立てるのではなく30分したら休憩を入れる，というように時間で区切って行い休憩を十分取るように勧める．心不全増悪の事例をもとに具体的に説明すると臨場感があり有効である．不安を傾聴しながら，全部ができないと否定するのではなく，こうしたらできるという工夫のアドバイスと，できない時のサポート方法などを具体的に提示していく．

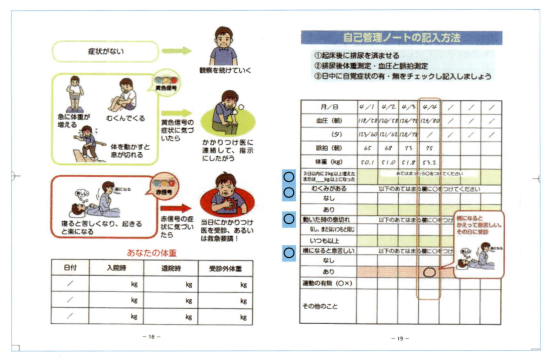

図11 心不全健康管理手帳
（自己管理ノートの記入方法）

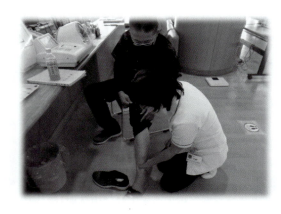

図12 浮腫の確認方法の指導場面

おわりに

　この項では，入院中の看護師による心リハについて，教育を中心に紹介した．心リハはQOLの向上，予後の改善を目的とする．PCIや手術などで治療が終了したと思いがちであるが，症状が消失しただけであり，原因である動脈硬化を治したわけではない．生活習慣の見直しや実行なくしては予後の改善にはつながらない．

　今後医療技術の進歩でさらなる入院期間の短縮も考えられる．限られた期間の中で効率よく教育を行うには，病棟看護師がより専門知識を持って患者教育にあたる必要がある．心リハの必要性や意義を看護師自身が感じていなければ患者にその思いは伝わらない．そのためには看護師へ

の教育を行っていくことは必要不可欠である．知識の向上・心リハに対する興味や関心の向上・行動変容の動機づけができるような話術を習得させて患者教育にあたることが望ましい．自分が行っていることで再入院を減らしていることが実感できれば，看護師のモチベーションも上がりさらに患者教育にも力が入り効果的な教育につながるのではないだろうか．

　入院中は危機感と行動変容の必要性を意識してもらうことで心リハの動機づけを行い，外来心リハで継続して，自己管理に向けての教育が行えたらよいと考える．

〈文献〉
1) 安達　仁, 編. 眼で見る実践心臓リハビリテーション　改訂4版. 中外医学社; 2017.
2) 吉田俊子, 池亀俊美, 編. ナースのための心臓リハビリテーション完全ガイド. メディカ出版; 2009.
3) 日本循環器学会. 2020年改訂版 大動脈瘤・大動脈解離診療ガイドライン.
4) 日本循環器学会, 日本心不全学会. 急性・慢性心不全治療ガイドライン（2017年改訂版）.
5) 日本循環器学会, 日本血管外科学会. 2022年改訂版 末梢動脈疾患ガイドライン.
6) 心筋梗塞二次予防に関するガイドライン, 日内会誌. 2017; 106: 568-73.
7) 眞茅みゆき, 他編. 心不全ケア教本. メディカルサイエンスインターナショナル; 2012. p.271-97.

〈吉田知香子〉

4 外来心臓リハビリテーション
外来心臓リハビリテーションの骨格

 外来心臓リハビリテーションの意義

　実施時期別の心臓リハビリテーションの内容を表1に示す．これらの効果のどれが期待できるかは，疾患の時期と病態により異なる．重要なのは，どれも重要で欠かすことができないという点である．これらの心臓リハビリテーションの意味や治療効果を考えると，心臓リハビリテーションは心疾患治療・管理の根底にある治療と考えられる．入院中のみで心臓リハビリテーションが終了してしまうことはあり得ず，外来における心臓リハビリテーションプログラムが必須となる．

　入院中の心臓リハビリテーションプログラムの目的は，心疾患発症に至った要因を検索することと，入院中の規則的な生活が，短期間であってもいかに各種危険因子を改善させるかを体感させることにすぎない．入院中の心臓リハビリテーションは心臓リハビリテーションプログラムの導入部であり，実際に心臓リハビリテーションを行うのは外来心臓リハビリテーションプログラムである．

　薬物療法を考えてみても，入院中のみ薬物療法を行って退院とともに中断することはない．心臓リハビリテーションの効果は，βブロッカー，ACE阻害薬，スタチン，SGLT2阻害薬，GLP1刺激薬等と同様，継続的に実施することでどんどん強く発現してくる．したがって，退院後にも実施する必要があることは自明の理である．ところが，「仕事をしているから」，「遠いところに住んでいるから」，「運動が嫌いだから」などの理由で外来心臓リハビリテーションに参加できないことを容認してしまう場合がある．飲み薬に関しては，患者が何らかの理由で服薬したくないと言っても，なんとかして服薬するように勧めるはずである．あるいは，カテーテル治療を受けたくないという患者に対して，カテーテル専門家は，なんとかしてカテーテル治療を受けるよう説得するはずである．心臓リハビリテーションも，患者が参加できないと言っているのであれば，

表1　入院心臓リハビリテーションと外来心臓リハビリテーションの内容

入院心臓リハビリテーション
- リスクファクターの抽出と周知
- 心臓リハビリテーションの動機付け
  （カロリー制限された減塩食と規則正しい生活が，いかに短期間で冠危険因子や腎機能を改善させるかを認識させる）
- 緊急時の対処の習得
- 運動療法実施可能な運動耐容能の獲得

外来心臓リハビリテーション
- リスクファクターの是正
- 生活習慣の修正
- 運動療法の実践

どうしたら参加できるのかを考え，少しでも参加するように促すべきである．それでも，どうしても医療施設でのプログラムに参加できない場合には，自宅でできる運動療法を指導し，外来でその効果を定期的に評価すべきである．心疾患患者に外来で心臓リハビリテーションを行わないのは心不全かつ心房細動の患者にDOACを処方しないことと同じくらい「勇気のいる」ことである．

B プログラム構成

1 ■ 外来心臓リハビリテーションへの移行に向けた入院中からの関わり

本邦における心筋梗塞後患者に対する外来心臓リハビリテーション（外来心リハ）実施率は43％[1]，心不全患者の外来心リハ参加率は7％と低く，外来心リハが十分に普及しているとは言えないのが現状である[2]．入院心リハを実施した患者に対しては，外来心リハへの移行を積極的に促していく．医師やリハビリスタッフだけでなく，病棟看護師など患者に関わる様々なスタッフが外来心リハに参加することで期待される効果（虚血性心疾患患者であれば再発や新規病変の発症を予防することができる，心不全患者であれば再入院を回避する効果が期待できること，など）をしっかりと伝える．また，外来心リハの有効性や必要性は理解していても，様々な理由で参加が困難である患者は多くいる．本人だけでなく家族も含めて説明することで，送迎の協力が得られたり，家族から外来心リハへの参加を後押しする発言が聞かれることも珍しくない．週3回の外来心リハ参加を推奨しているが，頻回な参加が困難な症例であっても診察日に合わせた参加を提案するなど，個々に合わせた外来心リハへの参加方法を提案していく．

2 ■ 外来心リハの実際

1）外来心リハ期間内のスケジュール

当院における外来心リハ期間内のスケジュールを図1に示す．外来心リハへ少しでも参加しやすいように工夫している点としては，午前・午後にそれぞれプログラムを設けていること，患者の都合に合わせて予約を取ってもらう（参加する曜日や時間帯を病院側で固定しない）ことである．当院では初回，中間（2〜3か月目），最終の計3回心肺運動負荷試験を実施し，リスクの層別化や効果判定，運動処方の見直しを行っている．また，同じタイミングで筋力やバランス，歩行能力等の身体機能評価や，初回・最終での認知精神面の評価も実施している．看護面談は毎月1回実施し，検査結果の共有や自己管理状況の振り返り，指導等を行っている．栄養相談は原則月1回の実施を目標に，患者の管理状況に応じて日程を調整していく．

2）スタッフの配置人数

当院では，集団運動療法への受け入れは機器の台数から一度に25人が上限となっている．
理学療法士，看護師がそれぞれ3〜4名が常駐しており，週2回管理栄養士も外来心リハプログラム中に介入を行っている．

3）オリエンテーション

入院心リハからの移行例を除くと，医師による外来診察，運動負荷試験等の諸検査を経て外来心リハが開始となる．患者自身はまだ外来心リハへの理解が十分でない場合も多く，緊張状態である可能性も考慮し，案内用の書面（図2）を用いながら，プログラム内容，予約方法，費用，リハビリ期間である150日の大まかなスケジュール等を丁寧に説明する．また，心リハを開始す

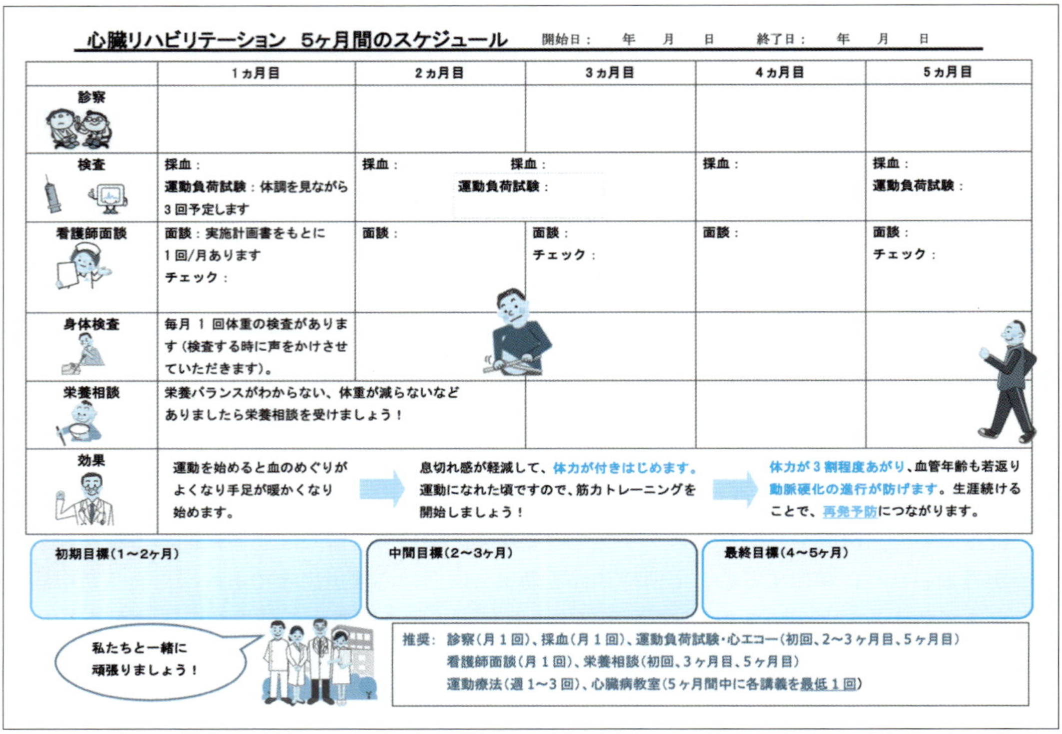

心臓リハビリテーション　5ヶ月間のスケジュール　開始日：　年　月　日　終了日：　年　月　日

	1カ月目	2カ月目	3カ月目	4カ月目	5カ月目
診察					
検査	採血： 運動負荷試験：体調を見ながら3回予定します	採血：	採血： 運動負荷試験：	採血：	採血： 運動負荷試験：
看護師面談	面談：実施計画書をもとに1回/月あります チェック：	面談：	面談： チェック：	面談：	面談： チェック：
身体検査	毎月 1 回体重の検査があります（検査する時に声をかけさせていただきます）。				
栄養相談	栄養バランスがわからない、体重が減らないなどありましたら栄養相談を受けましょう！				
効果	運動を始めると血のめぐりがよくなり手足が暖かくなり始めます。	息切れ感が軽減して、体力が付きはじめます。運動になれた頃ですので、筋力トレーニングを開始しましょう！		体力が3割程度あがり、血管年齢も若返り動脈硬化の進行が防げます。生涯続けることで、再発予防につながります。	

初期目標（1～2ヶ月）

中間目標（2～3ヶ月）

最終目標（4～5ヶ月）

推奨：診察（月1回）、採血（月1回）、運動負荷試験・心エコー（初回、2～3ヶ月目、5ヶ月目）
看護師面談（月1回）、栄養相談（初回、3ヶ月目、5ヶ月目）
運動療法（週1～3回）、心臓病教室（5ヶ月間中に各講義を最低1回）

図1　外来心臓リハビリ期間内のスケジュール表

各予定のマスに実施日を書き込んでいく．また，それぞれの時期に看護面談等で患者と目標の見直しと共有を行う．スケジュール表は患者・スタッフの目に入りやすいよう，患者のリハビリファイルの裏表紙に貼って活用している．

る上での目的や目標を患者と共有することも重要である．

4）プログラムの流れ（図3）

外来心リハのプログラムは，血圧や脈拍，体重，自覚症状や身体所見等のメディカルチェックから始まる．急激な体重増加や頻脈，血圧高値など，本来積極的な運動療法を行うべきでない状態であっても，外来心リハに来院される患者は少なくなく，運動前に自宅での自己モニタリング結果と合わせて患者の状態を確認し，通常の運動療法への参加が可能かどうか判断する．運動の可否の判断に悩む患者に関しては，心リハ医に指示を仰ぐ．体重や血圧，脈拍等は経時的な変化を確認することが重要であるため，患者には日頃から自宅での自己モニタリングとその記録の必要性を指導していく．また，他院で薬を処方されている患者にはお薬手帳の持参をお願いし，処方の変更などを確認する．

運動参加前，または運動中に医師による回診を行う．医師の回診にはリハビリスタッフも立ち会い，必要に応じて患者側の訴えを補助したり医師の方針を一緒に確認する．

運動への参加が可能と判断されれば，入院心リハと同様に準備運動，有酸素運動やレジスタンストレーニング，整理体操の流れでプログラムを進めていく．

準備運動は怪我の予防だけでなく，体温上昇に伴う酸素解離曲線の右方偏位による運動中の末梢への酸素供給量の増大なども目的となる．また，整理体操は筋肉に溜まった疲労物質の排出を助長するだけでなく，筋ポンプ作用が減ることで末梢に留まりやすい血液を中枢に戻す目的や，

外来心臓リハビリテーション時間割

週間スケジュール（週3回まで参加可能）

【午前】水曜日はお休みです

時間	月曜日	火曜日	木曜日	金曜日
9：00 開場	受付開始			
9：20～	心臓病教室			
10：20～11：20	心臓リハビリ（準備体操・有酸素運動・筋トレ・整理体操）			
	看護面談・栄養指導・体組成検査・体力検査			

【午後】

時間	月曜日	火曜日	水曜日	木曜日	金曜日
13：00 開場	受付開始				
13：10～14：10	心臓リハビリ（準備体操・有酸素運動・筋トレ・整理体操）				
14：30～	心臓病教室				
	看護面談・栄養指導・体組成検査・体力検査				

【持ち物】
運動靴　タオル　飲料（水・お茶）　ファイル　お薬手帳　マスク

 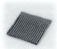

・電話での受け付けも承ります。以下の番号にお電話いただき、診察券番号・お名前・ご希望の日付・時間をお申しつけ下さい。

・来院した際に総合受付（再来）で受付を済ませた後、リハビリ棟へ来室してください。　鍵付きロッカー使用できます。

運動しやすい服装で、靴下の着用をお願いします。

発熱・体調不良時の参加はご遠慮下さい。

インスリン注射を使用中の方は運動中、ブドウ糖の携帯をお願いします。
ミオコール・ニトロを処方されている方も携帯をお願いします。

【外来予約】
心臓血管センター　TEL：　－　－
心臓リハビリ受付　内線：

図2　オリエンテーション用資料

副交感神経を活性化させる目的もある．当院では準備体操，整理体操ともに10～15分ほど時間をかけて実施している．

　有酸素運動は10～20分を1セットとし，自転車エルゴメータやトレッドミルなど複数の種類を組み合わせるサーキットトレーニングを行うことで，単一の関節や筋肉への負担を回避し全身持久力の改善効果も期待できる．レジスタンストレーニングは運動負荷試験や身体機能評価の結果を踏まえつつ，上肢・体幹・下肢の主要な筋肉を6～8種類，満遍なく実施することが理想的であるが，複数人が同時にマシーンを共有する場合，時間内に完遂することが困難となる場合も少なくない．当院では，患者が分散してマシーンを使用できるように誘導したり，時間に余裕のある

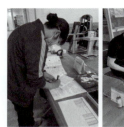
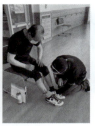
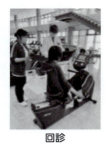
① メディカルチェック　回診
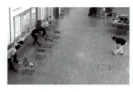
② 準備体操
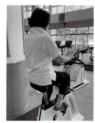
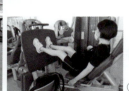
③ 運動療法
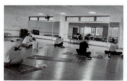
④ 整理体操
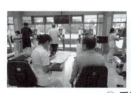
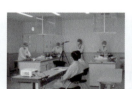
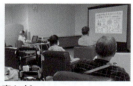
⑤ 看護面談・栄養相談・心臓病教室など
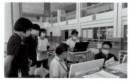
⑥ カンファレンス

図3　外来心リハプログラムの流れ

方にはプログラム終了後に残ってレジスタンストレーニングを行って頂くなどの対応をとっている．有酸素運動やレジスタンストレーニングの具体的な運動処方については疾患や身体機能によって注意点が異なるため，別項目を参考にされたい．

　看護面談や栄養相談は運動プログラム終了後に実施している．患者や送迎する家族の都合も考

慮して予め予定を確認しておくことを推奨する．また，心臓病教室は現在28種類の講義（1講義15〜20分ほど）を日替わりで実施している．家族の参加も可能としており，リハビリ期間内に全ての講義を一度は受講するように予定を立てて頂く．

5）プログラム終了後

各スタッフが関わりの中で得た情報や指導した内容を全スタッフで共有し，問題点や目標の見直し，改善点の確認を行い，次回の関わりに反映させていくことが重要である．当院では午前午後それぞれ1回ずつカンファレンスを行いスタッフ間の情報共有を行っている．

〈文献〉

1) 後藤葉一．日本における心リハの現状．後藤葉一．国循 心臓リハビリテーション実践マニュアル．メディカ出版；2017: 18-22.
2) Kamiya K, Yamamoto T, Tsuchihashi-Makaya M, et al. Nationwide survey of multidisciplinary care and cardiac rehabilitation for patients with heart failure in Japan- An Analysis of the AMED-CHF Study. Circ J. 2019; 83: 1546-52.

C 循環器医もコメディカルスタッフも少ない場合の外来心臓リハビリテーションの始め方

多くの病院で外来心臓リハビリテーションを行えない第一の理由は，場所とスタッフが不足していることである．その場合には外来心臓リハビリテーション実施日を週1〜3回に減らし，実施時間を半日に限定してもよいと思われる．

例えば，図4のごとく，循環器外来が火曜日の午前中にしかないのであれば，火曜日の午前中8時40分頃に来院してもらい採血を行う．その後，外来心臓リハビリテーションプログラムに参加し，10時30分過ぎに終了して外来受診し帰宅する．

運動療法は9時から10時まで行い，運動終了後，看護師から生活習慣についての指導を30分間行い，リハビリテーション実施計画書を発行する．その後，外来で診察を行い，その際，医師

第1班	第2班	第3班	
8:40	9:10	9:40	来院、採血
9:00	9:30	10:00	心臓リハビリテーション受付
9:10	9:40	10:10	ウォームアップ
9:30	10:00	10:30	運動療法
10:00	10:30	11:00	看護面談
10:30	11:00	11:30	循環器外来受診

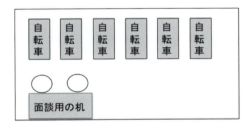

図4 半日外来心臓リハビリテーションプログラムの例

ウォームアップ，クールダウンは自転車エルゴメータを利用して行う．
1ラウンド6人行えば，1日18人，週1回午前中のみの実施でも年間900人に心臓リハビリテーションを実施できる．

が実施計画書に最終的にサインをして終了とする．

このために必要な施設・使用時間，人員は以下のとおりである．心臓リハビリテーション室は午前中9時から12時の間使用し，プログラムが3ラウンド行える．運動療法は理学療法士1〜2人，患者指導は病棟看護師を午前中のみ1人配置する．病棟からの交代勤務でも可能である．理解度評価表を用意すれば担当看護師が代わっても，前回の面談で患者がどの程度，どこまで理解できているかがわかる．実施人数については，自転車が2台あれば6人実施可能である．11時から12時のセッションは，当日，循環器外来にかからない患者を予約する．

D 心筋梗塞患者における心臓リハビリテーションの単位算定

施設基準Ⅰの場合，心筋梗塞に関して算定できる単位は以下のとおりである．
- 発症日を0日とする
- 1日の標準的な実施単位数は3単位（1時間）
- 1単位＝205点
- 初期加算＝45点（開始から14日まで）
- 早期加算＝25点（開始から30日まで）

以上の合計280点/日が発症日から算定可能である．

例えば，入院期間が10日間の場合，毎日1単位のみ実施した場合は2800点，3単位実施した場合には8400点算定可能である．このほか，総合計画料300点も算定できる．

〈安達 仁　風間寛子〉

5 運動処方

A 有酸素運動と抵抗運動の効果

運動療法の基本は有酸素運動とレジスタンストレーニングであり，これらを患者の状態や目的に応じてアレンジする．有酸素運動は運動負荷試験に基づいて適切な強度や時間を設定し，持続的に行うことが重要である．有酸素運動は心筋梗塞や狭心症，心不全などの心疾患患者において，心血管イベントの再発や死亡のリスクを低減し，症状の改善や生活の質の向上に寄与するというエビデンスが確立されている．これらから，有酸素運動は心臓リハビリテーションにおける運動療法の最も基本的な要素となり，虚血性心疾患や開心術後，中等症までの心不全などの心肺機能がある程度安定している症例に対しては，有酸素運動を用いた運動療法が適している．

一方，重症心不全や大動脈解離急性期等，心肺機能が不安定である症例に対して介入する場合には，いきなり有酸素運動を行うのではなく，強度を下げた，心負荷への配慮をしたプレトレーニングとしてレジスタンストレーニングから始めることが推奨され望ましい．

1 ■レジスタンストレーニングについて

心疾患におけるレジスタンストレーニングは，以前は合併症の懸念から，避けられる傾向にあったが，徐々に安全性が確認され，また，筋力増強以外にも種々の有効性が確認されてきたこともあり，現在は禁忌例（**表1**）を除くすべての心疾患にレジスタンストレーニングが，広く推奨されるようになった[1,2]．効果としては筋力・筋持久力向上が期待されるが，この目的以外にも，徐脂肪体重の増加，インスリン感受性の改善，関節の安定性，転倒予防，自己効力感の改善，腰痛や肥満などの慢性疾患の予防・管理などの点でも有効であり，これらを目的に実施される場合もある（**表2**）[1]．また，「レジスタンストレーニング」とひとくくりにするとわかりにくいが，病

表1 絶対的・相対的なレジスタンストレーニングの禁忌

絶対的禁忌
- 安定していない冠動脈疾患
- 代償されていない心不全
- コントロールされていない不整脈
- 重度の肺高血圧（平均肺動脈圧＞55 mmHg）
- 重度かつ有症候性大動脈弁狭窄症
- 急性心筋炎，心内膜炎，または心膜炎
- コントロールされていない高血圧（＞180/110 mmHg）
- 大動脈解離
- Marfan症候群
- 活動性増殖性網膜症または中等度以上の非増殖性糖尿病性網膜症の患者における高強度抵抗トレーニング

相対的禁忌（参加前に医師の相談が必要）
- 冠動脈疾患の主要なリスクファクター
- 糖尿病
- コントロールされた高血圧
- 筋骨格系の禁忌や制限
- 低機能能力（4 METs以下）

表2 有酸素運動とレジスタンス運動が健康と体力の変数に及ぼす効果の比較

変数	有酸素運動	レジスタンス運動
体組成		
骨密度	↑↑	↑↑
体脂肪率	↓↓	↓
除脂肪体重	0	↑↑
筋力	0↑	↑↑↑
グルコース代謝		
グルコース負荷時のインスリン反応	↓↓	↓↓
基礎インスリン値	↓	↓
インスリン感受性	↑↑	↑↑
血漿脂質およびリポタンパク質		
HDL コレステロール	↑0	↑0
LDL コレステロール	↓0	↓0
トリグリセリド	↓↓	↓0
心血管動態		
安静時心拍数	↓↓	0
stroke volume（安静時および最大時）	↑↑	0
安静時心拍出量	0	0
最大心拍出量	↑↑	0
安静時収縮期血圧	↓0	0
安静時拡張期血圧	↓0	0
最大酸素摂取量	↑↑↑	↑0
部分最大および最大持久時間	↑↑↑	↑↑
部分最大運動時の二重積	↓↓↓	↓↓
基礎代謝率	↑0	↑
健康関連 QOL	↑0	↑0

注：↑は値の上昇，↓は値の低下，0は変化なしを示す．矢印の数が多いほど効果が大きい．

勢や症例の不安定性に応じて目的が異なるものだと考えると理解しやすい．具体的に例を挙げると，廃用が高度であったり，疾患の急性期においては，有酸素運動を実施するための姿勢維持だけでも，筋力的・心機能的に難しい場合がある．こういったときは，生活能力を維持する上で必要な筋力を維持・獲得するための運動を目的とし，負荷量を抑えて実施する．自重や，ゴムチューブ等を用いたレジスタンストレーニングがこれに当たる．これにより，不安定で悪化の恐れのある心肺機能への影響を抑えつつ，運動療法の恩恵を得ることができる．一方で，病態が安定し，ある程度の心肺機能が安定した段階においては，さらなる筋力向上による運動能力の向上を得るために，有酸素運動に加え，やや強度の高い，ダンベルや鉄アレイなどのウェイトやウェイトマシーンを用いたレジスタンストレーニングを行う．当院では前者の目的を行う場合，プレトレーニングとして呼称し，混同を避けている．

このように，目的とする筋力獲得のために，病態に応じて強度を調整して実施するトレーニングがレジスタンストレーニングであると考える．

2 ■両者の比較

- 有酸素運動は，心臓や血管の機能を改善し，運動耐用性や体力を高めるのに対し，レジスタンストレーニングは，筋力や筋量を増加させ，骨密度や関節の安定性を向上させる．
- 有酸素運動とレジスタンストレーニングの複合トレーニングは，それぞれを単独で実施するよりも体組成の改善や筋力の向上，動脈硬化の進行抑制など，メタボリック・ロコモティブ症候群の危険因子に良い影響を及ぼす可能性が高いと考えられる（表3, 4)[1]．
- 有酸素運動とレジスタンストレーニングの順序によっても，効果に違いが出る可能性がある．一般的には，有酸素運動の前にレジスタンストレーニングを行うことで，有酸素運動の効果が高まると考えられる．

3 ■疾患毎のレジスタンストレーニング

レジスタンストレーニングの有効性に関しては，疾患毎にエビデンスが異なり，2021年改訂版 心血管疾患におけるリハビリテーションガイドライン[1]を参考に下記に列挙していく．実際の実施方法などは本書の当該の章を参照されたい．

- 急性心筋梗塞，急性冠症候群: レジスタンストレーニングは，本邦のガイドラインでClass IIa で推奨されている．STEMI後でも早期のレジスタンストレーニングは安全に施行可能であり，QOL，運動耐容能，血管内皮機能の改善を認める[3,4]．
- 安定狭心症，PCI後: この病態における運動の種類としては，他の心血管疾患と同様に持久運動を主運動とするが，入念なストレッチング，ウォームアップを行うことが運動中の狭心症発作の予防に重要である．自重を用いたレジスタンストレーニング，クールダウンを組み合わせることが推奨されている（レジスタンストレーニング自体の推奨度の記載はなし）．メタ解析では，慢性冠動脈疾患患者において有酸素運動に加えてレジスタンス運動を行うことは，有酸素運動のみと比べて体脂肪減少と上下肢の筋力改善の効果があることが知られている．さらに，有酸素運動に加えてレジスタンス運動を行うと，心肺機能とQOLがより改善されることが知られている[5]．
- 急性・慢性心不全: レジスタンストレーニングを含む運動療法は，増悪傾向・コントロール不能な心不全は禁忌に当たるが，静注強心薬を使用していても，筋力維持を目的としたベッド上の低強度レジスタンストレーニングの導入は可能であり，血行動態が安定した段階での有酸素運動を円滑に行う上でも重要である．心不全において体重が増えるということは，末梢臓器の酸素需要に応えるため，心拍出を増やそうという代償機構が働いており，この時期に運動療法を行い，酸素需要が増えることはさらなる体液貯留に繋がり，避けたほうが良い．レジスタンストレーニングは低強度から始めることで，過度な酸素消費の増加を避けつつ，生活に必要な筋力を維持できる可能性がある．急性心不全において，ガイドライン上は個別の推奨度の記載はなく，代償されていない心不全に関しては禁忌に含まれるが，慢性心不全ではデコンディショニングの進んだ患者や身体機能の低下した患者に対して日常生活動作やQOLの向上を目的としてレジスタンストレーニング実施を考慮することはClass IIa推奨となっている．

実施可能な症例は早期からレジスタンストレーニングを行うことは，入院期間を短縮し，退院後のQOLを維持する上では重要である．

表3 レジスタンス，有酸素，および組み合わせトレーニングと従来のCVDリスク因子との関連

	効果の程度			結論	エビデンスのまとめ
	RT	AT	CT		
血圧	+	+	+	RT，AT，CTはすべて，収縮期および拡張期血圧に同様に有益な，小から中程度の効果を持つ．	収縮期血圧：RT（抵抗トレーニング）後に収縮期血圧は有意に低下した（−1.8 mmHg），AT（有酸素トレーニング）後にはさらに低下した（−3.5 mmHg），しかしCT（組み合わせトレーニング）後の低下は有意ではなかった（−1.4 mmHg）．拡張期血圧：RT後に拡張期血圧は有意に低下した（−3.2 mmHg），AT後（−2.5 mmHg），そしてCT後（−2.2 mmHg）も低下した．トレーニングの種類間に有意差はない．
脂質代謝	+	+	+	RT，AT，CTはすべて，リピッド（例えば，トリグリセライド，HDLおよびLDLコレステロール）に対して同様に有益な小から中程度の効果を持つ．トレーニングタイプ間で有意な違いはない．	RT（抵抗トレーニング），AT（有酸素トレーニング），CT（組み合わせトレーニング）はリピッドプロファイル（例えば，トリグリセライド，HDLおよびLDLコレステロール）を4%〜5%改善する．トレーニングの種類間に有意な差はない．
血糖	+	++	+++	すべての種類の運動で利点がある．CTはより強い効果がある可能性がある．	Ⅱ型糖尿病患者では，CTはATに比べてHbA1cを0.17%下げ，ATはRTに比べてHbA1cを0.20%下げる．糖尿病予備群では，CTとATはRTよりもHbA1cを減少させるのに優れており，CTは空腹時血糖をコントロールするのに最も効果的である．
減量	0	+	+	ATとCTは減量に対して小から中程度の効果を持つ．CTは体重維持に最も有益な可能性がある．	CT（−2.0 kg）とAT（−1.2 kg）は，RTと比較して体重の減少が大きい．
体重維持	0	+	++	ATと組み合わせた場合，RTは安静時代謝率，脂肪酸化，および筋肉量の増加によって，減量または維持を支援する可能性がある．	ATと組み合わせた場合，RTは安静時代謝率，脂肪酸化，および筋肉量の増加によって，体重減少または維持に働く可能性がある．
体組成：筋肉量	++	+	+++	RTは筋肉量の増加に対してATよりも有益．	CT（+0.9 kg）とRT（+1.3 kg）は，ATと比較して筋肉量の増加が大きい．
脂肪量	0	++	+++	ATは脂肪量の減少に対してRTよりも有益．CTは脂肪と筋肉の両方に対して最大の利点を提供する．	CT（−1.9 kg）とAT（−1.2 kg）は，RTと比較して脂肪量の減少が大きい．CTはまた，皮下腹部脂肪を減少させるのにATやRTよりも優れている．

＋小から中程度の利益；＋＋中程度の利益；＋＋＋中から大きな利益；0 効果なし．ATは有酸素トレーニング；BPは血圧；CTは組み合わせトレーニング；HbA1cはヘモグロビンA1c；HDLは高密度リポプロテイン；LDLは低密度リポプロテイン；RTは抵抗トレーニング

- 心臓手術後：レジスタンストレーニングは，前期回復期から開始することが推奨される．

術後のレジスタンストレーニングとして，等尺性運動ではなく複数の等張性運動を組み合わせてリズミカルに行うことが推奨されている．胸骨切開後の骨癒合が完成するまでの術後3か月間は，過負荷となる上肢のトレーニングは避けることが望ましい．ただし，過度の安

表4　レジスタンストレーニングと非古典的な心血管リスク因子との関連

非伝統的リスク因子	関連性	概要
心肺運動能力	↑または↔	心血管疾患の有無にかかわらず，成人で最大酸素摂取量が1〜3 mL/kg/min程度改善する．冠動脈疾患患者では，RTによる最大酸素摂取量の改善（17%）が有酸素運動（21%）とほぼ同等．
動脈硬化	↔，↑，または↓	低〜中強度のRTは中心動脈（±0.7±1.4 m/s）および末梢動脈（±1.3±1.07 m/s）の脈波伝播速度を低下させる．高強度RTの影響は一定でない．
炎症（CRP）	↓または↔	全体で−0.26〜−0.37 mg/LのCRP低下．代謝リスクの高い者では−2.47 mg/Lの低下．過体重/肥満の3研究では，体脂肪減少とCRP低下が一致．
線溶・凝固	線溶↑，凝固↔	高ボリューム高強度RTで線溶亢進と血小板活性化が大きい（健常若年者のみのエビデンス）．冠動脈疾患患者では1回のRTで線溶亢進があり，血栓マーカーは上昇しない．
血管内皮機能	↑	代謝リスクの有無に関わらず2〜3%（FMD）改善する．
抑うつ・不安	↓	中程度の抑うつ症状改善効果（ES＝0.66）．小〜中程度の不安改善効果（ES＝0.33）．
QOL	↑	精神健康関連QOL（総合ES＝0.54，精神健康ES＝0.64，活力ES＝0.39）で改善．身体健康関連QOL（総合ES＝0.50，体の痛みES＝0.81，全体的健康ES＝0.57，身体機能ES＝0.40）でも改善．
睡眠	↑睡眠の質	睡眠の質が中程度改善する．睡眠時間の改善は一定でない．

CRPはC反応性タンパク質，CVDは心血管疾患，ESは効果サイズ，PWVは脳波伝播速度，QOLは生活の質，RTはレジスタンストレーニングを示す．↑は直接的な関連を示し，↓は逆の関連を示し，↔は関連がないことを示す．

静は胸骨切開周囲の軟部組織の癒着を招くため，術後24時間以内に関節可動域を拡大する運動を開始した方がよい．

- 経カテーテル大動脈弁留置術（TAVI）後: TAVIは基本的に重症ASに対して実施されるため，術前は積極的な運動療法は禁忌となる．術後には禁止されていた運動も可能となるため，あらかじめ，術後に積極的に運動療法を行っていくことを伝えておくと，術後に張り切ってリハビリに参加していただける場合がある．TAVI後のリハの効果に関して，TAVI後の心リハにはSAVR後の心リハと同等の運動耐容能やQOLの改善効果が認められたとの報告や[6]，6MWDやFunctional Independence Measure（FIM）スコアがともに退院時（術後約19日）にはTAVI前より有意に改善されたとの報告[7]がある．TAVI後の継続した心リハの報告は少ないが，TAVI術後8週間，週2〜3回の有酸素運動とレジスタンストレーニングを組み合わせた運動療法を継続した介入群で運動耐容能，筋力，QOLの有意な改善を認めたとの報告がある[8]．
- 不整脈，デバイス植込み後: レジスタンストレーニングに個別の記載はないが，器質的心疾患を背景とした心室性不整脈や，心房細動やICD，CRTは慢性心不全にある場合が多く，慢性心不全に準じた対応が推奨されている．特にCRTはもともと進行した心不全症例が植込みの適応であることから，すでに低栄養状態やサルコペニアを合併していることも少なくなく，高齢心不全患者への植込みも増加しているため，廃用予防としてのレジスタンストレーニングは重要である．
- 肺高血圧: 肺高血圧患者に対するレジスタンストレーニングの効果や安全性に関するエビデ

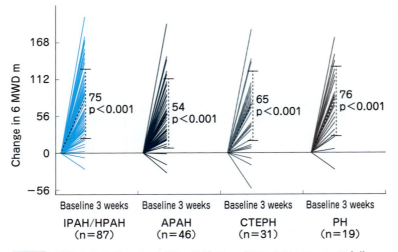

図1 肺高血圧患者への3週間の入院リハビリによる6MWDの変化

6分間歩行距離（6MWD）の個々の変化を，base lineと3週間後で比較．6MWDの変化は，PHの原因によらず，3週間後に，ベースラインと比較して有意に増加．IPAH: 特発性肺動脈高血圧症，HPAH: 遺伝性肺動脈高血圧症，APAH: 関連性肺動脈高血圧症，CTEPH: 慢性血栓塞栓性肺高血圧症，PH: 呼吸器疾患や左心疾患による肺高血圧症．

（Grünig E, et al. Eur Respir J. 2012; 40: 84-92 より）

ンスは限られている．運動療法全体としては中等症以下の肺動脈性肺高血圧症，慢性血栓塞栓性肺高血圧症に対し，経験豊富な施設において監視下での運動療法はClass IIaで推奨される．運動療法全体としての効果としては，肺高血圧の原因によらず，3週間の入院リハで6MWDの改善が見られたという報告がある（図1）．183名の検討で，入院リハビリ中に，運動療法中に2例が上室性頻拍を発症し，1例は運動療法の直後に前失神を経験した．失神は2例，そのほかの前失神は5例見られたが，運動療法から数時間後であり，直接的な関連は明らかではない[9]．重篤な肺高血圧症（平均肺動脈圧＞55 mmHg）はレジスタンストレーニングの禁忌項目（表1）に含まれており，筋力増強目的としての，高い強度での実施は避けるべきである．

- 大動脈瘤: 大動脈瘤や大動脈解離の患者に対するレジスタンストレーニングの効果や安全性に関するエビデンスは不十分であるが，手術適応に至る前の腹部大動脈瘤（瘤径＜50 mm）患者に対する運動療法の例には組み込まれたプログラムが提案されている（表5）．有酸素運動と併用することで運動耐容能や筋力の改善が期待できると考えられる．退院後レジスタンストレーニングを行う際には，病変が残存する場合，努責を伴う身体負荷（最大筋力に近いレジスタンストレーニング，ベンチプレスや強度の等尺性負荷），息が切れる程度の運動，いきみを伴う排便などは避けるべきであるとされる一方，比較的高強度の運動（体重の50％程度までのウェイトリフティングや負荷）や術前と同様の日常の活動性（セックス，サイクリング，ガーデニング，買い物など）を回復できるという報告も散見するようになった．ガイドラインでは病変残存例においては大動脈解離後の患者に対しての目安（表6）が参照されており，残存病変がない場合は心臓手術後のリハビリに準じた運動の継続が提案されている．いずれにしても努責や急激な血圧上昇を避けるためには，適切な呼吸法や姿勢の指導は重要

表5 手術適応に至る前の腹部大動脈瘤（瘤径＜50 mm）患者に対する運動療法の例

目標	2000 kcal/週（約1時間/日，中強度の運動）	
実例 （3回/週）	有酸素運動 　トレッドミル 　自転車エルゴメータ 　階段昇降 　ボート漕ぎ 　クロストレーナー	左の有酸素運動45分＋レジスタンス運動10分
期間	1年以上～3年間（3年でいったんリセット）	
他覚的 運動強度	心拍数予備能の60％で開始し，80％を目標とする	
自覚的 運動強度	強度はBorg指数12～14を目安とする	

除外基準（上記表のモデルとなったRCTの除外基準）：
①3年間の運動療法の継続が困難，あるいは5年以上の生命予後がないと思われる．
②筋肉，骨，腱などの問題で所定の運動療法が困難．
③BMI＞39 kg/m^2．
④3ヵ月以内に9 kg以上の体重変動がある．
⑤重症の肝疾患（INR＞2，血清アルブミン＜3.08 g/dL，黄疸）．
⑥不安定狭心症の状態．
⑦コントロールされていない心房細動（1日平均心拍数＞85/min，または1日最高心拍数＞150/min），コントロールされていない心室不整脈（繰り返す3連以上の心室性期外収縮）．
⑧高度大動脈弁狭窄症（最大収縮期圧較差＞50 mmHg，かつ弁口面積＜0.75 m^2）．
⑨NYHA心機能分類Ⅲ/Ⅳ度の心不全，またはLVEF＜20％．
⑩活動性心膜炎・心筋炎．
⑪6ヵ月以内に塞栓症の既往．
⑫血栓性静脈炎．
⑬3ヵ月以内の感染症に伴う入院の既往．
⑭運動時酸素飽和度90％以下の肺疾患．
〔日本循環器学会/日本心臓リハビリテーション学会合同ガイドライン．2021年改訂版 心血管疾患におけるリハビリテーションに関するガイドライン．https://www.j-circ.or.jp/cms/wp-content/uploads/2021/03/JCS2021_Makita.pdf（2024年7月閲覧）〕

である．
- 大動脈解離：以前に比較し安静時間は短縮され，最初の24時間以降に呼吸循環が安定したら離床を勧めるようになってきている．急性期～亜急性期（発症3か月以内）における循環動態の管理は，安静時は心拍数＜60/min，収縮期血圧≦120 mmHg，運動療法中は心拍数＜100/min，収縮期血圧≦140 mmHgを目標とする．ガイドライン上レジスタンストレーニングの推奨度の記載はないが，慢性期における従来の行きすぎた生活制限・運動制限指導がやや緩み，積極的な運動療法や制限のない日常生活復帰を支持する報告が増えている（**表6**）．大動脈瘤同様に，努責や急激な血圧上昇を避けるためには，適切な呼吸法や姿勢の指導は重要である．
- 末梢動脈疾患：末梢動脈疾患の患者に対するレジスタンストレーニングの効果や安全性に関しての言及はない．
- 高齢心疾患患者：高齢心疾患患者におけるレジスタンストレーニングの有用性は冠動脈疾患患者においては，有酸素運動との併用がClass Iとなっている．心不全やフレイル，サルコペニアの合併，超高齢者においての有用性の見解は一定していないが，筋力・筋量や身体機能

表6 大動脈解離後（亜急性期〜慢性期）の患者に対する生活制限・運動制限の目安

運動

〔推奨〕
- 中等度の有酸素運動（3〜5 MET）30分/日を150分/週以上行うこと
- ハイキング
- スノーケリング
- ゴルフ
- テニス
- サイクリング
- 12 RM以上のウェイトトレーニング

〔推奨しない〕
- ウェイトリフティング
- 競技スポーツ
- 最大筋力を用いた運動
- 1〜11 RMのウェイトトレーニング

日常生活
- 通常生活に制限なし（ただし適切な発症後のリハビリテーションを経た症例）
- セックス
- 階段昇降
- ガーデニング
- 買い物
- 旅行（飛行機，20 kgまでの重量物の運搬）

RM（repetition maximum）: 最大反復回数
〔日本循環器学会/日本心臓リハビリテーション学会合同ガイドライン．2021年改訂版 心血管疾患におけるリハビリテーションに関するガイドライン．https://www.j-circ.or.jp/cms/wp-content/uploads/2021/03/JCS2021_Makita.pdf（2024年7月閲覧）〕

表7 心不全患者で運動療法が禁忌となる病態・症状

絶対禁忌
1. 過去3日以内における自覚症状の増悪
2. 不安定狭心症または閾値の低い心筋虚血
3. 手術適応のある重症弁膜症，特に症候性大動脈弁狭窄症
4. 重症の左室流出路狭窄
5. 血行動態異常の原因となるコントロール不良の不整脈（心室細動，持続性心室頻拍）
6. 活動性の心筋炎，心膜炎，心内膜炎
7. 急性全身性疾患または発熱
8. 運動療法が禁忌となるその他の疾患（急性大動脈解離，中等度以上の大動脈瘤，重症高血圧，血栓性静脈炎，2週間以内の塞栓症，重篤な他臓器障害など）

相対禁忌
1. NYHA心機能分類Ⅳ度
2. 過去1週間以内における自覚症状増悪や体重の2 kg以上の増加
3. 中等症の左室流出路狭窄
4. 血行動態が保持された心拍数コントロール不良の頻脈性または徐脈性不整脈（非持続性心室頻拍，頻脈性心房細動，頻脈性心房粗動など）
5. 高度房室ブロック
6. 運動による自覚症状の悪化（疲労，めまい，発汗多量，呼吸困難など）

注）ここに示す「運動療法」とは，運動耐容能改善や筋力改善を目的として十分な運動強度を負荷した有酸素運動やレジスタンストレーニングを指す．
〔日本循環器学会/日本心臓リハビリテーション学会合同ガイドライン．2021年改訂版 心血管疾患におけるリハビリテーションに関するガイドライン．https://www.j-circ.or.jp/cms/wp-content/uploads/2021/03/JCS2021_Makita.pdf（2024年7月閲覧）〕

の向上だけではなく，転倒リスクの改善や歩行速度の改善が報告されており，日常生活で必要な機能獲得を意識したトレーニングを行うことが望ましい．
- 静注強心薬投与中の心不全患者：急性心不全または重症心不全で，血行動態が不安定な場合や安静時にも呼吸困難などの症状がある場合には，運動療法は原則禁忌（**表7**）である．しかし近年，静注強心薬投与中の重症心不全患者であっても，血行動態が安定し安静時の症状がなければ，多くの施設で病状に応じた運動療法が実施されている．

　静注強心薬投与中の心不全患者に対する心リハの効果を多数例で検討したRCTは存在しないが，低強度のリハが安全に実施できることは多数報告されている．心リハは病状に合わせて，離床訓練（座位での膝関節伸展運動や踵上げ），低強度レジスタンストレーニング（立位での踵上げやハーフスクワット，立位訓練），有酸素運動（病棟内の短距離歩行，自転車エルゴメータ）へと，慎重かつ段階的に進行させる．心肺機能が不安定な症例においては負荷量を調整することで過度な心負荷を避け，筋力の維持が重要であると考える．点滴台の転倒のリスクを減らすため，病棟内歩行は短い距離にとどめ，低強度レジスタンストレーニングや自転車エルゴメータを中心に実施するのが望ましいとされている．
- 補助人工心臓装着後：レジスタンストレーニングは補助人工心臓装着後の患者にも有用であるが，装置の種類や機能，合併症の有無，運動耐容能などを考慮し，個別化した運動処方を行う．
- 心臓移植後：レジスタンストレーニングは心臓移植後の患者にも有用であるが，移植後の期間や合併症の有無，運動耐容能などを考慮し，個別化した運動処方を行う．
- 心疾患合併がん患者：レジスタンストレーニングは心疾患合併がん患者にも有用であるが，がんの種類や進行度，治療法，合併症の有無，運動耐容能などを考慮し，個別化した運動処方を行う．

まとめ

- 心臓リハビリにおいては有酸素運動が基本となるが，レジスタンストレーニングを併用することで，筋力・筋量の増強だけではなく，それぞれを単独で行う以上の効果が期待される．
- 病態により，離床が困難な症例においては，床上で実施可能なレジスタンストレーニングを行うことで，過度な心肺負荷を避けつつ，筋力の維持が可能であり，離床が可能な状態となった際の円滑で有効な有酸素運動の助けになる．
- 病状が慢性期に移行し，心肺機能が安定化した場合には，十分な有酸素運動を実施した上で，さらなる運動耐容能の向上を目的としてやや強度の高めなレジスタンストレーニングが有効となる場合がある．
- 大動脈解離後・解離病変の残存が確認されている場合や，肺高血圧といった特殊な症例では努責やいきみは再解離・失神等と関連する可能性もあり，注意が必要である．

以上，2021年心臓リハビリテーションガイドラインを元に有酸素運動との比較をしつつレジスタンストレーニングの効果について概説を行った．心疾患患者への運動療法の基本は有酸素運動であるが，有酸素運動が実施できる前の段階である場合や，有酸素運動を実施した上でのさらなる効果を期待してレジスタンストレーニングを実施することは有酸素運動の有効性を増強しつつ，有酸素運動単独では得られがたい効果をもたらしてくれるものであると考える．

高齢患者などは，気温や天候，特に群馬では強い風など，若者では花粉症などの理由をつけて

有酸素運動を行わない傾向があるが，屋内での運動療法はこれらの問題を解決しうるため，安全性に注意しつつ，積極的に勧めていただきたい．

〈文献〉

1) 日本循環器学会/日本心臓リハビリテーション学会合同ガイドライン．2021年改訂版 心血管疾患におけるリハビリテーションに関するガイドライン．
2) Paluch AE, Boyer WR, Franklin BA, et al. Resistance exercise training in individuals with and without cardiovascular disease: 2023 update: a scientific statement from the American Heart Association. Circulation. 2024; 149: e217-31.
3) Arthur HM, Gunn E, Thorpe KE, et al. Effect of aerobic vs combined aerobic-strength training on 1-year, post-cardiac rehabilitation outcomes in women after a cardiac event. J Rehabil Med. 2007; 39: 730-5.
4) Vona M, Codeluppi GM, Iannino T, et al. Effects of different types of exercise training followed by detraining on endothelium-dependent dilation in patients with recent myocardial infarction. Circulation. 2009; 119: 1601-8.
5) Soga Y, Yokoi H, Ando K, et al. Safety of early exercise training after elective coronary stenting in patients with stable coronary artery disease. Eur J Cardiovasc Prev Rehabil. 2010; 17: 230-4.
6) Russo N, Compostella L, Tarantini G, et al. Cardiac rehabilitation after transcatheter versus surgical prosthetic valve implantation for aortic stenosis in the elderly. Eur J Prev Cardiol. 2014; 21: 1341-8.
7) Fauchère I, Weber D, Maier W, et al. Rehabilitation after TAVI compared to surgical aortic valve replacement. Int J Cardiol. 2014; 173: 564-6.
8) Pressler A, Christle JW, Lechner B, et al. Exercise training improves exercise capacity and quality of life after transcatheter aortic valve implantation: a randomized pilot trial. Am Heart J. 2016; 182: 44-53.
9) Grünig E, Lichtblau M, Ehlken N, et al. Safety and efficacy of exercise training in various forms of pulmonary hypertension. Eur Respir J. 2012; 40: 84-92.

〈星野圭治〉

5 運動処方
B 「中等度の運動」を超えた場合の生体の変化

1 ■生体の変化を知っておくべき理由

　日常的に行われる生理検査は安静時に行われる．安静臥床の状態における心電図や心エコー所見が得られるわけであるが，ヒトは立ち上がって動き出すと組織のATP必要量が急増するとともに重力の影響を大きく受ける．それに合わせて，心臓や血管の働きも大きく変化する．しかも，心血管系の応答は，運動の強度に応じて変化する．いわゆる「軽い運動」の場合と「激しい運動」の場合には脈の増え方や呼吸の荒さが異なる．

　心疾患の運動療法は一般的に有酸素運動レベルで実施される．しかし，より強い運動強度で行ったほうが，より明らかな効果が得られる場合がある．また，患者も激しい運動を好む場合がある．この場合，有酸素運動レベルを超えた運動強度を容認できるかどうか判断しなければならない．その場合，可否を決定する根拠は，心血行動態の変動が患者の病態的に受け入れられるかどうかである．そのため，心臓リハビリテーションスタッフは中等度以上の運動レベルで，生体がどのように変化するかを理解しておく必要がある．

2 ■自律神経

　自律神経は**表1**に示すごとく，心拍数，血圧，呼吸数，血管収縮応答などに関与している．基本的には，安静時には副交感神経優位で，活動時には交感神経活性が亢進する（**図1**）．両者の活性が逆転するのが中等度レベルで，特に交感神経活性はATに達すると急激に活性が亢進する[1]．

3 ■心拍数

　洞調律の場合に心拍数を制御している洞結節も，心房細動の心拍数を調節している房室結節も自律神経によって調節されている．中等度までの活動強度の場合は副交感神経活性の消退によって心拍数が増加し，中等度以上の場合は交感神経活性の活動によって心拍数が増加する．副交感神経活性は数秒単位で変動するため，安静時の心拍数は少しの刺激によって素早く変化する．

　漸増負荷中には，骨格筋におけるATP産生量を負荷量に応じて増加させるために心拍出量（CO: cardiac output）を直線的に増加させる必要がある．ところが，一回心拍出量（SV: stroke vol-

表1 自律神経の主な働き

交感神経		副交感神経
増加	心拍数	低下
増強	心収縮力	低下
亢進	房室結節伝導性	低下
収縮	血管	拡張
上昇	血圧	下降
促拍	呼吸	ゆっくり
緊張	骨格筋	弛緩
蠕動抑制	消化管	蠕動促進
促進	発汗	抑制

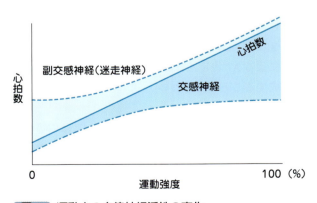

図1 運動中の自律神経活性の変化

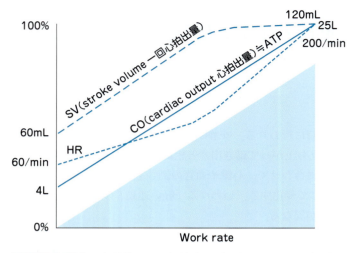

図2 運動中の心拍数，一回心拍出量（SV），心拍出量（CO）の変化

ume）は増加能力に限界があり，中等度負荷レベルで上限に達してしまう．COはSVと心拍数の積であるので，SVの増加が頭打ちになった後にCOの増加を維持するためには，心拍数を増加させる必要がある．そのため，心拍数は中等度負荷レベルで増加度が大きくなる（図2）．CPXでは，ATを超えるとΔHR/ΔWRが増大する現象が生じる．ただ，この変化を感知する人はいない．そのため，心拍応答の変化を自覚症状として感じ取ってもらって運動処方を作成することは困難である．

心拍数は主に拡張時間の短縮により増加する．収縮期であるQT時間も短縮するが，T波の終わりからQ波の部分の短縮のほうが著しく，時としてT波とP波が重なる場合もある．これは，左室が十分拡張する前に左房が収縮を始めてしまうことを意味しており，左室充満効率にとって不利である．心機能障害がある場合，100〜110/分の心拍数以上になるとこの現象が生じやすい．

4 ■血圧

血圧も自律神経の影響を受けているが，中等度強度までは，主にエンドセリンやアドレノメデュリンなどの血管内皮細胞由来血管作動性物質の影響も強い．中等度運動レベルを超えて交感神経活性が強く作動し始めると，その影響によって抵抗血管が収縮して血圧がさらに上昇し始め，血圧上昇の度合いも，心拍数同様ATを超えると亢進する（図3）[2]．この図から読み取った，負荷レベルに応じたおおよその収縮期血圧を表2に示す．血圧上昇度の変化も自覚することはできない．心拍数と血圧の上昇度がAT以後増加することを用いたDPBP（double-product break-point）によるAT決定法はある[3]が，自覚症状の変化には乏しいため，自覚症状の観点から運動処方を作成することはできない．

5 ■心拍出量

前述のごとく，一回心拍出量（SV）は中等度運動強度付近でプラトーに達することが多い（図2）．心筋は交感神経刺激によって収縮力を増すが，AT以後の交感神経活性亢進はこれに寄与しない．ただし，これも症状として自覚することはできない．

一方，心拍出量（CO）はΔHR/ΔWRの増加によってSV平定化が代償され，ランプ負荷中，増加を続ける．

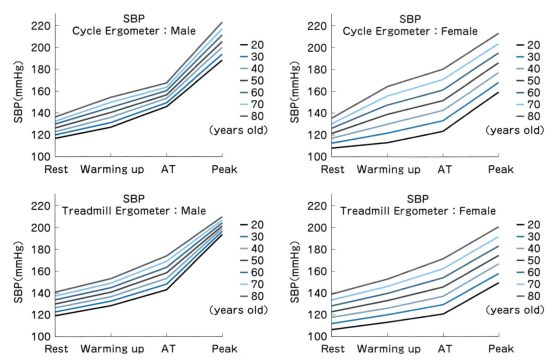

図3 自転車エルゴメータによる負荷中の収縮期血圧の変化

(Itoh H, et al. J Cardiol. 2013; 61: 71-8[2])より）

表2 自転車エルゴメータによる運動中のおよその収縮期血圧値の変化（mmHg）

	F			M		
Age (y. o.)	20	50	80	20	50	80
rest	109	122	136	108	123	135
AT	122	150	178	145	155	168
peak	157	184	214	186	204	220

(Itoh H, et al. J Cardiol. 2013; 61: 71-8[2])より）

6 ■血流分配

　中等度の運動強度に達すると抵抗血管の収縮が強くなって血圧が上昇すると前述した．血圧上昇は，筋肉収縮に伴う血管の圧迫に対抗して血流を維持するために役立っている．しかし，さらに高強度になると，骨格筋由来のH^+やK^+などの代謝性物質が血管を拡張させる方向に作用する．これは「functional sympatholysis（機能性交感神経遮断）」と呼ばれる[4]．また，自律神経系も変化してカテコラミンが副交感神経様の活性を示して（cholinergic excitation）血管を拡張させるという説もある[5]．そのため，活動筋に余計血液が流れやすくなり，一方で，非活動筋では血流増加応答が弱まり，その結果，活動筋に優先的に血流が分配されることになる．

　運動中の体全体の血液の流れについて見てみると，AT以下では，心拍出量増加に伴い，活動筋にも非活動筋にも同じレベルで血流が増加するが，AT以上になると，ほぼ活動筋の血流のみが増加するようになる．これを血流再分配という．

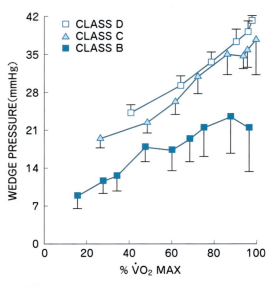

図4 負荷中の肺動脈楔入圧（PAWP）の変化
CLASS は Weber-Janicki 分類のクラス
B，C，D の peak $\dot{V}O_2$ はそれぞれ 16～20，10～16，6～10 mL/min/kg
（Weber KT, et al. Circulation. 1982; 65: 1213-23[6] より）

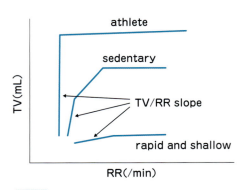

図5 呼吸様式

7 ■心内圧

左室拡張末期圧（LVEDP）や肺動脈楔入圧（PAWP）は，健常者では運動強度が増加しても上昇しない．しかし，心不全で運動耐容能が低い例では，運動開始と同時に連続的に上昇し始め，運動耐容能が低いほど上昇の度合いが大きい（図4）[6]．PAWP が 20 mmHg 前後になると静水圧が浸透圧を凌駕するため，肺血管から水分が漏出し始めて肺水腫が始まる．漏出した胸水は肺の受容体を刺激して換気応答を刺激する．運動耐容能の低い心不全患者が運動療法中に促迫呼吸を示した場合，それが AT 以上で始まった場合には正常応答の可能性もあるが，AT 以下の運動強度で出現した場合には運動が肺水腫を誘発してしまった可能性も考える．

8 ■呼吸様式

呼吸回数の変化様式には大雑把に分けて3通りある（図5）．日常的にあまり運動を行っていない中高年の場合には，AT までは呼吸数はあまり早くならず，AT 以後やや早くなりはじめ，RC ポイントでさらに早くなるという2つのブレークポイントを有するパターンが多い．いわゆるアスリートの場合，AT では呼吸数は早くならず，RC ポイントで急激に早くなり始めるパターンが多い．そして，心不全の場合には運動初期から呼吸数の増加が著明で，AT に達するとさらに早くなるという「浅く速い」呼吸パターンを示すことが多い．呼吸数の変動は息切れ感として感じることが多い．そのため，運動負荷強度が中等度以上に達すると息切れを感じやすくなる．自覚的運動強度を用いた運動処方やトークテストを用いた運動処方として採用されている．

〈文献〉

1) Mazzeo RS. Catecholamine responses to acute and chronic exercise. Med Sci Sports Exerc. 1991; 23: 839-45.
2) Itoh H, Ajisaka R, Makita S, et al. Heart rate and blood pressure response to ramp exercise and exercise capacity in relation to age, gender, and mode of exercise in a healthy population. J Cardiol. 2013; 61: 71-8.
3) Tanaka H, Shindo M. The benefits of the low intensity training. Ann Physiol Anthrop. 1992; 11: 365-8.
4) Jendzjowsky NG, DeLorey DS. Short-term exercise training enhances functional sympatholysis through a nitric oxide-dependent mechanism. J Physiol. 2013; 15: 1535-49.
5) Burn JH, Rand MJ. Sympathetic postganglionic cholinergic fibers. Brit J Pharmacol. 1960; 15: 181-91.
6) Weber KT, Kinasewitz GT, Janicki JS, et al. Oxygen utilization and ventilation during exercise in patients with chronic cardiac failure. Circulation. 1982; 65: 1213-23.

〈安達 仁〉

5 運動処方

 ## AT 決定法

1 ■定義

ATの定義は「好気的代謝に無気的代謝が加わる直前の酸素摂取量」である．中等度運動レベルまでは血液中のグルコースは主に好気的（有気的）に代謝される．しかし，運動によるATP必要量が有酸素的供給能力を上回ると嫌気的ATP産生が増加する．

嫌気的ATP産生ではピルビン酸からの乳酸産生が増えるが，乳酸によって酸性に傾くことを緩衝するために腎臓からHCO_3^-が分泌される．その結果CO_2が産生されて呼気から排出される．すなわち，有酸素運動では1モルのグルコースと6モルの酸素から6モルの二酸化炭素が産生され，$\dot{V}O_2$と$\dot{V}CO_2$が1対1であったのに対して，嫌気的代謝が加わると$\dot{V}O_2$に比べて$\dot{V}CO_2$が多くなる（図1）．この現象をCPXのいろいろなパラメータで評価してATを決定する．

2 ■AT決定法

ATの決定法は以下のごとくである（表1）．
① $\dot{V}O_2$，$\dot{V}CO_2$，$\dot{V}E$のトレンドグラフで，$\dot{V}CO_2$と$\dot{V}O_2$の傾きが急峻になり始める点（図2）．
② $\dot{V}O_2$と$\dot{V}CO_2$の関係図（V-slope法　図3）で，$\dot{V}O_2$に対して$\dot{V}CO_2$が増加し始め，45度のラインよりも急峻になり始める点．
③ $\dot{V}E/\dot{V}O_2$と$\dot{V}E/\dot{V}CO_2$のトレンドグラフで$\dot{V}E/\dot{V}O_2$が増加し始める点（図2）．

ATに達しても$\dot{V}O_2$の増加率は一定であるのに対して，$\dot{V}CO_2$と$\dot{V}E$の増加率はそろって同程度大きくなるため，$\dot{V}E/\dot{V}CO_2$はATになっても傾きに変化が生じないのに対して，$\dot{V}E/\dot{V}O_2$の傾き

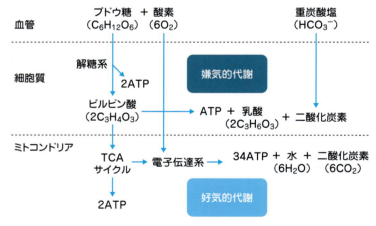

図1　グルコースの代謝
グルコースは細胞質内に取り込まれて解凍系によりピルビン酸（正確にはアセチルCoA）にまで分解される．電子伝達系への酸素供給が十分ある場合には，アセチルCoAはミトコンドリアに取り込まれ水と二酸化炭素に分解される．この過程で合計36モルのATPが産生される．これを好気的（有気的）代謝という．酸素供給が不十分な場合にはピルビン酸は細胞質内で乳酸に変換される．この過程では2モルしかATPは産生されない．これを嫌気的代謝という．

表1　AT 決定法
1. $\dot{V}CO_2$, $\dot{V}E$ が $\dot{V}O_2$ から乖離して上昇を開始する点 2. V-slope 法にて slope が 45 度以上になり始める点 3. $\dot{V}E/\dot{V}O_2$ の上昇開始点 4. R 上昇開始点 5. $PETO_2$ 上昇開始点
参考にするポイント
・peak $\dot{V}O_2$ の 60％位（peak R＞1.10 の場合） ・V-slope でドットが疎になる点 ・呼吸数が増加を開始する点（RR threshold）

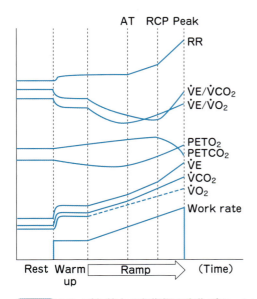

図2 ランプ負荷中の各指標の変化パターン

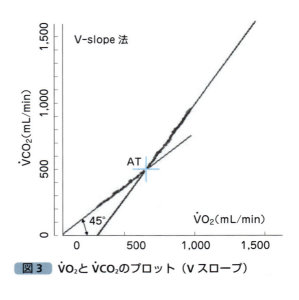

図3 $\dot{V}O_2$ と $\dot{V}CO_2$ のプロット（V スロープ）

は大きくなる．Ramp 負荷実施中に AT に達したことを最も確認しやすい方法である．

④$\dot{V}CO_2/\dot{V}O_2$ で計算される R のトレンドグラフで R が増加し始める点．

R が 1 以上になっている場合はすでに AT を超えている．

⑤$(P)ETO_2$ と $(P)ETCO_2$ のトレンドグラフで $(P)ETO_2$ が増加し始める点（図2）．

運動開始とともに換気が亢進してガス交換効率は改善するとともに $\dot{V}O_2$ が増加し始めるため，呼気中の酸素が体内へ移行する量が増える．そのため呼気中の酸素分圧が低下して $(P)ETO_2$ が低下する．AT に達すると，換気が亢進すると同時に嫌気的代謝の割合が急激に増加するためガス交換にかかわらない O_2 が増え，吸気中の酸素が呼気中にそのまま戻る．その結果，$(P)ETO_2$ はプラトーからやや増加に転じる．

⑥AT と peak $\dot{V}O_2$ の比による決定支援: 最大負荷がかけられ，peak $\dot{V}O_2$ のみが低下する病態がない場合には，AT と peak $\dot{V}O_2$ を比較することで AT の位置を推測できる．一つは，通常 AT は peak $\dot{V}O_2$ の 60％であることであり，もう一つは，% peak $\dot{V}O_2$ と %AT がほぼ同じ数値であることである．AT が peak $\dot{V}O_2$ の 70％以上，あるいは %AT が %peak $\dot{V}O_2$ よりも 10％以上大きい場合には，

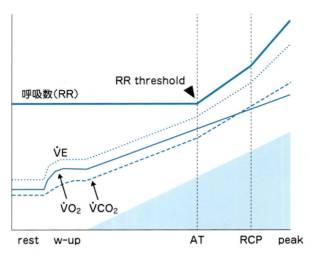

図4 RR threshold
運動習慣のない人はATになると呼吸数が増加し始めることが多い

　最大負荷付近に異常がないかどうか考える必要がある．経験的に，%ATが60％くらいで%peak $\dot{V}O_2$ が50％くらいの場合，骨格筋力低下による回転数維持困難が%peak $\dot{V}O_2$ 低下の原因であることが多い．%ATが80％くらいで%peak $\dot{V}O_2$ が70％くらいの場合には喫煙が原因のことがある．「十分な負荷」とは，Rが1.15（1.10）以上，RCPが出現，終了時自覚症状がBorg 17以上の場合である．Rが低く，RCPも出現する前にBorg 19で終了するのは，極端な筋力不足か重症肺気腫のことが多い．

⑦自覚症状によるAT決定支援：ATになると体が酸性になり始めるためか足の熱感を感じ，自転車エルゴメータのペダル回転速度を遅くする被検者がいる．これも，ATになったか否か，また患者が苦痛を感じ始めたか否かを判断する重要な所見である．

　また，負荷中にBorg指数を指し示せる場合には，Borg 13になった時点がATであることが多い．

⑧RR threshold：通常，呼吸数はATになると増加し始める．ランプ負荷中，トレンドグラフに呼吸数を表示していれば，呼吸数が増加を開始する点（RR threshold）がATであることが多い（図4）．

　しかし，浅く速い呼吸の患者ではわかりにくく，日常的に体を動かしている人ではRCPにRR thresholdが出現することがあるためこの手法は適用できない．

〈安達　仁〉

5 運動処方

D その他の運動処方

5-A にて CPX を用いた AT 決定法，運動処方について詳説してきたが，CPX が実施できない場合には下記の処方によって代用する．

1 ■心拍数を用いた運動処方（心拍処方）

Karvonen の式を用いて処方する．処方心拍数＝（予測最大心拍数－安静時心拍数）×k＋安静時心拍数（係数［k］は一般的な症例は 0.6，高リスク例では 0.4〜0.5，心不全例では 0.3〜0.5 を用いる）である．心拍応答が低下している場合，すなわち心不全や重症糖尿病，高血圧，心房細動アブレーション術後などの場合，少し心拍数がずれると，負荷量が大きくずれてしまうことがあり注意を要する（図1）．最大心拍数は実測したものが望ましい．220 から年齢を引いた値を使用すると，心拍応答が正常な例では運動強度が低めに設定され，β遮断薬使用時などの心拍応答が低下している例では，運動強度が高く設定される．よって，β遮断薬使用例では計算時に予測最大心拍数を用いてはならず，必ず最大心拍数を実測する．

2 ■自覚症状による処方

運動中の安全性が高い患者に，一度に数十人以上を対象として運動処方を出す場合に便利である．歩いていて「ややつらい」と感じるが，話しかけると普通に返事のできる運動レベル，すなわち Borg の 11-13（図2）で行う．個人間により自覚症状はばらつきが多く，Borg 11-13 が AT レベルに合致するのは健常人の約 60％である．

3 ■トークテスト

呼吸数増加を比較的客観的に判断できるテストがトークテストである．

CPX で VE を観察すると負荷量の増加に伴い換気量は増加するが，AT と RCP で増加の変曲点を認める（図3）．これは VT（ventilatory threshold）と呼ばれ，嫌気代謝が加わり，乳酸負荷が起こり，化学受容器が刺激されたことを反映して換気が亢進したことで発生する（図4）[1]．AT での換気量の変曲点を VT1，RCP での変曲点を VT2 と呼ぶ．トークテストでは運動中に 30 秒くらいで読み終わる長さの文章を音読してもらう．息切れなく読み切ることができる場合にトークテスト陽性と判断し，息切れのために読み切ることが難しい場合が陰性と判断される．息が少し切れ

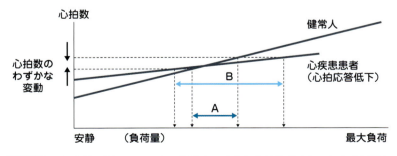

図1 心拍応答の低下していない健常人では少し心拍数がずれても負荷量はあまりずれない（A）が，心拍応答の低下した人では大きな負荷量のずれを生む（B）．

指数	自覚的運動強度	運動強度	
20	もう限界	100%	
19	とてもつらい	95%	
18			
17	かなりつらい	85%	
16			
15	つらい	70%	
14			
13	ややつらい	55%	(嫌気性代謝閾値に相当)
12			
11	楽である	40%	
10			
9	かなり楽である	20%	
8			
7	とても楽である	5%	
6			

図2 Borg 指数と運動強度

自覚的運動強度（RPE）と運動強度（%）のいずれかを用いる．
（Borg GA. Exerc Sport Sci Rev 1974; 2: 131-53 より）
〔日本循環器学会/日本心臓リハビリテーション学会合同ガイドライン．2021年改訂版 心血管疾患におけるリハビリテーションに関するガイドライン．https://www.j-circ.or.jp/cms/wp-content/uploads/2021/03/JCS2021_Makita.pdf（2024年6月閲覧）〕

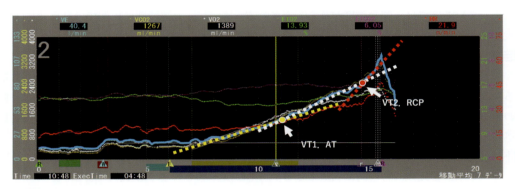

図3 VT（ventilatory threshold）と AT，RCP の関係
VE は AT に当たる VT1 と RCP に当たる VT2 で変曲点を迎えている．

るが，読みきれるレベルが一般的には VT1 に合致することから AT を評価することができると考えられている（図5）[2]．また，前述のごとく，運動耐容能が極端に低下した心不全患者では，PAWP 上昇に伴って換気効率が低下し，呼吸数が増加する．そのため，トークテストが陰性（息切れのために遂行困難）になるのは AT 以下のレベルである．この場合もトークテストは有用であり，陰性にならない時点で運動療法を行えば安心である．

テストに用いる適当な読み物がない場合には，スタッフと会話をして確かめることも可能である．息切れ感の程度が，本人の訴えではなく，スタッフの判断であるので，より客観的である．

他の方法で処方が作成されている場合でも，体調は日によって異なるため，そのような場合にトークテストを行ってその日の運動療法の強度を決定するという応用もできる．

4 ■簡易心拍処方

安静時 HR＋30/min での運動療法を実施する．β遮断薬投与例では安静時＋20/min で実施する．簡便ではあるが，他の手法とは異なり，負荷を前提としておらず，負荷に対しての心応答の個人差を加味したものではない．このため，不確実性が高く，運動負荷試験が未実施の患者で

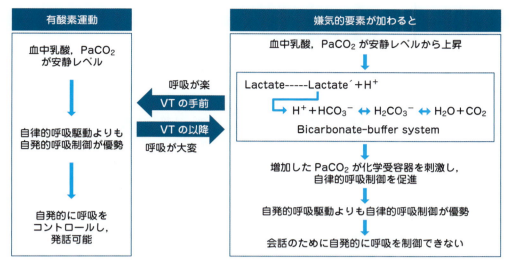

図4 トークテストの生理学的メカニズム

換気閾値 VT 以下では，安静時時の $PaCO_2$（動脈血中の二酸化炭素の分圧）のレベルであり，運動中の話すことが可能．VT を超える時には，乳酸の増加が起こり，重炭酸バッファーシステムを介して $PaCO_2$ が増加する．増加した $PaCO_2$ は呼吸 drive を強化し，快適な会話が難しくなる．
（Saini M, et al. Indian Heart J. 2018; 70: S466-70[1]）より）

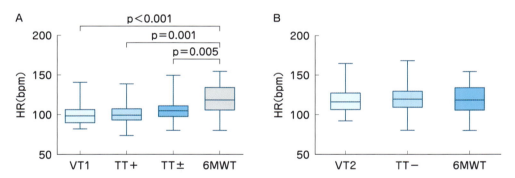

図5 VT1 と TT＋，TT± での HR の関係（A），VT2 と TT－，6MWD での HR の関係
A：VT1，TT＋と TT± の各段階，および 6MWT での HR の比較．
B：VT2，TT－，および 6MWT での HR の比較．
HR：心拍数，VT：換気閾値，6MWT：6 分間歩行テスト，TT：トークテスト，TT＋：トークテストの最後の陽性段階，TT±：トークテストの最初の不確かな段階，TT－：トークテストの陰性段階．
※陽性＝問題なく会話ができる．陰性＝会話が困難．
（Althoff A, et al. Arq Bras Cardiol. 2023; 120: e20230086[2]）より）

運動負荷試験によって運動処方が決定されるまでの期間にとどめるべきである．また，ペースメーカ植込み例，β遮断薬投与例等変時性不全を認める患者，心房細動などの不整脈を有する患者では心拍数を基準とした処方は注意が必要である．当たり前であるが，心拍応答が低下した患者，つまりはちょっとやそっとの負荷で心拍数が増加しない症例では心拍数を指標にした運動処方は過度な負荷となりやすい（図6）．

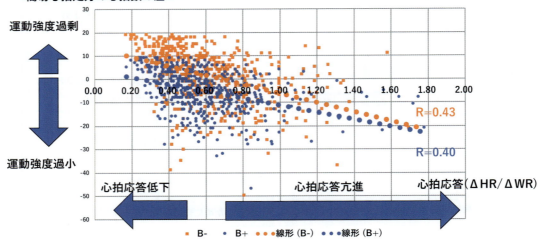

図6 心拍応答から見た簡易心拍処方

当院データをもとに作成．Y軸は安静時+β遮断薬非使用例で30 bpm，β遮断薬使用例で+20 bpmからそれぞれ実際のATにおけるHRを引いたもの．ΔHR>0は簡易心拍処方を元にすると運動強度が過剰となり，ΔHR<0は運動強度が過小となる可能性があることを示す．−10≦ΔHR≦10に該当したのは68.2%であった．ΔHR>10（過剰な負荷となる可能性がある症例）には10.7%が該当した．
●はβ遮断薬非使用例，■は使用例．心房細動例は除いて検討．

〈文献〉

1) Saini M, Kulandaivelan S, Devi P, et al. The talk test-A costless tool for exercise prescription in Indian cardiac rehabilitation. Indian Heart J. 2018; 70: S466-70.
2) Althoff A, Vieira AM, da Silveira LS, et al. Aerobic exercise prescription in cardiac rehabilitation based on heart rate from talk test stages and 6-minute walk test. Arq Bras Cardiol. 2023; 120: e20230086.

〈星野圭治〉

5 運動処方

E 疾患別の運動処方の考え方

　運動処方は種別と強度で考える．種別としては，有酸素系か抵抗運動系か生活活動系かで分類し，強度は高強度，中等度，軽度で考える．「生活活動」は本来は有酸素運動や抵抗運動と並ぶ言葉ではないが，ここでは，いわゆる運動ではなく日常活動を維持するための 3 METs 以下程度の活動のこととする．ちなみに，「運動」について，アメリカの戯画には**図1**のように書かれている．あくまでも戯画なのでふざけた内容で，真剣に運動で身を立てている人には申し訳ないが，運動療法に参加する人たちに対する講演の最中に息抜きをしてもらう時に筆者はたまに使っている．

　有酸素運動系の特徴は酸素利用能，代謝，血管拡張能，自律神経活性等に幅広く有効なことである．抵抗運動系の特徴は骨格筋量が改善することで，骨格筋ポンプ機能やパワーが増す．

　これらの特徴と，疾患の病態を考えて運動処方を作成する．**表1**に疾患別の心臓リハビリテーションを示す．

　労作性狭心症の心臓リハビリテーションの目的は虚血改善と ACS 予防である．そのため，プラーク退縮・進展抑制効果と炎症改善効果のある有酸素運動が主体となる．虚血閾値を CPX で検討し，それ以下の強度で実施する．AT レベルで長時間実施することが一般的であるが，高強度を好む場合には虚血閾値以下なら実施可能である．

　心筋梗塞の場合には，再発予防，致死的不整脈発症予防，心不全発症予防等が目的であるため，やはり有酸素系で中等度強度が主体となる．ほとんどの場合，PCI が終了しているので虚血は考えなくてもよいが，いわゆる枯れ枝状の冠動脈や，残存狭窄がある場合には虚血閾値を考慮して運動強度を設定する．広範囲前壁梗塞の場合，以前は運動によりリモデリングが生じて心不全になる可能性があるといわれていた[1]が，その後は，中等度強度の有酸素運動はむしろリモデリングを予防するとの報告のほうが優勢である[2,3]．

　心機能が低下した心不全（HFrEF）の場合，catecholamine injury や炎症による心筋細胞不全や致死性不整脈発症予防目的に中等度の有酸素系が推奨される．しかし，骨格筋ポンプ機能を改善させたい場合には抵抗運動系も有用である．フレイルを伴っていたり，長期臥床後には，低強度の抵抗運動系，すなわちプレトレーニングから開始する．有酸素系は 3-4 METs 獲得後でなければ持続できず，効果はあまり期待できない．

　HFpEF の悪影響は心拍数と運動強度に依存する．心拍数が早すぎると左心室の不完全弛緩によって心拍出量増加応答が低下し，骨格筋での ATP 産生が不十分になる．また，HFmrEF に近い HFpEF の場合，運動強度が強すぎ

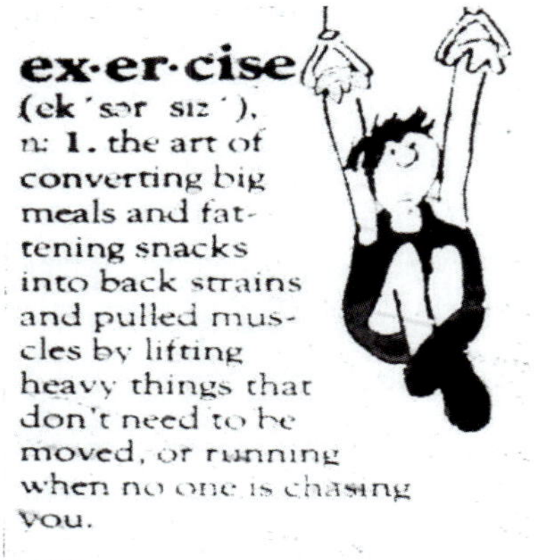

図1 運動の漫画的な定義

運動とは：名詞．持つ必要もない重いものを持ち上げたり，動かす必要のないものを動かしたり，あるいは誰も追いかけてこないのに走り回ることによって，大量のご飯と脂っぽいお菓子を背中の張り感や足のひきつれ感に変換する技

表1 疾患別の運動処方

		種別	強度	備考
狭心症		有酸素運動	中等度	代謝改善 　→動脈硬化退縮 　　酸素供給改善 自律神経活性安定化 　→心筋酸素需要減少 　　ACSのトリガー抑制
心筋梗塞		有酸素運動	中等度	代謝改善・炎症改善 　→再発予防 　　リモデリング予防 自律神経活性安定化 　→致死性不整脈予防 後負荷軽減（心保護）
		抵抗運動	低強度 中等度	長期臥床からの回復 低心機能時の心拍出量改善
心不全	HFrEF	有酸素運動	中等度	炎症改善 血管内皮細胞機能改善 自律神経活性化以前 　→心保護, 腎保護, 不整脈予防
		抵抗運動	軽度 中等度	フレイル改善 骨格筋ポンプ機能改善
	HFpEF	有酸素運動	中等度	炎症・インスリン抵抗性改善 Ca handling 改善
		生活活動		フレイル改善
開心術後		有酸素運動 抵抗運動	中等度 中等度	冠危険因子改善 心不全改善
大血管疾患		抵抗運動	低強度	長期臥床からの回復
末梢動脈疾患		有酸素運動	種々	側副血行路の発達
TAVI		生活活動 有酸素運動		フレイル改善 HFpEF 改善

　ると LVEDP が上昇して，やはり心拍出量が低下する．これらの現象が生じたか否かは息切れ感が不自然に強くなったかどうかで推測できる場合がある．AT を超えると RR threshold も超えることが多いため，息切れで判断することが難しいが，AT 以下で息切れが増悪した場合には，そのレベル以下で運動療法を行う．

　HFpEF の発症機序は炎症と心筋細胞における Ca handling の異常とされている．ともに有酸素運動が有効であるため，運動療法の種目は中等度の有酸素系が中心となる．

　開心術後や大血管疾患は多くの場合，術後安静からの回復が最初の目的となるので，プレトレーニングで開始する．3-4 METs 獲得後，中等度の有酸素系と抵抗運動系に変更する．CABG の場合は冠危険因子の治療も必要なため有酸素系が中心になることが多い．弁置換術は心不全の要素が残っているため抵抗運動系も必要である．

　TAVI はフレイルに対するプレトレーニングで開始し，可能であれば HFpEF 改善目的の有酸素運動を行う．

　PAD は側副血行路新生が主目的であるため，有酸素系を行う．強度は血管狭窄の程度に依存し

ており，下肢疼痛が出現する強度が必要である．

〈文献〉

1) Kubo N, Ohmura N, Nakada I, et al. Exercise at ventilatory threshold aggravates left ventricular remodeling in patients with extensive anterior acute myocardial infarction. Am Heart J. 2004; 147: 113-20.
2) Haykowsky M, Scott J, Esch B, et al. A meta-analysis of the effects of exercise training on left ventricular remodeling following myocardial infarction: start early and go longer for greatest exercise benefits on remodeling. Trials. 2011; 12: 92.
3) Giannuzzi P, Tavazzi L, Temporelli PL, et al. Long-term physical training and left ventricular remodeling after anterior myocardial infarction: results of the Exercise in Anterior Myocardial Infarction (EAMI) trial. EAMI Study Group. J Am Coll Cardiol. 1993; 22: 1821-9.

〈安達 仁〉

6 運動療法

有酸素運動

　運動療法の基本は有酸素運動や抵抗運動（レジスタンストレーニング）である．運動療法ではさまざまな種類，病期や重症度の心血管疾患が対象となるため，運動療法の禁忌（6-G の表 3, p.110 参照）を十分理解しておくことが安全で効果的な運動療法を行ううえで必須である．ここでは有酸素運動の方法について紹介する．

1 ■ 運動の頻度

　運動療法が開始となった入院患者においては，基本的には低強度から中強度で週 5 回以上の運動を実施している．外来患者の場合，監視下運動療法への参加以外に，非監視下の自主トレーニングを指導し，運動の頻度を維持するようにしている．各種評価（病態，心機能，運動耐容能など）から運動療法のリスクを層別化し，自主トレーニングの開始時期や方法を検討するようにしている．リスク層別化の指標には，American Association of Cardiovascular and Pulmonary Rehabilitation（AACVPR）や American Heart Association（AHA）の基準がある（**表 1**）．疾患重症度や臨床所見，運動耐容能などにより層別化されている．

2 ■ 運動の強度

　心血管疾患患者に推奨される有酸素運動は，有酸素代謝が行われる強度のことであるが，その最大運動強度における酸素摂取量を嫌気性代謝閾値（anaerobic threshold: AT）とよぶ．AT 以下の運動強度であればすべて有酸素運動であるが，運動の原則として運動強度が強いほど運動耐容能に及ぼす影響も大きいため，運動耐容能改善を目的とした有酸素運動を行う場合には AT レベルで運動を行う．

　しかし，過度の安静や長期臥床による筋萎縮など身体ディコンディショニングの患者やフレイルの患者などでは，AT レベルでの運動を行おうとすると運動が 5 分も持続できないような場合がある．その場合には AT レベルよりも負荷強度を下げ段階的に強度を上げていき，まずは AT レベルに到達することを目標としている．また，安静と 0 ワットあるいは空漕ぎを 1：1 あるいは 2：1 で繰り返す低強度インターバルトレーニング［low intensity interval training: LIT（LIIT）］（**図 1**）を取り入れる場合もある．運動ができるという自信回復と，自律神経への作用を介したディコンディショニングの改善効果が主であると思われる．多くの患者は低強度インターバルトレーニングを開始して，1 週間もたたないうちに AT レベルの持続的運動ができるようになることが多い．

　その他にも，AT に従わずより安全なレベルで有酸素運動を行う場合もある．例えば，AT 時の収縮期血圧が 180 mmHg 以上の場合には，AT レベルでの有酸素運動は実施しない．また，頻脈になると心筋収縮力が低下したり拡張不全が顕著になり心ポンプ機能が低下することがあり，心拍数が 110 回/分程度でこのような状態になる場合が多い．CPX を実施している場合には，運動強度が増加しているにも関わらず $\dot{V}O_2/HR$ が平低化していないか確認するようにしている．さらに心不全症例では，運動中に肺動脈楔入圧（pulmonary artery wedge pressure: PAWP）が上昇しやすい．Weber 分類別にみた運動強度と PAWP の関係[2]（**図 2**）では，Class C 以上の症例では AT に基づいた有酸素運動でも肺水腫が誘発される可能性が示されており，心不全が重症であるほど AT 未満でより低強度の運動が望ましいということになる．

表1 運動療法のリスク分類（American Heart Association: AHA）

	対象者	臨床的特徴	活動のガイドライン	監視	心電図と血圧モニター
クラスA	1. 子供，10歳代，心疾患や主要な冠危険因子の既往がなく，症状のない45歳未満の男性または55歳未満の女性 2. 心疾患や症状のない45歳以上の男性または55歳以上の女性で，主要な冠危険因子が2つ未満 3. 心疾患や症状のない45歳以上の男性または55歳以上の女性で，主要な冠危険因子が2つ以上 *A-2, A-3は医学的評価と可能ならば運動負荷試験後に運動療法を行うことが推奨される．		特に制限はない．	不要	不要
クラスB	次の診断のいずれかを含む 1. 冠動脈疾患（心筋梗塞，CABG, PTCA, 狭心症，運動負荷試験異常，冠動脈造影異常所見）の既往を有するが，状態が安定しており右記の臨床的特徴を有するもの 2. 弁膜疾患，右記の臨床的特徴を有し，重篤な弁狭窄または逆流のあるものは除外 3. 先天性心疾患（第27回Bethesdaカンファレンスの勧告を満たすもの） 4. 心筋症，左室駆出率30%以下，右記の臨床的特徴を有する安定した心不全患者を含む．ただし，肥大型心筋症や最近の心筋炎は除外 5. クラスCにあげるリスクの分類を満たさないような運動負荷試験による異常所見	以下のすべてを含む 1）NYHAのクラス1または2 2）運動能力が6 METs以下 3）うっ血性心不全の根拠がない 4）安静時と6 METs以下の運動負荷試験時に虚血徴候または狭心症がない 5）運動中に収縮期血圧が適度に増加する 6）安静時または運動時に心室性期外収縮の連発がない 7）活動強度を十分に自己モニタできる	主要な医療提供者によって承認され，有資格者によって提供された運動処方とともに，活動は個別化されるべき	医学的な監視は運動処方初期のセッションに効果的．個々が自分の活動をどのようにモニタするか理解するまでは，ほかの運動セッションにおいてもトレーニングを受けた適切な非医療職種によって監視されるべきである．医療職種はACLSのトレーニングと認定を受けること．非医療職種もBLSのトレーニングと認定を受けること．	トレーニング開始早期，通常6〜12回が有用

表1 運動療法のリスク分類（American Heart Association: AHA）（つづき）

	対象者	臨床的特徴	活動のガイドライン	監視	心電図と血圧モニター
クラスC	次の診断のいずれかを含む 1．運動中に心臓合併症を発症するリスクが中程度〜高度の人，および/または活動を自分で調整することができない．または勧告された活動レベルを理解できないもの 2．右記の臨床的特徴を有する安定した心不全患者を含む．ただし，肥大型心筋症や最近の心筋炎は除外 5．コントロール不能な複雑心室性不整脈 ＊クラスCでの監視型運動療法の期間が終了した場合，処方された運動強度で適切な医療職種によって運動の安全性が十分に確立され，患者自身も自己管理ができるようにクラスBに再分類される．	以下のうちいずれか 1）NYHAクラス3以上 2）運動負荷試験の結果で ・運動能力が6 METs未満 ・6 METs未満の運動強度でST低下または狭心症の発症 ・運動によって収縮期血圧が低下する ・運動によって非持続的心室頻拍が起こる 3）一次性心停止の既往がある 4）医師が致命的ではないかと考える医学的問題がある	健康診断などの保険サービスを含む総合的な医療の提供者によって承認され，有資格者によって提供された運動処方とともに，活動は個別化されるべき	安全性が確立されるまで，すべての運動セッションに医学的監視が必要	運動中の連続モニタが必要．通常12回以上
クラスD	次の診断のいずれかを含む 1）不安定な虚血 2）重症で症状のある弁狭窄や逆流 3）先天性心疾患（第27回Bethesdaカンファレンスで勧告された先天性心疾患患者に対する運動によるコンディショニングを禁止するリスク指標） 4）代償されない心不全 5）コントロールされていない不整脈 6）運動によって悪化する可能性をもつその他の状態 ＊治療や患者をクラスC以上に戻すことが優先される．			・クラスDではコンディショニング目的での活動はすすめられない． ・日常活動は患者の主治医によって行われた個人の評価をもとに処方されるべき	

CABG: coronary artery bypass grafting
PTCA: percutaneous transluminal coronary angioplasty
NYHA: New York Heart Association
ACLS: advanced cardiovascular life support
BLS: basic life support

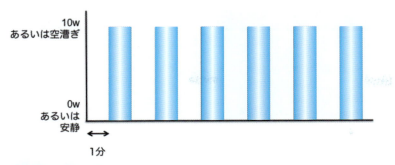

図1 低強度インターバルトレーニング

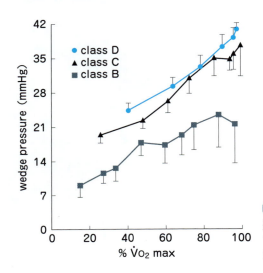

図2 ランプ負荷中のPAWP（肺動脈楔入圧）
運動耐容能が低いほど運動負荷中にPAWPが上昇しやすい．Class B, C, DはWeber-Janickiによる分類．Class Dが最も運動耐容能が低い．

3 ■運動の時間と量

　運動の持続時間は1セットあたり10〜15分を2〜3セットで計20〜30分，入院患者ではそれを午前と午後で実施している．運動耐容能が著しく低下した症例などに対しては5分を2〜3セット，計10〜15分程度の運動から開始する．次のセッション以降10分，15分と段階的に時間を延ばしていくと安全かつ運動への抵抗感が少なく，達成感にもつながる．最終的に計20〜60分間の運動を目標としている．目標とするべき運動時間は，疾患発症前の活動レベル，仕事，趣味，生活環境，患者の希望なども考慮し設定している．

4 ■運動の種類

　ウォーキングやジョギング，サイクリング，エアロビクス，水中運動など全身をリズミカルに動かす運動があげられる．当院では基本的にはウォーキングと自転車エルゴメータでの運動を組み合わせて実施している．

　一般的にウォーキングは，特別な機器を使用しない点からも最も実施しやすい運動様式であり，入院中だけでなく退院後の自主トレーニング指導へと繋げやすい．また，有酸素運動としてだけではなく，退院後の生活範囲や活動量を維持または改善するためにも重要な運動様式である．トレッドミルでの運動は，高齢者や運動習慣のない場合は歩きづらさ（腰が引ける，前傾姿勢になる，突進様になる，小刻みになるなど）を感じることが多く，トレッドミルをもつ手に余分な力が入ったりすることで運動の効率が悪くなり酸素摂取量が増加してしまうため，初回から

表2 トレッドミルの導入基準
・補助具を使用せず歩行が自立していること
・運動耐容能が70%以上であること
・自転車エルゴメータでATレベルの運動ができること
・整形外科的な問題がない（腰痛，関節の荷重時痛など）
・意識消失（致死性不整脈）の既往がないこと
・ウォーキングシューズを履いていること（スリッパは不可）

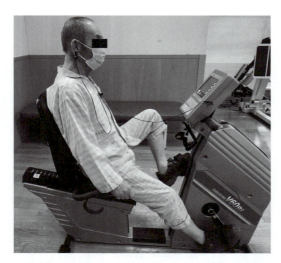

図3　リカンベントバイクを用いた有酸素運動

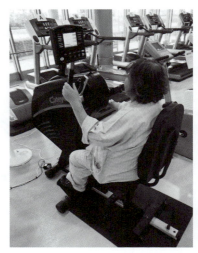

図4　上肢エルゴメータを用いた有酸素運動

導入することは少ない．当院でのトレッドミルでの運動の導入基準を表2に示す．

　一方で自転車エルゴメータを用いた運動は初回から導入することが多い．特にリカンベントバイク（図3）は，座って寄りかかりながら運動ができることから，高齢な方や胸骨正中切開術後，円背などにより姿勢の保持が困難な症例などに導入しやすい．また，運動中の血圧低下や低血糖，重症不整脈などの状態変化時に安全な対応がとりやすい．前立腺疾患をもつ症例では，医師から自転車エルゴメータでの運動が禁止されている場合もあるため，導入の際には注意している．また，変形性関節症や高度肥満など通常の自転車エルゴメータでの運動が困難な場合には，上肢エルゴメータを使用することもある．上肢を使用する家事動作などで息切れ感を生じるような症例に関しては，呼吸コントロールの練習や指導とあわせて上肢エルゴメータを用いて上肢の運動を行うこともある（図4）．

　サイクリング，エアロビクス，水中運動など他の運動様式によっても有酸素運動の効果は得られるため，運動耐容能や患者の選好も考慮して運動の種類を決定している．

〈文献〉

1) 日本循環器学会/日本心臓リハビリテーション学会合同ガイドライン．2021年改訂版 心血管疾患におけるリハビリテーションに関するガイドライン．https://www.j-circ.or.jp/cms/wp-content/uploads/2021/03/JCS2021_Makita.pdf
2) Weber KT, Kinasewitz GT, Janicki JS, et al. Oxygen utilization and ventilation during exercise in patients with chronic cardiac failure. Circulation. 1982, 65: 1213-23.

〈服部将也〉

6 運動療法
B 抵抗運動

　抵抗運動（以下，レジスタンストレーニング）は，あらゆる種類の抵抗を用いて行うトレーニングを意味している[1]．心血管疾患患者に対する有酸素運動の有効性が報告される一方で，レジスタンストレーニングは血行動態への負担が懸念され，それほど積極的でなかった歴史がある．当時のレジスタンストレーニングで検討されていた筋の収縮様式は等尺性収縮であり，筋の収縮時間が長く設定されていたため心イベントを起こす危険性があった．その後，1990年代に入り，レジスタンストレーニングにおける血行動態への安全性が各種報告された．現在，心血管疾患患者に対するレジスタンストレーニングとして考えられているのは，等尺性収縮のような静的な運動ではなく，関節の動きがある動的運動であり，1回の筋収縮時間は短く設定されている．筋力低下やフレイルを認める患者に低強度からのレジスタンストレーニングを行うこと（推奨クラスⅠ，エビデンスレベルA）持久性トレーニングに加えてレジスタンストレーニングを考慮すること（推奨クラスⅡa，エビデンスレベルB）が推奨されている[1]．

1 ■ トレーニングの禁忌と導入時期

　レジスタンストレーニングの禁忌について**表1**に示す．本邦の心血管疾患に対するレジスタンストレーニングは，2007年のAHA（American Heart Association）のステートメントに準じて行われている[2]．2023年にAHAのステートメントは更新され，禁忌に大きな変更はないものの，有酸素運動と併用した場合の効果などについて更新されている[3]．

　入院期の心不全患者に対するレジスタンストレーニングの開始にあたっては，2017年に日本心臓リハビリテーション学会が作成した心不全の心臓リハビリテーション標準プログラムをもとに，適応と禁忌を評価し，導入の時期を検討するようにしている．また，持続的な運動である有酸素運動が困難である症例においては，間欠的な運動であるレジスタンストレーニングを中心に行う場合もある．AHAのステートメントでは，有酸素運動が不適切または実行が困難である場合，レジスタンストレーニング単独でも効果が得られるためレジスタンストレーニングの導入を検討することがあるとしている．有酸素運動の開始が困難な症例に対しては，レジスタンストレーニングは初期戦略として考えることができるとされている．

表1　レジスタンストレーニングの絶対禁忌と相対禁忌

絶対禁忌	相対禁忌
不安定な冠動脈疾患 非代償性心不全 コントロールされていない不整脈 重篤な肺高血圧症 （平均肺動脈圧＞55 mmHg） 重症かつ有症状の大動脈弁狭窄症 急性心筋炎・心内膜炎・心外膜炎 コントロールされていない高血圧症 （＞180/110 mmHg） 急性大動脈解離など	冠動脈疾患の主要なリスクファクター 糖尿病 コントロールされていない高血圧症 （＞160/100 mmHg） 筋骨格系の制限がある 運動耐容能が低い（＜4 METs） ペースメーカや除細動器の挿入者

心筋梗塞発症または心臓外科手術後におけるレジスタンストレーニングの導入時期は，最低でも5週間経過していることが目安とされている．胸骨正中切開患者では，骨癒合が得られるまで約8週間を必要とするため，上肢に関しては術後3か月経過してからの導入が推奨されている．胸骨を切開しないMICSやMIDCAB症例については，上下肢レジスタンストレーニングを同時期に導入することも検討する．

表2　レジスタンストレーニングの強度設定方法	
%1-RM	連続で運動可能な回数
60	17回
70	12回
80	8回
90	5回
100	1回

2 ■ トレーニングの強度と頻度

　一般に筋力は最大抵抗に抗して，目的とする運動の全可動域で1回だけ発揮できる力（1 repetition maximum: 1 RM）を測定し，これを最大筋力としてトレーニングの指標とする．40-60%1-RMで，自覚的疲労（自覚的運動強度 ratings of perceived exertion: RPE 13を上限とする）まで1セット8〜12回を1〜3セット，週に2〜3回行う（48時間程間隔をあける）と効果的とされる．また，セット間は90秒間の回復時間をとることで，血圧の累積上昇が避けられる[4]．

強度の設定方法

　レジスタンストレーニングでは，1 RMを基準とした強度設定が有効とされる．実際に1 RMを測定する場合は軽い重量から持ち上げて徐々に重量を増し，最大重量を決定する方法がある．しかし，この方法では持ち上げ回数が増えることで疲労が生じ，1 RMを過小評価する可能性がある．さらに心不全患者の場合には1 RMを実測することは危険を伴う．そこで，ある強度を決めておいて，何回繰り返しできるかでおおよその負荷強度を知る方法（表2）やRPEを用いる方法などがある．

3 ■ トレーニングの進め方

　トレーニング導入時は，高齢者やフレイル患者では，低強度（＜40%1-RM）で15〜20回から開始することや，顕著な疲労なしに10〜15回繰り返しできる強度（RPE 11〜13）から開始すること，上肢は30-40%1-RM，下肢は50-60%1-RMを初期強度とすることなどが推奨されている．レジスタンストレーニングの導入段階では，筋骨格系の適応に時間をかけて適切な運動方法を練習し，過度な筋肉痛や筋損傷の可能性を減らすことが重要となる．準備の段階を設けて，時間の経過とともに段階的に運動強度，セット数を増やしていくことが，安全かつ効果的に実施するために重要であり，その方がアドヒアランスも高い．

　European Society of Cardiologyによるステートメント[5]では，心不全患者に対し目的に応じてトレーニングを段階的に導入するためのプログラム（表3）が示されており，臨床現場において運用されている．

　臨床的にベッドサイドや病棟で実施するような場合にはStep 1から開始する．Step 1は，運動の様式に慣れ，運動の正しい方法や感覚を覚えること，筋と筋の間のコーディネーションの改善が主目的となる．患者が動かし方に自信をもてるまで抵抗はかけず，または非常に弱い抵抗（30%1 RM未満）でゆっくり行う必要がある．臥床時期における運動の種類としては，下肢伸展運動（キッキング）や足関節底屈運動などがある．立ち上がりや歩行といった基本的動作につなげやすく，離床のための準備として選択することが多い．抵抗をかけ始める段階では，筋力の評価も踏まえ徒手抵抗を用いることもある．運動の方法，感覚に慣れてきたらフィジオロールなど道具による抵抗運動なども取り入れている（図1）．また，運動が今後どのような動作につながっ

表3 心不全患者に対するトレーニングの3つのステップ

Training programme	Training objectives	Stress form	Intensity	Repetitions	Training volume
Step Ⅰ-Pre-training	・正しい運動方法の習得 ・感覚を覚える ・筋肉間のコーディネーションの改善	Dynamic	<30% 1-RM, RPE <12	5-10	2-3 セッション/週, 1-3 サーキット/セッション
Step Ⅱ-Resistance/endurance training	局所の有酸素持久力改善, 筋肉間のコーディネーションの改善	Dynamic	30-40% 1-RM, RPE 12-13	12-25	2-3 sessions per week, 1 circuit per session
Step Ⅲ-Strength training. Muscle build-up training	筋量の増加（筋肥大）, 筋肉間内のコーディネーションの改善	Dynamic	40-60% 1-RM, RPE <15	8-15	2-3 sessions per week, 1 circuit per session

1-RM, one repetition maximum; RPE, rating of perceived exertion.
（Piepoli MF, et al. Eur J Heart Fail. 2011; 13: 347-57[5]より）

ていくのかを意識できるようきちんと説明すると, 運動の質は変わってくる. 立位ではカーフレイズやスクワット（図2）など自重を用いた内容やセラバンドを使用した低強度での抵抗運動をプレトレーニングとして行うことが多い. 心臓リハビリ室で対応できるようになったらStep 2へと進めている.

本邦の心血管疾患におけるリハビリテーションに関するガイドライン[1]には, レジスタンストレーニングは, このような急性期のベッドサイドで行われるゴムチューブやボールなどを用いた低強度の抵抗運動や, スクワットやカーフレイズなどとは分けて処方し, 回復期で行われると示されている.

4 ■筋の収縮様式と方法

レジスタンストレーニングの効果は遠心性＞等尺性＞求心性収縮の順であるといわれている. 収縮時間は6秒間（3秒求心性＋3秒遠心性, または2秒求心性＋4秒遠心性）を目安とし, 重りを持ち上げる（求心性収縮）時だけでなく, 重りを戻していく（遠心性収縮）時も, 丁寧に行うことがポイントとなる. 収縮様式もトレーニングの目的により変わってくる. 例えば加齢に伴い筋パワー（＝筋力×速度）＞筋力＞筋量の順で低下しやすいため, 筋パワーの改善を目的とした場合, 求心性収縮時はなるべく速く持ち上げるといった方法とする. 高齢な心血管疾患患者にも適応できると考えられる.

トレーニングによって目的とする最大限の効果を得るためにはいくつかの原則がある. そのひとつに, 随意的刺激（トレーニングの効果を高めるには, 目的とする筋への意識を集中して行う必要がある）が重要とされている. 単に運動を行うのではなく, どこの筋肉のトレーニングをしているか, 患者と共有することが大切である.

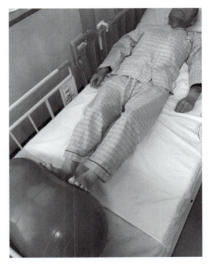

図1 ベッド上で行うプレトレーニング

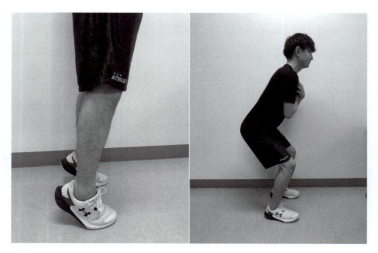

図2 自重を用いたプレトレーニング

5 ■ トレーニングの種類と時間

　大筋群を中心とした8〜10種類の運動を30〜45分間行うことが推奨されている．トレーニングの時間は，運動の反復回数，セット間の回復時間，そしてトレーニングの種類により構成される．
　トレーニングの種類（例）を図3に示す．大筋群をバランスよくトレーニングするようプログラムを構成する．ウエイトマシンの使用が難しい患者には，ダンベルやセラバンドでのトレーニングを指導する．

6 ■ トレーニングにおける注意点

　トレーニングの姿勢，機器を用いる場合にはスタートポジションを確認してから行う．トレーニングの際には，息こらえによるバルサルバ効果が生じないよう注意し，運動中には呼吸を止めないよう，ゆっくりと息を吐きながら行う．過剰な血圧上昇を招く可能性があるため，グリップは軽く握る．セット間には適切な休息を入れる．心イベントの兆候，特にめまい，新たな不整脈，息切れ，胸部不快感が現れたらすぐに中止する．

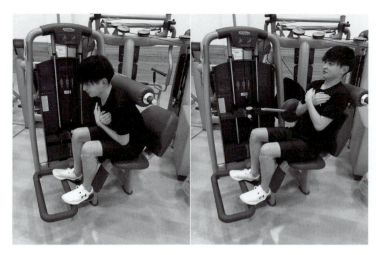
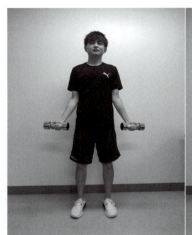
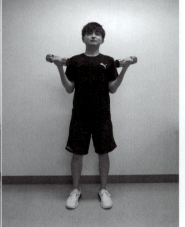
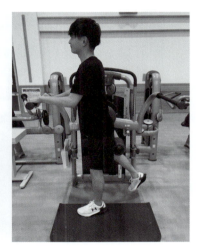
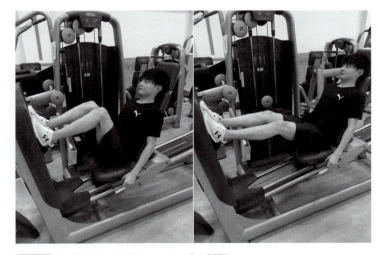

図3 レジスタンストレーニングの種類

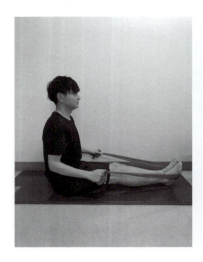
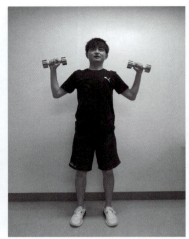
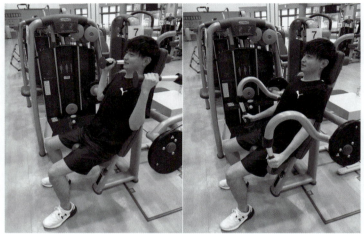

図3 つづき

〈文献〉
1) 日本循環器学会/日本心臓リハビリテーション学会合同ガイドライン．2021年改訂版 心血管疾患におけるリハビリテーションに関するガイドライン．https://www.j-circ.or.jp/cms/wp-content/uploads/2021/03/JCS2021_Makita.pdf
2) Williams MA, Haskell WL, Ades PA, et al. Resistance exercise in individuals with and without cardiovascular disease: 2007 update: a scientific statement from the American Heart Association Council on Clinical Cardiology and Council on Nutrition, Physical Activity, and Metabolism. Circulation. 2007; 116: 572-84.
3) Paluch AE, Boyer WR, Franklin BA, et al. Resistance exercise training in individuals with and without cardiovascular disease: 2023 update: a scientific statement from the American Heart Association. Circulation. 2024; 149: 217-31.
4) Lamotte M, Fleury F, Pirard M, et al. Acute cardiovascular response to resistance training during cardiac rehabilitation: effect of repetition speed and rest periods. Eur J Cardiovasc Prev Rehabil. 2010; 17: 329-36.
5) Piepoli MF, Conraads V, Corra U, et al. Exercise training in heart failure: from theory to practice. A consensus document of the Heart Failure Association and the European Association for Cardiovascular Prevention and Rehabilitation. Eur J Heart Fail. 2011; 13: 347-57.

〈服部将也〉

| 6 | 運動療法 |

高強度インターバルトレーニング

　運動処方はFITT-VPの原則がある．F: Frequencyは運動頻度（○回/週），I: Intensityは運動強度（○kg，○Watts），T: Timeは運動回数（○回，○セット，○分），T: Typeは運動様式（有酸素運動，レジスタンストレーニング，高強度インターバルトレーニングhigh intensity interval training: HIIT），V: Volumeは運動量，P: Progressionは漸増，改訂の原則を用いて運動処方を作成する．運動様式の中にHIITを当てはめることができる．日本循環器学会/日本心臓リハビリテーション学会合同ガイドラインの心血管疾患におけるリハビリテーションに関するガイドライン[1]では，Ⅱbと心疾患に対する日常臨床での実施において推奨度は弱いが，HIITの理論を理解し，適切な患者選択をすれば安全に効果を得られるとされている．HIITは，相対的に高強度の運動と中強度もしくは低強度の運動を交互に繰り返すトレーニング方法であり，心肺機能と筋持久力を高め全身持久力の向上が期待できる．HIITでは，自転車エルゴメーターを使用することが多いがランニングにおけるHIITでも応用できる．ランニングでは速く走ることとゆっくり走ることを交互に行うようにプログラムを作成する．速く走るフェーズ（急走期）の運動強度は最高心拍数の70～85％，緩やかに走るフェーズ（緩走期）は最高心拍数の60～70％とし，これを基準として次のフェーズに移り3～4セット行う．ランニングや速歩でのHIITは負荷量の設定が不明瞭なことあるため，患者の自覚的運動強度に基づき設定することが多い．表1に自覚的運動強度のBorg scaleを示す．高強度の場合は表中の15～17，中強度か低強度の場合は表中の11～13に設定し運動を行う．重症心不全患者，高齢者や虚弱な患者は軽労作で息切れが出現してしまう場合が多い．このような

表1　自覚的運動強度（Borg scale）

指数	自覚的運動強度	運動強度（％）	
20	もう限界	100	
19	非常にきつい	95	
18			
17	かなりきつい	85	HIIT相当の強度
16			
15	きつい	70	
14			
13	ややきつい	55	
12			AT相当の強度
11	楽である	40	
10			
9	かなり楽である	20	
8			
7	非常に楽である	5	
6			

C．高強度インターバルトレーニング

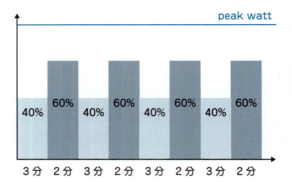

図1 導入初期のプロトコル

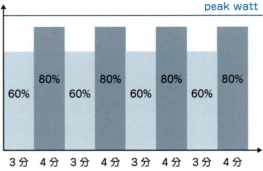

図2 慣れた時期，推奨するプロトコル

患者には，ガイドライン[1]が推奨する強度で実施することが困難であることが多いため，患者の忍容性なども含めて強度や時間による負荷を，推奨する設定より低くし，運動時間を短く設定する必要がある．図1にはHIIT導入初期，図2には患者が慣れてきた時期に分けた運動処方を示す．導入初期には，peak watt 60％の強度時間を短くし，peak watt 40％の強度時間を多くとる設定にしている．高齢者や運動経験のない患者は図1のような設定から開始したほうが患者の受け入れも良い．患者がHIITに慣れ，認容度に応じて負荷量を漸増することを考慮する．

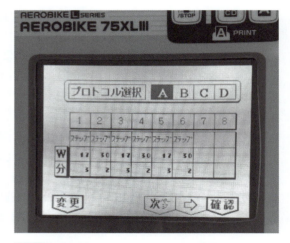

図3 自転車エルゴメータによる実際のプロトコル

心血管疾患におけるリハビリテーションに関するガイドライン[1]による運動強度の設定では，最高心拍数の60〜85％と心拍数で推奨されているが，心臓リハビリテーションに参加する心疾患患者はβ-blockerを内服していることが多く心拍応答不良であり，実際の臨床現場での運動強度の設定はWatt数で設定することが多い．自転車エルゴメータによる実際の処方を図3に示す．KONAMI（AEROBIKE，75XLIII）の自転車エルゴメータでは，運動開始前にインターバルトレーニングの設定が可能であり，患者自身が運動中に手元で操作せずに運動を持続することができる．この時の注意点としては，必ずトークテストを用いて息切れ感と自覚的運動強度をBorg scaleで確認する．HIIT導入時では，表1に示すBorg scaleで強度を確認し，慣れた時期には推奨されている高強度の設定になっているかも確認する．

インターバルトレーニングの利点は高強度の運動を安全に実施できることと，高強度でしか獲得できない効果を得られることにある．HIITにおける骨格筋の有酸素性能力改善には，速筋線維での有酸素性適応に加え，筋収縮強度の増大によるミトコンドリア固有機能の向上が寄与する[2]とされている．図4には，筋収縮の増大のメカニズムを示している．HIITによる細胞内Ca^{2+}濃度の上昇を起点とし，適切な運動強度によりCa^{2+}の放出と増加を繰り返し，CaMK IIが促進しミトコンドリア量・機能が改善することで筋機能の向上が図れる[2]と考えられている．さらに，

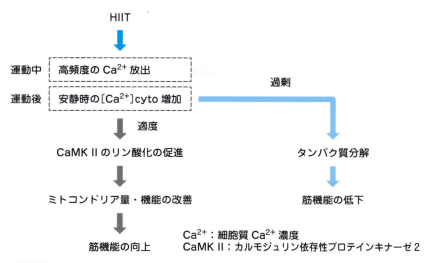

図4 HIITによる筋収縮増大のメカニズム

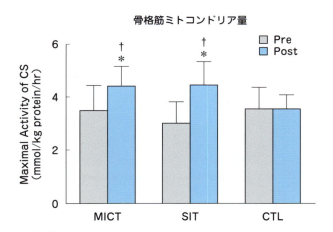

図5 運動強度による骨格筋ミトコンドリア量

MICT: 1分きつめの運動（20秒×3間に休憩）を週3回
SIT: 45分間の有酸素運動を週3回
CTL: 運動なし

　CaMK IIは神経細胞に豊富に存在し，神経伝達物質合成酵素やシナプス小胞稀結合タンパク，イオンチャネル，神経伝達物質受容体などをリン酸化することによって，それらのタンパク機能を調整し，シナプス伝達の可塑性を改善させる[3]こととも言われている．

　図5には運動強度による骨格筋ミトコンドリア量に与える影響[4]を示している．HIITを実施することにより，短時間の運動でも骨格筋ミトコンドリア量が増え，ミトコンドリアの機能を改善させることにより，運動耐容能を向上させることも言われている．さらに，HIITは，骨格筋の脂肪酸と糖の取り込み能力を増加させることも知られている．これは，脂肪酸や糖を酸化的に利用する能力が必要な若年の心疾患者や，代謝機能が低下している患者にとっても，HIITが有益なトレーニングになると考えられている．

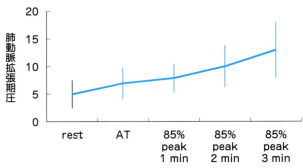

図6 運動強度における肺動脈拡張期圧

　また，HIITの利点は様々であり，心疾患患者にも応用することができる．心不全患者におけるHIITの効果については，中強度の有酸素運動と比較するとpeak $\dot{V}O_2$ が有意に改善し，心不全患者において，より高いpeak $\dot{V}O_2$ 改善効果を示す[5]と報告している．重症心不全患者へ導入する時の注意や工夫として，高強度の時間を3分以内にし，運動による心負荷の時間を考慮する．図6では，重症心不全患者に中等度および高強度負荷時の肺動脈拡張期圧を測定した値である．これは，3分を経過すると肺動脈拡張期圧が高くなり，肺うっ血につながる可能性が高くなる．そのため，高強度の持続時間は3分以内でとどめることや，少ないセット数のHIITから開始することも心負荷を軽減する運動療法の工夫になると考える．

〈文献〉

1) 日本循環器学会/日本心臓リハビリテーション学会合同ガイドライン．2021年改訂版 心血管疾患におけるリハビリテーションに関するガイドライン．https://www.j-circ.or.jp/cms/wp-content/uploads/2021/03/JCS2021_Makita.pdf
2) 渡邊大輝．高強度インターバルトレーニングに伴う骨格筋の適応メカニズム．体力化学．2023; 72: 52.
3) Yamagata Y, Kobayashi S, Umeda K, et al. Kinase-dead knock-in mouse reveals an essential role of kinase activity of Ca2＋/calmodulin-dependent protein kinase Ⅱα in dendritic spine enlargement, long/term potentiation, and learning. J Neurosci. 2009; 29: 7607-18.
4) Jenna BG, Brian JM, Martin JM, et al. Twelve weeks of sprint interval training improves indices of cardiometabolic health similar to traditional endurance training despite a five-fold lower exercise volume and time commitment. PLoS One. 2016; 4: e0154075.
5) Cuihua W, Jun X, Baoli Z, et al. The effect of High-intensity interval training on exercise capacity and prognosis in heart failure and coronary artery disease: a systematic review and meta-analysis. Cardiovasc Ther. 2022; 9: 10.1155/2022/4273809.

〈猪熊正美〉

6 運動療法

D エキセントリックトレーニング

　高齢者が加齢に伴い筋肉量の減少をきたすことは周知の事実であるが，心臓リハビリテーションの現場においても，患者の高齢化に加え，心不全や慢性腎臓病，糖尿病などの併発によりフレイル・サルコペニアを有する患者は増加している．循環器疾患患者に対するマシーンを用いた筋力トレーニングの安全性や有用性は多く発表されているが，様々な重複障害を有した高齢患者や低体力患者は，開始肢位が取れない，痛みを伴う，設定上一番軽い負荷でも患者にとっては過負荷になってしまう，など様々な理由から導入にあたり難渋することは臨床上珍しくない．また，効果的な自主トレーニングの習慣化にはさらに難渋することになる．ダンベルやゴムチューブなどを用いた低力者向けの筋力トレーニングも有用であるが，自宅等の非監視下において自発的に道具を用いたトレーニングを行える高齢者，低体力者は少なく，より簡便で効果的な筋力トレーニングの指導が必要となる．そこで我々は，日常生活動作のスピードをゆっくり行うよう指導することで，日々の生活の中にエキセントリックトレーニングを組み込む工夫している．

　筋収縮の種類には，筋肉を短縮させながら収縮する求心性収縮（コンセントリック）と筋肉を伸長させながら収縮する遠心性収縮（エキセントリック），関節の動きを伴わずに筋肉を収縮させる等尺性収縮（アイソメトリック）がある．中でも，遠心性収縮はより強い筋緊張を促し筋肥大や筋力増強効果が期待できる．また，ゆっくりとした動作が必須になるため，正しいフォームの獲得も得られやすい．当院では，エキセントリックな動きは4秒程度の時間をかけて行うように指導している．

　まず，椅子への着座をゆっくり行うことによる下肢全体のエキセントリックトレーニングを指

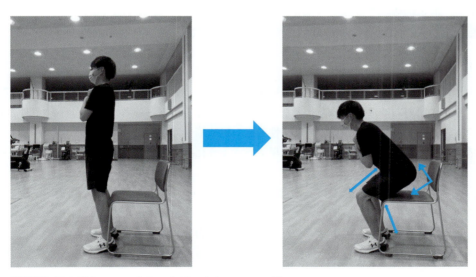

図1　着座動作でのエキセントリックトレーニング
ゆっくりとした着座で，大臀筋群，大腿四頭筋，下腿三頭筋など複数の筋肉に対してエキセントリックトレーニングの効果が期待できる．

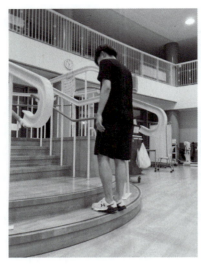
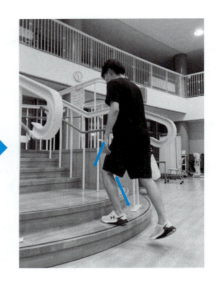
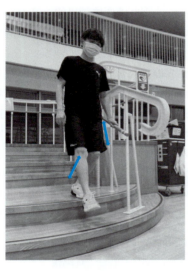

**図2　段差や階段の昇降動作での
エキセントリックトレーニング**

着座動作よりも，片足にかかる負荷は強くなる．
階段昇降より段差昇降の方が自分のペースで休憩を
入れやすい．また，足の踏み出しを交互に行うこと
で左右均等にトレーニングできる．

導する（図1）．高齢者では筋力低下から勢いよく着座することで胸腰椎の圧迫骨折をきたすこと
もあり，骨折予防のためにもゆっくりとした着座は重要である．高齢者に多い円背の状態では後
方にバランス不良となりやすいため，支持性の高い机や椅子の背もたれにつかまりながら行うよ
うに指導する．なお，立ち上がり動作を素早く行うように指導することで，筋パワー（筋力×ス
ピード）を高める効果が期待できる．

　次に，階段や段差を降りる際にゆっくり降りることを指導する（図2）．着座と同様に下肢全体
を鍛えるエキセントリックトレーニングとなるが，片足で体重を支えながらの動作になるため，
椅子への着座よりも強い負荷となる．また，バランス能力も必要となるため，高齢者や低体力患
者では手すりにつかまりながら安全に行うように指導する．変形性膝関節症など膝の整形疾患を
合併している場合には過負荷による膝痛の出現に注意が必要である．

　上肢に対しては，荷物を置く動作をゆっくり行うように指導する（図3）．肘関節を伸展させる
場合には上腕二頭筋，肩関節の動きを伴う場合には三角筋などにエキセントリックトレーニング

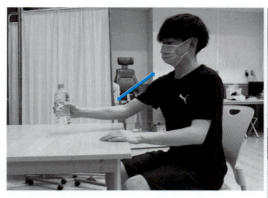 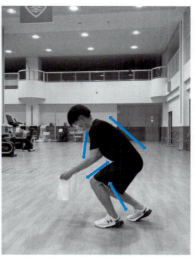

図3 上肢のエキセントリックトレーニング
日常生活の様々な場面においてゆっくりとした動作を意識することで，エキセントリックトレーニングになる．

の効果が期待できる．ただし，負荷がきつすぎる（荷物が重すぎる）と腰痛の原因となる場合もあるため，手さげバックや 500 mL のペットボトルなど，ある程度持ち続けることが可能な重さで行うように指導する．軽い負荷であっても，ゆっくり動かすことで強い筋緊張を得られるため，筋トレ効果は期待できる．

　上記のような，日常的に行う動作を用いてエキセントリックトレーニングを指導する際，本人の意欲が高ければ一般的な筋トレと同じく 5〜10 回程度動作を繰り返すように指導するが，意欲の低い患者に対しては，生活動作そのものが筋力トレーニングになるというお手軽感とその効果を強調して伝えた上で，回数は指定せずゆっくりとした動作を心がけるように指導している．

〈風間寛子〉

6 運動療法

E その他の運動療法

1 神経筋電気刺激療法

　神経筋電気刺激療法（neuromuscular electrical stimulation: NMES）は循環動態には影響せず，高齢者や心疾患者において安全に実施でき[1]，運動耐容能や骨格筋を増大させることができる．単電極のNMESの研究として，慢性心不全患者へのNMES（1日1時間，週5回5週間）を実施するとpeak $\dot{V}O_2$を改善させることや，ミトコンドリア活性を示すcitrate synthaseの増加と骨格筋の遅筋線維が増大し，peak $\dot{V}O_2$増大に寄与する[2]ことが言われている．また，外来心臓リハビリテーションに参加している心疾患者に対してcycle ergometerとNMESを併用したハイブリッドトレーニング（hybrid training: HT）の効果と安全性の検討をした研究では，HT群とコントロール群ともATとpeak $\dot{V}O_2$が改善し，HT群ではAT, peak $\dot{V}O_2$とも変化率が有意に高値であり，膝伸展筋力は有意に改善した[3]と報告している．**図1, 2**のPanasonic社製のひざトレーナー（EuJLM52S，定格電源圧AC100V・周波数50/60 Hz・正弦波・方形波・シフト正弦波）は，大腿部に巻き付ける骨格筋電気刺激器具であるが，大腿の広範囲に電気刺激がかけられる点や，大腿四頭筋側とハムストリング側に個別の電気刺激を加え，cycle ergometer時の拮抗筋に電気刺激をかけることができる．さらには，cycle ergometerの運動時に電気刺激を加えることができるため，「運動主体感」を保持しながら運動を実施できる利点がある．Walkingやcycle ergometerなどの運動時に，大脳基底核-脳幹-脊髄という神経回路が生まれることにより，脳血流を増やしながら骨格筋にも電気負荷を加えることができる．実際に運動をしながら骨格筋に電気刺激を加えられることは大きな利点である．運動負荷試験はcycle ergometerを使用した検査でもあり，運動負荷試験時と同じ運動様式で電気負荷を加えられため，結果にもつながりやすいと考えられる．目的の種目や動作に応じて

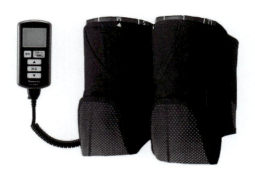

図1 Panasonic社製ひざトレーナー

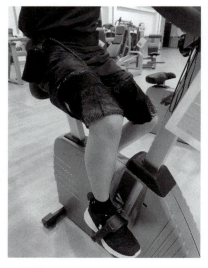

図2 自転車エルゴメータでのひざトレーナー

トレーニングする方法を選択する特異性の原則の点からも理にかなっている．安静時に電気刺激を加えるNMESとの違いはここにあると考える．このように，実際に運動を実施できる患者は，有酸素運動にNMESを併用したHTが有効である．そのため，cycle ergometerなどのパターン化した有酸素運動に飽きた患者や運動療法の効果が薄い患者には，植込み型ペースメーカ・植込み型除細動器・心臓再同期療法などの禁忌事項がなければ，NMESを実施することを考えても良いかもしれない．表1にNMESの絶対禁忌，相対禁忌を示す．高齢者がひざトレーナーを使用する時は，皮膚障

表1 NMESにおける絶対禁忌と相対禁忌

骨格筋電気刺激療法の絶対禁忌
- 植込み型ペースメーカ
- 植込み型除細動器
- 心臓再同期療法
- 動静脈血栓症
- 出血性素因の高い患者
- 妊婦

骨格筋電気刺激療法の相対禁忌
- 浮腫
- 皮膚障害
- 感覚障害（知覚障害）

害に注意が必要である．外来心臓リハビリテーション患者を対象とした研究[3]では，1例の皮膚障害を認めている．国民生活センターの骨格筋電気刺激装置の副作用の報告[4]では，発赤，斑点，水疱などの皮膚障害が83.3％認めたと報告している．皮膚障害の原因として，パッドのゆがみにより皮膚表面に凹凸ができ接触面が減少し，狭い範囲の皮膚に電流が集中することが指摘されている．また，心臓リハビリテーションに参加する患者は，抗血小板薬や抗凝固薬を服用している患者や，皮膚が脆弱している高齢患者も多くなっている．ひざトレーナーの電極シートの装着時には，内服内容の確認，皮膚の状態の観察や運動療法のセット間の休憩時には電極シートの装着状態を確認することが必要になる．心臓リハビリテーションにおいて安全を確保した上で使用することが大前提になる．

一方，安静時に使用するNMESの代表である図3，4のHOMER IONのベルト電極式骨格筋電気刺激療法（belt electrode-skeletal muscle electrical stimulation: B-SES）は，従来の電気刺激法とは異なり，体幹・大腿・下腿に巻き付けるベルト電極式を使用している．このことにより，大腿四頭筋・ハムストリングス・前脛骨筋・下腿三頭筋が満遍なく電気刺激を動員させることができる．NMESは筋骨格系障害だけでなく，重症疾患の筋力低下にも適応されている．敗血症などは急性

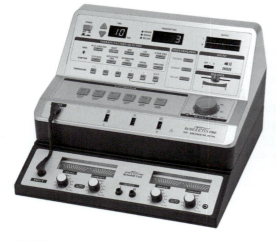

図3 HOMER IONのB-SES

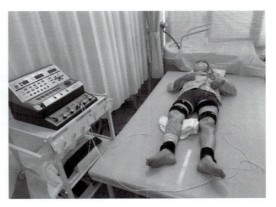

図4 B-SESの実際

の重篤な骨格筋筋力低下が発生し，筋萎縮が著明に起こる．現時点ではエビデンスは不十分だが，鎮静下での人工呼吸器管理が必要な患者では，能動的な運動療法は制限されるため，NMESを実施することにより筋収縮を起こすことができる簡便的な方法であり，離床や運動療法のブリッジとなる．心不全患者は入退院を繰り返すことで骨格筋力や骨格筋量が低下し身体機能やADL能力が低下する[5]．さらに，筋力低下は高齢心不全患者の再入院率を高める[6]結果となる．日本循環器学会/日本心臓リハビリテーション学会合同の心血管疾患におけるリハビリテーションに関するガイドライン[7]では，急性心不全（急性期〜前期回復期）に対する早期心臓リハビリテーションは，入院日数の短縮，退院時ADL能力の維持と心不全再入院抑制に有効であることが示されている．また，心不全の心臓リハビリテーション標準プログラム[8]の発表により早期離床，早期リハビリが浸透してきている．しかし，循環器疾患の治療が遷延し臥床を余儀なくされる患者や，廃用症候群により筋萎縮が著明な患者は離床や持続的な運動療法が困難な場合が多い．近年，超高齢化社会となった本邦では，加齢に伴う心拍出量の低下，血圧変動，末梢血管抵抗の増大などにも注意が必要であり，積極的な早期心臓リハビリテーションを実施できない患者もいる．このような患者に対する運動療法の代替治療として，B-SESなどのNMESが循環器疾患に有効であることが示されている．心大血管外科手術後患者を対象に手術翌日からNMESを施行し，NMES施行中に収縮期血圧20 mmHg以上の変動や心拍数の20拍/分以上の変動，そして術後の新規心房細動発症率の増加を認めない[9]ことが報告されている．また，実際の随意的な運動と比較して，呼吸循環動態には影響せず，健常者や心疾患患者において安全に実施でき，運動耐容能や骨格筋を増加させることができる[10]とされている．NMESを早期に導入することにより，デコンディショニング予防ができ，身体機能やADLの低下を防ぐことができる．

〈文献〉

1) Kondo T, Yamada S, Tanimura D, et al. Neuromuscular electrical stimulation is feasible in patients with acute heart failure. ESC Heart Fail. 2019; 6: 975-82.
2) Maillefert JF, Either JC, Walker P et al. Effects of lowfrequency electrical stimulation of quadriceps and calf muscles in patients with chronic heart failure. J Cardiopulm Rehabil. 1998; 18: 277-82.
3) 猪熊正美，村田 誠，生須義久，他．心疾患患者にける有酸素運動に神経筋電気刺激療法を併用したハイブリッドトレーニングの効果についての検討．日本心臓リハビリテーション学会誌．2023; 29: 264-9.
4) 国民生活センター．平成24年家庭用健康器具による危害等について．
5) Dumitru L, Liescu A, Dinu H, et al. Disability in COPD and chronic heart failure is the skeletal muscle the final common pathway? Medica（Buchar）. 2018; 8: 206-13.
6) 日本循環器学会．循環器疾患診療実態調査報告書．http://www.j-circ.or.jp/jittai_chosa/2015web.pdf
7) 日本循環器学会/日本心臓リハビリテーション学会合同ガイドライン．2021年改訂版　心血管疾患におけるリハビリテーションに関するガイドライン．https://www.j-circ.or.jp/cms/wp-content/uploads/2021/03/JCS2021_Makita.pdf
8) 日本心臓リハビリテーション学会心リハビリテーション標準プログラム策定部会．心不全の心臓リハビリテーション標準プログラム　2017年版．https://www.jacr.jp/cms/wp-content/uploads/2015/04/shinfuzen2017_2.pdf
9) Iwatsu K, Yamada S, Iida Y, et al. Feasibility of neuromuscular electrical stimulation immediately after cardiovascular surgery. Arch Phys Med Rehabil. 2015; 96: 63-8.
10) Hamada T, Sasaki H, Hayashi T, et al. Enhancement of whole body glucose uptake during and after human skeletal muscle low-frequency electrical stimulation. J Appl Physiol（1985）. 2013; 94: 2107-12.

〈猪熊正美〉

6 運動療法

F 呼吸筋トレーニング

　心血管疾患患者に対して行われる運動療法は，有酸素運動やレジスタンストレーニングが一般的であるが，近年は特に心不全を対象に吸気筋トレーニング（inspiratory muscle training: IMT）が新たなトレーニング方法として注目されている．

　2021年度に改訂された心血管疾患におけるリハビリテーションに関するガイドラインにおいて，「吸気筋力が低下した患者に吸気筋トレーニングを考慮する」が，慢性心不全患者に対する運動療法プログラムの推奨クラスⅡa，エビデンスレベルBとして明記されている．

　IMTの効果として，吸気筋力，運動耐容能，呼吸困難，健康関連QOLの改善などが，システマティックレビュー[1,2]で明らかになっている．また，慢性心不全を対象とした多施設共同での臨床試験において[3]，有酸素運動＋レジスタンストレーニング＋IMTの3つを組み合わせることで，運動耐容能の向上と生活の質の改善の両面に効果がでることが報告されている．

1 ■ 心不全における吸気筋力と測定方法

　心不全患者に一般的にみられる骨格筋の機能障害は，四肢の骨格筋だけでなく呼吸筋も影響を受けるといわれている[4]．呼吸筋は横隔膜・内外肋間筋・胸鎖乳突筋・斜角筋・腹直筋・腹斜筋など複数の筋肉の総称であるが，その中でも横隔膜が主要な吸気筋である．心不全患者における横隔膜の機能低下（横隔膜の筋厚および収縮性の低下）が，吸気筋力の低下と関連し，横隔膜機能が低下した心不全患者は運動耐容能が低いことが本邦において報告されている[5]．

　呼吸筋力には，最大吸気圧（maximum inspiratory mouth pressure: PImax）と最大呼気圧（maximum expiratory mouth pressure: PEmax）などがあり，スパイロメータ（図1）などを用いて測定することができる．測定値は，最大呼気位から最大吸気努力を行い，3秒間の努力吸気を行って得られた1秒間の最大吸気圧の平均値を採用する．また，呼吸筋の評価に関するATS/ERSのステートメントでは，測定を少なくとも3回行い，測定差が20％未満を示した3回の測定値の最大値を採用す

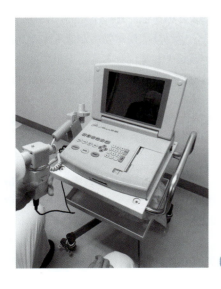

図1　スパイロメータを用いた呼吸筋力の評価

るとしている．心不全患者ではPEmaxよりもPImaxが低下することが知られている．また，NYHAの心機能分類が重症になるほどPImaxが低値をみとめるといった報告もある．

呼吸筋力低下の基準は，年齢，性別，身長，体重で予測したPImaxに対する割合が70％未満とされる報告が多い．呼吸筋力の低下は，左室駆出率が低下した心不全（herat failure with reduced ejection fraction: HFrEF），左室駆出率が保たれた心不全（heart failure with preserved ejection fraction: HFpEF）いずれにおいても，約30～50％程度合併することが報告されている[6,7]．

2 ■心不全における吸気筋力と運動耐容能，IMTの関係

心不全における吸気筋力の低下は，HFrEF，HFpEFともに運動耐容能の低下や全死亡と関連することが報告されている．運動耐容能の低下にはさまざまな要因が考えられるが，呼吸筋力の低下は併存する呼吸機能や四肢筋力の低下とは独立して運動耐容能低下に寄与する因子であることが考えられている[8]．

呼吸筋力の低下は，運動や労作における呼吸筋の疲労を引き起こしやすくしている．呼吸筋の疲労を契機に，交感神経活動が亢進し，末梢の血管が収縮し，活動筋（骨格筋）の血流が制限され骨格筋疲労が出現しやすくなる．この骨格筋の血流制限は，疲労した呼吸筋への血流分配を維持するための代償機構として働いているといわれており，呼吸筋のmetaboreflexとして知られている[9]．つまり，運動耐容能の向上には下肢筋力の強化だけでなく，IMTにより吸気筋力を高め呼吸筋の疲労をやわらげる必要があるということになる．吸気筋力の低下した心不全患者では，吸気筋への負荷により，安静時および運動中の四肢への血流が著しく減少する．そして4週間のIMTによって，このような心不全患者の四肢への血流が改善したことが明らかにされており[10]，IMTによる運動耐容能改善の根拠と考えられている．

本邦においては，吸気筋力の低下と心肺運動負荷試験による換気効率の指標である$\dot{V}E/\dot{V}CO_2$ slopeとの関連についても報告されている[11]．これは，吸気筋力の低下が運動中の浅く速い呼吸と関連し，死腔換気量を増加することによると考えられている．

また心不全患者における労作時の呼吸困難感の改善を目的としてIMTを行う場合には，その原因を考え実施を検討する必要がある．心不全による呼吸困難感の機序は，一つは左室充満圧の増加が，肺静脈圧，肺動脈楔入圧の上昇をもたらし，その結果，肺間質液が貯留し肺コンプライアンス低下が起こり，低酸素血症により換気量，呼吸仕事量が増大することによる[12]ものである．また，労作時の心ポンプ機能の低下（肺血流量の低下）による換気血流比の不均衡により，一回換気量に対する生理学的死腔を表す死腔換気率（VD/VT）が増大し，換気効率が低下する．換気効率を補うように呼吸数（呼吸仕事量）が増大し，呼吸困難感として現れる．心不全では，これらのような肺うっ血や心ポンプ機能の低下が呼吸困難感の主たる原因である場合にはIMTが効果を発揮するとは考えにくい．

運動耐容能の低下や呼吸困難感といってもその要因は様々であり，吸気筋力の低下が背景にあるのか評価し適応を決めることが肝要である．

3 ■IMTの安全性

IMTの安全性については，RamosらがJ心血管疾患患者（年齢60～87歳）を対象に，30％PImaxの強度で15回×2セット（セット間に1分の休息）のIMT実施前後で，血圧や心拍数の有意な変化がなかったこと，臨床上問題となる不整脈の出現はなかったことを報告している[13]．本邦においては，入院期の心不全患者（年齢70±11歳）に対して，通常の心臓リハビリテーションに2週間のIMT（40％PImax）を併用し実施したところ，吸気筋力の有意な改善，6MWT直後の呼

困難感の有意な低下を認め，心不全増悪はなかったことが報告されている[14]．一方で，負荷強度に関わらず15～20％の割合で心室期外収縮の出現，または頻度の増加をみとめている．2連発以内で自覚症状もなく，必ずしも再現性がないことからIMT中止には至っていないが，急性期から亜急性期における心不全患者に対するIMTでは，心電図をモニタリングしながら注意して行うべきであるとされている．

4 ■ IMTの方法

トレーニングに用いる機器には，内部のスプリングの長さを変えることにより抵抗を調整できるThreshold®（図2）がある．設定した圧以上の吸気をかけないと弁が開かないため，吸気流速に関わらず一定の負荷をかけることができる．近年では，内蔵された吸気弁の開口面積を変化させて吸気抵抗を調節する機器（図3）も開発されている．この機器の特徴は，吸気開始とともに負荷圧が漸減するため，吸気全体にわたって吸気筋に適切な負荷をかけることができる．

トレーニングの適応については，心血管疾患におけるリハビリテーションに関するガイドラインでは，呼吸筋力検査を行って判断することが推奨されている．

負荷強度は30～60％PImax，時間は10～30分，頻度は週に6～7日（30％PImax）または週に3日（60％PImax），期間は6～12週で実施されることが多い．時間に関しては，実際には30回×1～2セットを1日2回実施する方法をとっている．トレーニングに集中していると回数がわからなくなってしまったり，トレーニング方法が雑になってしまうこともあるため，30回にかかる時間を測定し，その時間を目安に実施していただくようにしている．30回にかかる時間は対象者によって少し異なる．

姿勢は基本的には座位とし，背筋は伸ばし椅子にもたれないように実施する（図4）．トレーニングの導入段階

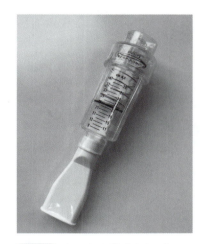

図2　Threshold®（Philips）

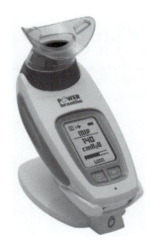

図3　POWERbreathe KH2
（https://powerbreathe.co.jp/medical/products/digital/）

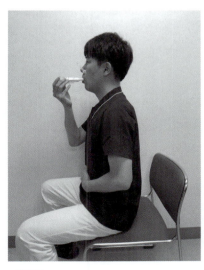

図4　吸気筋トレーニング

では，抵抗なしあるいは低負荷（＜30％PImax）から開始し，患者の自覚症状に合わせて徐々に至適負荷量まで上げていくようにしている．また，横隔膜の収縮を促すために，片手を腹部に当てて吸気に腹部が膨らむ（腹式呼吸）のを意識してもらう．呼吸補助筋が過度に収縮してしまう（頸椎の伸展や肩の挙上がみられるなど），胸式呼吸になってしまうなど，横隔膜がうまく働いていない（腹式呼吸がうまくできていない）場合は，負荷量を下げるか機器を用いずに呼吸方法の練習から開始するようにしている．座位でうまくできない場合には，背臥位で行うとうまくできることがある．また吸気を意識するあまり，呼気が浅くなってしまう方もいるため，ゆっくりと楽に吐いていくことも指導している．強度の設定が高くなると，横隔膜の収縮よりも呼吸補助筋の活動が有意になることも報告されているため，至適強度の設定には慎重を要する．最近では，横隔膜の動きを考慮したIMTの適正負荷圧の検討も進められている．

〈文献〉

1) Wang MH, Yeh ML. Respiratory training interventions improve health status of heart failure patients: a systematic review and network meta-analysis of randomized controlled trials. World J Clin Cases. 2019; 7: 2760-75.
2) Sadek Z, Salami A, Joumaa WH, et al. Best mode of inspiratory muscle training in heart failure patients: a systematic review and meta-analysis. Eur J Prev Cardiol. 2018; 25: 1691-701.
3) Laoutaris ID, Piotrowicz E, Kallistratos MS, et al. Combined aerobic/resistance/inspiratory muscle training as the 'optimum' exercise programme for patients with chronic heart failure: ARISTOS-HF randomized clinical trial. Eur J Pre Cardiol. 2021; 8: 1626-35.
4) Mangner N, Weikert B, Bowen T, et al. Skeletal muscle alterations in chronic heart failure. J Cachexia Sarcopenia Muscle. 2015; 6: 381-90.
5) Miyagi M, Kinugasa Y, Sota T. Diaphragm muscle dysfunction in patients with heart failure. J Card Fail. 2018; 24: 209-16.
6) Mancini DM. Pulmonary factors limiting exercise capacity in patients with heart failure. Prog Cardiovasc Dis. 1995; 37: 347-70.
7) Hamazaki N, Kamiya K, Matsuzawa R, et al. Prevalence and prognosis of respiratory muscle weakness in heart failure patients with preserved ejection fraction. Respir Med. 2020; 161: 105834.
8) Kinugasa Y, Miyagi M, Sota T, et al. Dynapenia and diaphragm muscle dysfunction in patients with heart failure. Eur J Prev Cardiol. 2018; 25: 1785-6.
9) Ribeiro JP, Chiappa GR, Callegaro CC. The contribution of inspiratory muscles function to exercise limitation in heart failure: athophysiological mechanisms. Rev Bras Fisioter. 2012; 16: 261-7.
10) Chiappa GR, Roseguini BT, Vieira PJ, et al. Inspiratory muscle training improves blood flow to resting and exercising limbs in patients with chronic heart failure. J Am Coll Cardiol. 2008; 51: 1663-71.
11) Hamazaki N, Masuda T, Kamiya K, et al. Respiratory muscle weakness increases dead-space ventilation ratio aggravating ventilation-perfusion mismatch during exercise in patients with chronic heart failure. Respirology. 2019; 24: 154-61.
12) 牧田　茂．心不全の息切れの機序とそれに対するリハビリテーション．Jpn J Rehabil Med．2017; 54: 947-51.
13) Ramos PS, Da Costa, Da Silva B, et al. Acute hemodynamic and electrocardiographic responses to a session of inspiratory muscle training in cardiopulmonary rehabilitation. Eur J Phys Rehabil Med. 2015; 51: 773-9.
14) 加賀屋勇気，皆方　伸，大倉和貴，他．入院期心不全患者に対する吸気筋トレーニングの効果．日本呼吸ケア・リハビリテーション学会誌．2019; 28: 342-8.

〈服部将也〉

6 運動療法

G 運動療法の合併症・危険性

　運動療法を行うにあたり，スタッフはその危険性を認識し，対処法について充分熟知していなければならない．

　運動に伴う心事故発生率については種々の報告がある．危険性に関する報告が，運動療法に伴うものなのか，運動負荷試験に伴うものなのか，実施している運動強度はどの程度なのかにより，数字は大きく異なる．

　2000年，アメリカ心臓病学会がまとめたExercise Standards[1]には，運動療法の危険性は**表1**のごとく報告されている．運動療法レベルは，中等度，すなわちAT近傍の運動強度である．1/60000患者・時間というのは，一人の心疾患者が1時間運動療法を行うと，60000回に1回，心停止が生じるという意味である．したがって，1日10人，週5回，1回30分間，運動療法を行っている施設では，約48年に1回心事故が発生する確率といえる．

　不運にも合併症が起こってしまった場合には迅速な対応が必要であるが，最も重要なことは発症を未然に防ぐことである．2013年の日本での報告では，136の病院を対象とし，個々の患者に運動負荷試験に基づいた運動処方を行っている75病院を「Formal CR」とし，行っていない61病院を「Non-formal CR」として運動療法・負荷試験における有害事象を調査したものがある[2]．リハビリや運動負荷試験に関連した合併症を定義し，発生率を算出した．3年間で，回復期リハビリの運動負荷時間は383,096時間であり，その間に50件の合併症が発生し，そのうち，運動中に発生した合併症は12件（3.13件/10万時間），運動後24時間以内に発生した合併症（不安定狭心症，心不全，心室頻拍，脳血管障害，重度の整形外科的損傷）は38件であった．重篤な合併症（急性心筋梗塞AMI，心停止，死亡，心筋破裂）は2件であり，いずれもNon-formal CRで発生した．Formal CRとNon-formal CRを比較すると，運動中の合併症の発生率には有意差がなかったが，運動後24時間以内の合併症の発生率は，Formal CRがNon-formal CRよりも有意に低かった（**図1**）．運動負荷試験の回数は469,215回であり，その間に34件の合併症が発生した．そのうち，重篤な合併症は3件であり，いずれも運動中に発生した．回復期CRを実施している病院としていない病院を比較すると，運動負荷試験に関連した合併症の発生率は，回復期リハビリを実施している病院の方が有意に低かった（**図2**）．これにより，運動療法を負荷試験に基づいて行っ

表1　運動療法中の心事故発生率

	心停止率
米国（メガスタディ）	
外来心疾患患者	1/60000 患者・時間
健常人	1/560000 患者・時間
日本	
急性心筋梗塞に対してステントを挿入した患者	0.023%

(Fletcher GF, et al. Circulation. 2001; 104: 1694-740[1]より）

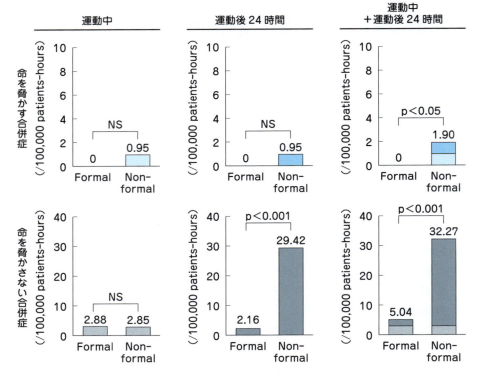

図1 事前の負荷試験の有無による運動療法関連合併症の発生率
Formalプログラムと Non-Formalプログラムの間で生命に危険を及ぼす，および及ぼさない有害事象の発生率の比較．生命に危険を及ぼす有害事象には，急性心筋梗塞，心停止，死亡，心筋破裂が含まれ，生命に危険を及ぼさない有害事象には，不安定狭心症，心不全の悪化，心室頻拍，脳血管障害，重度の整形外科的損傷が含まれる．

た場合の安全性は高く，症例を適切に評価し，これに準じて適切な運動処方を行うことがいかに重要であるかがわかる．合併症を未然に防ぐということは単にリスクのある症例には運動療法を行わないということではなく，個別の症例に適切なリハビリを提供することに他ならない．

運動中に起こりうる事故としては**表2**のようなものがある．また，積極的な運動療法が禁忌となる疾患・病態を**表3**に示した．運動療法実施中の中止基準を**表4**に，運動負荷試験が禁忌となる疾患・病態を**表5**に示す[3]．実際には少ないものであるが，常にこれらの症状・疾患につき留意しておく必要がある．

1 ■虚血性心疾患

虚血性心疾患の急性期の症状・所見は記憶しておく必要がある．一般的に，狭心症の症状は，前胸部を中心とした圧迫感である．頸部，奥歯，左肩，左腕方面へ放散することが多いが，胸部症状を欠き，放散痛のみ訴える場合もある．また，男性に比較して女性は嘔気・嘔吐，呼吸困難感など，非典型的な訴えも多く，症状の種類や組み合わせが多彩であるという報告や，高齢，女

表2 運動中の事故・疾患
1. 急性心筋梗塞，狭心症
2. 急性大動脈解離
3. 肺塞栓
4. ショック
5. 不整脈
6. 脳卒中
7. 過換気症候群
8. 気管支喘息
9. 自然気胸
10. 溺水
11. 熱中症
12. 低体温症，凍傷
13. 高山病
14. 落雷による電撃傷
15. 外傷，出血

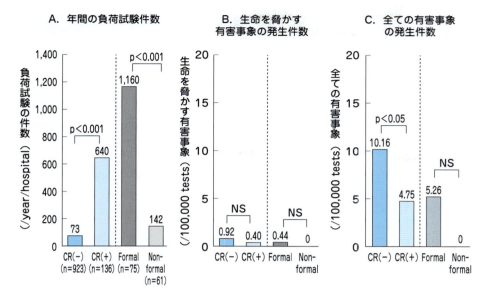

図2　負荷試験の件数，負荷試験中の合併症

- 運動負荷試験の年間実施数は，心臓リハビリテーションを行っている病院では行っていない病院よりも多かった（A）．
- 有害事象の発生率は，心臓リハビリテーションを行っている病院では行っていない病院よりも低かった（B）．
- 心リハを行っている病院では，心リハを行っていない病院よりも，有害事象の発生率が低かった（C）．

※有害事象の発生率は，運動訓練の100,000人・時間あたりの割合で表された．CRは回復期心臓リハビリテーションを意味する．

性，糖尿病があると無痛性の心筋虚血・心筋梗塞を起こす割合が多く，注意が必要である[4,5]．狭心症は安静により数分で軽快するが，心筋梗塞は軽快しない．同様の胸部症状を起こしうる疾患に大動脈解離もあるが，発症様式としては狭心症・心筋梗塞が分単位で増悪するのに対して大動脈解離は極めて短時間で発症するものであり，発症様式の確認は重要である．これらを誤ると，緊急手術が必要な大動脈解離に対して抗血栓療法を行うこととなり，手術加療に影響する．大動脈解離の病変が冠動脈に及ぶと心筋梗塞を起こすこともあり，心電図変化を認めても解離に起因するものである可能性を念頭に置いて評価を行う．

心筋虚血によって引き起こされる自覚症状・所見の推移はischemic cascadeによって理解できる（図3）[6]．具体的には心筋が虚血にさらされると心筋の局所壁運動の異常が出現し，その後心電図変化が出現し，最後に胸痛・胸部圧迫感・息切れ感を自覚することになる．虚血が解除された場合の所見の消失の順番は逆であり，まず症状の改善が起こり，心電図，心筋の壁運動異常が改善する．したがって，胸痛を訴えた場合には，有症状時に12誘導心電図を実施すると診断に繋がり，有用である．一方で症状が消失しているタイミングの心電図は陰性T波などの所見が遷延する場合もあるが虚血の解除により心電図異常が迅速に改善する場合が多く，所見がないからといって狭心症を否定することはできない．虚血性心疾患はその疾患の重篤性・不安定性から高い緊急性を有すると共に，分単位で所見が出現・消退・変化するため，診断の上でも緊急性が大きい．

表3 積極的な運動療法が禁忌となる疾患・病態

絶対的禁忌
1. 不安定狭心症または閾値の低い（平地のゆっくり歩行［2 MET］で誘発される）心筋虚血
2. 過去3日以内の心不全の自覚症状（呼吸困難，易疲労感など）の増悪
3. 血行動態異常の原因となるコントロール不良の不整脈（心室細動，持続性心室頻拍）
4. 手術適応のある重症弁膜症，とくに症候性大動脈弁狭窄症
5. 閉塞性肥大型心筋症などによる重症の左室流出路狭窄
6. 急性の肺塞栓症，肺梗塞および深部静脈血栓症
7. 活動性の心筋炎，心膜炎，心内膜炎
8. 急性全身性疾患または発熱
9. 運動療法が禁忌となるその他の疾患（急性大動脈解離，中等症以上の大動脈瘤，重症高血圧[*1]，血栓性静脈炎，2週間以内の塞栓症，重篤な他臓器疾患など）
10. 安全な運動療法の実施を妨げる精神的または身体的障害

相対的禁忌
1. 重篤な合併症のリスクが高い発症2日以内の急性心筋梗塞[*2]
2. 左冠動脈主幹部の狭窄
3. 無症候性の重症大動脈弁狭窄症
4. 高度房室ブロック
5. 血行動態が保持された心拍数コントロール不良の頻脈性または徐脈性不整脈（非持続性心室頻拍，頻脈性心房細動，頻脈性心房粗動など）
6. 最近発症した脳卒中[*3]
7. 運動負荷が十分行えないような精神的または身体的障害
8. 是正できていない全身性疾患[*4]

禁忌でないもの
1. 高齢者
2. 左室駆出率低下
3. 血行動態が保持された心拍数コントロール良好な不整脈（心房細動，心房粗動など）
4. 静注強心薬投与中で血行動態が安定している患者
5. 補助人工心臓（LVAD），心臓植込み型デバイス（永久ペースメーカ，植込み型除細動器〔ICD〕，両室ペーシング機能付き植込み型除細動器〔CRT-D〕など）装着

[*1]: 原則として収縮期血圧＞200 mmHg，または拡張期血圧＞110 mmHg，あるいはその両方とすることが推奨されている．
[*2]: 貫壁性の広範囲前壁心筋梗塞，ST上昇が遷延するものなど．
[*3]: 一過性脳虚血発作を含む．
[*4]: 貧血，電解質異常，甲状腺機能異常など．

〔日本循環器学会/日本心臓リハビリテーション学会合同ガイドライン．2021年改訂版 心血管疾患におけるリハビリテーションに関するガイドライン．https://www.j-circ.or.jp/cms/wp-content/uploads/2021/03/JCS2021_Makita.pdf（2024年7月閲覧）〕

　狭心症の心電図変化として有名なものは，V5, 6誘導を中心とした水平型から下向傾斜型のST低下（**図4**）である．運動療法の現場では，胸部不快感とともに，モニター心電図上，ST部分の低下がみられた場合，たとえ上向傾斜型であったとしても狭心症や心筋梗塞を疑って，可能ならば12誘導心電図を記録し，循環器内科にすぐに連絡をとるほうが良い．また，急性心筋梗塞の場合，心室頻拍や心室細動など，致死的不整脈を併発することがあるので，DCあるいはAEDをすぐに用意し，患者・モニター心電図から目を離してはならない．

　急性心筋梗塞の場合の経時的な心電図変化を**図5**に示す．急性期に注目すべき点は，ST部とT波である．発症直後数分以内のT波増高，その後のST上昇，そしてT波陰転，R波減高，Q波出現と続く．これらのことから運動療法の現場で遭遇する急性心筋梗塞の心電図変化は主にST

表4　運動療法実施中の中止基準

絶対的中止基準
- 患者が運動の中止を希望
- 運動中の危険な症状を察知できないと判断される場合や意識状態の悪化
- 心停止，高度徐脈，致死的不整脈（心室頻拍・心室細動）の出現またはそれらを否定できない場合
- バイタルサインの急激な悪化や自覚症状の出現（強い胸痛・腹痛・背部痛，てんかん発作，意識消失，血圧低下，強い関節痛・筋肉痛など）を認める
- 心電図上，Q波のない誘導に1 mm以上のST上昇を認める（aV_R，aV_L，V_1誘導以外）
- 事故（転倒・転落，打撲・外傷，機器の故障など）が発生

相対的中止基準
- 同一運動強度または運動強度を弱めても胸部自覚症状やその他の症状（低血糖発作，不整脈，めまい，頭痛，下肢痛，強い疲労感，気分不良，関節痛や筋肉痛など）が悪化
- 経皮的動脈血酸素飽和度が90%未満へ低下または安静時から5%以上の低下
- 心電図上，新たな不整脈の出現や1 mm以上のST低下
- 血圧の低下（収縮期血圧＜80 mmHg）や上昇（収縮期血圧≧250 mmHg，拡張期血圧≧115 mmHg）
- 徐脈の出現（心拍数≦40/min）
- 運動中の指示を守れない，転倒の危険性が生じるなど運動療法継続が困難と判断される場合

〔日本循環器学会/日本心臓リハビリテーション学会合同ガイドライン．2021年改訂版 心血管疾患におけるリハビリテーションに関するガイドライン．https://www.j-circ.or.jp/cms/wp-content/uploads/2021/03/JCS2021_Makita.pdf（2024年6月閲覧）〕

表5　運動負荷試験が禁忌となる疾患・病態

絶対的禁忌
1. 2日以内の急性心筋梗塞
2. 内科治療により安定していない不安定狭心症
3. 自覚症状または血行動態異常の原因となるコントロール不良の不整脈
4. 症候性の重症大動脈弁狭窄症
5. コントロール不良の症候性心不全
6. 急性の肺塞栓または肺梗塞
7. 急性の心筋炎または心膜炎
8. 急性大動脈解離
9. 意思疎通の行えない精神疾患

相対的禁忌
1. 左冠動脈主幹部の狭窄
2. 中等度の狭窄性弁膜症
3. 電解質異常
4. 重症高血圧*
5. 頻脈性不整脈または徐脈性不整脈
6. 肥大型心筋症またはその他の流出路狭窄
7. 運動負荷が十分行えないような精神的または身体的障害
8. 高度房室ブロック

*: 原則として収縮期血圧＞200 mmHg，または拡張期血圧＞110 mmHg，あるいはその両方とすることが推奨されている．

〔日本循環器学会/日本心臓リハビリテーション学会合同ガイドライン．2021年改訂版 心血管疾患におけるリハビリテーションに関するガイドライン．https://www.j-circ.or.jp/cms/wp-content/uploads/2021/03/JCS2021_Makita.pdf（2024年6月閲覧）〕

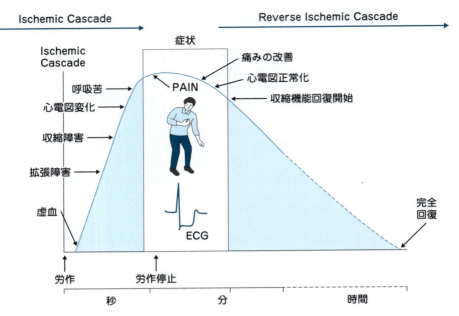

図3 心筋虚血によって起こる所見・症状の経過; Ischemic Cascade

心筋が虚血にさらされると心筋の局所壁運動の異常が出現し，その後心電図変化が出現し，最後に胸痛・胸部圧迫感・息切れ感を自覚することになる．虚血が解除された場合の所見の消失の順番は逆であり，まず症状の改善が起こり，心電図，心筋の壁運動異常が改善する．
(石井克尚. 心臓. 2010; 42: 612-9[6]）より）

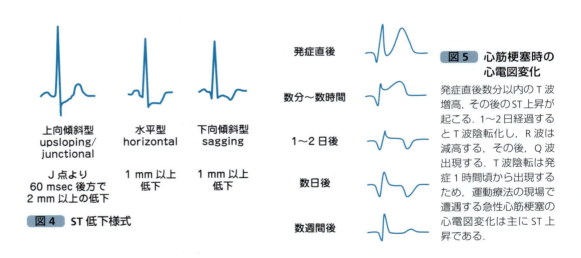

図4 ST低下様式

図5 心筋梗塞時の心電図変化

発症直後数分以内のT波増高，その後のST上昇が起こる．1～2日経過するとT波陰転化し，R波は減高する．その後，Q波出現する．T波陰転は発症1時間頃から出現するため，運動療法の現場で遭遇する急性心筋梗塞の心電図変化は主にST上昇である．

上昇である．胸痛を訴え，心電図を記録し，ST上昇があれば，大至急循環器内科に連絡する．過去の心電図との比較は極めて重要であり，以前採取したものが入手可能であれば比較すると微細な変化も見逃しにくい．症状が持続する場合は複数回採取すると，初回はT波増高だけであり，病的であるか判断が困難であったものにST上昇が出現するなど，判断が容易になる場合がある．また，心電図変化を認めなくても問診上虚血性心疾患を否定できない場合は循環器内科医に相談することが望ましい．これは一般的な12誘導心電図検査ではST評価が困難な後壁の心筋梗塞で

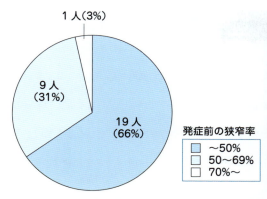

図6 心筋梗塞発症1か月以内の冠動脈狭窄度

心筋梗塞の前後で2回冠動脈造影を受けた42人を対象とし，29人に新たな完全閉塞があった．このうち19人（66％）で，梗塞関連冠動脈の初回造影での狭窄は50％未満であった．
28人（97％）で初回の狭窄は70％未満であった．全例で梗塞関連部位に何らかの冠動脈壁の不整があった．

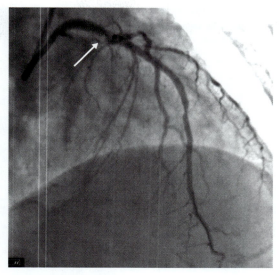

図7 冠動脈狭窄病変

左冠動脈主幹部に25％狭窄が認められる．このような病変がラプチャーして血栓により閉塞すると突然死する危険性がある．

はST変化が認められないためである．背部誘導を採取することでSTの上昇を判断できることもあるが，普段から見慣れていないと判別に悩む場合が多い．

　心筋梗塞発症前に心臓カテーテルを実施した症例の検討により，発症前の冠動脈狭窄率が70％以上，すなわち，おそらく労作時に狭心症症状を出現させたであろう病変から心筋梗塞を発症したのは，全体のわずか3％に過ぎないことが報告されている[7]．この論文では急性心筋梗塞の前後で2回の冠動脈造影を受けた患者で，最初の造影から1か月以内に2回目の造影を受け，2回目の造影で新たな完全冠動脈閉塞が確認できた患者を対象にしている．この結果では，狭窄度50％未満：19人（66％），狭窄度50〜69％：9人（31％），狭窄度70％以上：1人（3％）とされている（図6）．かなり古い報告であり，この時代では見た目の狭窄度が高い病変は早々に血行再建が行われていた可能性はあるが，これは，有意狭窄の残っている患者だけが特に危険なわけではなく，PCI（冠動脈形成術）の対象とならない程度の狭窄が残っている患者においても危険があることを意味している．なお，論文は，現時点で最も新しい急性冠症候群のガイドライン急性冠症候群ガイドライン（2018年改訂版）の冒頭の「概念，定義」部分で引用されているものである[8]．また，狭窄度と，その後の心筋梗塞発症の関連が薄く，治療効果判定のための冠動脈造影の臨床的意義については明らかではなく，造影によりPCIの再施行率が増加するという報告もあり，「自覚症状や虚血所見の無い患者に対する，PCI後のルーチンの冠動脈造影」はClass IIIの「Harm（有害）」となったことも言い添えておく[9]．したがって，PCIが成功した患者でも，可能ならば造影画像を自分でよく見て，25〜75％狭窄病変の有無を確認するべきであるし，生活を改めねば再発のリスクがありうることは患者，患者家族に伝えるべきである（図7）．

　本邦のガイドラインでは，心臓リハビリテーションの危険度の層別化を，狭心症の症状の有無およびEFに基づいて分類しており（表6），原則としてはそれに則って考えて間違えはない．しかし，再灌流療法時代の虚血性心疾患の考え方としては，わずかな動脈硬化でも左冠動脈主幹部

表6 運動療法のリスク分類

クラス A（外見上は健康な人）

対象者	このクラスには，以下が含まれる A-1: 小児，青年，男性＜45 歳，症状のない，または心臓病がない，または主要冠動脈危険因子がない閉経前の女性 A-2: 男性≧45 歳，閉経後の女性で心臓病の症状や存在がない．もしくは 2 つ未満の主要冠動脈危険因子がある A-3: 男性≧45 歳，閉経後の女性で心臓病の症状や存在がない．もしくは 2 つ以上の主要冠動脈危険因子がある *クラス A-2，特にクラス A-3 に分類される人は，激しい運動をする前に健康診断を受け，場合によっては医学的に管理された運動負荷試験を受けることが推奨される．
活動のガイドライン	基本指針以外は制限なし
監視の必要性	不要
心電図と血圧モニタリング	不要

クラス B（激しい運動による合併症のリスクは低い安定した心血管疾患があるが，外見上は健康な人に比べてわずかに大きいリスクがある）

対象者	このクラスには，以下の診断のいずれかに該当する個人が含まれる 1. 冠動脈疾患（心筋梗塞，冠動脈バイパスグラフト，経皮的冠動脈インターベンション，狭心症，運動負荷検査異常，および冠動脈造影異常）；症状が安定しており，以下の臨床的特徴を有する患者を含む． 2. 弁膜症性心疾患（重度の狭窄症または逆流症を除く）で，以下のような臨床的特徴を有するもの 3. 先天性心疾患；先天性心疾患患者のリスク層別化は，第 27 回ベセスダ会議勧告に従う 4. 心筋症: LVEF が 30％以下；以下に示すような臨床的特徴を有する安定した心不全患者を含む．肥大型心筋症または最近の心筋炎は除く 5. クラス C に概説されている高リスク基準のいずれにも該当しない運動負荷検査異常
臨床的特徴	（以下のすべてを含む必要がある） 1. NYHA 心機能分類 I または II 2. 運動能力＞6 MET 3. 心不全がない 4. 安静時または 6 MET 以下の運動負荷試験で心筋虚血または狭心症を認めない 5. 運動時に収縮期血圧の適切な上昇を認める 6. 安静時または運動時の持続性心室頻拍または非持続性心室頻拍を認めない 7. 活動の強度を自己監視する十分な能力
活動のガイドライン	主治医の承認と資格を持った人による運動処方で，活動は個別化されるべきである
監視の必要性	医学的な監視は運動処方初期のセッションで効果的である． 運動処方初期以外のセッションでは，適切なトレーニングを受けた医療従事者以外の者による監督が必要． 医療従事者は，高度心臓救命処置（ACLS）のトレーニングを受け，認定されている必要がある． 医療従事者以外の者は，基本的なライフサポート（心肺蘇生法を含む）のトレーニングを受け，認定を受けていなければならない．
心電図と血圧モニタリング	運動処方初期のトレーニング中に有用

表6 運動療法のリスク分類（つづき）

クラスC*（運動中の心疾患のリスクが中等度から高度，活動の自己管理ができない，推奨される活動レベルを理解できない）

対象者	このクラスには，以下の診断のいずれかに該当する個人が含まれる 1. 以下の臨床的特徴を有する冠動脈疾患 2. 以下のような臨床的特徴を有する重度の狭窄または逆流を除く弁膜症性心疾患 3. 先天性心疾患; 第27回ベセスダ会議の勧告に従って，先天性心疾患患者のリスク層別化を行うべき 4. 心筋症: LVEFが30%以下．以下に示すような臨床的特徴を有するが，肥大型心筋症または最近の心筋炎ではない心不全を有する安定した患者を含む 5. コントロールが不十分な複雑な心室性不整脈
臨床的特徴	（以下のいずれか） 1. NYHA心機能分類ⅢまたはⅣ 2. 運動負荷検査の結果 3. 運動耐容能＜6 MET 4. ＜6 METの運動強度で狭心症または虚血性ST低下 5. 運動中の収縮期血圧が安静時より低下 6. 運動時の非持続性VT 7. 以前に心停止のエピソードがある（すなわち，急性心筋梗塞の最中や心臓手術中に心停止は起こらなかったが）． 8. 生命を脅かす可能性があると医師が考えている医学的な問題がある
活動のガイドライン	主治医の承認と資格を持った人による運動処方で，活動は個別化されるべきである
監視の必要性	安全性が確立されるまで，すべてのセッションで，医学的な監視を行う．
心電図と血圧モニタリング	安全性が確立されるまで，運動セッション中は継続的に行う

クラスD（活動制限のある不安定な疾患）**

対象者	この分類には，次のいずれかに該当する個人が含まれる 1. 不安定な冠動脈疾患 2. 重症で症状のある弁膜症性心疾患 3. 先天性心疾患; 先天性心疾患患者におけるエクササイズコンディショニングを禁止するリスクの基準は，第27回ベセスダ会議の勧告に従うべきである． 4. 代償されていない心不全 5. コントロールされていない不整脈 6. 運動によって悪化する可能性のあるその他の病状
活動のガイドライン	コンディショニングを目的とした活動は推奨されない． 注意は，患者の治療とクラスC以上に回復させることに向けられるべきである． 日常生活動作は，患者の主治医による個別の評価に基づいて処方されなければならない．

＊: 監督下での一連の運動セッションを正常に終了したクラスCの患者は，所定の強度での運動の安全性が，適切な医療従事者によって十分に確認されていることと，患者が自己監視能力を実証することを条件に，クラスBに再分類することができる．
＊＊: コンディショニングを目的とした運動は薦められない．
〔日本循環器学会/日本心臓リハビリテーション学会合同ガイドライン．2021年改訂版 心血管疾患におけるリハビリテーションに関するガイドライン．https://www.j-circ.or.jp/cms/wp-content/uploads/2021/03/JCS2021_Makita.pdf（2024年7月閲覧）〕

や冠動脈近位部にある場合にも，危険性が高いと考えておくべきであると思われる．逆に病態がはっきりと把握できている場合には，この基準から外れても運動療法は実施可能である．

　冠動脈狭窄度と心筋梗塞発生に関する危険性が関連しない理由を**図8**に示す．画像技術，病理学の進歩等により，急性冠症候群の元となる冠動脈の病態が明らかになってきているが，急性冠

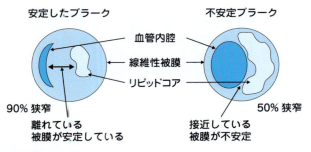

図8 安定したプラークと不安定プラーク
プラーク表面の被膜が安定していれば，血管内腔がせまくて狭心症が出現しても心筋梗塞にはなりづらい．

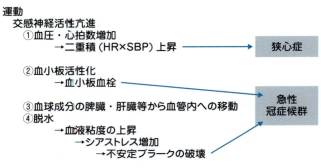

図9 運動中の虚血性心疾患の発症機序

症候群の発生機序として最も多いものはプラーク破綻（plaque rupture）の60〜70％であり，次いで25〜35％のプラークびらん（plaque erosion），そして2〜7％が石灰化結節（calcified nodule）が原因であると報告されている[10]．プラークの破綻とそれに伴う血栓形成が最多であり，最も重要である．すなわち，プラークの被膜が安定であるか否かが重要なわけで，内腔が広いか狭いかは問題ではない．プラークを不安定にさせる既知の要因は，過労・ストレスが続いて血管壁に炎症が生じた場合で，直接の引き金は，血液粘度の増加である．炎症が生じてもろくなった血管壁に粘度の上昇した血液が刺激を与えると被膜に傷がついて血栓ができ始める．

したがって，過労・ストレスに脱水・高血糖などの要因が重なったときには，心筋梗塞の発症に充分気をつける必要がある．図9に，運動中に狭心症・心筋梗塞が発症する機序を示す．運動中は交感神経の活性化がかぎを握っており，運動負荷試験中には，そのことを充分認識しておくべきである一方，運動療法中には交感神経活性が過剰に発現しないように注意を払うべきである．

2 ■不整脈

運動中に，出現する可能性のある不整脈を図10に示す．

「脈が抜ける感じ」がする不整脈として上室性期外収縮（PAC）と心室性期外収縮（PVC）がある．ともに，散発性であれば問題はないが，運動中，徐々に増加するようであればそれぞれ心房細動（AFib）や心室頻拍（VT）に移行することがあるため，運動を中断したほうが良い．特にPVCに関しては運動中，運動後の回復期のPVCの増加がみられる例でその後の心血管死亡が有意に多かったという報告があり注意が必要である[11]．多源性や3連発異常を認める例でも精査が望

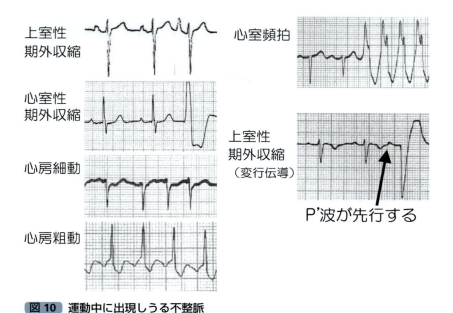

図 10 運動中に出現しうる不整脈

ましい．運動開始前から心房粗動あるいは心室頻拍のある場合には運動療法は実施しない．特に心室頻拍が生じた場合には，直ちに循環器内科医に相談する．一方，心房細動の場合はレートコントロール目的で，むしろ運動療法は推奨されるため，運動療法開始前から心房細動であっても中止する必要はないが，安静時心拍数が適切に管理できていない場合や，息切れが強く見られる場合は，心不全傾向が疑われ，運動療法に関しては普段よりも強度を落として実施するか，差し控えるべきである．また，Mobitz II 以上の房室ブロック，心室頻拍の場合には，循環器内科を受診するよう薦める．運動療法中に，新たに心房細動，心房粗動，左脚ブロック，Mobitz II 以上の房室ブロック，心室頻拍が生じた場合には運動療法は中断する．負荷によってブロックが増悪し，心拍数が低下した場合等も治療適応になり得るため，循環器内科医に相談する（**表 7**）[12]．

　心室細動等の心停止〔心室細動，無脈性心室頻拍，PEA（無脈性電気活動），心静止〕が生じた場合には，直ちに救命処置を開始する．手順を**図 11** に示す．救命処置の開始が 1 分遅れるごとに救命率は約 7〜10% ずつ低下する（**図 12**）[13]．最初に，心事故に遭遇したスタッフの初期救命が重要である．BLS の講習会が頻繁に開催されているため，心臓リハビリテーションにかかわるスタッフは受講しておくことが望まれる．

　運動中に不整脈が出現する機序を**表 8** に示す．虚血性心疾患同様，交感神経活性の異常な亢進が誘引になりやすいため，虚血に対する注意と同様の注意を要する．

　運動負荷試験中の交感神経活性の変化を**図 13** に示す．この図より，交感神経活性が過剰に興奮しない AT レベルでの運動療法が比較的安全な理由が理解される．ただし，運動処方作成時の AT レベルが絶対に安全な訳ではない．AT は体調によって変化することを忘れてはならない．睡眠不足の時などは，AT が大幅に低下するため，運動強度を低く設定する必要がある．

3 ■低血糖

　運動に伴い低血糖が生じることがあり注意が必要である．

　骨格筋はエネルギー源として血管内からのブドウ糖を利用する．ブドウ糖が細胞内に取り込ま

表7 房室ブロックに対するペースメーカ適応の推奨とエビデンスレベル

	推奨クラス	エビデンスレベル	Minds推奨グレード	Minds エビデンス分類
徐脈による明らかな臨床症状を有する第2度，高度または第3度房室ブロック	I	C	B	V
高度または第3度房室ブロックで以下のいずれかをともなう場合 ①必要不可欠な薬剤によるもの ②改善の予測が不可能な術後房室ブロック ③房室接合部のカテーテルアブレーション後 ④進行性の神経筋疾患にともなう房室ブロック ⑤覚醒時に著明な徐脈や長時間の心室停止を示すもの	I	C	B	V
症状のない持続性の第3度房室ブロック	Ⅱa	C	C1	V
症状のない第2度または高度房室ブロックで，以下のいずれかをともなう場合 ①ブロック部位がヒス束内またはヒス束下のもの ②徐脈による進行性の心拡大をともなうもの ③運動または硫酸アトロピン負荷で伝導が不変または悪化するもの	Ⅱa	C	C1	V
徐脈によると思われる症状があり，他に原因のない第1度ブロックで，ブロック部位がヒス束内またはヒス束下のもの	Ⅱa	C	C1	V
至適房室間隔設定により血行動態の改善が期待できる心不全をともなう第1度房室ブロック	Ⅱb	C	C1	V

〔日本循環器学会/日本不整脈心電学会合同ガイドライン．不整脈非薬物治療ガイドライン（2018年改訂版）．https://www.j-circ.or.jp/cms/wp-content/uploads/2018/07/JCS2018_kurita_nogami.pdf（2024年6月閲覧）〕

※運動で伝導が悪化する2度または高度房室ブロックはClass Ⅱaでペースメーカ適応となるため，運動療法中の急な心拍数の低下には注意が必要である．

1. 反応の確認
    反応がない
2. 緊急通報
    AED・救急車を要請、緊急院内コール
3. 脈拍・呼吸確認（10秒以内）
    脈あり，呼吸異常→6秒に1回人工呼吸＋
        2分ごとに脈拍触知
    脈なし→胸骨圧迫30回＋人工呼吸2回
        胸骨圧迫は100〜120回/分，5〜6cm
4. AEDが到着次第AED装着
    ショックの適応あり→ショック1回
        ショック直後リズムチェックはせず
        CPR再開（2分間）
        2分ごとにリズム解析
    ショックの適応なし→ただちにCPR再開
        2分ごとにリズム解析

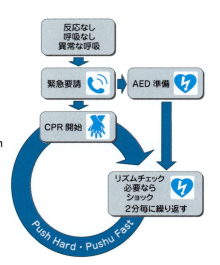

図11 救急救命処置

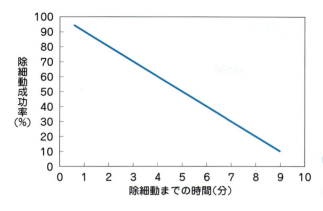

図 12 除細動までの時間と成功率

（小澤哲也, 他. 理学療法ジャーナル. 2012; 46: 803-10[13]より）

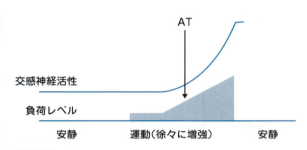

表8 運動中の不整脈発生機序

1. 虚血の発生
2. 血圧上昇，血流増加に伴う心筋壁の伸展
   →triggered activity
3. 心拍数増加
   →心筋局所の不応期の差を短縮
   overdrive suppression から Purkinje 線維の自動能亢進
4. 交感神経の興奮
   →Purkinje 線維の第4相脱分極を促進
   →自動能亢進
5. 副交感神経の抑制

図 13 運動強度と交感神経活性

れるためには，インスリン受容体を介した取り込み経路と，インスリン受容体を介さない取り込み経路がある．

1型糖尿病患者の場合，持続血糖モニタリング（CGM: continuous glucose monitoring）で観察すると，有酸素運動中にも運動療法実施日の夜間にも約50％に低血糖が出現することが報告されている[14]．あるいは，低血糖にならなくても血糖値は運動開始10分くらいで40から70 mg/dL 低下することもある．したがって1型糖尿病患者を扱う場合には補食等厳重な注意を要する．

運動開始10分間でこれ程血糖値が低下する理由は以下のとおりである．一般的に50ワットのペダルの重さで10分間運動を行うと，体重60 kg なら 21 kcal, 50 kg なら 17 kcal エネルギーを消費する．17 kcal がすべてブドウ糖から供給されるとすると 4.25 g のブドウ糖が消費されたことになる．すなわち，4.25 g（約4 g）のブドウ糖が血液中から細胞質内に移動したことになる．50 kg の人間の細胞外液量は約 10 L であるので，血糖値が 100 mg/dL の場合には細胞外液に 100 mg/dL × 10 L = 10 g のブドウ糖が存在している．このうちの約 4 g が細胞外液から消失すると 6 g になってしまうため，血糖値は 10 L 中に 6 g，すなわち 60 mg/dL に低下するのである．ところで，細胞室内にブドウ糖を取り込ませるためにはインスリン受容体-グルコーストランスポーター系はもちろん重要であるが，AMP kinase によるグルコーストランスポーター活性化というインスリン非依存性の経路もあるためインスリン分泌の消失したあるいは低下している患者でも低血糖を生じうる．低血糖の症状は**表9**に示すごとくであるが，運動中のために動悸や発汗はわかりにくいので注意する．

表9 低血糖の症状

血糖値		症状	
70 mg/dL 以下	自律神経症状	異常な空腹感 動悸 手足のふるえ 不安感 あくび	血糖を上昇させようとするインスリン拮抗ホルモンとしての症状
50 mg/dL 以下	中枢神経症状	集中力の低下 脱力・倦怠感 眠気 発汗 ろれつが回らない 錯乱	脳がエネルギー源をほとんどブドウ糖に頼っているための症状
30 mg/dL 以下			昏睡

　通常2型糖尿病は，肝臓での糖新生機構や膵臓でのインスリン分泌調節機構が保持されているため，血糖値は素早くコントロールされて低血糖にはならない．しかし，インスリン注射中やインスリン抵抗性のために自己インスリンが過剰に分泌されている人などでは，同時に肝臓による血糖調節機構（肝糖放出機能）も低下しているため，運動中に低血糖が生じることがある．このような状態にある場合には運動誘発性の低血糖が生じるので注意を要する．

4 ■動脈瘤破裂

　大動脈瘤は血圧のコントロールによって進行を遅らせる治療が行われるが，適切に血圧がコントロールされていても瘤径が拡大することがある．現在，腹部大動脈の場合は最大短径が男性で55 mm 以上，女性で 50 mm 以上，胸部大動脈瘤なら男女ともに 55 mm 以上になればステントグラフト留置術を含む侵襲的治療の適応となる．これ以外にも，囊状瘤（図14）や，半年間で 5 mm 以上の瘤径の拡大も同様に侵襲的治療の適応（図15, 16）となり，こういった条件に合致した場合には無理には運動療法は行わず心臓血管外科医に相談したほうが良い．動脈瘤の拡大速度は瘤径が大きくなると速くなる[15]ため，最終の撮像で治療適応に満たないものの，その後本来撮影を受けるべきタイミングに撮影がなされていない症例などに関しては，近日中に再検査を受けてもらうことも提案する．

　大動脈解離では，Stanford A 型にせよ B 型にせよ，侵襲的治療を行ってもなお，残存病変が存在することが多く，かつては身体機能を回復するためのリハビリ強度の弱いものとならざるを得なかった．しかし，近年では侵襲的治療の成績が向上したこともあり，急性期以降徐々に運動強度の高いものになりつつある．一方で注意が必要なのは，同じ診断名でも病変の部位や，治療の実施の有無が異なり，また，同一症例でも経時的に治療介入を要する病態に移行しうるため，病態の把握，増悪の兆候を知っておく必要がある．それぞれの病態における運動療法の実際についての詳細は病態別の章に譲るが，対象患者を正確に把握し，適切な運動強度を提供することは合併症回避の上で重要である．

　Stanford B 型解離においては，侵襲的な治療を要さ

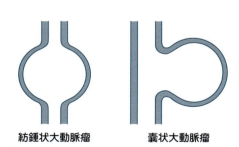

図14　紡錘状大動脈瘤と囊状大動脈瘤の違い

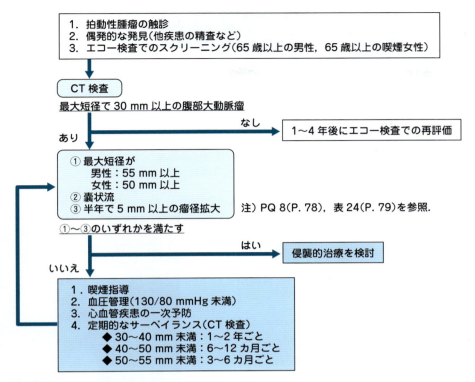

図 15 腹部大動脈瘤の診断・治療カスケード

〔日本循環器学会/日本心臓血管外科学会/日本胸部外科学会/日本血管外科学会合同ガイドライン．2020 年改訂版 大動脈瘤・大動脈解離診療ガイドライン．https://www.j-circ.or.jp/cms/wp-content/uploads/2020/07/JCS2020_Ogino.pdf（2024 年 6 月閲覧）〕

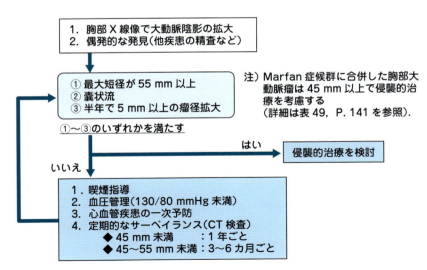

図 16 胸部大動脈瘤の診断・治療カスケード

〔日本循環器学会/日本心臓血管外科学会/日本胸部外科学会/日本血管外科学会合同ガイドライン．2020 年改訂版 大動脈瘤・大動脈解離診療ガイドライン．https://www.j-circ.or.jp/cms/wp-content/uploads/2020/07/JCS2020_Ogino.pdf（2024 年 6 月閲覧）〕

表 10 大動脈解離で侵襲的治療が必要な Complicated

現在の「complicated」の定義は以下の 5 項目に当てはまることである

① 破裂，切迫破裂
② 灌流障害：腹部主要分枝，下肢，脊髄神経などへの灌流障害
③ 適切な薬物治療下で持続または再発する痛み
④ 適切な薬物治療下でコントロール不可能な高血圧
⑤ 大きな大動脈径（胸部大動脈瘤合併），または急速拡大する大動脈解離

特に，②～⑤は急性期・亜急性期のリハ中に発生することもあり，注意．
（日本循環器学会/日本心臓リハビリテーション学会．2021 年改訂版心血管疾患におけるリハビリテーションに関するガイドライン[3]を参考に作成）

ない uncomplicated から侵襲的治療を検討しうる complicated に移行する場合がある．特に急性期や亜急性期では注意が必要である．病変が complicated に該当する所見を掲載する（**表 10**）[3]．リハビリ中にこういった兆候が見られた場合は緊急で担当医に報告する．

また，大動脈弁輪拡張症（annuloaortic ectasia：AAE）に対して Bentall 手術が行われることがあるが，この手術では時々術後に冠動脈瘤が形成されることがある．術後の冠動脈瘤は日常生活レベルでも破裂しやすいため，運動療法は行わないほうが良い（**図 17**）．

5 ■ 肺塞栓

以前に比べ，リハビリの重要性が広く受け入れられ，早期離床が進められるようになり，重篤な肺塞栓症に遭遇することは減少している．一方で，心血管疾患の超急性期では，大動脈解離発症の 24 時間以内や，循環補助・強心薬を要する重症心不全，致死性不整脈が止まらなくなる病態（storm）における深鎮静などでは依然，治療としての安静が必要となる病態がある．典型的にはこういった状態から離脱し，離床を始めたタイミングで，安静中に形成された血栓が飛散し，肺動脈に塞栓し，肺塞栓を発症する．重要なことは早期離床をすることで静脈血栓症の予防や，肺塞栓を発症する前に深部静脈血栓症を発見し，発症を予防することであるが，血栓形成のスクリーニングに関しては，血栓形成のマーカーである，D-dimer や FDP などが有用であり，血栓形成リスクが高い症例においては離床前の評価が有用である．基準値は＜500 ng/mL あるいは＜1 μg/mL や，50 歳以上は年齢で×10 ng/mL とすることなどが提唱されている[16]が，解離や術後などでは信頼性に問題がある．

肺塞栓が発症してしまった場合は，血栓サイズや，肺動脈の閉塞の範囲等により，急性のショックや，呼吸苦，胸苦，低酸素血症など多彩な経過を呈する．血行動態への影響を及ぼす場合には心電図変化がみられ，古典的には，ＳⅠＱⅢＴⅢが有名ではあるが，最も多いのは洞性頻脈と言われている（**表 11**）[17]．この疾患の発症を疑った場合には下肢に残存した血栓の再飛散によって重症化する可能性があり，ストレッチャーでの移動の上，造影 CT が実施できる医療機関・部門へのコンサルトが重要である．

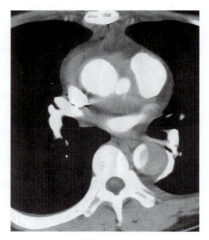

図 17 Bentall 術後の aneurysm

表11 急性肺塞栓でみられる心電図変化

		定義	過去の報告における各心電図異常の頻度			
			n=75	n=90	n=147	n=508
調律異常	洞性頻脈	>100/分	37%		30%	69%
	徐脈	<60/分				
	心房細動,心房粗動,上室性期外収縮		4%		10%	15%
	心室性期外収縮,心室細動					
	無脈性電気活動（PEA）					
伝導障害	Ⅰ度房室ブロック					
P波異常	肺性P波	肢誘導のP波高≧2.5 mm,V₁誘導のP波高≧1.5 mm		6%		
QRS異常	軸偏位:右軸偏位	QRS電気軸>90°		7%		
	軸偏位:左軸偏位	QRS電気軸≦-30°		7%		
	時計方向回転	移行帯（R=S）がV₅₋₆誘導	41%	7%		37%
	完全右脚ブロック	QRS幅≧0.12秒かつⅠ誘導のS波,V₁誘導の終末R波>1.5 mm	3%	9%	8%	17%
	不完全右脚ブロック	QRS幅0.10〜0.11秒かつⅠ誘導のS波の深さ,V₁誘導の終末R波高>1.5 mm	28%	6%		17%
	右室肥大	V₁誘導のR波高>5 mmあるいはV₁誘導のR/S比>1				
	S1S2S3パターン	Ⅰ,Ⅱ,Ⅲ誘導のS波の深さ≧1.5 mm				
	S1Q3T3パターン	Ⅰ誘導のS波>1.5 mmかつⅢ誘導のQ波≧1.5 mmかつⅢ誘導の陰性T波		12%	19%	22%
	QRパターン	V₁誘導のQRパターン（Q波≧2 mm）	19%			
	低電位	すべての肢誘導のQRS波高≦5 mm		6%	10%	25%
ST-T異常	ST上昇			16%		8%
	ST低下			26%	27%	39%
	陰性T波			42%	41%	48%

注:定義で記載のないものは一般的な定義に準ずる．ST-T異常は報告により定義が様々である
（小菅雅美．心電図診断の極意．日本医事新報社;2020[17]より）

6 ■対策

　運動負荷試験，運動療法中に心事故が発生した場合，速やかに対処する必要がある．**表12**に必要な救急体制を記した．運動療法の現場で緊急事態に完全に対応することは必要ない．重要なのは，初期の段階で緊急事態を見分けて，すばやく専門の施設に送ることである．普段から緊急対応に関して確認し，応援を呼ぶ方法や，救急カートの内容を把握しておくことが望ましい．

表12　心臓リハビリテーションに必要な緊急体制

- 緊急コールの徹底
- CCUとの連携強化
- スタッフの教育（BLS免許，心臓リハビリテーション指導士免許の取得）
- 運動療法開始禁忌基準と中止基準の遵守
- 緊急時備品の準備
  - AED
  - 挿管セット
  - 酸素ボンベ
  - 緊急用薬物：ニトログリセリン
             リドカイン
             他

〈文献〉

1) Fletcher GF, Balady GJ, Amsterdam EA, et al. Exercise standards for testing and training: a statement for healthcare professionals from the American Heart Association. Circulation. 2001; 104: 1694-740.
2) Saito M, Ueshima K, Saito M, et al. Safety of exercise-based cardiac rehabilitation and exercise testing for cardiac patients in Japan. Circ J. 2014; 78: 1646-53.
3) 日本循環器学会/日本心臓リハビリテーション学会合同ガイドライン．2021年改訂版 心血管疾患におけるリハビリテーションに関するガイドライン．https://www.j-circ.or.jp/cms/wp-content/uploads/2021/03/JCS2021_Makita.pdf（2023年3月閲覧）
4) Li PW, Yu DS. Recognition of atypical symptoms of acute myocardial infarction: development and validation of a risk scoring system. J Cardiovasc Nurs. 2017, 32: 99-106.
5) van der Ende MY, Juarez-Orozco LE, Waardenburg I, et al. Sex-based differences in unrecognized myocardial infarction. J Am Heart Assoc. 2020; 9: e015519.
6) 石井克尚．Ischemic memoryによる心筋虚血診断．心臓．2010; 42: 612-9.
7) Little WC, Constantinescu M, Applegate RJ, et al. Can coronary angiography predict the site of a subsequent myocardial infarction in patients with mild-to-moderate coronary artery disease? Circulation. 1988; 78: 1157-66.
8) 日本循環器学会．急性冠症候群ガイドライン（2018年改訂版）．
9) 日本循環器学会．慢性冠動脈疾患診断ガイドライン（2018年改訂版）．
10) Virmani R, Kolodgie FD, Burke AP, et al. Lessons from sudden coronary death: a comprehensive morphological classification scheme for atherosclerotic lesions. Arterioscler Thromb Vasc Biol. 2000; 20: 1262-75.
11) Jouven X, Zureik M, Desnos M, et al. Long-term outcome in asymptomatic men with exercise-induced premature ventricular depolarizations. N Engl J Med. 2000; 343: 826-33.
12) 日本循環器学会/日本不整脈心電学会．不整脈非薬物治療ガイドライン．2018．p.20．
13) 小澤哲也，齊藤正和，髙橋哲也．心疾患の骨格筋と電気刺激療法．理学療法ジャーナル．2012; 46: 803-10.
14) 設楽達則，他．B-SESにより入院中muscle wastingを防ぐことができた重症心不全患者の一例．第2回日本骨格筋電気刺激研究会学術大会発表; 2015.
15) 日本循環器学会/日本心臓血管外科学会/日本胸部外科学会/日本血管外科学会．2020年改訂版大動脈瘤・大動脈解離診療ガイドライン．p.47．
16) 日本循環器学会．肺血栓塞栓症および深部静脈血栓症の診断, 治療, 予防に関するガイドライン（2017年改訂版）https://js-phlebology.jp/wp/wp-content/uploads/2020/08/JCS2017.pdf（2024年3月閲覧）
17) 小菅雅美．心電図診断の極意．日本医事新報社; 2020.

〈星野圭治〉

7 開心術後

A 術式

1 ■ 術式による違い

1) CABG: 冠動脈バイパス術（図1）

　冠動脈が閉塞または狭窄した狭心症や心筋梗塞に対する手術．閉塞または狭窄した冠動脈の末梢に血流を供給するためにバイパスを作成する手術．内胸動脈，橈骨動脈，胃大網動脈，大伏在静脈を採取して使用する．鉛筆の芯くらいの太さの血管同士を，髪の毛よりも細い糸で縫合して吻合する．もともと心機能に問題のない狭心症の患者さん，陳旧性心筋梗塞で心機能低下のある患者さんがいる．リハビリを進めるにあたり，心エコー検査等で確認することが大切である．また，残念ながらせっかく作成したバイパスが閉塞していたり，冠動脈が細い等で，血行再建ができていない場合は，狭心症症状が残存する可能性もある．リハビリ中に狭心症症状を見逃さないことが重要である．また，術後の造影所見について実際の画像，カルテの記録，あるいは担当医に確認する必要がある．

2) MVR: 僧帽弁置換術（図2）

　僧帽弁狭窄症，または僧帽弁閉鎖不全症に対し，弁形成が困難と思われた症例に人工弁を使用した置換術が行われる．術前の病悩期間が長いと左室心筋が障害されていることがある．手術で僧帽弁が人工弁に置換されると，僧帽弁の狭窄は解除される．あるいは，僧帽弁の逆流を止めることができる．しかし，心筋が障害されていると，術後，期待どおりに心拍出量が回復しないことがある．

　僧帽弁狭窄症では左室心筋が拡張障害を伴い，HFpEFの状態となっていることがある．

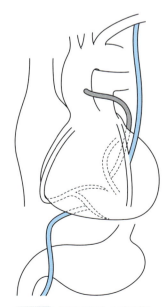

図1　冠動脈バイパス術

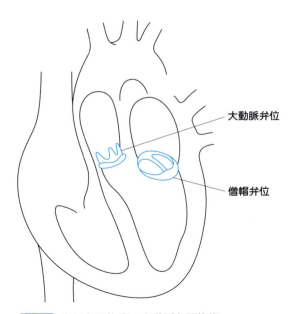

図2　僧帽弁置換術，大動脈弁置換術

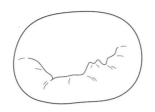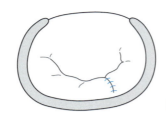

図3 僧帽弁形成術

　一方，僧帽弁逆流症では，弁置換手術で僧帽弁逆流を止めると，左房へ逆流していた血流が大動脈方向へ送られ，心拍出量が増える．しかし，逆流を止めても，いままで左房へ逆流していた分がすべて大動脈方向に送られるようにならないこともある．術前は見かけ上EFは正常でも，左心房へ逆流させて左心室心筋が楽をしていた状態である．そういう症例では術後，心拍出量はさほど増加せず，EFは低下するHFrEFの状態となることがある．いずれにしても，リハビリを進めるうえで，術前と術後の心機能を心エコー所見で確認する必要がある．

　また，術後の合併症として人工弁周囲逆流が起こっていることがある．それにより，溶血性貧血，心不全を伴うことがある．カルテ記載，心エコー所見，血液生化学検査（LDH，ビリルビン値の上昇，貧血）を確認する必要がある．

3）MVP：僧帽弁形成術（図3）

　自己の弁尖を温存して修復する手術が僧帽弁形成術である．僧帽弁の変性により腱索が延長，または断裂し弁尖が逸脱している症例には，変性した弁尖の一部を切除縫合する．または，人工腱索を再建する．弁輪拡大を伴う症例には人工弁輪を使用し，弁輪縫縮術を行う．弁尖への手技，弁輪への手技を組み合わせて行うことが多い．

　僧帽弁置換術と同様に，術後，僧帽弁逆流がなくてもEFが低下している症例がある．

　また，術後の合併症として僧帽弁逆流が残存していることがある．残存した僧帽弁の逆流量が多ければ心不全症状が残存する．さらに，僧帽弁逆流によるジェットが装着した人工弁輪にあたり，溶血性貧血を起こしていることがある．リハビリの支障になるので，心エコー検査所見，血液検査，カルテ記載，担当医に聞くなど確認が必要である．

4）AVR：大動脈弁置換術（図2）

　大動脈弁狭窄症，または大動脈弁閉鎖不全症に対し，自己弁を温存する形成手術ができない症例では，人工弁に置換する手術を行う．

　大動脈弁狭窄症では，術前の病悩期間が長いと，左室心筋が肥大し障害される．心筋が障害されていると，術後，大動脈弁の狭窄が解除されても，期待どおりに心拍出量が回復しないことがある．大動脈弁狭窄症では左室心筋が拡張障害を伴い，HFpEFの状態である．

　また，患者の体格に対して人工弁のサイズが小さい状態を患者-人工弁ミスマッチ（patient prothesis mismatch：PPM）という．大動脈弁狭窄症のような状態である．PPMの症例では心事故，予後不良，運動耐容能の低下を引き起こす可能性がある．体格が大きい割に小さなサイズの人工弁を使用した患者については，PPMの状態でないかどうか確認が必要である．さらに，術後の合併症として人工弁周囲逆流が起こっていることがある．それにより，溶血性貧血，心不全を伴うことがある．前述のように確認する必要がある．

2 人工弁（生体弁，機械弁）による違い（図4）

　人工弁には，ブタの心臓弁，または，ウシ心のう膜で作成した生体弁（図4b），カーボン製の

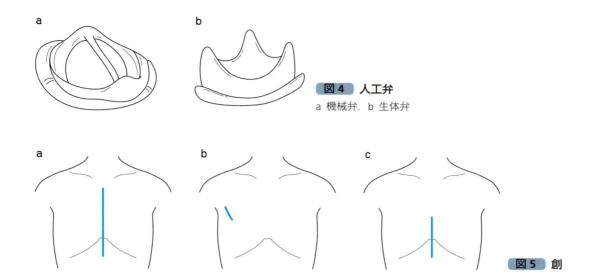

図4 人工弁
a 機械弁．b 生体弁

図5 創

機械弁（図4a）がある．

　生体弁を使用した患者ではワルファリンが不要であり，利点といえる．しかし，経年劣化を起こす．年齢等により差があるが，10から15年程度で劣化するといわれている．生体弁の劣化には2つの機序がある．1つめは，生体弁の弁尖が徐々に硬化し，狭窄症のような症状が徐々に進行する状態である．2つめは，生体弁の弁尖が突然破れ，急性に逆流を起こし，閉鎖不全の症状がでる状態である．

　機械弁の利点は耐久性のよいことである．しかし，生涯ワルファリンを内服しなければならない．定期的にPT-INRの採血を行い，結果を参考にしてワルファリンの用量を決め，毎日必ず内服しなければならない．

　ワルファリンを同じ用量で内服していても，効きすぎたり，効いていなかったり，ワルファリンの効き方が不安定となっている患者さんがいる．ワルファリンが効きすぎていれば，脳出血，消化管出血，鼻出血等の出血性合併症の心配がある．一方，ワルファリンが効いていなければ，人工弁に血栓が付着し，脳梗塞等の塞栓症，血栓弁を起こすことがある．血栓弁になると人工弁の動きが制限され，狭窄症の症状が出現する．

3 ■創の位置による違い（図5）

　創の位置による違いも心臓手術後リハビリの進め方に影響がでる．

　心臓手術において，心臓へ到達するには2つの経路がある．1つめは胸骨正中切開（図5a）．2つめは，MICS（minimally invasive cardiac surgery）とも言われる，右肋間小切開（図5b）である．

　胸骨正中切開には胸骨全体を切開する方法，胸骨の一部のみ切開する方法（胸骨部分切開．図5c）がある．

　胸骨全体を切開した症例では，胸骨をワイヤーで固定して閉鎖する．切開した胸骨が完全に自分の力で固定されるには3か月程度の時間が必要と言われている．それまでの間は上半身を強くねじる動作は控えてもらう必要がある．

　胸骨部分切開，MICSによる手術の症例には，術後，上半身の運動制限は必要ない．

〈星野丈二〉

7 開心術後
B 心臓リハビリテーション

　開心術後の心臓リハビリは，冠動脈バイパス術（coronary artery bypass graft surgery，off-pump coronary artery bypass graft surgery），弁置換術，弁形成術，心房・心室中隔縫合術など，心膜切除を行う心臓外科手術が開心術にあたる．当院では低侵襲心臓弁膜症手術 MICS（minimally invasive cardiac surgery）も多く行われている．心臓外科術後の過度な安静はディコンディショニングを生じたり，呼吸器合併症やイレウス等の各種合併症を誘発する．急性期では，循環動態の安定化と並行し進めていくことが重要であり，表1のように介入の効果も期待できる．また当院では，術前訪問を行い術後の心臓リハビリの流れや目的を説明し，術前の身体機能の評価も実施している．

1）【phase Ⅰ: 急性期】術後〜1週間: 個別プログラム

　ICU入室中の急性期の患者は，毎朝，医師とコメディカルで患者ラウンドを実施し，現状や今後の方針について担当医師より説明がなされ，患者のリハビリ進行についても適宜相談できる（図1）．

　当院では以前から通称「階段パス」（図2）を利用し，開心術後のリハビリを進めている．術後0日はヘッドアップ，四肢関節可動域練習，ポジショニング・呼吸練習など，ベッド上にて介入し，術後1日目からこの離床プログラムに準じ拡大する．起居動作は胸骨保護を目的に，創部を片手で抑え，寝返り実施後，起き上がるよう指導している（図3）．

　しかしながら術後1日目はルート類の多さや離床に対する不安・疼痛コントロールの不良等で動作練習を行いながらの起居は実施困難なこともあり，個々の状況に合わせ介助量は多くしている．

　基本的には心血管疾患におけるガイドライン（表2）に則し離床を開始する．Phase Ⅰは介入時の循環動態について把握しリハビリを行うことが重要となるため，各種データ確認が必要となる．患者背景として，診断名や術前の既往歴・心不全増悪の有無，冠危険因子，術前の冠動脈カテーテル検査や心エコー検査・胸部レントゲン等の結果・手術様式を確認する．術後の機械的補

表1　開心術後のリハビリテーションの効果

運動耐容能（peakVO₂）	改善
運動時の換気亢進，換気効率（V̇E vs V̇CO₂ slope）	改善
自律神経活性，安静時心拍数	安定化
心機能	改善
血管内皮細胞機能	改善
冠危険因子	改善
骨格筋機能	改善
身体活動量	増加
QOL	改善
うつ状態	改善

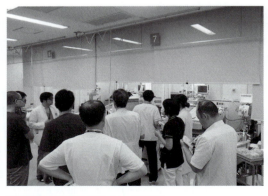

図1　朝の患者ラウンド風景
現状や今後の方針，リハビリの進行について相談している．

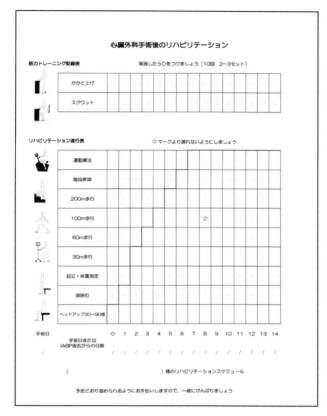

図2 階段パス

手術後の日数を横軸，達成度を縦軸に示している．
達成度を視覚的に確認することで，患者自身のモチベーション向上を図ることや，家族，他スタッフへの進行状況の確認にも役立つ．
進行に遅延が生じていても，一番近い課題を視覚的に確認することが可能であり，目標設定が容易に行える．

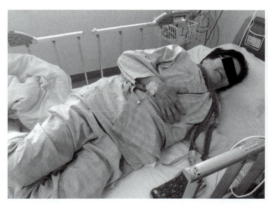
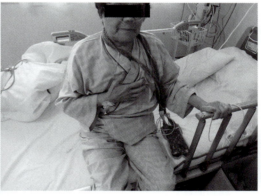

図3 寝返り～起上がり時には胸骨保護を実施し離床動作を促す

助の有無や種類，使用薬剤の種類や量，それぞれの使用目的を把握する．その上での呼吸状態，血圧，脈拍，中心静脈圧，動脈血ガス分析結果や各種ラボデータ，尿量，ドレーンからの出血量や性状を確認し，リハビリ介入可能な状態かを確認する．実際の介入時にも機械類や薬剤を確認し，意識レベルや疼痛の評価，術創の位置，カテーテルシースが鼡径に残存していないかを確認する．四肢冷感や下腿浮腫の有無，貧血の有無，呼吸時の胸郭の動きや聴診を行い，リハビリ進行の目標を決める．体動時の心拍応答や呼吸状態・疼痛状況・自覚症状の変化を確認しながら運

表2　心臓外科手術後の離床開始基準

※以下の内容が否定されれば離床開始ができる

1. 低心拍出量症候群（low output syndrome: LOS）により
   ①人工呼吸器，IABP，PCPC なのど生命維持装置が装着されている
   ②ノルアドレナリンやカテコラミン製剤など強心薬が大量に投与されている
   ③カテコラミン製剤の投与下で，収縮期血圧 80〜90 mmHg 以下
   ④四肢冷感，チアノーゼを認める
   ⑤代謝性アシドーシスを認める
   ⑥尿量：0.5〜1.0 mL/kg/hr 以下が 2 時間以上続いている
2. スワンガンツカテーテルが挿入されている
3. 安静時心拍数が 120 min 以上
4. 血圧が不安定（体位交換だけで低血圧症状がでる）
5. 血行動態の安定しない不整脈（新たに発生した心房細動，Lown IVb 以上の心室期外収縮）
6. 安静時に呼吸困難や頻脈（呼吸回数 30/min を超える）
7. 術後出血傾向が続いている

〔日本循環器学会/日本心臓リハビリテーション学会合同ガイドライン．2021年改訂版 心血管疾患におけるリハビリテーションに関するガイドライン．https://www.j-circ.or.jp/cms/wp-content/uploads/2021/03/JCS2021_Makita.pdf（2024年7月閲覧）〕

動負荷量や時間を調整していく．可能な範囲での情報収集（病前生活・職歴・趣味などを家族や本人に聴取）を進め，プログラムを進行するうえで必要な情報を得る．

生命維持装置「IABP（intra-aortic balloon pumping），PCPS（percutaneous cardio pulmonary support）」などを装着している症例については，医師の指示がある場合，刺入部への負担を避け，ベッド上での関節硬縮予防を目的とした介入や側臥位などのポジショニングを実施することもある（図4）．

鎖骨下静脈からの CHDF を実施中の症例については，循環動態が安定し医師の許可があれば起立まで実施可能だが，ルート類に注意を払う必要がある．人工呼吸器装着症例において，医師の指示の下，呼吸器離脱に向けて端座位練習を実施している．いずれにおいても挿管チューブやルート類に細心の注意を払う必要がある．

MICS 術後患者は翌日から歩行が許可されることが多いが，創部痛が強いことも多く，疼痛コントロールを図りながら積極的に離床を進め，1週間未満で退院する者がほとんどである．

2）【Phase Ⅱ: 回復期】術後2週間〜退院まで: 個別・集団運動療法

病棟歩行自立に達し，順調に運動療法へ移行した症例に対し，術後経過や心エコー結果・Phase Ⅰに得た病前の活動性情報を基に運動療法を実施する．

①ウォームアップ

運動前は骨格筋の血管拡張や血管抵抗の減少を図るためストレッチを実施する（図5）．胸骨管理のため，胸郭を大きく広げる運動や大胸筋の強い収縮を伴う動作は避ける（図6）．

②運動種目の選定

トレッドミルは床が直接動くため，慣れない運動になることが多く，運動効率が悪くなり酸素摂取量も増大するため，当院では自転車エルゴメータ（以下エルゴ）から開始することが多い．エルゴ開始初期は最少設定負荷をウォームアップ目的に3分間（心拍が定常状態になる）実施し，その後 CPX で得られた運動処方（AT レベル）より低い運動負荷を目標に，過負荷とならないよう漸増（5分→10分→15分と運動負荷時間の延長）していく．運動前後の血圧の変化，息切れ，自覚的運動強度を聴取し，随時負荷を調整していく．βブロッカー使用時には Borg Scale 11（楽）〜

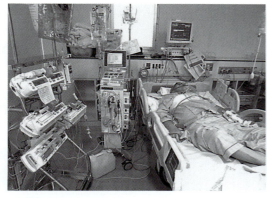
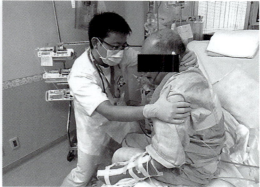

図4 ICUでのリハビリ

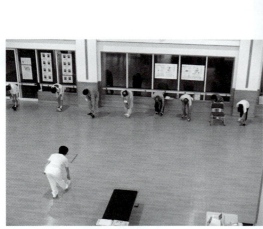
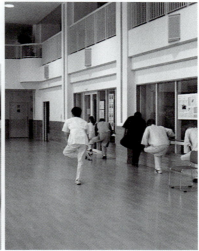

図5 ストレッチ写真

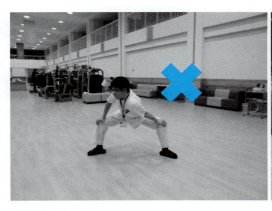
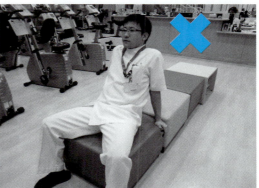

図6 悪い例
左: 胸郭を大きく広げる運動は避ける
右: 上肢を後ろに回し, 休憩をとることは避ける

B. 心臓リハビリテーション　131

13（ややきつい）程度に調整し処方された心拍数までは負荷を上げないよう実施している．

③クールダウン

　エルゴなど運動後は運動負荷量を下げ，急激な血圧低下を防ぐため約1分間のクールダウンを実施し，筋疲労改善や副交感神経を活躍させる目的として，整理体操を実施する（図7）．

④退院支援

　自宅復帰や復職に関する必要な動作について随時練習を行い，退院〜外来プログラムへ移行す

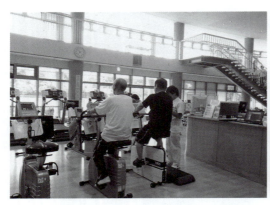
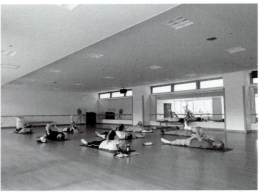

図7　自転車エルゴメータ等運動負荷後には，整理体操を実施する

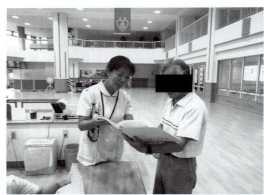
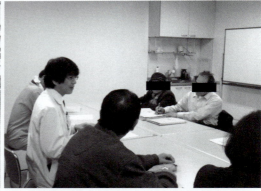
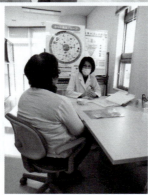
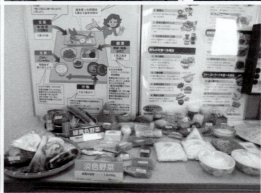

図8　看護面談（上段左），勉強会（上段右），栄養相談（下段）

132　　7. 開心術後

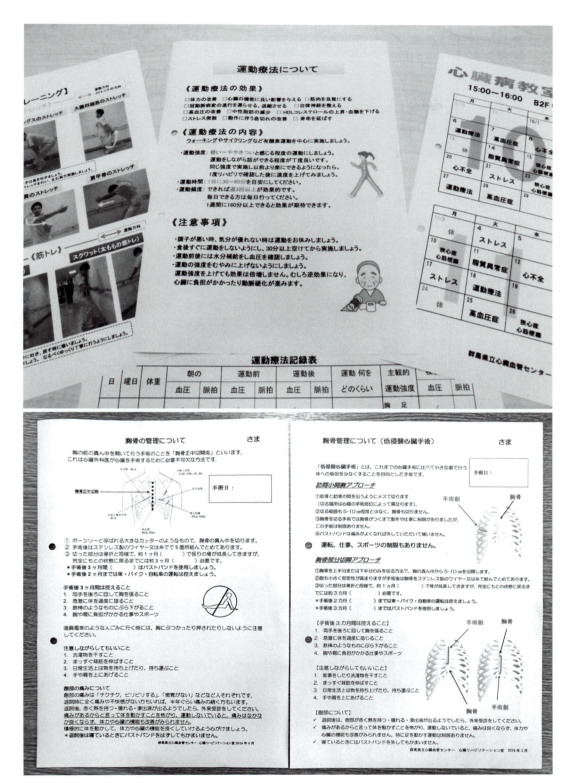

図9 自己管理ファイル
自主トレーニングメニューや，血圧・脈拍測定表，胸骨管理用紙をファイリングし，自己管理を促すツールとして活用している．また，疾患管理の勉強会開催予定日を記載し，希望するプログラムについて参加していただくよう促している．

表3 レジスタンストレーニングのプロトコール

強度	上肢: 30-40%1 RM から開始 下肢: 50-60%1 RM から開始 ※12〜15回で軽く感じたら負荷を5%増加する （レジスタンス機器使用では1段階錘を上げる）
回数	10〜15回/セット×1〜3セット
頻度	2〜3回/週

る準備をしていく．また，看護師，栄養士と協働し生活指導や栄養指導を行い，医師による疾病理解のための勉強会も実施している．（図8）．また退院後自己管理が可能となるよう，朝食前，就寝前の血圧と脈拍測定，朝食前の体重をファイルに記入し，入院中に自己管理が可能となるよう促している（図9）．

3）【Phase Ⅲ: 維持期】外来プログラム

上記集団プログラムを継続するほか，入院期と大きく異なることとして，自己管理が重要となる点である．入院中に習慣づけた血圧や脈拍測定，体重測定結果を自身で記録をとり，外来リハビリ参加時に持参し，療法士，看護師が確認をとる．体重増加傾向であれば心不全兆候ではないかと考え，血圧が高値であれば服薬状況や塩分管理の情報を聴取するきっかけとなり，必要であれば医師に指示を仰ぐことが可能となる．また，非監視下での自主トレーニングも継続的に実施するよう促している．

さらに，Phase Ⅲにおいては，なんのために心臓リハビリテーションを行うのかを意識して実施することが重要である．

狭心症に対する冠動脈バイパス術後患者であれば，バイパスをしていない血管や吻合部以外の部分に新規動脈硬化病変ができないようにしたり，すでに存在している小さなプラークが増大してACSを発症しないようにさせることが治療目標である．そのため，冠危険因子の管理が介入目標となり，特に最上流に位置する内臓脂肪を少なくさせるための心臓リハビリテーション，すなわち有酸素運動が重要となる．

また，広範囲心筋梗塞や弁置換術後の患者においては，心臓リハビリテーションは体力回復以外に，併存する心不全の治療という役割も担っている．そのためには骨格筋ポンプ機能改善やエルゴリフレックス安定化を目的としたレジスタンストレーニングが重要である．

開心術後のレジスタンストレーニングについて

開心術後は胸骨管理が重要となり，上肢機器については術後8週まで使用禁止としている．また，上肢機器使用開始時には，創部痛や胸骨の軋轢音がないか慎重に観察し実施する．下肢機器については，随時創部の状態に応じ早期から開始する．開始直後は機器に慣れないことで，上肢に力を込めてしまう危険性があるため注意を促している．機器種目増加については，機器使用の慣れなどに応じ，順次増やしていく．負荷設定については，**表3**のプロトコルに沿い，下肢は1 RMの50〜60%を，上肢は1 RMの30〜40%の負荷量を10回1セットとし，2セットを実施する．筋疲労がBorg Scale 11〜13を維持しながら適時負荷を増量していく．

〈中野晴恵〉

8 TAVI, MitraClip

A 術式

1 ■経カテーテル大動脈弁置換術（TAVI）の術式

　本邦では TAVI（transcatheter aortic valve implantation）は開心術への移行が可能な設備を有するハイブリッド手術室での施行が義務づけられている．麻酔はそれぞれの施設，症例により異なるが全身麻酔もしくは静脈麻酔＋局所麻酔で行われる．術中の画像モダリティーとしては透視画像，造影画像に経食道心臓超音波画像を併用するが，経胸壁超音波，心腔内超音波で代用される場合もある．

　弁の留置経路としては，鼡径部を穿刺し大腿動脈から留置する最も低侵襲な経大腿動脈アプローチが第一選択となるが，大腿動脈〜腸骨動脈，大動脈の性状が適さない場合には，カットダウンによる経鎖骨下動脈アプローチや小開胸を行い心尖部から弁を挿入する経心尖アプローチ，直接上行大動脈から挿入する経大動脈アプローチ等を用いる（図1）．使用するシースは14〜20 Fr であり，大腿動脈からは止血デバイスを用いたうえで穿刺での施行が可能である．TAVI 弁をデリバリーするシースのほかに，造影カテーテル，ペーシングカテーテルを挿入するためにそれぞれ4〜6 Fr 程度のシースを大腿動脈，大腿静脈〜内頸静脈等へ穿刺挿入する必要があり，複数個所の動静脈の穿刺が行われる．

　いずれにおいても，まずは狭小化した大動脈弁にガイドワイヤーを通し，バルーン拡張を行ったうえでカテーテルに収納した人工弁を大動脈弁部位に運び，造影および超音波画像により至適位置を確認し弁の留置を行う．バルーン拡張型 TAVI 弁の場合は弁の留置に際して右心室に留置したペーシングカテーテルを用いて200 bpm 程度の高頻度ペーシングを行い，心室頻拍と同様の状態で心拍動を最小限にしてバルーン拡張を行い弁の留置を行う（図2）．また，自己拡張型 TAVI

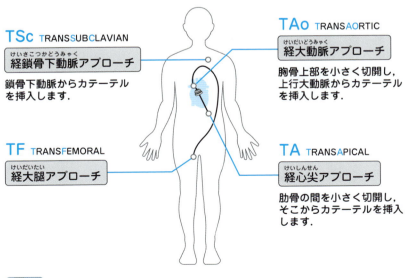

図1

（https://tavi-web.com/about_tavi.html より）

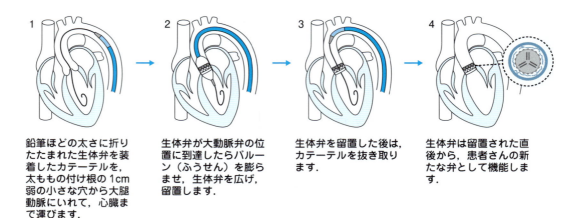

図2 経大腿(けいだいたい)アプローチ

(https://tavi-web.com/about_tavi.html より)

弁の場合には，高頻度ペーシングは不要で，100〜120 bpm 程度のコントロールペーシングもしくは，自己心拍のままでの留置が可能である．

　弁留置の後に超音波検査，造影等にて弁周囲逆流，人工弁機能，弁輪周囲の損傷等の評価を行い，シースを抜去，穿刺部の止血を行い手技終了となる．手技終了直後に手術室で麻酔覚醒，抜管が可能である．シースはすべて抜去するが，房室ブロックを認めている場合には一時的ペーシングカテーテルを挿入したまま退室する．術後は時間後から安静解除，床上での自動体動が可能であり，午前中の手術であれば術当日の夕食も通常に摂取可能である．また，翌日からは歩行可能となり術後評価の検査等を受けたのちに，術後1週間以内に退院となる．

　TAVI による房室ブロックはバルーン拡張や TAVI 弁により刺激伝導系が圧迫，障害されることにより生じる．日本経カテーテル心臓弁治療学会の 2022 年の Annual Report では本邦での TAVI 後の恒久的ペースメーカ植込み率は 3.7％ と報告されている．房室ブロックは通常は術中，バルーン拡張や弁留置の直後に認めることが多いが，術後数日経過した後に起こることも稀に経験する．また，穿刺部合併症として穿刺部出血，仮性動脈瘤，後腹膜血腫なども遅発性に数日後に認めることもあることを念頭に入れておくべきである．

2 ■経皮的僧帽弁接合不全修復術（MitraClip®）の術式

　MitraClip® はハイブリッド手術室での施行の義務づけはないが，TAVI と同様に透視画像と心臓超音波画像および生体観察モニターがリアルタイムに観察できる環境が必要である．TAVI とは異なり，弁修復に必要なすべてのディバイス操作は超音波画像ガイドに施行するため，より詳細な観察が可能な経食道超音波を用いる．また，長時間の経食道心臓超音波の使用が必要であるため，全身麻酔管理下で手技を行うことが基本である．造影剤は使用しない．

　手技の流れを図3に示す．アクセスサイトは現在のところ大腿静脈一択である．大腿静脈から右房に進めた心房中隔穿刺用カテーテル針を卵円窩に誘導し心房中隔を穿刺し，スティッフワイヤーを左上肺静脈に留置する．その後，ダイレーターの付いた方向変換が可能な 25 Fr スティーラブルガイドカテーテル（図2）をガイドワイヤーに沿って大腿静脈→下大静脈→右房→左房に挿入する．ガイドカテーテル留置後，先端にナイチノール合金製クリップがマウントされたクリップデリバリーシステム（図4）を左房に到達させる．その後，経食道心エコーガイド下に僧帽弁

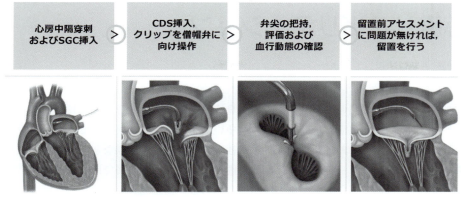

図 3 MITRACLIP™の概要　手技の流れ
（アボットメディカルジャパン合同会社）

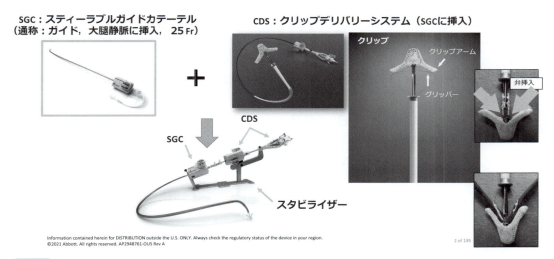

図 4 SGC and CDS
（アボットメディカルジャパン合同会社）

逆流の中央に位置する前尖，後尖の先端をクリップで留める．経食道超音波にて弁尖の把持，評価および血行動態の確認，僧帽弁狭窄をきたしていないこと等を確認してクリップを留置，必要があれば，同様の手順で2つ目のクリップ留置を検討する．クリップデリバリーシステムを注意深く回収し，経食道超音波にて心臓に損傷がないこと，心膜液の増加がないこと等を確認しガイディングカテーテルを抜去，穿刺部の止血を行い終了となる．手技終了直後に手術室で麻酔覚醒，抜管が可能である．

〈河口　廉〉

8 TAVI, MitraClip
B 心臓リハビリテーション

　対象者は高齢者で経過が長い方が多く，すでに身体機能が低下し歩行に補助具を要したり，すでに社会サービスを利用し生活を送っている方が多い（図1）．患者背景として家族構成や生活様式，歩行時の補助具使用の有無，活動範囲や量，社会的サポートの有無などを事前に把握しておく必要がある．一般的にカテーテル治療は開胸手術と比較すると低侵襲ではあるが血管損傷や血栓塞栓のリスクなどはあり緊急開胸手術となる場合もある．緊急開胸手術となった場合は，当院で以前から使用している「階段パス」に準じて離床を進めていくが，長期挿管管理となったり術後せん妄の出現などで離床は遅延することが多い．

1 ▪TAVIに対する心臓リハビリテーション

　TAVIを行われる患者は，元々，高齢かつフレイルを有し併存症も多く，さらに全身の動脈硬化が進んでいる患者もいる．当院ではTAVI前に，カテーテル検査で冠動脈狭窄が見つかり先に治療される方は多い．TAVIの手術前に患者の心身機能検査を実施し，既往歴や社会的背景，身体認知機能を事前に把握し，今後予測される退院後の地域連携や社会サービスを早めに検討しておく[1]（表1）．

1）【phase Ⅰ：急性期】術後翌日〜2日目

　TAVI後の情報収集としてカテーテルの動脈穿刺部位と止血後の再出血がないか，術後房室ブロックの発生がないか，その他，循環異常などを呈していないかを確認する．
　TAVIの周術期に起こりうる合併症としては，大動脈弁輪破裂，ガイドワイヤによる穿孔とそれらに引き続く心タンポナーデで，また冠動脈閉塞は多くが術中に生じて致命的であり，緊急処置

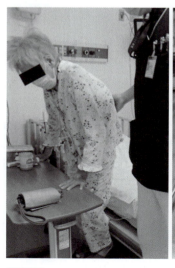 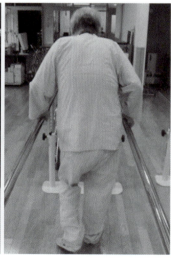

図1 フレイルを有する高齢者
TAVIは外科的治療が困難な高齢者やフレイルや併存症を有する患者が多く，個々の心身機能や生活状況を把握しておくことが重要である．

表1 経カテーテル的大動脈弁置換術患者に対する心臓リハビリテーションの役割

	TAVI前	術後急性期	回復期	維持期
問題	・高リスク高齢者 ・大多数はフレイル ・活動の制限	・周術期管理(麻酔・鎮痛) ・集中治療後症候群(せん妄・認知機能障害など)	・回復途上のままの退院(術後合併症,身体機能)	・術前の生活習慣の継続 ・身体機能の低下
目標	・ADLの維持 ・栄養状態改善	・早期離床 ・術前ADLの再獲得 ・生活機能の再獲得	フレイルなし →運動耐容能向上 フレイルあり →筋力・バランス向上 ・生活機能の定着化 ・二次的合併症(転倒など)の回避	・QOLの維持と向上 ・地域医療福祉との連携 ・多職種との連携
対応	・フレイル評価 ・栄養介入 ・生活機能評価 ・信頼関係の構築 ・退院先および退院後の社会サービス検討	・円滑な早期離床 ・ADL拡大 ・運動耐容能の改善	フレイルなし ・歩行距離延長 ・有酸素運動 ・筋力トレーニング フレイルあり ・筋力トレーニング ・バランストレーニング ・歩行練習	・在宅運動療法 ・活動範囲の拡大 ・余暇活動の充実 ・フレイルの定期的評価による悪化患者への対応 ・回復期リハビリテーション病院や在宅医療,介護保険サービス,民間運動施設や自治体などが連携

TAVI患者への心リハは,術前から始まり,術後,心身機能の回復を促すとともにスムーズに退院後の生活を送ることができるよう,生活環境や社会サービスの調整など,多職種で介入することが大切である.
(樋口 妙,他.TAVIの心臓リハビリテーション.日本臨牀,2019; 77: 555-60[1]より)

を要する.術後の心リハ施行時にはすでにそれらの問題は解決済であることがほとんどだが,周術期の合併症に対する侵襲的な処置の有無や安静臥床期間等は確認しておく必要はある.この他に弁周囲逆流,房室ブロックなどの不整脈,カテーテルのアクセスルートの損傷(解離やリンパ漏など)がある.経心尖部アプローチの場合は,前胸部の切開部やドレーン刺入部の疼痛,胸水貯留に伴う呼吸不全などを呈する場合もある.弁周囲逆流はその逆流量が多いと心不全の原因となり得る.術直後に房室ブロックがなくとも数日経過して房室ブロックが生じることもあり,心リハ中には心電図モニターが重要である[2].

術後に房室ブロックが出現した場合はペースメーカ植込み術が行われるまで体外式ペーシング装置が留置される(図2).当院では体外式ペーシング装置が留置されている場合,術後の安静度はベッド上となるため,ベッド上でのできる範囲での拘縮予防や廃用予防が主な介入内容となる.ペースメーカ植込み術が施行された後は,ペースメーカ留置後のリハビリテーション表に沿って離床を進めていく.

TAVI術後の経過が順調であれば,翌朝には体外式ペーシングが抜去となり,医師指示の下リハビリが開始され室内歩行練習から始める.術後2日目には棟内廊下歩行が許可され,退院に向けた歩行練習や体調管理指導などの患者教育にシフトしていく.

2)【Phase Ⅱ: 回復期】術後3日目〜退院まで: 個別・集団運動療法

術後3日目以降は医師の許可を得て,個別療法に併用し集団運動療法を開始することが多い.個々の身体能力やADLに合わせた個別プログラムの実施と共に,社会性の維持や認知面への介入目的も兼ねて,当院では低体力者を対象にリハビリテーション室にて最大5人1グループでの座

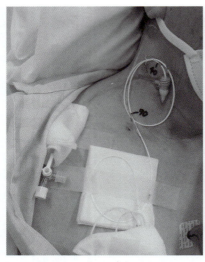
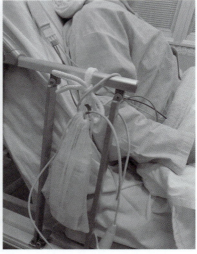

図2 体外式ペーシング留置中の患者
術後房室ブロックを発症した患者に対し一時的に留置される．当院の場合は対外式ペーシング中の安静度はベッド上座位までの場合が多い．

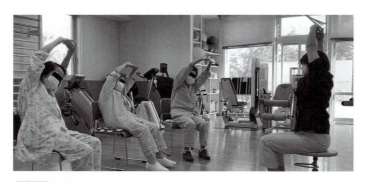

図3 座位での集団運動療法
身体機能面だけでなく，他患者との関わりの中で社会性や認知機能へのアプローチも目的としている

位での集団運動療法を実施している（図3）．実施内容は，個別プログラムでは，退院後の必要なADL動作を中心に練習を行っていく（図4）．集団運動療法では，座位や立位での自重筋力トレーニング，軽負荷でのエルゴメータ，補助具を用いての歩行練習に加え，患者教育として5分程度の体調管理指導を行っている．

　身体機能や認知機能的にADLが自立レベルの患者に対しては，トレーニングジムで通常の心臓リハビリテーションとして有酸素運動や患者教育を開始する．

● 集団運動療法の内容
①ウォームアップ
　高齢で全身の動脈硬化が進んでいる患者に対し，運動前のウォームアップは急激な血圧上昇を防ぎ怪我の予防のためにも重要である．

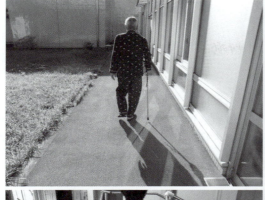
屋外歩行練習

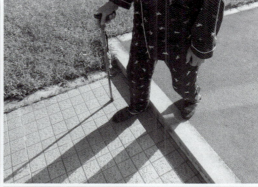
応用歩行練習

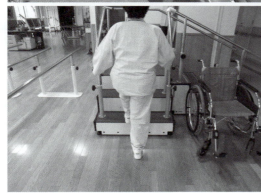
階段昇降練習

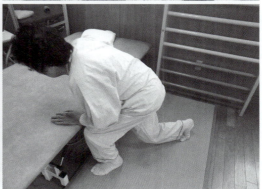
床からの立ち上がり練習

図4 個別プログラム　退院後に必要な動作練習の例

②運動種目の選定

高齢で立位バランスの低下や注意力低下などから転倒リスクを有する患者が多いことから，集団での有酸素運動は安全優先のリカンベントタイプ（**図5**）のエルゴメータを使用している．歩行が自立域の患者には，歩行能力の維持向上を目的に平地歩行を選択することもある．運動耐容能低下から，有酸素運動としての歩行運動は嫌気性代謝閾値を超えてしまうことが多く，Borg Scale 11（楽）〜13（ややきつい）程度になるよう，適宜休憩をはさみながらの反復歩行練習を実施していく．筋力低下を有する患者は歩行よりもエルゴメータの方が，体重免荷される分，楽に実施できる場合がある．

③クールダウン

エルゴメータなど運動後は運動負荷量を下げ，急激な血圧低下を防ぐため約1分間のクールダウンを実施する．筋疲労改善や副交感神経を活躍する目的としての整理体操は座位でも実施することができる．

④退院支援

自宅復帰に関する必要な動作について随時練習を行い，退院〜外来プログラムへ移行する準備をしていく．身体や認知機能低下を有する場合があり，退院後は介護保険でのリハビリ適応となる方もいる．介護保険が未申請の場合は，必要に応じ医師指示の下，ソーシャルワーカーが介入し手続きを進めたり，退院後の生活管理について家族を含めた指導が必要となる．

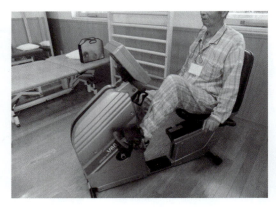

図5 リカンベントタイプの自転車エルゴメータ
背もたれがあり支持基底面が広く安定性が高い．転倒リスクを有する高齢者への集団運動療法の際は安全に実施しやすい．

認知機能が保持され体調の自己管理が可能な患者に対しては，朝食前，就寝前の血圧と脈拍測定，朝食前の体重をファイルに記入し，入院中に自己管理が可能となるよう促している．

3）【Phase Ⅲ: 維持期】外来プログラム

上記集団プログラムを継続するほか，体調の自己管理や，自宅での自主トレや食事・内服管理，生活能力を維持できているかなどをチェックしていく．介護保険の利用が適切と考えられた場合は，家族を含めて相談し，心リハ終了後は介護保険でのリハビリで継続したサポートが受けられるように調整することもある．

2 ■ MitraClipに対する心臓リハビリテーション

MitraClipを行われる患者は，慢性心不全歴が長く，手術前の入院期間の方が長い場合が多い．長期の療養期間により身体機能が低下している場合がある．術前は慢性心不全患者に対するリハビリを症状に合わせて実施する．カテーテルは静脈穿刺であり，刺入部位と止血後の再出血がないかは確認しておく．合併症としてはMitraClipの逸脱であるが今まで当院での発生はない．

術後の経過が順調であれば，翌朝から歩行練習が可能で，術後2日目には自宅退院となることが多い．術後ADLが自立域となれば速やかに集団運動療法への参加を促し，慢性心不全患者と同様に，退院後の外来心リハを含むフォロー体制の確認や自宅での体調管理指導を行っていく．外来心リハ終了後は，患者の状況に応じ，必要であれば介護保険の利用を進める場合もある．

〈文献〉
1) 樋口　妙，他．TAVIの心臓リハビリテーション．日本臨牀．2019; 77: 555-60.
2) 日本循環器学会/日本心臓リハビリテーション学会合同ガイドライン．心血管疾患におけるリハビリテーションに関するガイドライン（2021年改訂版）．https://www.j-circ.or.jp/cms/wp-content/uploads/2021/03/JCS2021_Makita.pdf

〈中野晴恵〉

9 デバイス

手技・種類・設定

1 ■ペースメーカ

　ペースメーカは洞不全症候群や房室ブロックなど徐脈性不整脈に対して植込みされる[1,2]．ペーシングに依存している患者は運動耐容能が低下していることが知られている[3]．原因として，右室心尖部等からの刺激による心室内の非生理的伝導による収縮異常や運動時の心拍応答不良（変時性不全）等が考えられている．特に高頻度にペースメーカに依存している患者では変時性不全に伴う運動耐容能の低下を伴いやすい[4]．

　運動時の心拍応答不良に対しては，心拍応答機能（レートレスポンス）が備えられている．レートレスポンスによる運動耐容能改善に関しては一定の結論を得られておらず，変時性不全の程度や心機能との関連，最大運動時の心拍数設定が不十分である，骨格筋など心ポンプ機能以外の要因が運動耐容能を規定する可能性などが考えられている[5]．Grecoらの報告では，運動療法とペースメーカの最適な心拍数設定で運動耐容能が改善したと報告しており[6]，運動耐容能を改善させるためには，運動療法だけでなくペースメーカの設定調整も行う必要がある

2 ■植込み型除細動器（ICD）

　植込み型除細動器（implantable cardioverter defibrillator: ICD）は心疾患の種類にかかわらず致死的頻脈性不整脈による心臓突然死を予防し，生命予後を改善させるもっとも有効かつ確立された治療法の1つである[2]．致死的心室性不整脈の二次予防の植込みのほか，一次予防の植込みにおいても陳旧性心筋梗塞あるいは非虚血性心筋症でLVEF＜35％かつNYHA Ⅱ以上の心不全があれば，非持続性心室頻拍（non sustained ventricular tachycardia: NSVT）があればクラスⅠ，ない場合でもⅡaとして推奨されている[2]．

3 ■心臓再同期療法（CRT），除細動機能付き両心室ペースメーカ（cardiac resynchronization therapy-defibrillator: CRTD）

　心不全にはしばしば心室内伝導障害，房室間同期不全，心室内同期不全，心室間同期不全が合併する．心臓再同期療法（cardiac resynchronization therapy: CRT）は同期不全を解消させることで心機能を向上させ，自覚症状や予後の改善をもたらす．CRTの適応は適切な薬物治療を行ってもなお中等症～重症の心不全（NYHAⅢ～Ⅳが主たる対象で左脚ブロックを伴う症例ではⅡも対象となる）で，左室駆出率（LVEF）が低下（35％未満）した，QRS幅が120～150 ms以上の患者に有効である[2]とされる．

4 ■着用型自動除細動器（WCD）（図1）

　心臓突然死の一次予防におけるICDの有用性は広く認められているが，急性期症例（急性心筋梗塞発生後や心不全診断後早期のVT/VF）におけるICDの有効性はまだ十分認められていないため，ICDの適応を判断するまでの待機期間中の突然死予防を目的として2015年着用型自動除細動器（WCD）が使用されるようになった[2]．保険適応で3か月間の使用が認められているが，観察期間後ICDの適応と判断されれば後日植込みが行われる．WCDは着用型ベスト内に接触型心電図電極と除細動パッドを有し，有線で接続されたコントローラで致死的不整脈を感知して自動的に除細動を行う装置であり，感染などでICDが抜去された患者に対しても，次回植込みまで

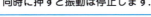
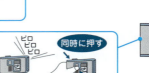

図1 WCDのしくみ
〔WCDドットコム（https://wcd-info.com/general/about.html）より〕

のブリッジ治療として使用されている．

　不整脈を検出するとアラートが鳴るが，体動などのノイズを検出した場合でもアラートが鳴ることがあり，患者本人は無症状であればアラートを自分で止めるよう指導される．アラートの停止ボタンが押されないとショック作動に到ってしまうのでアラートに対する対応を周囲のスタッフも確認しておく必要がある．

5 ▪ 皮下植込み型除細動器（S-ICD）（図2）

　血管内にリードを留置しないで皮下にリードをおくS-ICDは突然死予防の目的で植込みされる[2]．経静脈ICDの植込み適応であるが静脈アクセスが困難，もしくは感染の高リスクであり，徐脈に対するペーシング，VTに対する抗頻拍ペーシングやCRTの必要のない場合に用いられ，特発性VFやBrugada症候群などでの植込みが多い．

　経静脈ICDと同様，本体とICDリードから構成され，ICDリードは胸骨近傍の皮下，本体は中腋窩線から後腋窩線レベルの前鋸筋と広背筋の間に植込まれることが多い．心拍数とQRS形態を認識する鑑別アルゴリズムによりVT/VFが感知されると，本体とコイルの間で除細動が行われる．リハビリに際しての注意としては，通常の状態でペーシングを行うことはなく，除細動の必要な状態になったらショック作動をさせるのみであること，また，ICD患者と同様にVT/VF検出レートまで負荷をかけないことは確認しておく．

6 ▪ リードレスペースメーカ（図3）

　リード，あるいは皮下ポケットに関連する合併症を避けるため本体とリードが一体化したリードレスペースメーカが開発され，2024年現在，わが国では形状記憶合金製のタインで心筋に固定するものとスクリューで心筋に固定するものの2つが用いられている[2]．大腿静脈からシースを挿入し，リードレスペースメーカが装着されたデリバリーカテーテルを右室に挿入し留置する．

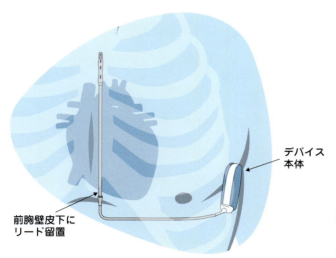

図2 S-ICDのしくみ
〔S-ICD治療サイト（https://www.sicd.jp/about_sicd/）より〕

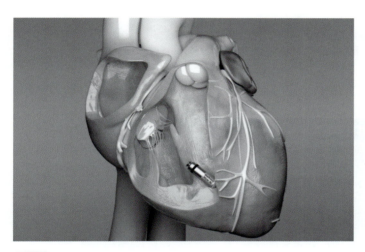

図3 リードレスペースメーカのしくみ
〔Medtronic's latest generation Micra leadless pacemaker systems gain CE mark（cardiacrhythmnews.com, https://cardiacrhythmnews.com/medtronics-latest-generation-micra-leadless-pacemaker-systems-gain-ce-mark/）より〕

電池寿命は12年程度とされレートレスポンス機能も有し，MRIの撮影対応や遠隔モニタリングにも対応している．心室に留置するのでVVIのペーシングが行われるのが基本であるが，Medtronic社は心房の動きを加速度センサーで検出して同期させて心室ペーシングを打つMicraAVという装置も発売している．房室ブロック症例で用いられることが多いが実際にはうまくP波と同期できていない場面もあるのでリハビリ中にも注意しておく．

7 ■デバイス植込み患者における運動療法，運動負荷試験における注意点（図4）
8 ■確認しておきたい設定（表1，図5）

手術記録やペースメーカ手帳，デバイスチェック時のレポートには，デバイスの種類，設定（AAI，VVI，DDD，DDDR等），Lower Rate，Upper Track Rate，Upper Sensor Rate，頻拍治療設定（VT zone，Vf zone）等が記録されている．

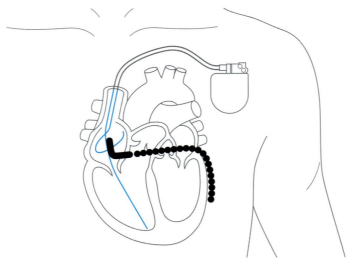

図4 ペースメーカ，植込み型除細動器（ICD），両心室ペースメーカ（CRT）模式図

右心房にペーシングリード（青線），右心室にペーシングリード（青線）あるいはショックコイルリードを留置する．さらにCRTの場合，冠静脈洞にペーシングリードを留置する（黒線）．

表1 デバイス設定の確認（ICDの設定を例とした）

		Final: Session Summary					
Parameter Summary							
Mode	DDD	Lower Rate	60 bpm	V. Pacing		LV->RV	
Mode Switch	171 bpm	Upper Track	130 bpm	Paced AV		150 ms	
		Upper Sensor	130 bpm	Sensed AV		150 ms	
Detection		Rates		Therapies			
AT/AF	Monitor	>171 bpm		All Rx Off			
VF	On	>182 bpm		ATP During Charging, 35 J×6			
FVT	OFF			All Rx Off			
VT	On	150–182 bpm		Burst (3), Ramp (3), 10 J, 35 J×3			
Enhancements On: VT Monitor, AF/Afl, Sinus Tach, Wavelet (Monitor), TWave, Noise (Timeout)							
Changes This Session				Session Start		Current Value	

No parameters have been changed during the current session.

9 ■覚えておきたい設定

ペースメーカで代表的なモードDDDとVVIについては覚えておく．

①VVI 60という設定は心室においたリードで感知を行い，1秒以上自己脈が出ないなら一つ心室ペーシングを入れるというものである．VVIの設定は一時ペーシングでよく用いられるが，永久ペースメーカでは，心房は感知しなくてもよい場面で用いられ，徐脈性心房細動でよく使われる．

②DDDとは心房と心室両方で感知とペースを行い，洞不全や房室ブロック症例に用いられる．

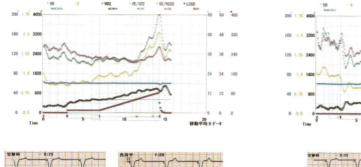
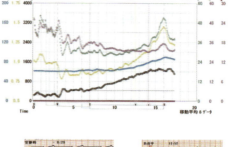

図5 レートレスポンス機能オン・オフによる心拍応答の変化

60歳代，心不全，両心室ペースメーカでレートレスポンス機能の有無のCPX．
左は安静時から運動負荷終了時まで終始心拍数は60bpmで変時性不全を認めレートレスポンス（VVIR 60bpm）に設定変更．トレッドミルでCPX再検（右図）．安静時心拍数60bpmからpeak時心拍数85bpmまで心拍数の上昇を認めている．

　房室ブロックやCRTの症例では心房を感知してから一定時間後に心室ペースを打たせるため，AV間隔の設定がされている．**表1**の中のPaced AV，Sensed AVという設定である．房室ブロックでは極力自己のAV伝導を生かして心室ペースを減らしたいのでAV間隔の設定を長めに設定することが多いのに対し，CRTでは100%の両心室ペースを目指すためにAV間隔は短く詰めて設定することが多い．

1) Upper Tracking Rate（UTR）（図6，7）

　DDDの設定では心房P波の感知に対して設定されたAV間隔のあと心室をペーシングする．その際，どのくらいの心房レートまで追随して心室をペーシングするかという設定である．通常よく用いられるDDD 60/130の設定としたままだと，UTRは130となるが，例えば若年の房室ブロックでの植込み症例では運動時の心房レートが130以上に上昇するのにこの設定のままだと130までしか追随しないため，心拍数が不足するためUTRを高めに設定する必要がある．また，心房レートがUTR 130以上に上昇した場合，1:1で追随せずWenckbachブロックのように心室ペーシングレートを落としたり，PVARP（post ventricular atrial refractory period）の設定によっては急に2:1ブロックのようになって心室ペーシングレートが激減することも生じうるので注意がいる．
　また，この設定はCRTについても同様で，若年の患者に植込みした場合，UTRを超えると，自己の左脚ブロック波形が出現してくるため左室収縮に影響を生じる．

2) レートレスポンス（RR）機能（図8）

　レートレスポンス（RR）機能は身体活動をモニターし設定レートを変えることで心拍数を調整するものである．体動を感知する加速度センサー（最多．ICD，CRTDではほとんどの機種でこの設定である），分時換気量センサー，心内インピーダンスのセンサーなどが用いられる．

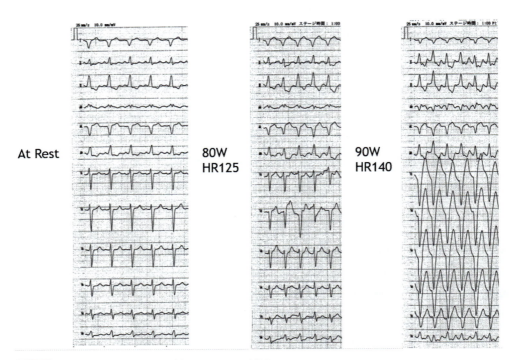

図6 48歳 DCM，CLBBB に対して，CRTD 植込み
設定は DDD 60/130．退院時の症候限界 CPX を示す．負荷が増強するに従い洞調律レートが上昇，upper tracking rate 130 bpm に到達し，以後は CLBBB 波形が出現

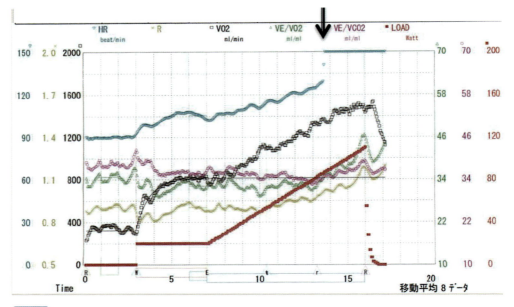

図7
同患者の CPX データでは青色の HR トレンドでの T 波ダブルカウントによる心拍数増加部位（矢印）から CLBBB 波形が出現した．同時に VO2 の上昇（黒線）も鈍くなっている．

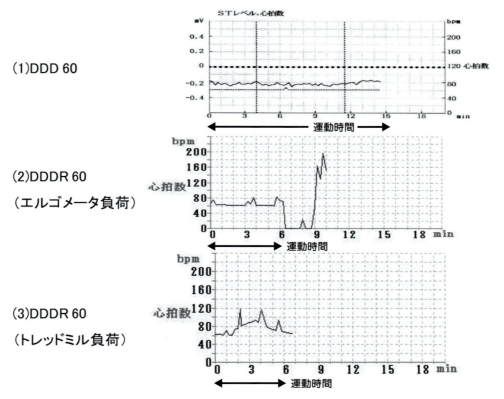

図8

CRTD植込みされた心筋梗塞後低心機能心不全症例で完全にペーシング依存している症例においてリハビリ実施中．(1) DDD 60の設定では全くレートの上昇認めず，60の心拍数を示す．(2) DDDRに変更したがエルゴメータによるリハビリテーション実施中（0〜6分まで）心拍数は60のまま一定である．しかしリハビリをトレッドミルの歩行負荷に切り替えたところ（3），レートレスポンスが働いて心拍数が上昇しているのがわかる．

RR機能に関して運動療法の現場で注意しておきたいことは次の2点である．

①RR機能の要否：徐脈性不整脈で植込みされている場合，運動時に自己心拍応答が得られないことが多い（変時性不全）．運動中に心拍数が上がって自己の脈がでるか，あるいはずっと心拍がペーシングに依存しているかで判断できる．後者の場合，RR機能を用いるように主治医に提案する．また，単にRR設定をOnにするだけでは不十分なことが多く，高齢者などでは加速度がつくような運動ができない場合が多いため，この機能を働かせられないことがある．この場合，患者のレートレスポンスペーシングによる動悸感や症状を見ながら，RR機能のセンサーの感度と心拍数応答のSlopeの調整，上限レートなどの設定を調整する．実際に運動させてRR機能の働きを確認するのが望ましい．

②ICDやCRTの場合，ほとんどが加速度センサーを内蔵している．その場合，エルゴメータを用いて運動負荷を行うと，ペースメーカ本体がほとんど動かないので加速度センサーによるRR機能は十分機能しないことがある．その場合歩行などの負荷に変えて評価を行うとよい．またこのような症例で心拍数による運動処方をするとうまくいかないことが多いのでBorg指数などを用いるとよいだろう．

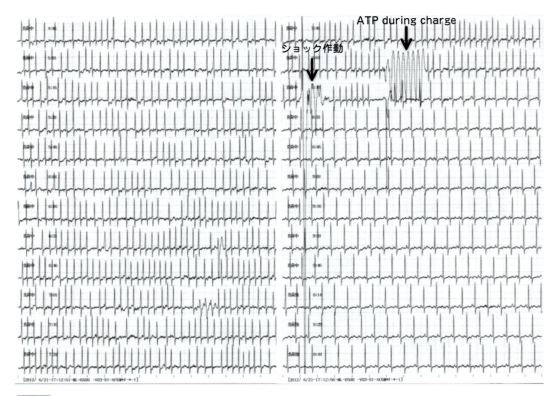

図9
持続性心房細動を伴う肥大型心筋症症例に対して症候限界CPXを実施した症例の心電図モニターを示す．負荷が強くなるに従って心拍数が上昇して，VFゾーンに到達し，ATP During Chargeによる抗頻拍ペーシング8連を実施した後ショック作動が放電された．患者は意識消失も伴わないので意識下にショック作動を経験することになる．ショック作動で洞調律に戻っている．

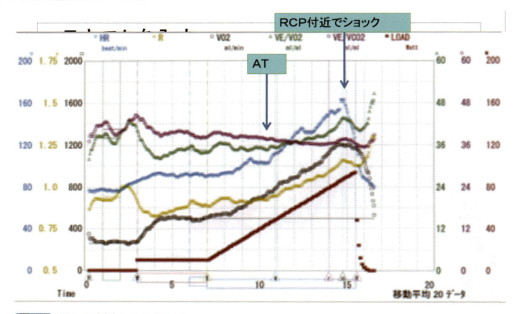

図10 図9の症例のCPXを示す
ガス分析をみるとRCPoint付近で心拍数がVFゾーンに到りショック作動が生じて急に心拍数が低下していることがわかる．

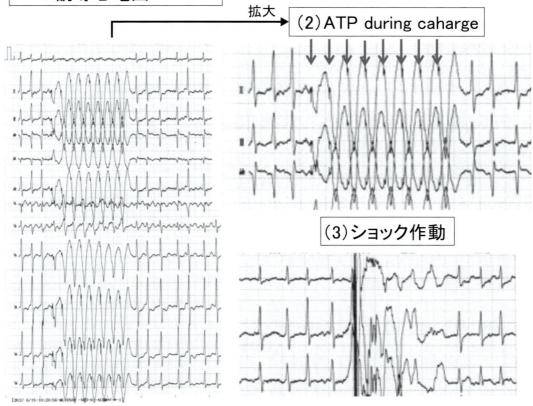

図11 図9の症例のCPX中心拍数がVFゾーンに到達したあとの治療作動を拡大

心電図を拡大してみるとATP作動は8連発で一見VTが生じたように見えることに注意する．そのあと充電が完了したらショック放電が生じた．

変時性不全が心不全患者において運動耐容能に関わるかについてはまだ議論の余地があり[7]，関係しないという論文がある一方[8]，CRTを用いた個人の心拍数と収縮性との関係の詳細な理解に基づいたレート応答プログラミングを用いることで運動耐容能を改善できるという報告もある[9]．重度の変時性不全を認める症例にはレートレスポンス機能を試してみることが勧められる．

①AV間隔

CRT患者において，運動中は自己の房室伝導が亢進してくることにより設定したSensed AV間隔よりも短くなってくると，両心室ペーシング不全が生じることがある．運動負荷の際に終始心室ペーシング波形が維持されていることを確認することも重要である．最近ではRate Adaptive AV間隔という設定を用いることが多く，運動時に自動的にAV間隔が調整され，CRTペーシングを維持するようにプログラムされていることも少なくない．

②Mode Switch

発作性心房細動など早い心房の不整脈が生じた場合にDDDペーシング設定のままだと早い心房レートに追随するため，ずっとUTR付近の心室ペーシングが続くことになる．これは患者に

とって動悸症状につながったり心不全のリスクにもなるため，早い心房レートを検出したら追随をやめてVVIのモードに切り替えて，心室バックアップのみ行う設定に切り替える機能がありMode Switchと呼ばれている．表1の設定では171拍/分の心房感知を超えるとMode Switchが働きVVIに切り替わる．

③頻拍治療設定

VT（心室頻拍）やVF（心室細動）の検出レート（VTゾーン，VFゾーン）を前もって確認しておく．表1の設定ではVTゾーンが150BPM以上，VFゾーンが182BPM以上と設定されている．自己心拍数がVTゾーン以上に到達したとき，本当にVTかどうか，複数のアルゴリズムを用いて診断を行い，VTと診断されれば，治療作動を開始する．表1の設定では，VTに対する治療として抗頻拍ペーシング（Burst, Rampのプロトコール）を各3回ずつ行ったのち，停止していなければ10 Jのショック，その後35 Jのショック作動が設定されている．一方，自己心拍数がVFゾーン以上に到達するとVFゾーンの治療がすぐに開始される．すなわちVTの診断アルゴリズムは働かず，すぐにショック作動の充電が始まる．表1の設定では充電完了するまでの間に，抗頻拍ペーシングを数拍うったあと〔ATP during Charge，図11（2）〕，充電が完了したら35 Jのショック作動〔図11（3）〕を放電させる．

運動療法や運動負荷試験を行う際，自己の心拍数の上限をVTゾーンに到達しないように運動強度を調整する必要がある．遅いVTを持つ患者ではVTの治療ゾーンがかなり低めに設定されていることがある．VTゾーンに達したとしても実際には診断アルゴリズムにより本当にVTでない限り治療作動が開始されることは稀と考えられるが，自己心拍がVFゾーンに到達するとすぐに治療作動するため，注意する．もともと心房細動リズムである場合や運動中に発作性心房細動などの頻脈発作が出現した場合には運動中のカテコラミンにより自己の心拍数が上がりやすく，VTゾーンやVFゾーンに到達して治療作動を誘発することがあるため注意が必要である．

〈文献〉

1) 日本循環器学会/日本心臓リハビリテーション学会合同ガイドライン．2021年改訂版 心血管疾患におけるリハビリテーションに関するガイドライン．
2) 日本循環器学会/日本不整脈心電学会合同ガイドライン．不整脈非薬物治療ガイドライン（2018年改訂版）．
3) Ujeyl A, Stevenson LW, Wst EK, et al. Impaired Heart rate responses and exercise capacity in heart failure patients with paced baseline rhythms. J Cardiac Fail. 2011; 17: 188-95.
4) Sharp CT, Busse EF, Burgess JJ, et al. Exercise prescription for patients with pacemakers. J Cardiopulm Rehabil. 1998; 18: 421-31.
5) Kindermann M, Schwaab B, Finkler N, et al. Defining the optimum upper heart rate limit during exercise. Eur Heart J. 2002; 23: 1301-8.
6) Greco EM, Guardini S, Citelli L. Cardiac rehabilitation in patients with rate responsive pacemakers. PACE. 1998; 21: 568-75.
7) Atwater BD, Daniel J. Friedman are we approaching chronotropy（In）competently？ JACC Heart Fail. 2018; 6: 114-6.
8) Jamil HA, Gierula J, Paton MF, et al. Chronotropic incompetence does not limit exercise capacity in chronic heart failure. J Am Coll Cardiol. 2016; 67: 1885-96.
9) Gierula J, Paton MF, Lowry JE, Rate-response programming tailored to the force-frequency relationship improves exercise tolerance in chronic heart failure. JACC Heart Fail. 2018; 6: 105-13.

〈白石裕一〉

9 デバイス

B 心臓リハビリテーション

①徐脈性不整脈の治療として，ペースメーカはさらなる予後や生活の質（quality of life：以下QOL）の改善を目指し開発は継続され続けている．適応となる循環器疾患患者は年々増加傾向にあり，35万～45万人と推測されている[1]．

　ペースメーカは洞不全症候群や房室ブロックなどの徐脈性不整脈に対して植込みされるが[2]，ペーシングに依存している患者は運動耐容能が低下することが報告されている[3]．原因として，右室心尖部などからの刺激による心室内の非生理的伝導による収縮異常や，運動時の心拍応答不良（変時性応答不全）などが考えられており，特に高頻度にペースメーカに依存している患者では，変時性応答不全に伴う運動耐容能の低下が起こりやすいという報告がある[4]．心拍応答（レートレスポンス）機能は，レートレスポンス単独による運動耐容能改善に関して一定の結論が得られていないが，変時性応答不全の程度や心機能との関連，最大運動時の心拍数設定が不十分，骨格筋など心ポンプ機能以外の要因や運動耐容能を規定する可能性などがその要因と考えられている[5]．運動耐容能を改善するためには，運動療法と併せてペースメーカの設定調整も考慮する必要があると述べられている[6]．

　さらに，ペースメーカの植込み術後，三尖弁逆流が増悪する場合があることは以前より報告されている[7]．三尖弁逆流が増悪する直接的な原因として，リードによる弁尖の接合不全，弁下組織の障害，弁穿孔，リードと弁尖の癒着などが挙げられる[8]．多くの場合，経過観察や保存的加療で管理可能であるが，まれに重症化して右心不全となるため，リハビリテーション介入時にも注意が必要である．

②植込み型除細動器（ICD）は心疾患の種類にかかわらず，致死的頻脈性不整脈による心臓突然死を予防し，生命予後を改善する治療法の一つである．致死的心室不整脈の二次予防目的の植込みのほか，一次予防目的の植込みにおいても，陳旧性MIまたは非虚血性心筋症でLVEF＜35％かつNYHA心機能分類Ⅱ度以上の心不全では，非持続性心室頻拍があればクラスⅠ，ない場合でもⅡaとしてガイドラインで推奨されている[6]．本邦では冠動脈疾患，拡張型心筋症を持つ患者への植込みが多く心不全を合併している症例が多い．ICD植込み患者への運動療法は，運動耐容能，血管内皮機能，QOLに対する改善，不安やうつの軽減が期待できる[6]．

③心臓再同期療法（CRT）は同期不全を改善し心機能を向上させ，自覚症状や予後の改善をもたらす．CRTの適応は適切な薬物治療を行ってもなお中等症〜重症の心不全（NYHA心機能分類Ⅲ〜Ⅳ度が主たる対象で，左脚ブロックを伴う症例ではNYHAⅡ度も対象となる）で，LVEFが低下（35％未満）した，QRS幅が120〜150 ms以上の患者に有効とされる．CRTの効果について左室内径の縮小，LVEF上昇 6MWD増加，peak $\dot{V}O_2$ 上昇，NYHA心機能分類の改善，QOL改善，再入院や死亡率の改善が示されている．しかしながら，CRTが効果的でない症例も約3割存在するとされる．もともと進行した心不全症例が植込みの適応であるため，すでに低栄養状態やサルコペニアを合併しフレイルに陥っている患者は少なくない．

　高齢心不全患者への植込みも増加している現状がある．心臓リハビリテーションは個々の患者の状態を把握しながら，適切な運動療法，患者教育，栄養指導，心理社会的サポートなど，

多職種協働で介入し包括的にサポートしていくことが重要である[6]．

④身体にデバイスを植込むことは，患者にとって少なからず不安要素であることが多い．急性期においては，術後の創部の痛みや肩関節や上肢の動きをどの程度実施しても良いのか，日常生活をどのように拡大していったらよいのか不安を抱えている患者がいるため，療法士は医師の指示の下，患者の不安解消のために対応する必要がある．創部の疼痛や不安から，必要以上に安静臥床時間が長かったり，上肢を全く動かさずに過ごすような患者も存在するため，デバイスが入った中でどの程度体を動かしていいのか，何を注意して生活していいのか，運動はどの程度行ってもいいのか等，個々の患者に対して介入し指導していく必要がある．

回復期においては，退院後の日常生活の注意点や，運動や活動制限について，電子機器類の使用可否についてなど，リハビリ介入時に質問を受けることは多く，多職種で協力しながら退院後の生活指導を行う必要がある．

1 ■介入前の情報収集

①患者の基本情報として，診断名やデバイスの種類や設定内容を確認しデバイス植込み術前の既往歴・心不全増悪の有無や罹患期間，冠危険因子，術前の冠動脈カテーテル検査や心エコー検査・胸部レントゲンでリードの位置に変化や脱落等がないかを確認する（図1, 2）．リード位置の脱落の際には医師の治療方針を確認し医師指示に従って対応する．術後の使用薬剤があればその種類や量，それぞれの使用目的を把握する．基本的なバイタルサインとして，呼吸状態，血圧，脈拍，体温の変化がないか，各種ラボデータで炎症値の変化をみて，リハビリ介入可能な状態かを確認する．さらに医師の指示を確認しリハビリテーションの安静度を把握しどの程度体を動かすことが許可されているのかを確認しておく．

ICDやCRT植込み患者は，手術前の慢性心不全の罹患期間が長かったり，LVEFが低値で左室機能が低下している患者が多いため，心不全増悪兆候がないか特に注意する．

身体所見としては，介入前に創部を確認し，腫脹・熱感・発赤を認めていないか，創部からの出血や血腫がないかを確認する．腋下部位に血腫を認めることがあり，観察時には腋下部位まで確認し，血腫があった場合には医師に報告しその後の安静度について指示を仰ぐ．肩関

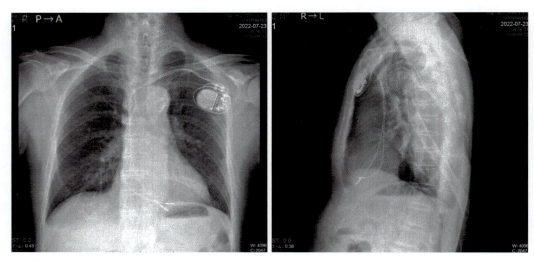

図1　リード脱落時のレントゲン画像

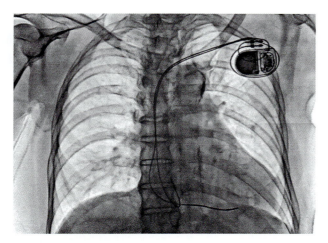

図2 リード脱落時のレントゲン画像

表1　DIの設定

刺激（ペーシング）	感知（センシング）	動作様式
A（心房）	A（心房）	I（抑制）
V（心室）	V（心室）	T（同期）
D（両方）	D（両方）	D（IとTの両方）
O（刺激しない）	O（感知しない）	O（感知しない）

表2　レートレスポンスの種類と特徴

センサー	作動様式・特徴
加速度センサー	身体活動に応じてレートを調節 若年者など活発な動きをする症例に向いている
CLS（closed loop stimulation）	心内のインピーダンスを測定することで心筋の収縮性をモニターし，レートを調節する 透析患者など
MV（分時換気量）センサー	スローな活動にも対応する（太極拳など） 呼吸によるレートの上昇，精神的なストレス，喜怒哀楽に対応

節・肩甲帯周囲の疼痛の有無や程度について把握することも大切である．可能な範囲での情報収集（病前生活・職歴・趣味などを家族や本人に聴取）を進め，プログラムを進行するうえで必要な情報を得る．

②デバイスの設定内容の確認としては，設定モード（感知・刺激・反応様式）（**表1, 2**），上限レート，下限レート，心拍応答（レートレスポンス）機能の有無，レートレスポンスの感知方法（加速度センサー，心内インピーダンス感知）．を確認する．加速度センサーの場合，自転車エルゴメータによる運動ではセンサーが反応しないことが多い．ICDやCRT-P/CRT-Dの多くは加速度センサーが用いられている．心室頻拍（ventricular tachycardia: VT）や心室細動（ventric-

B．心臓リハビリテーション

ular fibrillation: VF）の検出レートを前もって確認し，VT ゾーン，VF ゾーンに到達しないように運動を行うことはリスク管理上とても重要である．VT ゾーンや VF ゾーン以上に自己心拍数が到達すると，ただちに治療作動（抗頻拍ペーシングによる治療が開始され，停止しなければ放電）となるため，運動中に電気ショックがかかる場面もあり，離床開始時は心電図モニター監視下で電気ショックが起きてもすぐに対応できるよう事前準備はしておく．

2 ■当院でのデバイス植込み後心臓リハビリテーションの実際

1）急性期（術後〜1週間）

当院では，デバイス植込み後，リハビリテーションパス表（図3, 4）に沿って安静度を拡大していく．初回のデバイス植込みは術後1日目は安静度は立位まで，2日目は室内歩行まで，3日以降は院内歩行が許可される．リハビリ介入時も安静度に沿って速やかに離床を拡大し，創部や疼痛の状況に合わせて肩関節の可動域の拡大や上肢の使用を促していく．入院中はベッド中心の生活となるため活動量の低下により廃用症候群が発生しないようにすることが大切である．特に高齢でデバイス植込み前から慢性心不全の罹患期間が長くフレイルを呈している患者は，1日の安静期間でも心身機能の低下は大きいため，術後はできるだけ早期に入院前 ADL が獲得できるよう，廃用を発生しないように心臓リハビリテーションを実施していく必要がある．退院後の生活に不安を有する患者は多いため，身体的なリハビリテーションと共に，退院後の生活指導は重要である．通常，術後7日目にデバイスチェックが行われ特に問題がなければ退院の運びとなることが多い．

● 実際の介入内容

安静度に沿って介入
→上肢の可動域練習
→下肢のプレトレーニング
→会話をしながらの有酸素運動（例　歩行運動で15分など）

2）回復期運動療法（退院後が中心）

血腫や出血など創部の状態やリード位置を確認しつつ，心不全のコントロールや VT，VF などの不整脈コントロールができていれば，医師の指示で運動療法を開始する．運動療法は心不全患者における実施方法に準じて実施している．医師の判断で CPX が実施された患者は，運動処方に沿って有酸素運動を行っていく．他の心疾患患者と同様に，運動療法・薬物療法・食事管理を基本とし，再入院予防に向けた心不全疾患指導や体調管理指導を行い，サルコペニアやフレイル予防のために個々の栄養状態や運動方法について個別評価に基づいた包括的な介入を多職種協働で実施していく．加速度センサー（体動感知型）によるレートレスポンス機能を有したペースメーカ患者はエルゴメータでは心拍数は変化しにくいため，下肢の整形外科疾患を有さない場合は歩行を運動様式として選択し，エルゴメータを行う場合は運動中のバイタルサインの変化に注意し介入していく．

3）患者指導

手術後1〜3か月経過し，順調に体調が回復すれば，ほとんどの活動やスポーツができるようになるが，ただし，デバイス植込み位置に近い肩関節周辺を長時間動かす運動や素早い動きを伴ったり激しく身体がぶつかりあうスポーツ（ゴルフや投球，ラグビーなど）は，ペースメーカ本体にダメージを与えたり，リードが移動したり損傷したりする原因となるため医師より禁止の指導がされる．医師の指示の下，どの程度の運動であればよいのか，避けたほうがよいのかを，事前

ペースメーカを初めて植込む方へ

～はじめに～

当院では、ペースメーカを植込んだ全ての方にリハビリテーションを実施しております。リハビリテーションの目的は、傷口の保護・機械（リード含む）の安全性を保つことです。そのため数日間は、腕を挙げること・日常生活の行動範囲を制限させていただいております。いつどの程度腕を挙げ、行動しても良いのかは下記に標準的な流れが記載されております。

※下記内容は、標準的な流れです。個々の状態に応じ治療を致しますのでご了承ください。

術後1日目

肩について ※傷口が圧迫されている間は、腕を挙げないで下さい。
→腕を挙げる練習を開始します。
・腕を挙げる程度は作業療法士がお伝え致します。
（目安としては、45°程度の挙上になります。）

日常生活について
日常生活は、立位までが可能となります。
機械を安定させるためでもありますので、立ち座り程度の活動にしてください。

術後2日目

 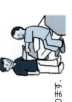

肩について ※傷口が圧迫されている間は、腕を挙げないで下さい。
→徐々に腕を挙げる練習は進みます。
・腕を挙げる程度は作業療法士がお伝え致します。
（目安としては、90°程度の挙上になります。）

日常生活について
日常生活は、室内の行動（病室トイレ）までが可能となります。
徐々に起きている時間を増やしていきましょう。

術後3日目

肩について ※傷口が圧迫されている間は、腕を挙げないで下さい。
→徐々に腕を挙げる練習は進みます。
・腕を挙げる程度は作業療法士がお伝え致します。
（目安としては、120°程度の挙上になります。）

日常生活について
日常生活は、病棟内の行動までが可能となります。
体調に合わせ散歩をしたり、足の運動をしていきましょう。

術後4日目～

肩について
→徐々に腕を挙げる練習は進みます。
・腕を挙げる程度は作業療法士がお伝え致します。
（この頃には最大挙上が目標となります。）

日常生活について
日常生活は、病院内の行動までが可能となります。
体調に合わせ散歩をしたり、足の運動をしていきましょう。

ペースメーカを交換される方へ

～はじめに～

当院では、ペースメーカを交換された全ての方にリハビリテーションを実施しております。リハビリテーションの目的は、傷口の保護・機械（リード含む）の安全性を保つことです。そのため数日間は、腕を挙げること・日常生活の行動範囲を制限させていただいております。いつどの程度腕を挙げ、行動しても良いのかは下記に標準的な流れが記載されております。

※下記内容は、標準的な流れです。個々の状態に応じ治療を致しますのでご了承ください。

術後1日目

肩について ※傷口が圧迫されている間は、腕を挙げないで下さい。
→腕を挙げる練習は開始になります。
・腕を挙げる程度は作業療法士がお伝え致します。
（目安としては、45°程度の挙上になります。）

日常生活について
日常生活は、室内の行動（病室トイレ）までが可能となります。
徐々に起きている時間を増やしましょう。

術後2日目

肩について ※傷口が圧迫されている間は、腕を挙げないで下さい。
→徐々に腕を挙げる練習は進みます。
・腕を挙げる程度は作業療法士がお伝え致します。
（目安としては、90°程度の挙上になります。）

日常生活について
日常生活は、病棟内の行動までが可能となります。
体調に合わせ散歩をしたり、足の運動をしていきましょう。

術後3日目

肩について ※傷口が圧迫されている間は、腕を挙げないで下さい。
→徐々に腕を挙げる練習は進みます。
・腕を挙げる程度は作業療法士がお伝え致します。
（目安としては、120°程度の挙上になります。）

日常生活について
日常生活は、病院内の行動までが可能となります。
体調に合わせ散歩をしたり、足の運動をしていきましょう。

術後4日目～

肩について
→徐々に腕を挙げる練習は進みます。
・腕を挙げる程度は作業療法士がお伝え致します。
（この頃には最大挙上が目標となります。）

日常生活について
術後3日目と同様になります。

図3 当院のリハビリテーションパス表に沿った患者指導用紙

ペースメーカー・植込み型除細動器　植込み術　入院治療計画書

病棟：＿＿＿＿＿＿　病室：＿＿＿＿＿＿　0000116742　山下　遼平様　男性　平成01.05.02　疾患名：＿＿＿＿＿

経過	入院〜手術前日	手術当日（術前）	手術当日（術後）	手術後1日目	手術後2日目	手術後3日目	4〜5日目	6日目	7〜8日目	9〜12日目
検査	採血・レントゲン・心電図　心エコー・経食エコー・心臓CTなど行う場合あり		心電図	レントゲン・心電図	レントゲン心電図	レントゲン心電図	/	/	レントゲン心電図	/
処置	必要に応じて腕や足の付け根などの毛を剃らせていただきます。必要に応じて心電図モニターを付けます。	手術着・T字帯（又は専用パンツ）に着替え、1時間くらい前に尿の管を入れます。	創部からの出血がある場合は、ガーゼを交換します。	創部を点検します。					ペースメーカーのチェックがあります。（臨床工学技士）	創部がきれいならガーゼをはずします。
薬	持参した応薬を確認させていただきます。	手術予定の約1時間前に点滴を開始します。	抗生剤の点滴を行います。	抗生剤の点滴は午前と夕食後に行います。						必要に応じて退院処方が出ます。
安静リハビリ	胸部症状などなければ制限はありません。	点滴が始まったらベッドにして過ごします。問題がなければストレッチャーで手術室へ行きます。	手術後6時間はベッドにして過ごします。その後、問題なければベッド上60度まで起こされます。ベッド操作は看護師が行います。	部屋の中は自由に歩けます。		病棟内を歩けるようになります。				
			手術側の腕は上げてはいけません。	手術側の腕は、肩の高さまで徐々に動かせることが目標です。		作業療法士の指導で肩関節運動や動作・歩行などのリハビリを行います。慣れてきたら、ひとりでリハビリ1週間程で手術前と同じに動かせるようになることが目標です。			退院後のリハビリについて説明があります。	
食事	制限はありません。	治療が午前の場合朝食が、午後の場合昼食と食べられません。	入浴できません	自分で起き上がってから食べられます。						
清潔	入浴できます。		体を拭きます。パジャマに着替えます。				介助で下半身のシャワー治療が行えます。		創部の状態に応じて入浴許可が出ます。	
排泄		尿は尿道ゾルームから出ます。排尿はベッド上で行います。	尿の管を抜き、尿器やポータブルトイレを使います。		徐々に室内トイレが使えます。					
説明	医師から手術や身障者手帳についての説明があります。ご家族の方といっしょに同席してください。看護師より手術前後の流れや必要物品等の説明があります。ご家族の方は手術の始まる30分前までに来院してください。（時間は手術前後することがあります）			看護師より　自己検脈について　日常生活の注意点　外来受診について　医事課職員より　身障者手帳について					外来受診やペースメーカーチェックについて説明や、退院時リハビリテーション指導をおこないます。		

注1）上記は、標準的な流れです。個々の病状に応じて治療しますので、変わる可能性があります。　　注2）入院期間については現時点で予想されるものです。

日付：令和06年03月28日　主治医：＿＿＿＿　看護師：＿＿＿＿　患者様署名（続柄）（　　　　）

図4 当院で使用しているリハビリテーションパス表

に他職種から指導を受けていることは多いものの，リハビリテーション実施中にも，患者自身の理解度をチェックし不足点があれば指導をしていく．

さらに，質問事項として，耕運機やマッサージ機器，携帯電話の使用の使用可否について，患者より聞かれることが多い．当院では，耕運機やマッサージ機器類は振動によるダメージを避けるため原則禁止されるが，携帯電話はデバイスを入れた反対側で使用は許可されている．

〈文献〉

1) 千木良佑介，他．ペースメーカー植え込み患者における下肢運動機能とQOLについて．理学療法科学．2014; 29: 229-32.
2) 日本循環器学会/日本不整脈心電学会．不整脈非薬物治療ガイドライン（2018年改訂版）．https://www.j-circ.or.jp/cms/wp-content/uploads/2018/07/JCS2018_kurita_nogami.pdf
3) Ujeyl A, Inada K, Hillmann K, et al. Impaired heart rate responses and exercise capacity in heart failure patients with paced baseline rhythms. J Card Fail. 2011; 17: 188-95.
4) Sharp CT, Busse EF, Burgess JJ, et al. Exercise prescription for patients with pacemakers. J Cardiopulm Rehabil. 1998; 18: 421-31.
5) Kindermann M, Schwaab B, Finkler N, et al. Defining the optimum upper heart rate limit during exercise: a study in pacemaker patients with heart failure. Eur Heart J. 2002; 23: 1301-8.
6) 日本循環器学会/日本心臓リハビリテーション学会合同ガイドライン．心血管疾患におけるリハビリテーションに関するガイドライ（2021年改訂版）．https://www.j-circ.or.jp/cms/wp-content/uploads/2021/03/JCS2021_Makita.pdf
7) Paniagua D, Aldrich HR, Lieberman EH, et al. Increased prevalence of significant tricuspid regurgitation in patients with transvenous pacemakers leads. Am J Cardiol. 1998; 82: 1130-2
8) Chen TE, Wang CC, Chern MS, et al. Entrapment of permanent pacemaker lead as the cause of tricuspid regurgitation, role of 3-dimensional echocardiography. Circ J. 2007; 71: 1169-71.

〈山下遊平〉

10 大血管疾患

A 術式

1 ■大動脈基部置換術（Bentall 法，David 法，Yacoub 法）

　大動脈基部とは，大動脈が心臓から出てすぐの部位であり Valsalva 洞といわれる．ここから左右冠動脈が起始する．

　大動脈基部置換術は，大動脈基部拡張症（図 1a）に行う手術である．大動脈の基部である Valsalva 洞を人工血管に置換することに加え，大動脈弁の置換または形成術，左右冠動脈を切り離し（図 1b），再建を要する複雑な手術である．人工弁を使用して大動脈基部置換を行う術式が Bentall 法である（図 2a）．自己の大動脈弁を温存する大動脈基部置換が David 法，Yacoub 法である．Valsalva 洞の壁を切除した大動脈弁を筒状の人工血管の内側に縫い付ける術式が David 法である（図

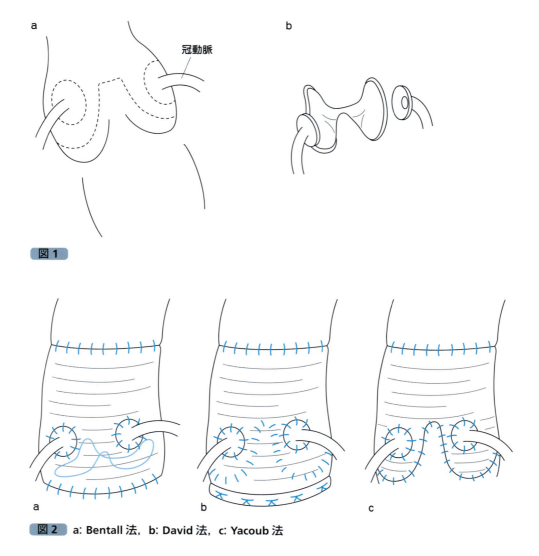

図 1

図 2　a: Bentall 法，b: David 法，c: Yacoub 法

2b）．切り取ったValsalva洞に沿って，丸く3つに切った人工血管を縫い付ける方法がYacoub法である（図2c）．

術後に起こりうる合併症には，冠動脈の屈曲，狭窄のような冠動脈のトラブルによる心臓の虚血症状，自己弁を温存した場合は大動脈弁逆流の残存や再発による心不全症状がある．そのようなことが起こっているかどうか，CTや冠動脈造影の所見，カルテ記載，担当医に確認する必要がある．

2 ■胸部大動脈置換術

上行大動脈置換術，弓部大動脈置換術（図3）は胸骨正中切開で手術を行う．

下行大動脈置換術は左側開胸で手術を行う．手術後の創痛については，正中切開の創よりも側開胸の創のほうが強い印象である．

3 ■胸腹部大動脈置換術（図4）

左側開胸から左傍腹直筋切開に連続させる大きな創で手術を行う．横隔膜を切開し，肺，腹部臓器をまるごと右側によけて大動脈に到達する．肋間動脈（脊髄動脈），腹部分枝（腹腔動脈，上

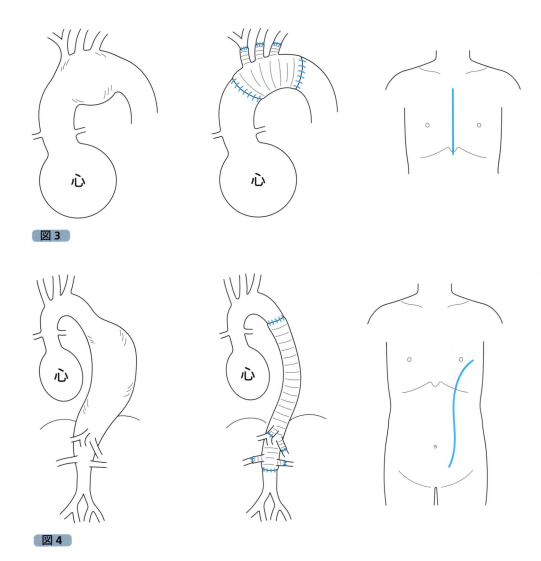

図3

図4

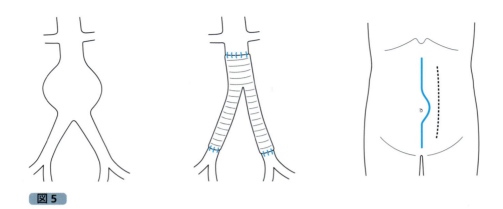

図 5

腸間膜動脈，左右腎動脈）の再建を要し，長時間の手術となる．人工心肺も使用するきわめて侵襲の大きな手術である．横隔膜を大きく切開しているため，術後呼吸機能の低下を認めていることがある．また，術後の重大な合併症として脊髄虚血による対麻痺がある．

4 ■腹部大動脈置換術（図 5）

　腹部正中切開による開腹手術（図 5 青線），または傍腹直筋切開（図 5 点線）による後腹膜アプローチで行う手術がある．正中からの開腹手術では腹膜を切開し，直接腸管をよけて術野をつくる．一方，後腹膜アプローチでは，腹膜を切開せずに腹膜に包まれた腸管を丸ごとよけて術野をつくる．腸管に直接触れない後腹膜アプローチのほうが腸管運動の回復が早く，経口摂取を早く開始できる傾向がある．人工心肺は使用しない．

　状況によって内腸骨動脈を再建することができず，結紮せざるを得ない場合がある．このときは術後に殿筋跛行となることがある．

　大動脈瘤の手術症例については，術前に心機能の評価を行っていると思われる．心機能に問題がなければ，術後はリハビリをどんどん進めることが可能であろう．

　一方，大動脈解離症例では，残存解離がある場合が多い．再解離や破裂を起こさないよう血圧上昇には留意する必要がある．

　腹部大動脈瘤手術後に起こる特有の合併症に射精障害がある．腹部大動脈前面を走行する交感神経である下腹神経叢を損傷すると，射精障害となる．動脈瘤の位置によっては手術操作で下腹神経叢を損傷せざるを得ないことがある．射精障害については，なかなか他人に相談しにくい内容である．主治医，担当医には言いにくいが，心を許している理学療法士には相談する可能性がある．有効な治療もないため傾聴して頂くしかないと思われる．

〈星野丈二〉

10 大血管疾患

B 心臓リハビリテーション

　大血管疾患に対する心臓リハビリテーションは，治療方針により急性期の対応は異なるものの，ベースとしては生活習慣病であることが多い．基本的にはガイドラインのリハビリテーション開始基準や中止基準に則り実施していく．他の心血管疾患同様，全身状態が安定した後は，再発予防のための包括的な取り組みが重要となる．感染性大動脈瘤などでは全身状態の管理から長期入院となる傾向があり，廃用予防に対する取り組みも必要である．

1 ■ EVAR/TEVAR に対する心臓リハビリテーション

1)【phase I：急性期】個別プログラム

　カテーテルによるステントグラフト内挿術は侵襲度が低く，翌日より歩行可能となる場合がほとんどである．他のカテーテル治療と同様，動脈内のカテーテル操作により血管損傷や血栓塞栓症を発症するリスクがあることや，術後はカテーテル穿刺部位の確認と止血後の出血がないか確認する必要がある．稀ではあるが，治療上やむなくステントグラフト留置により末梢動脈を閉塞している場合があるため，介入前に，足部の皮膚観察や足背動脈の触知の確認を行い，歩行時の間欠性跛行の有無や部位，程度などを確認する必要がある．

　術後の経過が良好であれば，翌日は室内歩行が許可され，2日目には廊下歩行が許可となり速やかに ADL 向上を行う．

2)【phase II～III：開腹期～維持期】集団プログラム

　その後は集団運動療法へ移行し，再発予防のための有酸素運動や患者教育を行い，術後の画像検査で異常がなければ1週間程度で退院する患者が多い．

　退院後は，他の心血管疾患患者と同様，外来心リハで病気に対する理解や体調管理が継続し行われているかをチェックし，有酸素運動とレジスタンストレーニングを行っていく．大血管疾患のため，残存瘤がある場合はレジスタンストレーニングは行わないことも多い．いずれも医師指示の下に運動は行っていく．血圧コントロールには特に留意する必要があり，減塩管理が継続できているのかは必ず確認し，必要に応じ適宜栄養相談を入れていく．

2 ■ 開腹・開胸手術に対する心臓リハビリテーション

1)【phase I：急性期】個別プログラム

①待機での手術の場合，術前より医師によるリハビリ指示が入り介入することがある．手術前は特に血圧上昇に注意し，息こらえや負荷の高い運動は避け，有酸素運動や自重によるレジスタンストレーニング，スレショルドを用いての呼吸筋トレーニングなどを行っている．

　手術後は，ガイドラインの離床開始基準・中止基準（表1，2）に基づき離床を開始し，「階段パス」（3-A，図6，p.33 参照）を利用し術後のリハビリを進めている．術後0日はヘッドアップ，四肢関節可動域練習，ポジショニング・呼吸練習など，ベッド上にて介入し，術後1日目からこの離床プログラムに準じ拡大する．大血管疾患患者は，心機能自体は良好な場合が多く，医師の血圧指示範囲で，循環動態や呼吸状態をみながら積極的に離床練習を行っていく．階段パスは目安に過ぎないため，離床が進められる患者は翌日から歩行まで行う方もいる．

　3-A「1. ICU での早期・急性期心臓リハビリテーション」の項で述べたように，事前の情報

表1　大血管疾患術後リハビリテーションの開始基準

以下の内容が否定されれば離床を開始できる.

1. 低（心）拍出量症候群（LOS）により,
   ① 人工呼吸器, IABP, PCPS などの生命維持装置が装着されている.
   ② ノルアドレナリンやカテコラミン製剤などの強心薬が大量に投与されている.
   ③（強心薬を投与しても）収縮期血圧が 80～90 mmHg 以下.
   ④ 四肢冷感, チアノーゼを認める.
   ⑤ 代謝性アシドーシス.
   ⑥ 尿量: 時間尿が 0.5～1.0 mL/kg/h 以下が 2 時間以上続いている.
2. スワン・ガンツカテーテルが挿入されている.
3. 安静時心拍数が 120/min 以上.
4. 血圧が不安定（体位交換だけで低血圧症状がでる）.
5. 血行動態の安定しない不整脈（新たに発生した心房細動, Lown IVb 以上の心室期外収縮）.
6. 安静時に呼吸困難や頻呼吸（呼吸回数 30 回/min 未満）.
7. 術後出血傾向が続いている.

IABP: 大動脈内バルーンパンピング, PCPS: 経皮的心肺補助
〔日本循環器学会/日本心臓血管外科学会/日本胸部外科学会/日本血管外科学会合同ガイドライン. 2020 年改訂版　大動脈瘤・大動脈解離診療ガイドライン. https://www.j-circ.or.jp/cms/wp-content/uploads/2020/07/JCS2020_Ogino.pdf（2024 年 6 月閲覧）〕

表2　大血管疾患術後リハビリテーションの中止基準

1. 炎症
   ・発熱 37.5℃以上
   ・炎症所見（CRP の急性増悪期）
2. 循環動態
   ・新たな重症不整脈の出現
   ・頻脈性心房細動の場合は医師と相談する
   ・安静時収縮期血圧 130 mmHg 以上
   ・離床時の収縮期血圧 30 mmHg 以上の低下
   ・あらたな虚血性心電図変化: 心拍数 120/min 以上
3. 貧血
   ・Hb 8.0 g/dL 以下への急性増悪
   ・無輸血手術の場合は Hb 7.0 g/dL 台であれば医師に相談
4. 呼吸状態
   ・SpO_2 の低下（酸素吸入中も 92%以下, 運動誘発性に SpO_2 が 4%以上低下）
   ・呼吸回数　40 回以上
5. 意識状態
   ・意識・鎮静レベルが RASS≦－3
   ・鎮静薬の増量, 新規投与が必要な RASS＞2
   ・労作時の呼吸困難: 患者の拒否

RASS: Richmond Agitation Sedation Scale
〔日本循環器学会/日本心臓血管外科学会/日本胸部外科学会/日本血管外科学会合同ガイドライン. 2020 年改訂版　大動脈瘤・大動脈解離診療ガイドライン. https://www.j-circ.or.jp/cms/wp-content/uploads/2020/07/JCS2020_Ogino.pdf（2024 年 6 月閲覧）〕

収集は大切である. 循環や呼吸状態, 代謝異常がないかを確認し, 現状の状態がどのような治療サポート下となっているのか, その治療下で全身状態は改善傾向なのかどうかを確認し, リハビリ内容を決めていく.

急性期は術創部痛やドレーン刺入部の疼痛，安静臥床に伴う背部痛など，リハビリをする上で疼痛コントロールは重要である．事前に看護師と時間調整を行い，必要な疼痛コントロール下で患者が一番動きやすい時間帯にリハビリを行うことが順調な離床練習には不可欠である．開腹術後の患者は座位姿勢が疼痛増悪姿勢となりやすく，バイタルが安定していれば座位姿勢は短時間にして上肢代償下での立位姿勢になってしまった方が患者にとって楽な場合がある．疼痛がコントロールできていないなか，無理に離床を行うと，ワゴトニー反射によって循環変動をきたしたり，パニックによる頻呼吸を招く場合がある．鎮痛薬を使用しても上手く疼痛コントロールが図れないことも実際の臨床ではあるが，その際は，術後の安静臥床による合併症のリスクについて説明しご本人が離床に同意した時のみ行っている．また介助量を増やして患者自身の負荷を減らし過度な血圧上昇が起きないように注意している．

　順調に離床が進めば，約1週間程度で集団運動療法へ移行する．

②緊急手術の場合も，基本的には「階段パス」（3-A，図6，p.33参照）を利用し，術後のリハビリを進めるが，緊急手術の場合は手術時間や出血量が多く術侵襲がより大きい場合が多い．術後も状態が不安定な患者は多く，水分出納量が大きくプラスとなり挿管時間が長期化し，全身状態が不良で重症となる方は多い．日々患者の全身状態は変化するため，前述したように，その時々の状況を把握し医師指示の下，拘縮予防や呼吸器合併症予防のための体位管理，状態が改善傾向となれば段階的に離床練習へと進めていく．機械的サポートが長期化する患者は長期臥床によるICU-AWを呈することがあり，全身状態が改善した後も身体的な回復やADLの獲得には数か月かかることが多い．

③特に下行大動脈瘤の人工血管置換術後は脊髄梗塞で対麻痺症状を呈する患者がいる．完全対麻痺の場合は座位の保持が困難となるため，患者はベッド上生活となる．褥瘡の発生を予防するための定期的な体位変換や，膀胱直腸障害による排尿・排便への対応が必要になる．不全対麻痺の症例では残存機能の保持・改善のため，発症早期からの理学療法を施行する[1]．急性期は脊髄保護のため，スパイナルドレナージが留置され，平均血圧が80〜110 mmHg程度にコントロールされる．急性期は下肢麻痺の症状は不安定で症状に変化を認めることも多く，日々下肢の感覚障害や運動麻痺の程度について確認しカルテ記載しておく．腹筋群が効くかどうかは自己喀痰に影響するため確認しておく必要がある．スパイナルドレーン抜去後，医師指示の下に安静度に沿った離床練習を開始していく．上肢の使用で胸郭が捻じれたり開放方向にストレスがかからないよう注意し，上肢代償での姿勢維持練習や動作練習，上肢の自重筋力トレーニング，体幹や下肢機能向上に向けた機能練習を行っていく．その際には全身状態に留意し毎回検査結果や身体所見等を確認しながらバイタルサインの変動に注意し介入していく．

2）【phase Ⅱ〜Ⅲ：開腹期〜維持期】集団プログラム

　集団運動療法移行後は，他の心血管疾患患者と同様に，ウォーミングアップから開始し，自転車エルゴメータや歩行運動などの有酸素運動を主体とした介入となる．まずは運動耐容能向上を図り自宅退院・復職に向けた体力向上を促す．入院中から毎日の体重や血圧脈拍の自己測定と記録を促し，自宅退院後の体調管理が自身で行えるよう介入する．自宅退院後は外来心リハへの参加を勧める．大血管疾患は動脈硬化を基盤とした生活習慣病であることがほとんどなため，内服管理・食事管理・運動管理が継続し実践できるよう多職種で協力し合いながら患者の生活状況を聴取し適宜指導を行いながら患者教育も進める．

　Marfan症候群による急性大動脈解離では，若年者が多く，他臓器の動脈硬化性疾患の合併率は

少ないが，組織の脆弱性を特徴とするため，心拍数が 100 回/min を超えるような高強度の運動や等尺性運動，コンタクトスポーツは推奨されていない[1]．

3 保存療法

　急性の大動脈解離でも，スタンフォード B 型など解離部位によっては保存療法の適応となる場合がある．リハビリテーションはガイドラインに則り，医師指示の下，厳重な降圧管理下で大動脈解離後のリハビリテーション表（**表 3 ～ 5，図 1**）[1-3]に沿って離床を進める．事前の情報収集はもちろんのこと，解離進行の所見として背部痛の増悪や下肢の虚血所見などがないかを確認する．離床開始時は，入院からの安静臥床期間に留意し姿勢変換時のめまいやふらつき感などの症状に注意する．また姿勢変換毎に血圧を確認し離床に伴う血圧の変化，特に過上昇に注意し，血圧が指示範囲を逸脱した場合は速やかに中止し医師と看護師へ報告する必要がある．長期臥床に伴い，廃用性の身体機能低下を生じている患者も多く，歩行開始時にはふらつきによる転倒に注意する必要がある．順調に安静度が拡大され ADL 自立域となれば，医師の指示の下，再発予防のための有酸素運動や体調管理指導を行っていく．保存療法患者は，血圧コントロールを厳重に行っていく必要があるため，退院まで個別対応をしていることが多い．退院後 1 か月程度は 500 m 以内の軽い散歩程度とし，発症から 2 ～ 3 か月以降は血圧管理の下，3 ～ 4 METs の有酸素運動を 1 日 30 分以上，週 150 分以上を目安として実施するよう指導している[1]．

表 3　大動脈解離の短期リハビリテーションプログラムの適応基準

急性 B 型解離の症例で
・破裂，切迫破裂ではない
・malperfusion（分枝灌流障害）がない
・痛みのコントロールができている
・血圧，心拍数のコントロールが達成されている
・大動脈径の拡大（胸部大動脈瘤合併）がない
・DIC（播種性血管内凝固症候群）の合併がない

〔日本循環器学会/日本心臓血管外科学会/日本胸部外科学会/日本血管外科学会合同ガイドライン．2020 年改訂版 大動脈瘤・大動脈解離診療ガイドライン．https://www.j-circ.or.jp/cms/wp-content/uploads/2020/07/JCS2020_Ogino.pdf（2024 年 6 月閲覧）〕

表 4　大動脈解離のリハビリテーションの開始基準

・覚醒状態	－2 ≦ RASS ≦ 1 30 分以内に鎮静が必要であった不穏がない
・呼吸	呼吸回数＜35 回/min 未満が一定時間持続 酸素飽和度（SaO_2）90％以上が一定時間持続 吸入酸素濃度（FiO_2）＜0.6
・循環	血圧，心拍数のコントロールが達成されている 新たな重症不整脈の出現がない 新たな心筋虚血を示唆する心電図変化がない
・発熱	38.5℃ 以上の発熱がない

RASS: Richmond Agitation Sedation Scale
〔日本循環器学会/日本心臓血管外科学会/日本胸部外科学会/日本血管外科学会合同ガイドライン．2020 年改訂版 大動脈瘤・大動脈解離診療ガイドライン．https://www.j-circ.or.jp/cms/wp-content/uploads/2020/07/JCS2020_Ogino.pdf（2024 年 6 月閲覧）〕

表5　大動脈解離のリハビリテーションの中止基準

・意識障害	意識・鎮静レベルが RASS ≦ −3 鎮静薬の増量，新規投与が必要な RASS ＞ 2 労作時の呼吸困難，患者の拒否
・呼吸状態	呼吸数が 5 回/min 未満，40 回/min 以上 SpO₂ が 88〜90%，4% 以上の低下
・循環動態	運動療法下にて心拍数 ≧ 100/min，収縮期血圧 ＞ 140 mmHg 新たな重症不整脈の出現 新たな心筋虚血を示唆する心電図変化

RASS: Richmond Agitation Sedation Scale
〔日本循環器学会/日本心臓血管外科学会/日本胸部外科学会/日本血管外科学会合同ガイドライン．2020 年改訂版 大動脈瘤・大動脈解離診療ガイドライン．https://www.j-circ.or.jp/cms/wp-content/uploads/2020/07/JCS2020_Ogino.pdf（2024 年 6 月閲覧）〕

図1　当院での大動脈解離保存療法で使用するリハビリテーションパス表

〈文献〉

1) 日本循環器学会/日本心臓血管外科学会/日本胸部外科学会/日本血管外科学会合同ガイドライン．2020 年改訂版 大動脈瘤・大動脈解離診療ガイドライン．
https://www.j-circ.or.jp/cms/wp-content/uploads/2020/07/JCS2020_Ogino.pdf
2) 日本集中治療医学会早期リハビリテーション検討委員会．集中治療における早期リハビリテーション〜根拠に基づくエキスパートコンセンサス〜．日集中医誌．2017; 24: 255-303.
3) Adler J, Malone D. Early mobilization in the intensive care unit: a systematic review. Cardiopulm Phys Ther J. 2012; 23: 5-13.

〈中野晴恵〉

11 心不全

A 心不全の病態

　心不全は心臓リハビリテーションの効果が高く，予後改善効果も数多く報告されているため，心臓リハビリテーションの最もよい適応となる疾患のひとつである．しかし，心不全は病態が多岐にわたるため理解が難しい．また，心不全を診療する医師の専門領域によっても心不全のどこに注目するか異なっており，表現に偏りが生じる．心エコーを専門とする医師は往々にして心臓のポンプ機能（心臓機能障害）や，血行動態に知識が偏りがちになりやすく，全身疾患であるという認識が乏しい．心リハスタッフは，心不全をよく理解し，適切に心臓リハビリテーションを行う必要がある．

心臓リハビリテーションの観点からみた心不全の基礎知識

　急性・慢性心不全診療ガイドライン 2017 年改訂により，心不全は「なんらかの心臓機能障害，すなわち，心臓に器質的および/あるいは機能的異常が生じて心ポンプ機能の代償機転が破綻した結果，呼吸困難・倦怠感や浮腫が出現し，それに伴い運動耐容能が低下する臨床症候群」と定義が改定された[1]．

　まれに，重症貧血や甲状腺中毒症，敗血症のように，心機能が正常であるにもかかわらず末梢組織の酸素需要が多いために心不全になることもあるが，心臓リハビリテーションの対象となるのは心臓機能障害を原因とした心不全である．

　ここで，心臓機能障害と心不全は同義ではないということは意識しておくべきである．心臓機

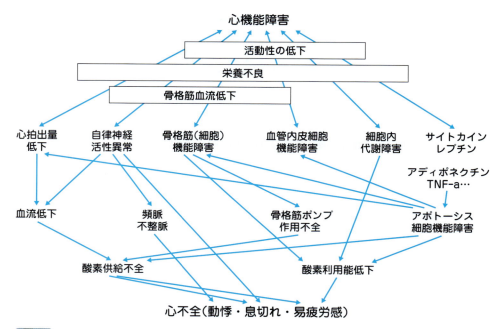

図 1

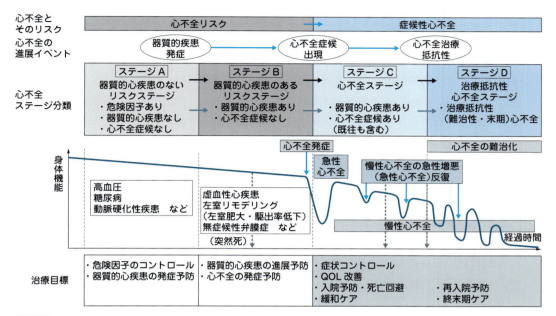

図2 心不全とそのリスクの進展ステージ
〔厚生労働省.脳卒中,心臓病その他の循環器病に係る診療提供体制の在り方に関する検討会.脳卒中,心臓病その他の循環器病に係る診療提供体制の在り方について(平成29年7月)より改変〕

能障害を基礎として,体全体の組織にまで異常が及んだ場合が心不全である(図1).

　この事実は,心不全とそのリスクの進展ステージにおいては,心臓機能障害を器質的心疾患として表現し,これによる全身機能の低下を含めての概念として心不全兆候の出現として表現されている(図2).

　これらの図から,カテーテルや,アブレーション,心臓手術による治療により心機能低下の改善は得られるものの,これらの治療を行ったのみでは心不全という全身疾患の病態の中の心機能という比較的ごく一部への介入に過ぎないことが理解できる."心"不全なのに,心臓以外の治療の重要性を説かれると今一しっくりこない方もおられるとは思うが,心保護薬の多くは心臓だけではなく,全身機能への多面的な効果をもたらし,間接的に心臓機能を回復させるものが多い.β遮断薬は自律神経系へ,RAS系の薬剤はレニン-アンジオテンシン-アルドステロン系に,SGLT2阻害薬は,腎臓へ主に作用して心保護効果を発現する.心不全を総合的に治療できるのは心臓リハビリテーションのみであり,心不全患者さんに対して心臓リハビリテーションを行うことはこれらの薬剤を使用するのと同等か,それ以上に重要であることを再度認識していただきたい.

1 ■心臓機能障害

　前項で,心臓機能障害と心不全は同義ではないと述べたが,これは心臓機能障害が基礎となり,血行動態に影響を与え,全身臓器に波及し,運動耐容能を低下させ,個人やかかわりのある人々の生活に影響を与えるという一連の病態を心不全ととらえる必要があると考えているためである.

　もちろん,心不全の原因疾患(=心機能障害)を治すために必要な精査・治療を実施することは極めて重要であるが,これのみを行えば心不全の治療を十分にやっていると考えるのは誤りである.さもなければ利尿薬を数日間使用して退院し,短期間の内にさらに重症化した患者を迎え

ることになる．これをご理解いただいた上で，やはり心不全という病態の成り立ちを理解していただくために心臓機能障害について概説する．

心臓はポンプとして機能する臓器であり，心臓の構成要素の何れに問題が生じても，心臓機能障害は生じる．心不全の原因疾患の分類は多岐にわたるものの，心リハを行う上で，「虚血性心疾患」「心筋症」「弁膜症」「不整脈」は最低限知る必要がある．詳細を完全に解説することは難しいが，医師の立場からリハビリテーションにかかわるスタッフに理解していただきたいことを述べる．医師に比べてメディカルスタッフは患者と接する時間が長く，医師が見落としている所見に気がつくことができる可能性がある．

1）虚血性心疾患

虚血性心疾患を背景とする心不全には急性心不全としては，①急性心筋梗塞に伴う心不全や，②陳旧性心筋梗塞，虚血性心筋症による慢性虚血性心不全の急性増悪があり，これらは慢性期には慢性心不全に移行する．

以前に比較し急性心筋梗塞に対してのPCIによる迅速な治療の普及・成績の向上により死亡率や，心不全発症率は減少しているが，他の心筋疾患や弁膜症性疾患では比較的慢性的な経過でポンプ機能が低下し，全身の代償機能が総動員されるのに対し，急性心筋梗塞においては，心機能が心筋梗塞発症を契機に急激にポンプ機能が低下するため，代償機構が働きにくく，この点で他の心不全の病態とは異なる様相を呈する．Forresterは肺水腫を発症するPAWPを18 mmHgとしてForrester分類を作成している[2]が，これは急性心筋梗塞症例での検討であり，慢性心不全の右心カテーテルにおいては，PAWPが30〜40 mmHgを超えてもケロッとしている症例も多い．詳細はACSの章に譲るが，同じ診断名でも責任病変や障害心筋のsize，合併症の有無，心不全の不安定性によってリハビリの強度は調整されるべきである．特に機械的合併症の兆候やリスクを有する際には細心の注意が必要であり，必要時は担当医に実施可能なリハビリ強度を確認する必要がある．

陳旧性心筋梗塞，虚血性心筋症による心不全に関しては，過去のイベントによって壊死した心筋障害が残るものが陳旧性心筋梗塞であり，障害心筋の範囲を超えて左室壁運動低下をきたした場合を虚血性心筋症と呼ぶ．PCIの向上や，心筋保護に関与する薬剤の開発により，古典的で重篤な虚血性心筋症症例は減少しているが，外来通院をDropoutした症例や，糖尿病による無痛性心筋梗塞等が原因で心筋梗塞の発症に気がつけず，陳旧性心筋梗塞や，虚血性心筋症による心不全で虚血性心疾患が発覚する症例も稀に経験する．既にエコーなどで左室心筋壁が菲薄化し，Q波を形成しており，心筋梗塞が完成していると思われても，不安定な残存病変が存在している可能性がある．もともと心筋虚血による症状が出にくいこともあり，未評価で過度な負荷をかけることでリハビリ中に急性虚血イベントを起こす可能性もあり，症状がなくとも事前に十分な評価が必要である．収縮が低下している心不全（HFrEF）を呈している症例も多く，こういった場合は心保護薬の導入・継続が重要である．

2）心筋症

「EFが低下している心筋症は拡張型心筋症，EFが維持され，左室壁肥厚が見られる心筋症は肥大型心筋症」と，見た目から飛びつきたくなるが，これは誤りである．2018年心筋症診療ガイドライン[3]によれば，①形態・機能変化を評価し，②家族歴や遺伝子変異に関連したものを検討し，③鑑別すべき疾患（二次性心筋症）を鑑別した上で，④特発性心筋症である拡張型心筋症，肥大型心筋症，拘束型心筋症，不整脈原性右室心筋症の診断に至ることとなる（図3）．②や③に関し

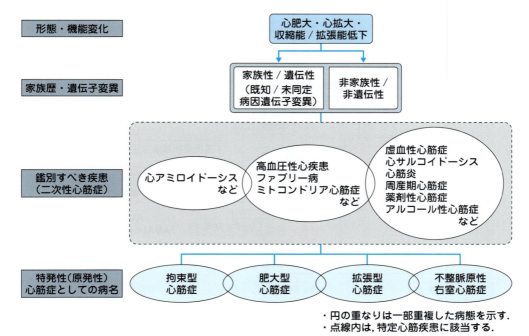

・円の重なりは一部重複した病態を示す.
・点線内は,特定心筋疾患に該当する.

*4つの基本病態に分類できない心筋症を分類不能心筋症(unclassified cardiomyopathy)とする.

図3 心筋症の定義と分類

ては問診や身体所見が精査のきっかけとなる場合があり,全身の観察をし得るリハビリスタッフの役割は大きいのではないかと考える.それぞれの疾患に関しての経過・問診・身体所見・リハビリ上の注意に関して重要な点を記載して解説する.

(1) 肥大型心筋症様の形態を呈する疾患(「肥大型心筋症」という診断名が入っている時に注意)

①大動脈弁狭窄症: 加齢に伴う弁の肥厚・石灰化が原因となり,高齢心不全の原因弁膜症となるが,先天性二尖弁などは若年の大動脈弁狭窄症の原因となる.大動脈通過血流速度や平均圧較差によって重症度の判定が行われるが,これらの値が基準に達していない場合でも弁口が<1.0 cm^2 と小さい場合,低流量低圧較差大動脈弁狭窄症(心臓から拍出される血液量が少ないために圧較差が低下している病態)の可能性もあり,運動療法禁忌に該当している可能性があり,運動療法を行う上では注意が必要である(**図4**)[4].

②高血圧性心筋症: 持続的な高血圧状態が持続することで左室の後負荷が増高し,代償としての左室肥大が生じる.左室高電位を呈することが多い.左室後負荷増高をきたす点では大動脈弁狭窄症や閉塞性肥大型心筋症と類似するものの,高血圧性心筋症単独では収縮期駆出性雑音を欠いており,大動脈弁狭窄症や閉塞性肥大型心筋症との鑑別に役立つ.

③心アミロイドーシス: 心不全を起こす病態には免疫グロブリン軽鎖によるアミロイド蛋白が原因の AL アミリドーシス,トランスサイレチンによるアミロイド蛋白の蓄積による ATTR アミロイドーシスがある.両者ともに自然歴は不良であるが,AL では原疾患である多発性骨髄腫への化学療法や,造血幹細胞移植が,ATTR ではタファミディスの投与により予後の改善が得られる.心電図では,四肢誘導の低電位,胸部誘導の偽心筋梗塞パターンが有名であるが,壁肥

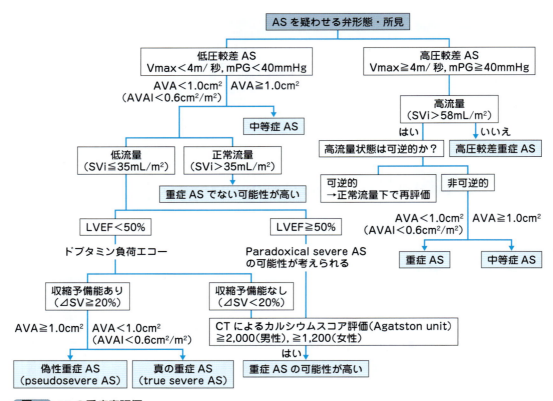

図4 ASの重症度評価

AVAI: AVA index, Vmax: 大動脈弁最大血流速度, SV: 一回拍出量

〔日本循環器学会/日本胸部外科学会/日本血管外科学会/日本心臓血管外科学会. 2020年改訂版 弁膜症治療のガイドライン. https://www.j-circ.or.jp/cms/wp-content/uploads/2020/04/JCS2020_Izumi_Eishi.pdf（2024年6月閲覧）〕

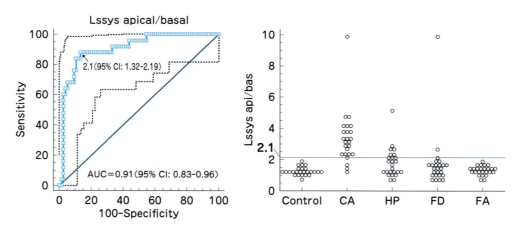

図5 Apical sparing と心疾患

左: 他の心肥大を呈する疾患からアミロイドーシスを鑑別する上で有用なLssys apical/basalのcuttoffを示したROC分析. 右: それぞれの疾患におけるLssys apical/basalの散布図. 高血圧（HP）, ファブリー病（FD）, Fridreich運動失調症（FA）, 心筋アミロイドーシス（CA）

（Dan Liu, et al. Circ Cardiovasc Imaging. 2013; 6: 1066-72.[5]より）

> **アミロイドーシス病型診断コンサルテーションについて**
>
> 本研究班ではアミロイドーシスの病型診断コンサルテーションを受け付けております。病理コンサルテーション体制構築ワーキンググループ（メンバーは班員名簿をご覧下さい）で抗体とプロトコールを共有し、ALκ, ALλ, ATTR, AA, Aβ2M の免疫染色による鑑別を実施します。
> 免疫染色により病型を確定できなかった症例は，熊本大学医学部アミロイドーシス診療センター，あるいは信州大学第三内科アミロイドーシス診断支援サービスでプロテオーム解析を実施し，病型を確定します。
>
> **申込み方法及び診断の流れ**
>
> 1. 申込書（Wordファイル、PDFファイル）をダウンロードして必要事項を記入し、コンサルテーション事務局（amyloid(アットマーク)med.u-fukui.ac.jp）にメールして下さい。お手数ですが、メールアドレスの（アットマーク）を@に変えて送信して下さい。
> 2. 事務局にて臨床情報、臓器等を考慮し、数日中に診断担当施設をメールにてお知らせします。
> 3. 免疫染色用未染標本10枚を、お知らせした診断担当施設にお送り下さい。組織（厚さ3μm前後）はできるだけスライドガラスの中央に載せて下さい。また、病理診断報告書のコピーを添付して下さい。
> 4. 診断結果はメールにてお知らせします。また、染色済み標本は着払いにて返送します。
> 5. 免疫染色により病型を確定できなかった場合、プロテオーム解析のため熊本大学医学部アミロイドーシス診療センター、あるいは信州大学第三内科アミロイドーシス診断支援サービスを紹介します。メールにてお知らせする指示に従い、標本をお送り下さい。
> 6. 料金は無料です。標本輸送料のみ負担して下さい。

図6 アミロイドーシス病型診断コンサルテーション
送料はかかるが，病理検査自体は無料で実施していただくことができる．
〔アミロイドーシスに関する調査研究班．http://amyloidosis-research-committee.jp/consultation/（2024年3月閲覧）〕[6]

厚に対して相対的に電位が低い場合にも疑うきっかけとなる．心エコー図検査所見では，apical sparing の感度特異度が高いと報告されてきたが，最近では当初の報告よりは信頼性に劣るとも言われている（図5）[5]．AL は尿や血清のM蛋白の検出や，κ/λ比の異常が有用であり，ATTR は PYP 心筋シンチが有用である．病理学的な診断に関しては染色に使う試料の問題もあり，診断に慣れていない施設では偽陰性・偽陽性の恐れがあり，アミロイドーシス病型診断コンサルテーション（図6）[6] の利用が望ましい．最近では高齢大動脈弁狭窄症の中には，4～16％程度の頻度でATTRwt アミロイドーシスが潜在しているという報告がある[7]．TAVI や AVR 後のリハビリ通院中にも心不全増悪を起こす場合にはそういった可能性も検討する必要がある．

④ファブリー病：ライソゾーム病の一つで、細胞内のリソゾーム酵素の一つであるα-ガラクトシダーゼAの欠損または酵素活性の低下により起こる．X染色体伴性潜性遺伝を呈するが、女性でも酵素活性が低下し、男性よりも発症が遅く、程度が軽くなることが多く、見逃されやすい．心筋肥大に加え、小児期～青年期の四肢疼痛や、成人後の腎機能障害、脳梗塞が出現する．渦巻状角膜混濁（図7-1）[8]や、被角血管腫（図7-2）[9]が見られる．

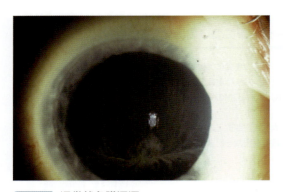

図 7-1 渦巻状角膜混濁
(Pitz S, et al. PLoS ONE. 2015; 10: e0120814[8] より)

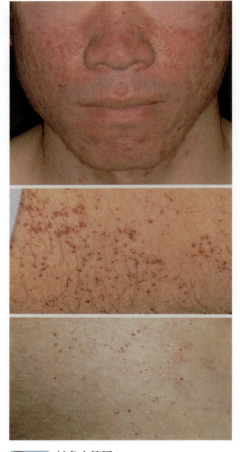

図 7-2 被角血管腫
(清水 宏, あたらしい皮膚科学 第 3 版. 中山書店; 2018[9]. p.334 より)

⑤ミトコンドリア病：ミトコンドリア機能が障害され，種々の全身症状を引き起こす．ミトコンドリアは母親から伝わるため，母系遺伝が多いが，原因となる遺伝子変異により異なる．変異遺伝子により症状は異なるが，エネルギー消費の多い臓器（脳，心臓，骨格筋）障害や成長障害をきたしやすい．血中の乳酸/ピルビン酸＞20 や，骨格筋の赤色ぼろ線維（ragged red fiber）が特徴的であるが，疑わないと検査されないことが多く，注意が必要である[10]．ミトコンドリア病の各病型の特徴を表に提示した（**表1**）．

(2) 拡張型心筋症様の形態を呈する疾患

①頻脈誘発性心筋症：他に明らかな原因となる基礎疾患がなく，長期間持続する頻脈によって左室収縮能が低下し，頻脈の改善により収縮機能が改善する疾患．最近では頻脈でなくても心房細動に対してのアブレーションによって左室機能の改善を認めることや，頻発する心室性期外収縮でも同様の病態が存在することから，近年これらの不整脈誘発性心筋症（AIC）として一連の病態とし，頻脈誘発性心筋症はその一つの病態と考えられている．拡張型心筋症などに比べて EF の低下に対して左室径が小さいという傾向があり，頻脈を伴う心機能低下症例において，左室拡張末期径が 61 mm 未満であれば感度 100％，特異度 71％で診断できるという報告も

表1 代表的なミトコンドリア病の病型と特徴

病型	慢性進行性外眼筋麻痺症候群	ミトコンドリア脳筋症・乳酸アシドーシス・脳卒中様発作症候群	赤色ぼろ線維・ミオクローヌスてんかん症候群	リー症候群
英文略語	CPEO	MELAS	MERRF	
英文名	chronic progressive external ophthalmoplegia	mitochondrial myopathy, encephalopathy, lactic acidosis and stroke-like episodes	myoclonic epilepsy associated with ragged-red fibers	Leigh syndrome
mtDNA変異	単一欠失，多重欠失 3243変異など	3243，3271，13513変異など	8344変異など	8993，9176，13513変異など
核DNA変異	ANT1, POLG, TP など	POLG など	—	SURF1, PDHA1 など
遺伝形式	単一欠失：突然変異など 多重欠失：突然変異，常染色体顕性/潜性遺伝 mtDNA点変異：母系遺伝	主に母系遺伝	主に母系遺伝	核DNA変異：主に常染色体潜性遺伝 mtDNA点変異：母系遺伝
発症年齢	小児〜成人	小児〜成人	小児〜成人	乳児〜小児
主な症状	眼瞼下垂，眼球運動障害，嚥下障害，白質脳症など（CPEOに網膜色素変性，心伝導障害を伴ったものをカーンズ・セイヤ症候群という）	脳卒中様症状（けいれん，意識障害，半盲・視野狭窄，運動麻痺など），くりかえす頭痛・嘔吐発作，精神症状	ミオクローヌス，てんかん，小脳症状	精神運動発達遅滞，けいれん，嚥下困難など
その他の症状	糖尿病・難聴，低身長，副甲状腺機能低下症など	低身長，筋力低下，糖尿病・難聴，心筋症，糸球体病変，多毛など	筋力低下，心筋症，脂肪腫など	重症例では早期に呼吸不全に至る
血中乳酸値	軽度上昇	中等度〜高度に上昇	中等度〜高度に上昇	高度に上昇
筋病理所見	特徴的変化あり	特徴的変化あり	特徴的変化あり	特徴的変化なし

あるが，実際には虚血など，他の病態の除外は必要である．入院時には見られなかった頻拍が，入院後出現する可能性もあり，心リハ中の頻脈の出現にも注意を払う．

②ペーシング関連心筋症（PiCM）：PiCMの定義が研究間で大きく異なる．最も一般的な定義は，ペースメーカ植込み後にLVEF 50％未満かつ10％以上の低下とされている．表にPiCMのリスク因子についてまとめた（**表2**)[11]．

③がん治療関連心機能障害（CTRCD）：がん治療に関連した薬剤により心機能障害をきたす．典型的には1型と2型に分類される．この分類には例外もあるが，1型は用量依存性であり，不可逆的な心機能障害であり，アンスラサイクリン系薬剤が代表的薬剤である．2型は用量非依存性で休薬により可逆的となる心機能障害であり，トラスツマブが典型薬剤である．前者は化学療法終了後12か月を過ぎてからの治療介入では左室収縮能は改善しないが，発症早期からの治療により左室収縮能の改善が得られる例が増えるため，早期に病歴を確認，治療介入を行う必要がある（**図8**)[12]．

④アルコール性心筋症：一般に純アルコールとして1日80〜90g以上，5年以上が危険因子とされる．具体的な飲酒量を聴取するとともに，アルコール濃度から摂取量を計算するとよい．飲

表2 ペーシングによる心筋症の潜在的リスク

リスク因子	オッズ比	95%信頼区間	P値
男性	1.23	1.12-1.35	<0.001
年齢（1年あたり）	1.01	0.99-1.02	0.09
心筋梗塞の既往	1.81	1.54-2.12	<0.001
慢性腎臓病	1.66	1.32-2.10	<0.001
2型糖尿病	0.86	0.69-1.06	0.14
心房細動	1.32	1.23-1.42	<0.001
基礎左室駆出率（1%増加あたり）	0.95	0.93-0.97	<0.001
自己のQRS幅（1 ms増加あたり）	1.02	1.01-1.03	0.005
右室ペーシング率（1%増加あたり）	1.02	1.01-1.02	<0.001
ペーシングQRS幅（1 ms増加あたり）	1.02	1.01-1.03	<0.001

（Somma V, Heart Rhythm. 2023; 20: 282-90[11]より）

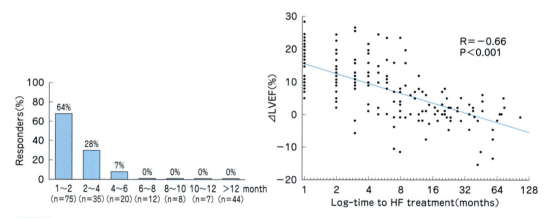

図8 アンスラサイクリン後の心筋症への治療開始のタイミングとその効果

左図）化学療法終了から心不全治療開始までの期間とレスポンダー（＝EFの改善）の割合．治療開始までの期間が長いほどレスポンダーが減少．
右図）化学療法終了からHF治療開始までの期間（対数値）とLVEFの最大変化量の関係を示す負の相関がある．
（Cardinale D, et al. J Am Coll Cardiol. 2010; 55: 213-20[12]より）

酒を継続した場合は予後不良であるが，禁酒またはアルコール摂取量を減ずることで心機能改善が期待できるため，しっかりとした指導が必要である（図9)[13]．

⑤周産期心筋症: 発症までの心筋症の既往がなく，妊娠中から分娩後6か月以内に新たに心収縮能低下・心不全を発症し，他にこの原因となる疾患がなく，左室収縮能の低下（LVEF≦45％）といったことが診断基準として考案されている[14]．心不全治療薬が有効であるが，周産期や授乳期間では薬剤使用制限があり，注意が必要であり，必要に応じて薬剤師に相談を行うべきである．

⑥心サルコイドーシス: 発症のメカニズムは完全には解明されていないが，サルコイドーシスは自己免疫的な機序により全身に非乾酪様肉芽腫を形成して発症する．心臓に病変をきたすと頻脈性・徐脈性不整脈や，心収縮に問題を起こす．進行期はDCM様を呈することがあるが，炎

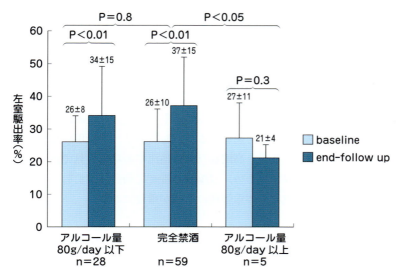

図9 アルコール心筋症診断後のアルコール摂取量と最終エコー時のLVEF

完全禁酒とアルコール摂取量 80 g/day 以下では LVEF の改善が得られた．
アルコール摂取量 80 g/day 以上では，5 例であり，P=0.3 で有意差がないが，EFは低下傾向．
(Guzzo-Merello G, et al. JACC Heart Fail. 2015; 3: 78-86[13] より)

症急性期の心筋壁は浮腫様で壁肥厚を起こし，HCM と見間違えられることもある．心臓限局性の症例もいるが，全身性では心臓以外の病変（皮膚・肺・眼）が契機に診断となる場合もあり，身体所見も重要である．

3) 弁膜症

(1) 大動脈弁逆流症

先天性の弁形態の異常や，加齢による硬化性変化・感染性心内膜炎等の大動脈弁自体や，大動脈瘤や解離などのため，大動脈基部に問題を起こすことで本来であれば閉鎖しているべき拡張期に大動脈弁が閉鎖せず，大動脈から左室に血液が逆流する．慢性的な容量負荷・圧負荷が左室にかかるために心筋障害を起こす．経時的に左室は拡大し，収縮が低下するが，年単位で代償が働き，無症状で経過するが，代償不全に陥ると心不全を発症する．心電図では左室負荷を反映し，左室高電位，V4-6 でのストレイン様の ST 低下を呈する．拡張期に大動脈から左室に逆流し，左室内の血液が収縮期に駆出されるため，中等度以上の AR では収縮期血圧は増高し，拡張期血圧は低下し，脈圧が拡大する．聴診上は拡張期に高調性の雑音を呈するとされるが，相対的な AS を呈し，収縮期雑音が目立つ場合も多い．

(2) 僧帽弁逆流症

弁自体の問題による器質性の僧帽弁逆流と，弁自体には問題ないものの，それ以外の原因，特に左室の拡大や僧帽弁輪の拡大による機能性僧帽弁逆流に分類される．本来は大動脈に駆出されるはずであった血液が低圧系の左房に逆流を起こし，左房圧が増高し，肺うっ血をきたす．身体所見上は，収縮期の逆流性雑音であり，同じ収縮期の大動脈弁狭窄症とは異なり，頸部への放散を伴わないことが区別の上では簡便である．特に器質性の僧帽弁逆流は無症状であっても，弁形

成が可能であれば手術適応となりうる（Class IIa）．症状があれば Class I となるが，症状を自覚できていない運動耐容能低下例や，年のせいだと考えている方もおり，CPX による客観的な評価や，運動療法の経時的な症状の変化は治療介入のタイミングの判断に有用である．

(3) 三尖弁逆流症

三尖弁逆流症の多くは二次性であり，心不全増悪によって逆流量が増加し，利尿薬によって軽快することが経験される．左心系の手術適応となる弁疾患にともなう三尖弁逆流に対しては同時手術が推奨される．ペースメーカなどの三尖弁を通過するペーシングリードを用いたデバイス留置では三尖弁の接合に影響を及ぼすことも多い．高度三尖弁逆流での身体所見では収縮期に右心室から大量の逆流があり，静脈圧が上昇するため，収縮期に併せて頸静脈が拍動する．体液管理による右心不全の回避が重要であり，減塩や体重管理の指導が重要である．

2 ■ 心不全の EF による分類

心不全は EF によっての分類がなされるようになった．HFrEF, HFmrEF, HFpEF と分類（表3）され，これは主に薬物療法に対しての治療反応性が異なることが重要である．HFmrEF は HFrEF に類似した薬剤反応性を示すことが多く，ここでは HFrEF と HFpEF を概説する．

①HFrEF とは，左室駆出率が 40％未満の心不全で，収縮不全が主な原因とされる．薬物療法には ACE 阻害薬あるいは ARB, ARNI と，β遮断薬，ミネラルコルチコイド受容体拮抗薬（MRA），SGLT2 阻害薬が用いられる．最近では，イバブラジンや，ベルイシグアト等，新薬が次々開発されている．

②HFpEF は，左室駆出率が 50％以上の心不全で，拡張不全が病態の主体と考えられてきたが，最近では様々な病態が HFpEF を引き起こすと考えられるようになっている．心不全全体における HFpEF の割合は報告毎に異なるが，心不全症例の 50％程度を占めると考えられるようになっている．治療は肺のうっ血やむくみなどを改善するための利尿薬や血管拡張薬などを用いた対症療法が主体であった．予後改善効果に関して，ガイドラインに反映されるレベルで確定的な情報はないが，心不全入院の回避の上で SGLT2i・MRA・ARNI が有効であると考えられている．

表3 LVEF による心不全の分類

定義	LVEF	説明
LVEF の低下した心不全 (heart failure with reduced ejection fraction; **HFrEF**)	40％未満	収縮不全が主体．現在の多くの研究では標準的心不全治療下での LVEF 低下例が HFrEF として組み入れられている．
LVEF の保たれた心不全 (heart failure with preserved ejection fraction; **HFpEF**)	50％以上	拡張不全が主体．診断は心不全と同様の症状をきたす他疾患の除外が必要である．有効な治療が十分には確立されていない．
LVEF が軽度低下した心不全 (heart failure with mid- range ejection fraction; **HFmrEF**)	40％以上 50％未満	境界型心不全．臨床的特徴や予後は研究が不十分であり，治療選択は個々の病態に応じて判断する．
LVEF が改善した心不全 (heart failure with preserved ejection fraction, improved; **HFpEF improved** または heart failure with recovered EF; **HFrecEF**)	40％以上	LVEF が 40％未満であった患者が治療経過で改善した患者群．HFrEF とは予後が異なる可能性が示唆されているが，さらなる研究が必要である．

〔日本循環器学会/日本心不全学会．急性・慢性心不全診療ガイドライン（2017年改訂版）．https://www.j-circ.or.jp/cms/wp-content/uploads/2017/06/JCS2017_tsutsui_h.pdf（2024 年 6 月閲覧）〕

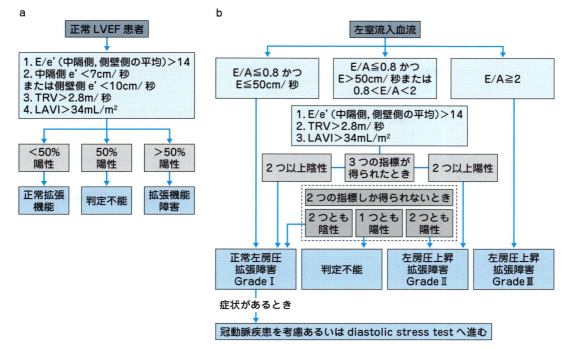

図10 拡張不全のGrade分類（2016年 ASE/EACVI ガイドライン）
a：左室駆出率正常例の拡張不全の有無を評価するアルゴリズム
b：「左室駆出率低下の症例」と「心疾患があり，かつ，左室駆出率正常の症例」における左室充満圧の推定と拡張機能分類
（Nagueh SF, et al. J Am Soc Echocardiogr. 2016; 29: 277-314 より改変）

拡張障害は臨床では心エコーで診断される．後述する左室充満圧評価と重複する項目が多いが，主にドプラによる評価を行う（**図10**）[15]．最近では安静時には症状がなく，運動誘発性肺高血圧を起こすHFpEFの存在が注目され，早期診断に重要であると考えられるようになってきており，運動負荷エコーを用いた評価（Diastolic Stress Test）もなされている．

注意されたいのは，原因となる病態を認識し，治療可能なものは治療していくことである．明らかな原因が存在している場合に，それをHFpEFと呼ぶべきかは議論があるところではあるが，重症弁膜症がある場合や，肺動脈性肺高血圧がある場合，何らかの心筋症が潜在する場合等には，HFpEF＝利尿薬，減塩と考えるのではなく，原疾患への治療を十分考慮していくことが大切である．

3 ■左室充満圧

心不全の発症の病態で理解すべき事項の中に，「左室充満圧の上昇」があげられる．健常な心臓においては，拡張期に心室内に貯留した血液を収縮期に送りだす収縮能や，拡張期に血液を充満させる機能である拡張能が維持されており，拡張末期圧を上昇させずに血液を蓄えることができる．これらの機能が障害されると，心臓の血液の拍出は低下することになる．これを補うために，人体はレニン-アンギオテンシン-アルドステロン経路や，バソプレシン経路などを駆使して，体液を貯留する方向に働く．これによって体液量は増大し，左室に充満される血液量が増加し，心拍出が維持される．ただ，心筋の拡張能が障害されている場合，十分な血液を受け止めるために，

心室の拡張末期圧は増高してしまうことになる．左室の拡張末期圧は一般的な心不全の病態では左房圧と一致し，左房から肺にかけては逆流防止弁などもないため，肺うっ血を起こすこととなり，息切れが出現する．

これらの事象は心エコー図検査やBNPを用いて評価することができる．心エコー図検査では，ドプラ検査を中心にE/A（イーバーエー），E/E'（イーバーイープライム），肺動脈血流ドプラ，肺静脈血流のS/D比，三尖弁逆流血流速度，下大静脈径および呼吸性変動等の複数の指標を用いて推測することができる．また，左室充満圧の上昇と拡張機能障害は密接に関係しており，これらの項目の複数を用いて，拡張障害Grade評価がなされることになっている．これは，拡張機能はE'で評価しうるが，複数の指標を用いて総合的な判断が必要であり，また，左室充満圧が上がっていれば拡張能はそれだけ低下しているものと考えるという概念から拡張機能障害のGrade評価に，本来であれば充満圧を反映した指標が用いられることとなっている．それぞれの項目の成り立ちや，解釈に関しては「2021年改訂版　循環器超音波検査の適応と判読ガイドライン」をご参照いただきたい[15]．

重要なことは，これらの何れの指標においても，適応が困難な病態が存在しており，総合的に判断を行うことが正確な左室充満圧評価を行う上では重要であるということである．息切れや浮腫みがある場合にこれらの項目を確認することで，これらの所見が心不全に起因するものであるかを判定することができる．同一症例であっても，経時的に変化するため，入院時にはE/Aが高く，拘束型と判断した症例が，症状改善後にE/Aが低下し，1を切り，弛緩障害型に移行する等も確認することで，心不全治療が順調であるかのメルクマールとなりうる．

BNPは心室拡張末期壁応力の増大により主に左室壁から産生される利尿ペプチドである．心不全診断に関しての有用性が認められているが，心不全と診断されている患者においては心不全コントロールの指標となりうる．これまで低かったBNPが徐々に増大する場合等には体重や塩分摂取量の再確認を行う．心房細動の出現でも上昇するため，脈拍の評価や，心電図検査も有用である．

4 ■自律神経活性

心機能が低下すると，代償機構のひとつとして自律神経活性が変化する．

自律神経には交感神経と副交感神経の2種類あり，これらがバランスをとって諸臓器の機能を調節している．健康な場合，安静時には副交感神経活性が優位であり，身体的あるいは精神的に興奮した場合には交感神経活性が優位となる．副交感神経は，活性化と非活性化の転換がすばやく数秒で変化する．一方，交感神経は応答がやや遅く，変化するのに数分を要する．

表4に自律神経異常に伴う病態についてまとめた．

自律神経の動きを最もよく感じられるのは心拍数である．驚いたときや動き始めたときに心拍数が速くなるのは，これらのストレスに対して副交感神経活性がすばやく反応するためである．

心不全の場合，主に低下した心ポンプ機能を代償する目的で交感神経活性が亢進する．その結果，収縮が増強するとともに心拍数が亢進し，一分間あたりの心拍出量が改善する．このメカニズムは，急性心不全の代償機構として重要なものである．

ところが，慢性心不全においては，このような自律神経活性異常は図11に示すように種々の症状の原因となり，最終的には予後が悪化する．この病態は，核医学検査においてはMIBG（metaiodobenzylguanidine）を用いることによって評価が可能である．MIBGでは心臓交感神経活性の評価が可能であり，心不全患者では，基礎心疾患によらず，左室機能の低下，交感神経活性の

表4 心不全患者の運動時における自律神経異常に伴う病態

標的部位	時期	結果	備考
洞結節	安静時	心拍数高値 揺らぎの減少	
	運動中	心拍応答不良	Chronotropic incompetence（クロノトロピックインコンピテンス）という
房室結節	安静時から運動中	頻脈性心房細動	
心筋細胞	安静時から運動中	発作性心房細動 上室性期外収縮 心室性期外収縮 心室頻拍	
血管	運動中	血管拡張不全にともなう 血流分配異常	末梢動脈では易疲労感 肺動脈ではガス交換効率悪化，オシレーション
中枢性化学受容体	安静時から運動初期	過剰換気	オシレーションにも関与

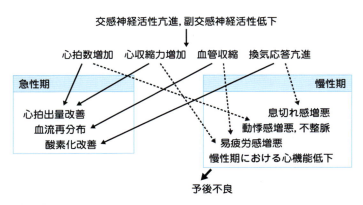

図11 自律神経活性異常と急性心不全，慢性心不全
急性心不全にとっては，代償機構として重要な自律神経変化も，慢性期になると，症状や予後不良の原因となる．

亢進に一致してMIBGのwashout rateが上昇，後期像心筋/縦隔比（H/M）が低下するため，重症度の評価に用いることができ，拡張型心筋症・肥大型心筋症による心不全の予後予測，拡張型心筋症におけるβ遮断薬に対する忍容性や効果の予測と薬物治療の効果判定の指標としての有用性が報告されている[16,17]．

5 ■血管拡張能・血管内皮細胞機能

急性心不全では，手足の冷感がしばしば経験される．これは，手足の血管が収縮しているためであり，交感神経活性が亢進することに伴う心不全急性期における代償機構のひとつである．手足の血管が収縮して血流量が減少すれば，重要臓器を中心に血液を流せるようになり，少ない心拍出量で済み，心臓が過剰に働かなくてもすむためである．

血管の太さを調節する機序として，血管を収縮させ，血圧の上昇に働く，交感神経，レニン・アンジオテンシン・アルドステロン系，エンドセリン（ET-1），プロスタサイクリン（PGI_2），バ

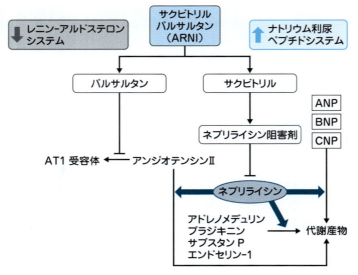

図 12 ARNI の作用機序
(Kuwahara K Pharmacol Ther. 2021: 227: 107863[19] より)

ソプレシン，血管を拡張させ，血圧を下げる方向には，一酸化窒素（NO），ナトリウム利尿ペプチドなどがある．NO や ET-1，PGI_2 などは血管内皮細胞から産生され，血管径を自分で調節している物質のため，血管内皮細胞由来血管作動性物質と呼ばれている．急性心不全では，交感神経活性が活性化して，末梢血管を収縮させる．また，慢性期になると，血管内皮細胞機能そのものが低下して NO の産生および応答性が低下するとともに，ET-1 や PGI_2 が活性化して血管が拡張しにくくなる．一般的に安静時における血管の太さを規定しているのは一酸化窒素（NO）で，中等度以上の強度の運動では自律神経，特にα受容体が主体となる．すなわち運動中の血管径には自律神経が関わっている．この経路は，NO-sGC-cGMP 経路と呼ばれ，ここへの効果を期待し作成された薬剤がベルイシグアトである NO 作用が低下した心不全患者において，NO に依存せず sGC を活性化することができ，また，内因性一酸化窒素（NO）に対する sGC の感受性を高める作用により，心筋および，血管内皮機能不全や，酸化ストレスを改善すると考えられている[18]．ARNI は，ARB であるバルサルタンと，サクビトリルの合剤であるが，前者は RAA 系を抑え，後者は血中 BNP の上昇を介して NO に寄らずに sCG 系を賦活化する（**図 12**）[19]．

心不全慢性期において血管拡張能が減弱したままであると，「易疲労感」の原因となる．これは，骨格筋へ分布する血管が収縮傾向にあるため，活動に必要な栄養を得られないためである．また，「息切れ感」も主訴のひとつであるが，これは，肺に分布する血管が充分拡張できないために，肺胞周囲に充分な血流が分布せず，活動に必要なガス交換ができないため，過剰に呼吸をしなければならなくなるからである．

6 ■骨格筋機能

骨格筋も心不全を治療する上で重要なターゲットになる．

心不全では，デコンディショニングおよび TNF-γ やインターロイキンなどのサイトカインの働きにより骨格筋が萎縮する．また，骨格筋線維組成も，酸化能力が高く，持続的な運動に強い type Ⅰ線維に比べて，酸化酵素含有量が少ないがエネルギー産生効率の高い type Ⅱ線維が優位に

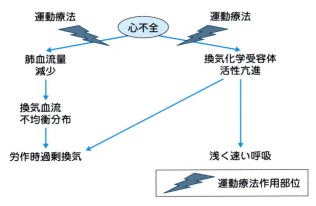

図 13 骨格筋量と労作時過剰換気応答の関係
(Piepoli MF, et al. Circulation 2006; 114: 126-34[21]より)

なる．さらに，骨格筋の収縮に伴うエルゴリフレックスが過敏になり，運動に伴う換気応答が過剰となる．また，骨格筋内に分布し，必要な栄養分を供給する毛細血管密度が減少する．すなわち，心不全における骨格筋は，質量ともに変化をする．これらの変化は，脳神経系と内臓などの重要臓器以外への血流分配を減らして心臓の負担をとるとともに，長期的な持続を犠牲にするかわりに短時間のエネルギー産生効率の高さを追求した，心不全急性期における代償機序のひとつといえる．

しかし，骨格筋の質的な変化，すなわち骨格筋線維組成の変化は，慢性期には酸化能力を低下させて，乳酸を産生しやすく疲れやすいという状況が生じる．毛細管密度の減少も，酸素供給を制限して乳酸産生を促進する結果を招く．

骨格筋の量的な減少も，慢性期には骨格筋ポンプ作用の低下とエルゴリフレックスを介する労作時過剰換気の出現という点で運動耐容能に悪影響を及ぼす．通常，人間は立位になると，下半身に約 2/3 の血液が貯留するといわれている．主に下肢骨格筋群の間に存在する静脈系に血液はプールされるが，歩行等の下肢の動きに伴う骨格筋の収縮によって，その間に存在している静脈は収縮させられて血液が心臓に還流する．この作用を「骨格筋ポンプ作用」と呼ぶ．健常人の場合，時速 4 km 程度の歩行までは，骨格筋ポンプ作用のみで血液は循環できるとされている．心不全において骨格筋が萎縮すると骨格筋ポンプ作用が低下するため，通常の歩行速度でも心臓が主体となって血液を循環させなければならなくなり，心臓への負担が増す．

また，呼吸中枢と骨格筋の間にはエルゴリフレックスという神経線維を介した反射系がある．これは，骨格筋が収縮したことを感知すると延髄を興奮させて呼吸を荒くさせる指令を出すというものである．心不全ではこの反射が過敏になっている[20]ため，健常人よりも呼吸が荒くなり，「息切れ感」を強く感じる原因になる．そして，骨格筋量が少ないほどその反射は強いとされている（図 13）[21]．

このように，骨格筋の質および量は，心不全の状態と密接に関連しているが，運動療法は骨格筋の質・量ともに改善させる能力を持つ．そのため，運動療法は慢性心不全患者の症状改善にきわめて有用である．

7 換気応答

心不全患者では，換気様式も変化する．

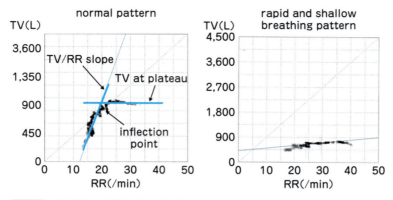

図14 呼吸数－一回換気量関係（TV-RR relation）

正常者は中等度運動までは呼吸数はほとんど増加せず一回換気量が増加して分時換気量を増やすため TV-RR slope が急峻になる．心不全では運動初期から呼吸数が増加して分時換気量を増やす呼吸パターンを示すため TV-RR slope が浅くなる．
（Akaishi S, et al. J Cardiol. 2008; 52: 195-201[22]より）

　心不全による肺うっ血は，換気血流比の不均等を引き起こす．このために，肺でのガス交換効率が低下し，これを補うために過剰換気が出現する．そして，骨格筋からのエルゴリフレックスが亢進しているために，運動開始時から呼吸が荒くなる．また，心不全では心拍出量の低下から，末梢が必要とする酸素需要に対しての酸素供給が提供できず，同程度の運動でも健常者に比べ早期から嫌気的代謝へ移行しうる．さらに，心不全では，延髄および頸動脈小体にある呼吸中枢の化学受容体感受性も亢進しており，労作時過剰換気の一因となる．最後に，換気パターンが「浅く速い呼吸」様式に変化する．深く呼吸をするためには，横隔膜などの呼吸筋への血流を増加させなければならないので，心臓の仕事量が増加する．ところが，「浅く速い呼吸」モードであれば，呼吸筋の収縮は軽微で済み，心臓の仕事量も少なくてすむ．これも，心機能低下に対する代償機序の1つと考えられる．浅く速い呼吸の程度はCPX中に定量化することができる．ランプ負荷中の呼吸数（RR）をX軸，一回換気量（TV）をY軸にとると運動中のRR-TV関係を図示することができる（図14）[22]．ランプ負荷開始時から折れ曲がり点までの傾きをTV-RR slopeとし，浅く速い呼吸の程度とみなす．心不全が重症化するとスロープは小さな値をとるようになる．

　これらの心不全の中心的病態である肺うっ血，低酸素供給，筋代謝異常およびこれによる換気様式の変化からのさらなる死腔の増加が，換気効率の低下をもたらし，minimum $\dot{V}E/\dot{V}CO_2$ の上昇，$\dot{V}E$ vs $\dot{V}CO_2$ slope の増高という所見に現れる[23]．換気効率の低下は息切れの原因となり，重症心不全ほどこの傾向が強くなることが知られており，予後予測にも有用であることが知られていることはこれまでの章でも繰り返し述べてきた．

　また，安静時のエコーでは問題がないものの，負荷エコー中に左室充満圧が増高する運動誘発性肺高血圧症に関して，$\dot{V}E$ vs $\dot{V}CO_2$ slope が診断の上で有用であるという報告もある[24]．

8 ■ 慢性心不全の発症様式

　急性心不全症候群（AHFS: acute heart failure syndrome）の70％くらいは新規発症ではなく慢性心不全の再燃（急性増悪）である．

　急性増悪を誘発する因子は図15に示すごとく，薬の飲み忘れ，過労による頻脈や血圧上昇，塩分摂取過多が多い[25]．これらは，外来心臓リハビリテーションに通っていればかなり避けるこ

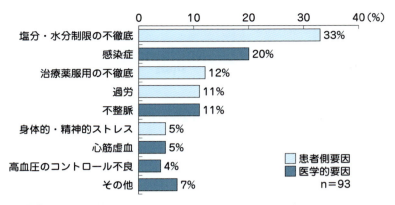

図15 心不全再入院の原因
(Tsuchihashi M, et al. Jpn Cir J. 2000; 64: 953-9[25] より改変)

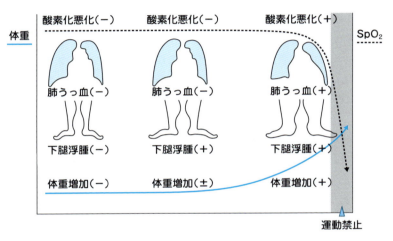

図16 体液分布の考え方
下肢にのみ貯留していて酸素化が低下していないときには，運動レベルは低下させることもあるが中止する必要はない．

とができる．心臓リハビリテーションスタッフは，急性増悪の発症様式を知り，対処できるようにしておくべきである．

　慢性心不全が増悪するときの病態の1つとしてセントラルシフトがある．通常安静時において血液は3：7の割合で動脈と静脈系に分布する．交感神経の興奮によって静脈系に貯留していていた血液が循環に動員され，血圧が増高する．この現象は生理的には，起立時に血圧がさがってしまうことを防いだり，運動時の酸素運搬能の向上に寄与する．この時，体液貯留を伴わずに，静脈還流量が増加するため，体重の増加や浮腫が見られないことが多い．これにより，静脈還流量（＝前負荷）が過剰となり心臓への負担が増加する．肺うっ血が増悪するために労作時の息切れ感が増悪する一方，骨格筋への血流分配も減少するために易疲労感も増悪する．そのため，一日のうちで休んでいる時間が長くなる．

　血流が低下して末梢血管抵抗が上昇すると，さらに心拍出量が減少する．血液の循環が悪化すると全身に血液がうっ滞し始める．また，血管壁の透過性も亢進するため，末梢では浮腫が著明

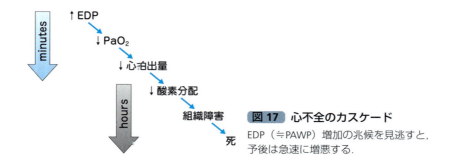

図 17　心不全のカスケード
EDP（≒PAWP）増加の兆候を見逃すと，予後は急速に増悪する．

になり，肺循環では肺動脈圧（PAP）や肺動脈楔入圧（PAWP）が上昇して肺水腫を引き起こす．肺水腫になるとガス交換能が低下して低酸素状態となり呼吸困難を引き起こし（図16），起座呼吸の状態で救急車にて来院することが多い．

　心臓リハビリテーションスタッフは，発症数週間前の「調子が悪い」時期をつかまえる必要がある．心リハプログラム参加時に体重変化を確認し，日常活動量を聴取し，徐々に疲れやすくなっていないか，すぐに息切れを感じるようになっていないかを早めにキャッチする．心不全増悪の兆候があれば，医師であれば血管拡張剤を追加・増量するが，心リハスタッフであれば減塩を強化してセントラルシフトした血液量を減少させ，心臓の負荷を軽減させる．患者が陽圧呼吸装置を持っていれば日中から使用して心保護をするように促す．

9 ■心不全患者の体重変化

　上記の通り，3日間の間に 1.8〜2 kg 以上体重が増加した場合には，体液貯留が進んでいるものと考えるが，左心不全により，肺周囲に水分が貯留していない場合には運動療法は実施可能である（図16）．中心（肺周囲）にも水分が貯留し始めると酸素化が悪化する（図17）．右心不全となると，下大静脈が拡大し，臓器うっ血が起こり，種々の問題を起こし，運動耐容能の低下につながる諸症状や，データの異常，内臓機能の低下を引き起こし，心不全の病態形成に関与する．これらに対しては，厳格な減塩と水分制限と安静を指示し，運動は中止する．

　一方，水分貯留によらない体脂肪の増減による体重変化も心不全状態に影響を及ぼす．あまりにも体重が多い場合，すなわち極端な肥満はインスリン抵抗性を増悪させて心拡張能を悪化させる．虚血性心疾患患者のように厳格なリスク管理としての体重管理を行わなくてもよいが，BMI 25 未満には収めておくべきであり，心臓リハビリテーションガイドライン 2021 年[26]の心血管疾患患者の体重管理を目標とした栄養管理においても，各年代の BMI 上限値は 24.9 となっている（表4）．

　しかし，心不全に伴う「るいそう」（cardiac cachexia, カーディアックカヘクシー，心臓悪液質）は良いことではない．心臓悪液質は，心不全に伴って炎症性サイトカインが産生された結果，骨格筋萎縮が進行，炎症に伴う安静時エネルギー消費が上昇，食思不振によるエネルギー摂取量が低下，栄養素の代謝が変化して体重が減少し，運動耐容能が低下する状態である．

　心臓悪液質の予後は悪く，心リハスタッフは患者が食欲不振を訴え始めた時点で悪循環に陥らないうちに食欲増進策を講じるべきである．この際，減塩を解除して好きな味付けを容認するか，減塩しながらさらに美味しいものを工夫するかについては議論のあるところである．正論としては後者であろう．

〈文献〉

1) 日本循環器学会/日本心不全学会合同ガイドライン．急性・慢性心不全診療ガイドライン（2017年改訂版）．
2) Forrester JS, Diamond G, Chatterjee K, et al. Medical therapy of acute myocardial infarction by application of hemodynamic subsets（second of two parts）. N Engl J Med. 1976; 295: 1404-13.
3) 日本循環器学会/日本心不全学会合同ガイドライン．心筋症診療ガイドライン（2018年改訂版）．
4) 日本循環器学会/日本胸部外科学会/日本血管外科学会/日本心臓血管外科学会合同ガイドライン．2020年改訂版 弁膜症治療のガイドライン．
5) Dan Liu, Kai Hu, Niemann M, et al. Effect of combined systolic and diastolic functional parameter assessment for differentiation of cardiac amyloidosis from other causes of concentric left ventricular hypertrophy. Circ Cardiovasc Imaging. 2013; 6: 1066-72.
6) アミロイドーシスに関する調査研究班．http://amyloidosis-research-committee.jp/consultation/（2024年3月閲覧）
7) Jaiswal V, Agrawal V, Khulbe Y, et al. Cardiac amyloidosis and aortic stenosis: a state-of-the-art review. Eur Heart J Open. 2013; 3: 1-15.
8) Pitz S, Kalkum G, Arash L, et al. Ocular signs correlate well with disease severity and genotype in Fabry disease. PLoS ONE. 2015; 10: e0120814.
9) 清水 宏．あたらしい皮膚科学 第3版．中山書店; 2018.
10) ミトコンドリア病（指定難病21）—難病情報センター．https://www.nanbyou.or.jp/entry/194（2024年3月閲覧）
11) Somma V, Ha FJ, Palmer S, et al. Pacing-induced cardiomyopathy: A systematic review and meta-analysis of definition, prevalence, risk factors, and management. Heart Rhythm. 2023; 20: 282-90.
12) Cardinale D, Colombo A, Lamantia G, et al. Anthracycline-induced cardiomyopathy: clinical relevance and response to pharmacologic therapy. J Am Coll Cardiol. 2010; 55: 213-20.
13) Guzzo-Merello G, Segovia J, Dominguez F, et al. Natural history and prognostic factors in alcoholic cardiomyopathy. JACC Heart Fail. 2015; 3: 78-86.
14) 神谷千津子, 吉松 淳．周産期心筋症診療の手引き．中外医学社; 2019.
15) 日本循環器学会, 他．2021年改訂版 循環器超音波検査の適応と判読ガイドライン．
16) Imamura Y, Ando H, Mitsuoka W, et al. Iodine-123 metaiodobenzyl guanidine images reflect intense myocardial adrenergic nervous activity in congestive heart failure independent of underlying cause. J Am Coll Cardiol. 1995; 26: 1594-9.
17) Schofer J, Spielmann R, Schuchert A, et al. Iodine-123 meta-iodo benzylguanidine scintigraphy: a noninvasive method to demonstrate myocardial adrenergic nervous system disintegrity in patients with idiopathic dilated cardiomyopathy. J Am Coll Cardiol. 1988; 12: 1252-8.
18) Kassis-George H, Verlinden NJ, Fu S, et al. Vericiguat in heart failure with a reduced ejection fraction: patient selection and special considerations. Ther Clin Risk Manag. 2022; 18: 315-22.
19) Kuwahara K. The natriuretic peptide system in heart failure: Diagnostic and therapeutic implications. Pharmacol Ther. 2021: 227: 107863.
20) Ponikowski PP, Chua TP, Francis DP, et al. Muscle ergoreceptor overactivity reflects deterioration in clinical status and cardiorespiratory reflex control in chronic heart failure. Circulation. 2001; 104: 2324-30.
21) Piepoli MF, Kaczmarek A, Francis DP, et al. Reduced peripheral skeletal muscle mass and abnormal reflex physiology in chronic heart failure. Circulation 2006; 114: 126-34.
22) Akaishi S, Adachi H, Oshima S, et al. Relationship between exercise tolerance and TV vs. RR relationship in patients with heart disease. J Cardiol. 2008; 52: 195-201.
23) Murphy RM, Shah RV, Rajeev Malhotra R, et al. Exercise oscillatory ventilation in systolic heart failure: an indicator of impaired hemodynamic response to exercise. Circulation. 2011; 124: 1442-51.
24) Nedeljkovic I, Banovic M, Stepanovic J, et al. The combined exercise stress echocardiography and cardiopulmonary exercise test for identification of masked heart failure with preserved ejection fraction in patients with hypertension. Eur J Prev Cardiol. 2016; 23: 71-7.
25) Tsuchihashi M, Tsutsui H, Kodama K. Clinical characteristics and prognosis of hospitalized patients with congestive heart failure—a study in Fukuoka, Japan. Jpn Circ J. 2000; 64: 953-9.
26) 日本循環器学会/日本心臓リハビリテーション学会合同ガイドライン．2021年改訂版 心血管疾患におけるリハビリテーションに関するガイドライン．

〈星野圭治〉

11 心不全

B 心臓リハビリテーションの効果

1 ■心機能不全と心不全

　心臓は血液を循環させるためのポンプであり，主な働き方は**表1**に示すごとく4通りに分けられている．PCIやカテーテルアブレーションなどは心臓への酸素供給を増やしたり，リズム不整を解除したりしてこれらの働き方を改善させる．また，薬物療法も様々な機序で心筋細胞を刺激したり保護したりして心機能改善効果を発揮する．その結果，心機能不全が治療された状態になる．

　しかし，**表2**に示すごとく，LVAD（植込み型補助人工心臓）を植込んで心拍出量を増加させても心拍出量の影響を強く受ける$\dot{V}E/\dot{V}CO_2$ nadirは有意に改善するが，peak $\dot{V}O_2$は改善しない[1]．心不全は心機能不全をきっかけに全身の機能が低下する症候群である（**図1**）ため，心機能障害のみを治療してもpeak $\dot{V}O_2$や予後は改善しないのである．心機能に加えて全身に効果を発揮する心不全治療（**図2**）が必要で，それを実現する治療法が心臓リハビリテーションである．Agostoniらは心不全の予後予測ツールとしてMECKI scoreというものを提唱しているが，そこに用いられる指標はEF，peak $\dot{V}O_2$，$\dot{V}E$ vs $\dot{V}CO_2$ slope，ヘモグロビン，血清ナトリウム濃度，腎機能で，心機能関連指標はEFのみである[2]．すなわち，強調されるべきことは，①心機能不全と心不全は異なるものである，②心不全治療のためには心機能のみを見ていても意味をなさず，全身を評価する必

表1　心臓の働き

4つのaction（作用）	作用部位	発現効果	主な作動物質
Chronotropic（変時性）	洞房結節	心拍数	アドレナリン アセチルコリン β遮断薬
Inotropic（変力性）	心筋細胞	心収縮力	ジギタリス カルシウム拮抗薬
Dromotropic（変伝導性）	房室結節	房室伝導	アドレナリン ジギタリス
Bathmotropic（変閾性）	心筋細胞膜	興奮性	アドレナリン アセチルコリン

表2　VADの効果

Exercise parameters	Pre-LVAD	Post-LVAD	P value
Peak $\dot{V}O_2$ (mL/min/kg)	11.5 (2.5)	12.4 (2.8)	0.17
AT as % peak $\dot{V}O_2$	78% (9%)	77% (8%)	0.69
$\dot{V}E/\dot{V}CO_2$ nadir	39.4 (5.2)	35.7 (7.1)	0.017
RER at peak	1.14 (0.2)	1.16 (0.12)	0.47

Mean（SD）

（Dunlay SM, et al. J Card Fail. 2014; 20: 548-54[1]より改変）

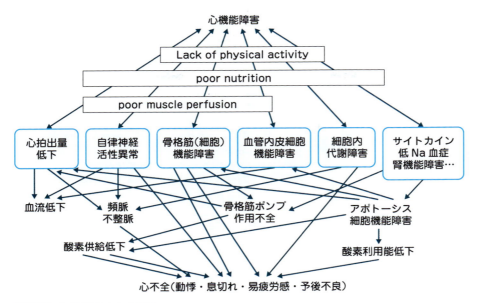

図1 心機能障害と心不全
心不全は心機能障害をベースとして全身状態が悪化するとともに運動耐容能が低下する症候群である

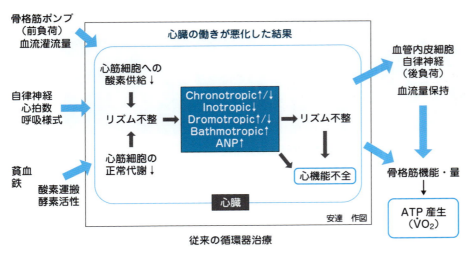

図2 心機能障害の治療と心臓リハビリテーションによる心不全治療
心機能や心臓の構造,酸素供給を治療することは重要だが,それ以外の部分も治療しない限り心不全は軽快しない

要がある.そして,③心不全治療のためには全身への介入が必要だということである.

2 ■ 心機能への効果

EF は心臓リハビリテーションを行っても改善しないという報告が多い.あってもわずかである[3]).一方,心筋の収縮と拡張は心筋細胞内へのカルシウムの流出入(Ca handling)によって規定されているが,運動療法は心筋細胞内の RyR(リアノジン受容体)の過剰なリン酸化の抑制によっ

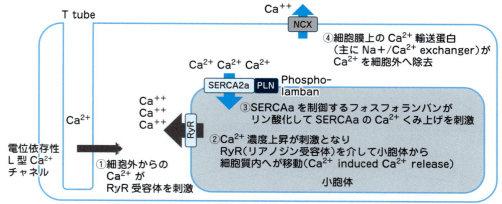

図3 心筋細胞内のカルシウムの流れ
カルシウムが細胞内に流入すると収縮し，除去されると拡張する．カルシウムの流れに関与しているものとして SERCA2，フォスフォランバン，RyR（リアノジン受容体）が重要である．心臓リハビリテーションは細胞内へのカルシウムの流入と除去をメリハリのあるものにする
(Shao CH, et al. J Appl Physiol. 2009; 106: 1280-92[4])より)

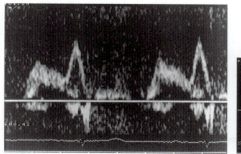 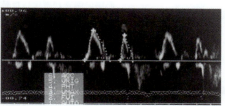

図4 心臓リハビリテーションによる心拡張能改善効果
2か月間の有酸素運動が心拡張能を改善させることが示されている
(Belardinelli R, et al. Circulation. 1995; 91: 2775-84[5], Malfatto G, et al. J Card Fail. 2009; 15: 327-33[6])より)

て（図3）[4]，細胞質からのカルシウムの素早い移動を促し心拡張能を改善させる（図4）[5,6]．

「不全心はエネルギーの切れたエンジンである」と言われている[7]ように，心筋脂肪が正常に動くためには心筋細胞への適切な栄養供給が必要である．心不全が進行するにつれて，心筋細胞の栄養源は脂肪酸からブドウ糖にシフトし，さらに進行するといずれの利用能も低下して ATP 産生効率が低下する（図5）[8]．運動療法は脂肪酸代謝に必要な遺伝子である ACADL（Acyl-CoA Dehydrogenase, Long Chain），MCAD（Medium-Chain Acyl-CoA Dehydrogenase），OHADH（3-Hydroxyacyl-CoA Dehydrogenase）などの遺伝子発現を増強して心筋の脂肪酸代謝を改善することが報告されている[9]．心臓リハビリテーションが心筋細胞のエネルギー不足を改善して心機能障害を軽減させる可能性が示唆される．

心筋の収縮と拡張は心筋細胞の肥大や心筋細胞間の線維化があると低下する．心臓リハビリテーションは心筋線維の肥大と線維化を改善する[10]．

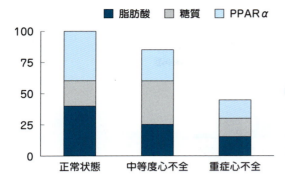

図5 心筋細胞の栄養源

心筋細胞は健康状態では脂肪酸を主栄養源にしているが、心不全になると脂肪酸利用能が低下して糖質が主体となる。さらに進行するといずれの利用能も低下する。

(Neubauer S. N Engl J Med. 2007; 356: 1140-51[8]より)

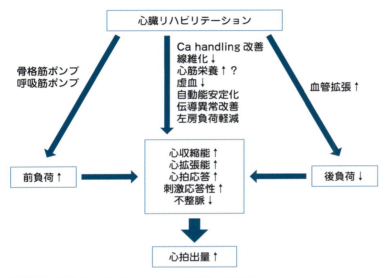

図6 心臓リハビリテーションの心臓への効果

また、心ポンプ機能は心筋収縮・拡張能のほか前負荷と後負荷の影響も受ける。心臓リハビリテーションは骨格筋量を増加させて骨格筋ポンプ機能を改善させて前負荷を亢進させる。一方、内皮細胞由来血管作動性物質の一つである一酸化窒素（NO）の産生を改善させて血管拡張能も改善させるが、これは後負荷軽減因子である。

これらの結果、心臓リハビリテーションは一回心拍出量を増加させる（図6）[3,11,12]。

3 ■不整脈への効果

心不全では不整脈が多く、不整脈は心不全の増悪および突然死の原因になる。致死的な心室頻拍や心室細動は心筋の虚血、細胞間での伝導性の差に起因するリエントリー、あるいは自動能亢進が原因となる。心臓リハビリテーションは心筋虚血の改善、伝導性の改善、自律神経活性の改善、あるいは細胞内のCa sparkの抑制によりVTやVFの発生を抑制する[13]。ある実験では、VF抑制効果がアミオダロンよりも強いことが示されている（図7）[14]。

また、左房負荷による構造的リモデリングや電気的リモデリングにより心房細動も生じやすいが、これも運動療法は細胞内のCa waveを刺激して心房細動を抑制する効果が期待できるといわれている[15]。

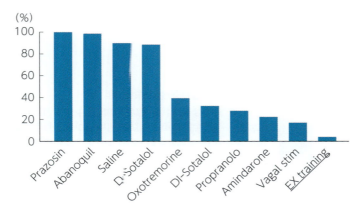

図7 心臓リハビリテーションの不整脈抑制効果

心筋梗塞 VF モデル犬では，運動療法はアミオダロンよりも強力に VF 抑制効果を発揮する
(Schwartz PJ, et al. Eur Heart J. 1986; 7: 135-44[14] より)

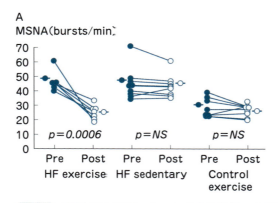
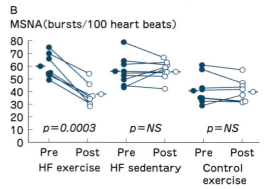

図8 心臓リハビリテーションの自律神経への効果

心臓リハビリテーションは心不全によって興奮した交感神経活性（MSNA）を正常化させる．
HF exercise: 心不全運動療法群，HF sedentary: 心不全安静群，control exercise: 健常運動療法群
(Roveda F, et al. J Am Coll Cardiol. 2003; 42: 854-60[16], Oya M, et al. Jpn Circ J. 1999; 63: 843-8[17] より)

4 ■ 自律神経への効果

　交感神経の過剰な活性化は心不全の予後を短縮させる．心臓リハビリテーションは交感神経活性を安定化させ（図8）[16,17]，副交感神経活性を回復させる[17,18]．

5 ■ 血管への効果

　心不全における血管拡張障害は，換気血流不均衡の増大や活動筋への酸素供給不足を導くとともに，手足の冷感の原因にもなる．

　心臓リハビリテーションは 4 週間ほどで NO 産生酵素である eNOS の発現とリン酸化を改善させる[19]．また，交感神経活性の安定化も過剰な血管収縮の緩和に寄与している．

　冠動脈疾患への運動療法では，数週間で血管内皮細胞機能が改善し始め，数か月間で毛細血管密度が増加する[20]と報告されている．

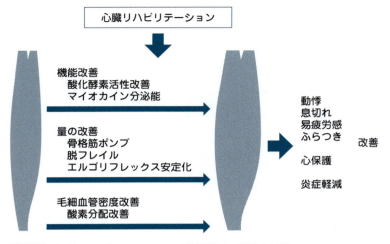

図9 心臓リハビリテーションが骨格筋に及ぼす効果
心臓リハビリテーションは多面的に骨格筋に効果を発揮する

6 ■骨格筋への効果

心不全にとって骨格筋の機能と量の保持は，症状軽減，心保護，予後改善のために重要である．心臓リハビリテーションは骨格筋のⅡb型線維に対するⅠ型線維の割合の増加[21]，ミトコンドリアとチトクロムC量の増加をもたらしpeak $\dot{V}O_2$を改善させる[22]．これらの改善度はpeak $\dot{V}O_2$の改善度に比例する[22]．

抵抗運動は骨格筋量を増加させるが，これは骨格筋ポンプ機能を改善させて心保護効果を発揮[23]するとともにergoreflexを安定化させて動悸や息切れ感を改善させる（図9）．

7 ■炎症・活性酸素種への効果

心不全において，炎症は心筋や骨格筋のダメージを進行させる重要な因子である．SGLT2阻害薬は炎症を改善させることが予後を改善させる機序の一つと考えられているが，心臓リハビリテーションもしっかりとした炎症改善効果を有している．心臓リハビリテーションはインターロイキン（IL）-6やTNF-α発現を抑制させたり[24]，IL-6やTNF-αの産生抑制効果を有するIL-10産生を亢進させたりして抗炎症効果を発揮することが報告されている[25,26]．

また，細胞障害の原因となる活性酸素種（ROS）の発生も抑制したり[27]，抗酸化酵素を活性化させたりして[28]，心筋障害の進行を抑制する．

8 ■腎機能への効果

心不全に慢性腎臓病（CKD）が合併することはよく知られてきており，心不全の予後規定因子の一つである．心臓リハビリテーションは，腎血流量の増加，炎症の改善，腎機能に対する高血圧や糖尿病などのリスク因子の軽減により腎保護効果を発揮する（図10）．その効果，CKDの腎機能の増悪を予防し[29]，どのステージにおいても運動耐容能の改善を得ることができる[30]．

9 ■呼吸パターンへの効果

心不全では，交感神経系の興奮，呼吸筋疲労，肺コンプライアンス増加などのために呼吸が浅く速くなる．そのために息切れ感が生じ，QOLが低下する．心臓リハビリテーションは呼吸筋の筋力増強による呼吸筋疲労の改善，血流増加による呼吸筋の有酸素代謝能力の向上，下肢骨格筋量増加によるエルゴリフレックスの安定化，不安感の改善などによって浅く速い呼吸を改善させ

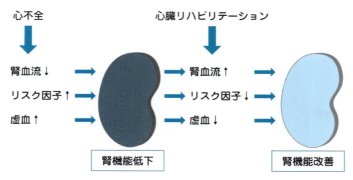

図10 心臓リハビリテーションが腎臓に及ぼす効果

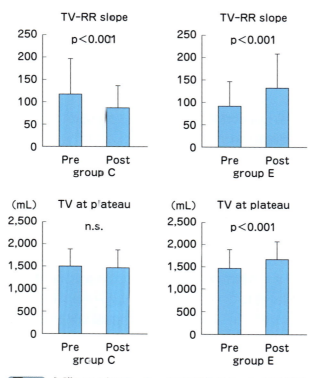

図11 心臓リハビリテーションが呼吸パターンに及ぼす効果

TV: 一回換気量, RR: 呼吸数, group C: コントロール群, group E: 運動療法群
(Taguchi T, et al. J Cardiol. 2015; 65: 343-8[31] より)

る（図11）[31]．

10 ■予後改善効果・再入院予防効果

　上記の様々な良好な機序が作用する結果，心臓リハビリテーションは心不全患者の再入院を予防し[32]，予後を改善させる（図12）[33,34]．改善効果に関して，Belardinelli は心リハによって65%予後が改善したことを報告しており，これは SGLT2 阻害薬を用いた EMPAREG-OUTCOME 研究の

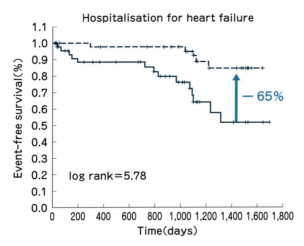

図12 心臓リハビリテーションがDCM患者の予後に及ぼす効果

（Reeves GR, et al. JACC Heart Fail. 2017; 5: 359-66[33]），
Belardinelli R, et al. Circulation. 1999; 99: 1173-82[34]より）

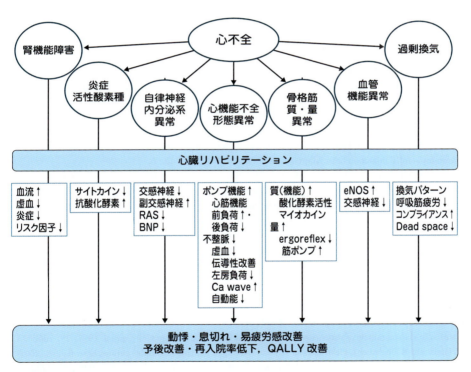

図13 心臓リハビリテーションが心不全に及ぼす効果

38％[35]，ARNIを用いたPARADIGM-HF研究の14％[36]よりも強い効果である．また，重症心不全患者であっても，極軽度の運動療法を実施できるレベルであれば，心臓リハビリテーションはQOLを改善させる[37,38]．

　以上のまとめを**図13**に示す．

〈文献〉

1) Dunlay SM, Allison TG, Pereira NL. Changes in cardiopulmonary exercise testing parameters following continuous flow left ventricular assist device implantation and heart transplantation. J Card Fail. 2014; 20: 548-54.
2) Agostoni P, Corra U, Cattadori G, et al. Metabolic exercise test data combined with cardiac and kidney indexes, the MECKI score: a multiparametric approach to heart failure prognosis. Int J Cardiol. 2013; 167: 2710-8.
3) Erbs S, Linke A, Gielen S, et al. Exercise training in patients with severe chronic heart failure: impact on left ventricular performance and cardiac size. A retrospective analysis of the Leipzig Heart Failure Training Trial. Eur J Cardiovasc Prev Rehabil. 2003; 10: 336-44.
4) Shao CH, Wehrens XHT, Wyatt TA, et al. Exercise training during diabetes attenuates cardiac ryanodine receptor dysregulation. J Appl Physiol. 2009; 106: 1280-92.
5) Belardinelli R, Georgiou D, Cianci G, et al. Exercise training improves left ventricular diastolic filling in patients with dilated cardiomyopathy. Clinical and prognostic implications. Circulation. 1995; 91: 2775-84.
6) Malfatto G, Branzi G, Osculati G, et al. Improvement in left ventricular diastolic stiffness induced by physical training in patients with dilated cardiomyopathy. J Card Fail. 2009; 15: 327-33.
7) Herrmann G, Decherd GM. The chemical nature of heart failure. Ann Int Med. 1939; 12: 1233-44.
8) Neubauer S. The failing heart--an engine out of fuel. N Engl J Med. 2007; 356: 1140-51.
9) Borges de Souza SL, Mota GAF, Silva VL, et al. Effects of early exercise on cardiac function and lipid metabolism pathway in heart failure. J Cell Mol Med. 2023; 27: 2956-69.
10) Novoa U, Arauna D, Moran M, et al. High-intensity exercise reduces cardiac fibrosis and hypertrophy but does not restore the nitroso-redox imbalance in diabetic cardiomyopathy. Oxid Med Cell Longev. 2017; 2017: 7921363.
11) Vanhees L, Kornaat M, Defoor J, et al. Effect of exercise training in patients with an implantable cardioverter defibrillator. Eur Heart J. 2004; 25: 1120-6.
12) Belardinelli R, Capestro F, Misiani A, et al. Moderate exercise training improves functional capacity, quality of life, and endothelium-dependent vasodilation in chronic heart failure patients with implantable cardioverter defibrillators and cardiac resynchronization therapy. Eur J Cardiovasc Prev Rehabil. 2006; 13: 818-25.
13) Bonilla BIM, Belevych AE, Sridhar A, et al. Endurance exercise training normalizes repolarization and calcium-handling abnormalities, preventing ventricular fibrillation in a model of sudden cardiac death. J Appl Physiol. 2012; 113: 1772-83.
14) Schwartz PJ, Vanoli E. An experimental approach to the choice of antiarrhythmic therapy. Eur Heart J. 1986; 7: 135-44.
15) Kemi OJ, MacQuaide N, Hoydal MA, et al. Exercise training corrects control of spontaneous calcium waves in hearts from myocardial infarction heart failure rats. Cell Physiol. 2012; 227: 20-6.
16) Roveda F, Middlekauff HR, Urbana M, et al. The effects of exercise. training on sympathetic neural activation in advanced heart failure. a randomized controlled trial. J Am Coll Cardiol. 2003; 42: 854-60.
17) Oya M, Itoh H, Kato K, et al. Effects of exercise training on the recovery of the autonomic nervous system and exercise capacity after acute myocardial infarction. Jpn Circ J. 1999; 63: 843-8.
18) Kilavuori K, Toivonen L, Naveri H, et al. Reversal of autonomic derangements by physical training in chronic heart failure assessed by heart rate variability. Eur Heart J. 1995; 16: 490-5.
19) Hambrecht R, Adams V, Erbs S, et al. Regular physical activity improves endothelial function in patients with coronary artery disease by increasing phosphorylation of endothelial nitric oxide synthase. Circulation. 2003; 107: 3152-8.
20) White FC, Bloor CM, McKirnan MD, et al. Exercise training in swine promotes growth of arteriolar bed and capillary angiogenesis in heart. J Appl Physiol. 1998; 85: 1160-8.
21) Hambrecht R, Fiehn E, Yu J, et al. Effects of endurance training on mitochondrial ultrastructure and fiber type distribution in skeletal muscle of patients with stable chronic heart failure. J Am Coll Cardiol. 1997; 29: 1067-73.
22) Hambrecht R, Niebauer J, Fiehn E, et al. Physical training in patients with stable chronic heart failure: effects on cardiorespiratory fitness and ultrastructural abnormalities of leg muscles. J Am Coll Cardiol. 1995; 25: 1239-49.
23) Kondo T, Yamada S, Asai C, et al. Skeletal muscle pump function is associated with exercise capacity in patients with heart failure. Circ J. 2018; 82: 1033-40.
24) Gielen S, Adams V, Mobius-Winkler S, et al. Anti-inflammatory effects of exercise training in the skeletal muscle of patients with chronic heart failure. J Am Coll Cardiol. 2003; 42: 861-8.
25) Nunes RB, Tonetto M, Machado N, et al. Physical exercise improves plasmatic levels of IL-10, left ventricular end-diastolic pressure, and muscle lipid peroxidation in chronic heart failure rats. J Appl Physiol. 2008; 104: 1641-7.
26) Adamopoulos S, Parissis J, Karatzas D, et al. Physical training modulates proinflammatory cytokines and the soluble Fas/soluble Fas ligand system in patients with chronic heart failure. J Am Coll Cardiol. 2002; 39: 653-63.

27) Hambrecht R, Fiehn E, Weigl C, et al. Regular physical exercise corrects endothelial dysfunction and improves exercise capacity in patients with chronic heart failure. Circulation. 1998; 98: 2709-15.
28) Frederico MJS, Justo SL, Da Luz G, et al. Exercise training provides cardio-protection via a reduction in reactive oxygen species in rats submitted to myocardial infarction induced by isoproterenol. Free Rad Res. 2009; 43: 957-64.
29) Sasamoto Y, Endo N, Kanazawa K, et al. Outpatient cardiac rehabilitation suppresses deterioration of renal function in patients≧75 years of age with heart disease. Circ J. 2021; 85: 612-32.
30) Mroue A, Roueff S, Vanorio-Vega I, et al. Benefits of cardiac rehabilitation in cardio-renal patients with heart failure with reduced ejection fraction. J Cardiopulm Rehabil Prev. 2023; 43: 444-52.
31) Taguchi T, Adachi H, Hoshizaki H, et al. Effect of physical training on ventilatory patterns during exercise in patients with heart disease. J Cardiol. 2015; 65: 343-8.
32) Mudge AM, Denato CP, Scott AC, et al. Addition of supervised exercise training to a post-hospital disease management program for patients recently hospitalized with acute heart failure: The EJECTION-HF randomized phase 4 trial. JACC Heart Fail. 2018; 6: 143-52.
33) Reeves GR, Whellan DJ, O'Connor CM, et al. A novel rehabilitation intervention for older patients with acute decompensated heart failure: the REHAB-HF pilot study. JACC Heart Fail. 2017; 5: 359-66.
34) Belardinelli R, Georgiou D, Cianci G, et al. Randomized, controlled trial of long-term moderate exercise training in chronic heart failure: effects on functional capacity, quality of life, and clinical outcome. Circulation. 1999; 99: 1173-82.
35) Fitchett D, Zinman B, Wanner C, et al. Heart failure outcomes with empagliflozin in patients with type 2 diabetes at high cardiovascular risk: results of the EMPA-REG OUTCOME® trial. Eur Heart J. 2016; 37: 1526-34.
36) McMurray JJV, Packer M, Desai AS, et al. Angiotensin-neprilysin inhibition versus enalapril in heart failure. N Engl J Med. 2014; 371: 993-1004.
37) Dean AS, Libonati JR, Madonna D, et al. Resistance training improves vasoreactivity in end-stage heart failure patients on inotropic support. J Cardiovasc Nurs. 2011; 26: 218-23.
38) Alexander T, Freimark D, Ahron E, et al. Long-term versus intermediate-term supervised exercise training in advanced heart failure: Effects on exercise tolerance and mortality. Int J Cardiol. 2006; 113: 364-70.

〈安達 仁〉

11　心不全

C　心臓リハビリテーションの実際

1 ■前期回復期

　心不全が代償され病棟 ADL が自立した症例は，運動療法や学習活動，生活指導を行う回復期心臓リハビリテーションが開始となる．時期的区分では前期回復期と呼ばれる．

　心不全の運動療法における運動処方は **6-G** の表 6（p.114）[1]，禁忌は **5-A** の表 7（p.64）[2]を参照．心不全が代償された直後は，些細な負荷の変化でも脈拍の上昇や急激な血圧低下をきたすリスクが高く，薬の調整も途中であることがほとんどであり，心不全の再増悪に細心の注意が必要な状態である．また，運動に伴う疲労感や息切れの出現は患者の運動に対するモチベーションを下げる要因となるため，運動療法開始初期の負荷設定はより慎重に行う必要がある．運動強度の設定には心肺運動負荷試験で得られる AT を用いることが一般的であるが，心不全が代償された直後は筋力低下や oscillation などの影響で運動療法や退院後の活動の目安として活かせる結果が算出されないことが多いため，まずは療法士の経験から運動負荷を設定していく．病棟での活動量や病前の運動習慣の有無，筋力やバランスなどの身体機能評価の結果などを確認しながら，おおよその運動耐容能を予想し，少し軽めの負荷で運動を開始していく．例えば，有酸素運動前に行う準備運動でも息切れや脈拍上昇を認める場合には，背もたれがついていることで体幹の筋群の使用が不要なリカンベント型自転車エルゴメータを選択する．負荷は 0〜10 Watt，時間は 5 分程度から開始し，自覚症状が Borg 11〜13（楽〜ややきつい）で心拍数・血圧・息切れの変化が少ないことを確認しながら，2〜3 セット実施していく．自覚症状は個人差が強く Borg のみで負荷量を設定すると過負荷や負荷不足を生じてしまう場合もあるため注意する．一般的に AT を超えると心拍数と呼吸数は急激に増加し始めるため，Borg とともに脈拍と呼吸数（息切れの程度）を確認していく．また，運動中の血圧低下は運動に対して心ポンプ機能を維持できない状態であり，直ちに運動を中止すべきであるため注意する．心肺運動負荷試験を行えない症例の場合には，このように様々な指標を用いて過負荷（AT を超えていない）ことを総合的に判断しながら運動負荷を調整していく．なお，Karvonen 法を用いた心拍処方を行う場合もあるが，心不全患者は β ブロッカーを服用している症例，運動に対する心拍応答が低下している症例が多く，予測最大心拍数を用いることが難しいことに注意する．少量頻回な運動に耐容性を認めたら，次に 1 セットの運動時間の延長を図る．また，筆者は 10〜15 分程度の連続した有酸素運動が可能になったら負荷量のアップを検討している．急激な運動量や負荷量の増加による心不全増悪の症状は，その日の夜や翌日など少し時間を空けて出現することが多い．そのため，運動量や負荷量は数日かけて段階的にアップさせていく．また，自転車エルゴメータは負荷や脈拍の管理がしやすく選択されることが多いが，退院後の生活を見据えて歩行も運動メニューとして取り入れていく．運動療法の実施により徐々に骨格筋の筋肉量減少や代謝異常，血管拡張能低下，エルゴ受容体反射亢進などの末梢因子が改善され始めると患者自身も運動療法の効果を実感し QOL が向上する．

　15 Watt（2.2 METs）程度の運動が Borg 13 レベルで実施可能となれば医師に心肺運動負荷試験実施を打診していく．心肺運動負荷試験の結果は単に運動強度の設定にのみ使用するのではなく，運動による不整脈の出現や一回拍出量の低下がないか（＝どの程度の運動強度ならリスクが

低いか），運動耐容能低下の原因がどこにあるか，などを確認することで，プログラム内容を再考しつつ退院後の活動量の指導にも活用していく．階段昇降や屋外歩行，家事行為など，退院後の生活を見据えた動作とそれに伴う循環動態の安全性を確認し患者にフィードバックすることも重要である．

　心不全患者の再入院は，心機能や病態の悪化だけでなく，塩分摂取量の過多や服薬コンプライアンスの低下，社会的孤立やソーシャルサポート不足などの心理・社会的要因の関与によることが多く，心臓リハビリでは運動療法とともに，学習活動や生活指導，相談やカウンセリングを行うことも重要な役割である．心不全患者の学習活動として当院では全28コマの講義動画（1つ15分〜30分）を各専門職種が作成し1日2回心臓病教室として放映しており，積極的な参加を促している．また，心不全療養に必要な知識の獲得状況の確認テストを行い，退院までに満点を目指して指導を行っている（図1）．群馬心不全地域連携協議会が作成した心不全手帳（図2）は，退院後の自己管理に必要な情報と，自己モニタリング結果を記録するページが掲載されている．血圧・脈拍・体重の変化に加え自覚症状の有無を毎日確認・記録することで心不全増悪の初期症状を見逃さずに早めの受診に繋げることができるため，再入院を回避する効果が期待できる．当院では，病棟看護師とも協力しながら入院後早期より心不全手帳を用いた指導を開始し，退院後も自己モニタリングを習慣化できるように働きかけている．血圧測定や体重測定の条件，浮腫の確認方法などは自己流になりやすいため，正しい方法を繰り返し指導していく．退院後の生活や社会復帰に対する不安を一人で抱え込んでしまう患者も少なくなく，関係性を築きつつ退院後の生活についてより具体的に質問や確認を行いながら，必要な声かけやアドバスを行っていく．また，退院後の自己管理をフォローするためにも外来心リハの利用を勧めていく．

2 ■後期回復期

　退院後の外来心臓リハビリテーションは時期的区分で後期回復期と呼ばれる．退院後は，運動や自己管理をやめてしまったり，心不全増悪初期のサインを見逃している患者も少なくない．可能な限り週3回の参加を促し，運動習慣の継続，正しい自己管理方法の獲得を目指す．入院中にはカルテや他職種から容易に収集することのできた体調や循環動体に関する多くの情報が外来では得られなくなるため，自宅での血圧や体重，自覚症状，活動内容に関する記録を確認しながら介入していく．頓服の使用や外出や旅行，1日の歩数など，さまざまな情報を残すようにお願いしておくと状態把握に有益である．入院中の管理された病院食から自宅での食事になると塩分摂取量が増え体重の急激な増加を認める症例や，逆に過度な食事制限や心不全増悪による食欲低下により体重減少を認める症例もいる．体重の変化を確認するとともに，食事内容や栄養状況を確認し，定期的に栄養士への介入依頼も行っていく．

　心不全は，心ポンプ機能が何らかの原因で破綻した結果，遠隔臓器に障害をきたす全身の症候群であり，骨格筋異常も心不全特性の1つである．筋力，筋量，筋の質が低下し，運動耐容能やQOLを低下させてしまう．そのため，状態が安定していればマシーンを使用したレジスタンストレーニング（RT）も積極的に実施していく．心不全患者に対するRTの負荷はNYHA分類によって設定基準は異なる（表1）．また，正しいフォームで体を使う感覚を覚えながら，筋肉や関節に過度の負担をかけないように注意して開始していく必要もある．そのため，まずは何とか1回持ち上げられる重さ（1RM）の30％程度の重さ（30％1RM＝20回以上連続で楽に持ち上げられる重さ）から開始していくとよい．軽めの負荷でRTに慣れてきたら筋持久力アップを目指し，30-40％1RMの重さで20回×2〜3セット，もしくは，筋肥大を目指す場合50-60％1RMの重さで

心不全　理解度チェック

(1回目：　　年　　月　　日、2回目　　年　　月　　日)

ID：　　　　　　　　氏名：　　　　　　　　（年齢；　　歳）

	心不全について	得点	
Q1	心不全に良くなったり悪くなったりを繰り返す病気である　（○）	1	0
Q2	心不全を繰り返しても身体的なダメージは溜まらない　（×）	1	0
Q3	心不全の悪化は予防することができる　（○）	1	0
Q4	心不全が悪化した際の特徴的な症状を4つ以上あげてください	1	0
	体重増加・息切れ・浮腫・起坐呼吸・倦怠感・末梢冷感・食欲不振　動悸感・血圧低下・意識レベルの低下・その他	4つ以上で1	
	心不全管理について	得点	
Q5	日常生活で心不全の増悪の原因となるものを4つ以上あげてください	1	0
	薬の飲み忘れ・塩分過多・疲労・運動不足・喫煙・過度の飲酒　感染・我慢して受診しない・その他	4つ以上で1	
Q6	症状が落ち着いたら薬を勝手に止めても問題ない　（×）	1	0
Q7	塩分の1日の摂取目標は何グラム未満ですか　（6グラム未満）	1	0
Q8	減塩のコツを3つ以上あげてください	1	0
	汁物は1日1杯・麺類の汁は残す・漬物控える・煮物は1食1品　和え物や酢の物・酸味を活かす・加工肉は避ける・その他	3つ以上で1	
Q9	適度な運動は心不全悪化を招くので行うべきではない　（×）	1	0
Q10	安全で効果的な運動のコツを3つ以上あげてください	1	0
	ゆっくり開始・息がはずむ程度・徐々に運動時間を延ばす・週3-5日が目安　医師の指示の元おこなう・心不全悪化の症状がある時は控える・その他	3つ以上で1	
Q11	たばこは血圧・脈拍の上昇や不整脈を引き起こし心臓の負担になる　（○）	1	0
Q12	アルコールの適量を1つあげてください	1	0
	ビール500ml(中ビン1本)・日本酒1合（180ml）・ワイングラス2杯（200ml）・ウィスキーW1杯（60ml）	1つ言えれば1	
Q13	感染予防として手洗い・うがいやワクチン接種が重要である　（○）	1	0
Q14	心不全悪化を見逃さないために毎日チェックするべきものを3つあげてください	1	0
	体重測定・血圧測定・むくみ・息切れ・その他	3つ以上で1	

1回目　/14点

（○・×）

2回目　/14点

視聴動画（○を付ける）
1　・　2　・　3　・　4　・　5

図1　心不全管理についての確認テスト

介入開始初期に1回目の理解度チェックを実施し，理解が不十分な部分を中心に介入を行い，退院前にもう一度理解度チェックを行う．

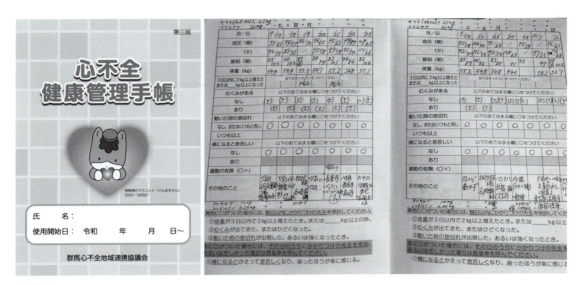

図2 心不全手帳
心不全の治療や自己管理方法についての説明や，血圧や脈拍，体重，自覚症状を記録する自己管理ノートが入っている．
自覚症状に応じて受診を検討するタイミングがわかるように工夫されている．

表1　心不全患者に対するレジスタンストレーニングの重症度別プログラム

	NYHA class Ⅰ	NYHA class Ⅱ-Ⅲ
頻度	週 2-3 回	週 1-2 回
時間	15-13 分	12-15 分
頻度	50-60% 1 RM	40-50% 1 RM
収縮スピード	6 秒（3 秒求心性＋3 秒遠心性）	6 秒（3 秒求心性＋3 秒遠心性）
時間/休息	>1：2	>1：2
運動種目数	4-9 種目	3-4 種目
セット数	2-3 セット	1-2 セット
1 セットの繰り返し	6-15 回	4-10 回

（高橋哲也．MB Med Rehab. 2013; 165: 62-5[3]）より）

10回×2セットを目安に実施していく．なお，RT開始時には適定法（適度な重さから開始し徐々に負荷量を漸増する）や推定％1RM法（繰り返し実施可能な回数で％1RMを推定する）を用いて負荷設定を行うことで，患者の抵抗感や拒否感，RT実施に伴う関節痛の増悪等を回避できることが多い．また，自主トレ用の筋力トレーニングとして自重を用いた運動方法（踵上げやハーフスクワット），ゴムチューブやダンベルを用いた方法なども指導していく．高齢心不全患者に対してはより日常生活に即した方法として，椅子からの立ち上がり階段などの段差を利用した方法を指導していく．超低心機能の症例やリスクの高い症例に対してはより慎重な負荷の設定が必要となるため，当院では加圧トレーニングを導入している（図3）．加圧トレーニングとは，上肢あるいは下肢を，空圧式ベルトを用いて加圧を行い，適度な血流制限下で運動することにより，成長ホルモンの分泌が促進され，短期および低負荷でも筋肥大を促すとされている[4]．心疾患においては，前負荷軽減による心仕事量の軽減，血管内皮機能の改善が期待できるともされている．その

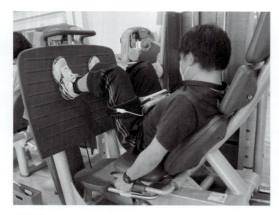

図3 加圧トレーニング
加圧ベルトは上下肢ともに極力体幹の中枢に近い部位で装着し，より多くの筋肉の血流を制限できるようにする．

表2 当院で行っている身体機能評価項目一覧（CPXを除く）

評価項目	実施内容
入院中	
活動時の症状	NYHA心機能分類
筋力	握力
	膝伸展筋力
バランス	片脚立位
歩行スピード	10 m歩行（最大）
包括的身体機能	SPPB
認知機能	MMSE
精神機能	HADS
ADL（病前・現在）	Bartel Index
社会的背景	家族構成・就労・介護度
外来（入院中の評価に加えて）	
バランス	重心動揺計
歩行スピード	10 m歩行（至適）
筋厚	エコー
末梢神経障害*	神経伝達検査
呼吸機能**	肺活量，一秒率，呼吸筋力
体組成	体組成計
認知機能（軽度）	MoCA-J
QOL	SF-38
性格診断	Type D

＊：糖尿病を合併している症例に追加
＊＊：COVID-19感染予防のために一時中断中

他にも，電気刺激を用いたフィットネス機器（Panasonic社製「ひざトレーナー」）や高強度インターバルトレーニング（HIIT），吸気筋トレーニングや呼吸筋ストレッチなど，様々なデバイスや運動様式を織り混ぜながら，安全でより効果的な運動療法の実施を目指している．

なお，当院ではリハビリ開始時，中間，最終時に，それぞれ運動負荷試験や身体機能評価，認知精神機能の評価（表2）を行い，問題点の抽出や介入の効果判定を行いながら効果的な運動習慣の継続のために強度や頻度，種類などを見直し漸増している．多数のスタッフが包括的に介入する心臓リハビリでは，統一した評価項目で経時的な変化を客観的に確認し共有していくことは非常に重要である．

このように，外来心臓リハビリへの参加は運動耐容能の向上や心不全増悪の早期発見，再入院の回避を可能にさせる．当院で退院後外来心臓リハビリへ参加した心不全患者と外来心臓リハビリに参加しなかった心不全患者に対する3年間の追跡調査では，外来心臓リハビリに参加した群の方が，再入院回避率は有意に高値であった（図4）．とはいえ，外来心リハ移行率は決して高くないのが現状である．外来心リハへの参加を促しつつ，交通手段や復職などが理由で希望があっ

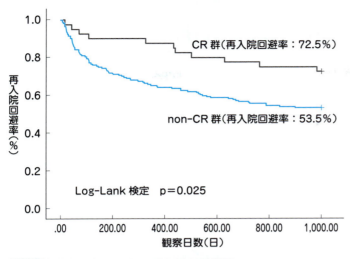

図4 外来心臓リハビリの再入院回避効果
CR群: 退院後外来心臓リハビリに参加した群（n=40）
non-CR群: 退院後外来心臓リハビリに参加しなかった群（n=185）

ても参加できない患者に対応できる術として，遠隔心リハの導入も積極的に検討していく必要がある．

〈参考文献〉

1) 日本循環器学会/日本心臓リハビリテーション学会合同ガイドライン．2021年改訂版 心血管疾患におけるリハビリテーションに関するガイドライン．https://www.j-circ.or.jp/cms/wp-content/uploads/2021/03/JCS2021_Makita.pdf（2024年7月閲覧）

日本循環器学会・他．心血管疾患におけるリハビリテーションに関するガイドライン（2012年改訂版）．https://www.jacr.jp/pdf/RH_JCS2012_nohara_h_2015.01.14.pdf（2024年3月閲覧）．

2) 日本循環器学会/日本心臓リハビリテーション学会合同ガイドライン．2021年改訂版 心血管疾患におけるリハビリテーションに関するガイドライン．https://www.jacr.jp/cms/wp-content/uploads/2015/04/JCS2021_Makita2.pdf（2024年3月閲覧）

3) 高橋哲也．運動療法の実際—有酸素運動とレジスタンストレーニングについて．MB Med Rehab. 2013; 165: 62-5.

4) 佐藤善昭，石井直方，中島敏明，他編．加圧トレーニングの理論と実際．東京: 講談社; 2007.

〈風間寛子〉

12 労作性狭心症・INOCA（虚血性非閉塞性冠疾患）

A 労作性狭心症の病態と治療

　心臓リハビリテーションは心筋梗塞後の長期臥床からの「回復」を目的とするリハビリテーションとして始まった．1940年代から始まったフラミンガムスタディ[1,2]の結果，冠危険因子の存在が明らかになってくると，虚血性心疾患の「予防」という役割が心臓リハビリテーションに加わった．そして虚血性心疾患の病態の理解が深まるにつれ，心臓リハビリテーションは狭心症の「治療」のツールに変わった．本稿では，最近の虚血性心疾患の考え方と治療法の変化に基づく心臓リハビリテーションについて述べる．

1 ■CCSとACS

　虚血性心疾患はCCS（chronic coronary syndrome, 安定冠動脈症候群）とACS（acute coronary syndrome）とに分類される．CCSは安定した状態の労作性狭心症のことで，「安定した」というのは「同じ程度の活動をすると同じ程度の狭心症症状が出現する」という意味である．ACSは，心筋梗塞と不安定狭心症で，心筋細胞が進行性に壊死しつつある病態である．

　CCSの重症度はCCS分類（表1）で判断する．どの程度動くと症状が出現するかという点からの分類で，心不全のNYHA分類やCOPDのGOLD分類と同じ考えである．冠動脈の狭窄率やFFRの値は，狭心症の重症度ではなく冠動脈病変の重症度である．EFのような心エコーから得られる指標は心機能障害の重症度の指標であり，心不全の重症度の指標ではないこととも似ている．

　狭心症は冠血流量減少が主病態であるが，その原因は冠動脈硬化症による血管径の縮小と冠攣縮による縮小がある．CCSは前者が原因であることが多く，この章ではこの点について記述する．後者はいわゆるVSA（vasospastic angina pectoris, 冠攣縮性狭心症）である．冠動脈造影検査（CAG）では観察できない細さの微小冠動脈の狭窄を原因とする狭心症をINOCAと呼ぶが，これは次の項目に記述する．一方，ACSの主な原因は，プラークの破綻（ラプチャ）やびらん（erosion）をきっかけに生じる血栓性閉塞である．これは次の章に記述する．

　ACSは，従来，動脈硬化病変が進行した最終像と考えられてきた．しかし，1995年，Falkらが

表1　CCSの重症度分類

分類（クラス）	胸痛が生じる状況
Class Ⅰ	日常の身体活動（歩行や階段昇降など）では狭心症は起きない • 仕事やレクリエーションで，活動が激しい場合や急速に開始した場合，または活動が長引いたときには狭心発作を生じる
Class Ⅱ	日常的な活動が軽く制限される • 急いで歩く，階段や坂道を上る，食後・寒さ・精神的ストレスがある状況，起床後2時間以内の歩行や階段昇降によって狭心症症状を感じる • 2ブロック（200 m）を越える平地歩行や階段を3階まで昇ると発作が生じる
Class Ⅲ	日常生活が制限される • 1-2ブロック（100-200 m）の平地歩行あるいは2階まで階段をのぼると胸痛が出現する
Class Ⅳ	いかなる動作も狭心症症状なしにはできず，安静時にも症状が出現する

（Campeau L. Circulation. 1976; 54: 522-3 より）

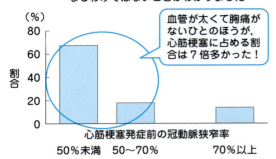

図1 心筋梗塞発症前の冠動脈狭窄率と発生頻度
冠動脈狭窄率とACS発生危険度は相関しない
（Falk E, et al. Circulation. 1995; 92: 657-71[3]より）

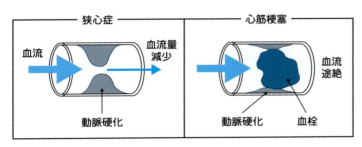

図2 狭心症と心筋梗塞の発症機序の違い
（Libby P. Circulation. 1995; 91: 2844-50[4]より）

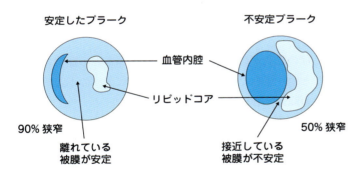

図3 安定プラークと不安定プラーク

　心筋梗塞発症6か月以内に冠動脈造影検査を行った症例を検討した結果，図1に示すごとく，狭窄度70％未満からの急性冠症候群の発症が86％を占め，胸痛があったであろう70％狭窄を有する患者からの発症はわずか14％であることが明らかになった[3]．このことから，狭心症と心筋梗塞発症のきっかけは異なったものであり，狭窄病変を拡張するだけでは心筋梗塞は予防できないことが明らかになった．
　図2に狭心症と心筋梗塞の違いを図示する．狭心症は冠動脈内腔が75％以上狭窄したときに胸痛が出現するとされている．一方，心筋梗塞や不安定狭心症などのACSは，狭窄度が15〜25％と少なくても，動脈硬化病巣の表面を覆う皮膜に亀裂が入って（これをプラークラプチャと呼ぶ），そこで血栓形成が進行して内腔を塞いだときに発症する．被膜が脆弱になり，血栓が形成さ

表2　狭心症の治療目標

目的	手段	
症状改善	PCI	狭窄解除
	バイパス手術	狭窄回避
	薬物療法	狭窄解除（プラーク縮小）
		心筋酸素需要減少
		赤血球変形能改善
	心臓リハビリテーション	狭窄解除（プラーク縮小）
		心筋酸素需要減少
		赤血球変形能改善
		酸素供給改善
新規動脈硬化発生予防	薬物療法	冠危険因子改善
	心臓リハビリテーション	冠危険因子改善
プラークラプチャの予防	脱水予防，自律神経の安定化	シアストレス増大予防
	薬物療法	炎症改善
	運動療法	炎症改善
		シアストレス増大予防

れそうな動脈硬化病巣を不安定プラークと呼ぶ．図3左のように，内腔が狭くても被膜が厚い場合にはラプチャしにくく，狭心症が不安定化したり心筋梗塞が発症したりすることは稀である．一方，図3右のように，内腔が広くても被膜が薄い場合には衝撃によって被膜がラプチャしやすい[4]．PCIで有意狭窄病変を治療したにもかかわらず，比較的早期にACSを起こす場合があるのはこのことで説明できる．PCIの対象とならなかった軽度動脈硬化病変からACSが生じるためである．

2 ■CCSの治療目標

CCSの治療目標を表2に示す．狭心症の患者が最も困っているのは胸痛などの症状である．狭心症の胸痛は，ただ胸をぶつけて痛むという痛みではなく，極端に言えば死への不安感を感じさせる胸痛である．そのため，この症状の除去は必須である．

その他はACSへの進展予防とさらに動脈硬化病変が進行することの予防である．プラークラプチャの破綻にはトリガーというものがあり，それを生じさせないことが治療のポイントとなる．そして，動脈硬化病変の進展予防はリスクファクターの管理そのものであり，心臓リハビリテーションの王道である．

3 ■CCSにおける心臓リハビリテーションの効果

1）胸痛の改善

心臓リハビリテーションは胸痛を改善させる．その機序は3点ある（表3）．

一つは酸素運搬能の改善である．酸素は赤血球内のヘモグロビンと結合して運搬される．赤血球の直径が約7ミクロンあるのに対して毛細血管の直径はそれよりも小さい．すなわち，赤血球は折れ曲がりながら毛細血管内を通過するのである（図4）．このとき，赤血球が固いと変形しにくくなり，毛細血管を赤血球が通過しにくくなる．赤血球の変形能は赤血球表面の膜の流動性に依存している．細胞の膜は主にリン脂質で構成されて二重膜構造を呈している（図5）が，リン脂質は常に横方向および内側と外側の間で移動しており，これが膜の流動性と呼ばれている．そして，リン脂質の構成要素である脂肪酸に不飽和脂肪酸が増加するほど膜の流動性は高まる（図

表3 胸痛改善のメカニズム

機序	摘要	効果発現時期
赤血球変形能改善	狭窄部の通過性が改善	数日から数週
心筋酸素摂取量低下	酸素需要が減少	数か月
動脈硬化病変退縮	狭窄度が軽減	数年

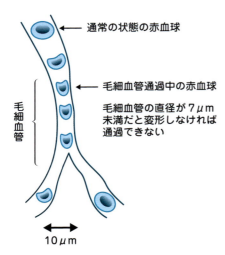

図4 毛細血管内を通過するときの赤血球

毛細血管の直径は赤血球の直径（7μm）よりも小さいため，赤血球は折れ曲がらないと毛細血管を通過できない

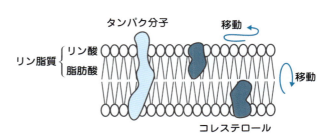

図5 赤血球の生体膜

生体膜は主にリン脂質で構成された二重膜構造となっており，その間にタンパク質とコレステロールが入っている．リン脂質は常に流動しており，そのために二重膜は変形できる．リン脂質の脂肪酸組成やコレステロール含有量によって流動性が変化し，赤血球変形能が変化する

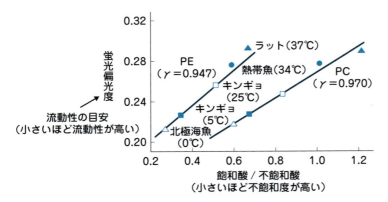

図6 細胞膜リン脂質の不飽和度と膜の流動性

リン脂質の不飽和度が高いほど流動性が高いことが示されている
（野沢義則. 生化学. 1979; 51: 314-47[5]より）

6)[5]．一方，リン脂質の間に存在しているコレステロール含量が多くなるほど膜の流動性は悪化することも知られている．すなわち，心臓リハビリテーションによって血中不飽和脂肪酸量が増加し，コレステロールレベルが減少すれば赤血球膜の流動性が改善して，心筋細胞への酸素供給

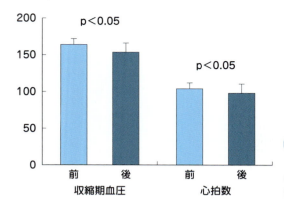

図7 心臓リハビリテーションの血圧と心拍数への効果

心臓リハビリテーションにより心拍数と血圧は低下する（当院での未発表データ）

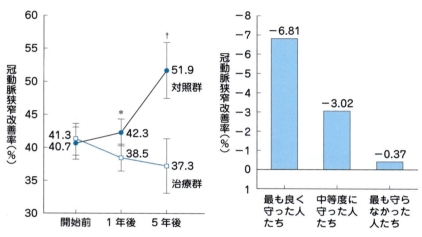

図8 冠動脈狭窄度に対する効果

Dr. Ornish による Lifestyle Heart Trial の結果．ベジタリアン，ストレス管理，禁煙，運動療法を継続するとしっかりと生活習慣が改善できた人の方が冠動脈硬化症の改善率が高かった

(Ornish D, et al. JAMA. 1998; 280; 2001-7[7]）より）

が増加するのである．その結果，心臓リハビリテーションは赤血球膜の流動性を改善させる[6]．この変化は比較的早く，数時間から数日間で変化し始める．

　2つめは酸素需要の減少である．運動療法の結果として，一定負荷中の心拍数と血圧が減少することはよく経験される（図7）．心拍数×血圧は二重積と言って心筋酸素需要の指標である．すなわち，運動療法によって，同じ運動レベルにおける心拍数と血圧が減少すれば，心筋は以前ほど酸素を必要としなくなり，心筋虚血が生じにくくなるのである．この減少は心臓リハビリテーションを開始してから数週間で発現し始める．

　3つめは再び酸素供給の改善に関することである．心臓リハビリテーションを行っていると冠動脈硬化病変が退縮することが知られている（図8）[7]．人の体の新陳代謝能力は想像を絶することがある．人体で最も固い骨細胞でさえも新陳代謝が行われ，入れ替わっているのである．石灰化が進んだ冠動脈でも，冠危険因子を減らして適度な運動を行えば動脈硬化病変は縮小する．ただし，心臓リハビリテーションで冠動脈硬化病変を退縮させるためには数年間を要する．

このように心臓リハビリテーションは冠動脈狭窄に作用して胸痛を解除することができ，しかも冠動脈以外の全身にも良好な作用を及ぼす点で，安定狭心症に対してはカテーテル治療よりも優れた治療法であると考えてよい．

2）ACS発症予防

　一方，心筋梗塞の引き金となるのは血栓である．プラークが不安定化してラプチャすると血栓が形成されて血流が途絶する．心筋梗塞の治療方針は血流再開と血栓のコントロールであるが，発症しないためにはプラークの不安定化予防も重要である．また，当然，狭心症同様に生活習慣の改善によるプラークの新規発生予防や退縮も重要な治療目標である．

　プラークの不安定化には炎症反応が関連する．高感度CRPが冠動脈病変の炎症の指標のひとつであるとされているが，これはメタボリックシンドロームと関連が強いことがわかっている．メタボリックシンドロームの最上流にあるものは内臓脂肪の蓄積であるが，内臓脂肪量やウェストサイズが増加するにつれて血中高感度CRP濃度は上昇する（図9）[8]．そして，内臓脂肪は運動療法によく反応して減少する（図10）[9]．また，メタボリックシンドロームの本態であるインスリン抵抗性も血中CRP濃度と相関し（図11）[10]，運動療法によって有意に改善する（図12）[11]．そのため，プラークの不安定化を防ぐためのひとつの方法として，メタボリックシンドロームのコントロールが重要であり，心臓リハビリテーションは重要な武器となりうる．

　また，脱水や高血糖などによる血液粘度の上昇もプラークへのストレスを増大させてラプチャの引き金となる．さらに，血小板活性も血栓のできやすさに関連する．運動療法は，運動中の血液粘度の上昇を抑制し（図13）[12]，血小板の活性化を抑制する可能性がある（図14）．血小板を活性化する交感神経活性も安定させる（図15）[13]．

　以上，心臓リハビリテーションは，プラークの脆弱化やプラークへのストレスを抑制してラプチャを防ぎ，心筋梗塞の発生頻度を低下させることができる．

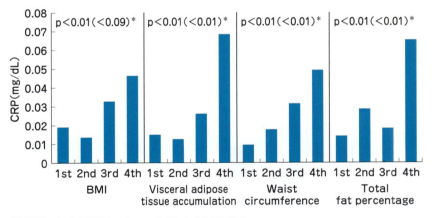

図9 内臓脂肪量・ウェストサイズと高感度CRP

内臓脂肪量が多いほど，ウェストが太いほど血中高感度CRP濃度は上昇する．
1st, 2nd, 3rd, 4thは1/4ずつ区切った分類
（Saijo Y, et al. Diabetes Obes Metab. 2004; 6: 249-58[8]より）

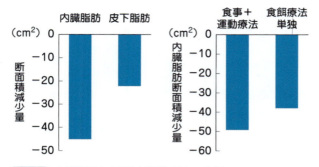

図10 内臓脂肪に及ぼす運動療法の効果

運動療法は皮下脂肪よりも内臓脂肪を減少させる効果が強い（図左）．また，食事療法と運動療法を組み合わせたほうが，より効果的である（図右）

（Okura T, et al. Int J Obes（Lond）. 2005; 29: 1259-66[9]）より）

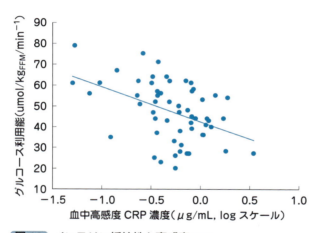

図11 インスリン抵抗性と高感度CRP

インスリン抵抗性が高いほど血中高感度CRP濃度も高値になる

（Ryan AS, et al. Diabetes Care. 2004; 27: 1699-705[10]）より）

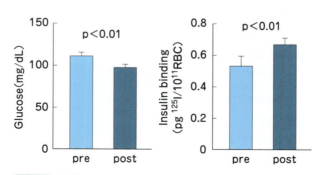

図12 運動療法がインスリン抵抗性に及ぼす影響

運動療法により血糖値が下がる（図左）とともにインスリン抵抗性が改善された（図右）

（Dylewicz P, et al. Chest. 2000; 117: 47-51[11]）より）

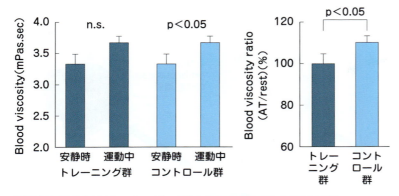

図 13 運動療法が AT レベルの運動中の血液粘度に及ぼす影響
運動療法群では，AT レベルの運動中における血液粘度の増加を抑制した
(Adachi H, et al. Jpn Circ J. 2000; 64: 848-50[12]より)

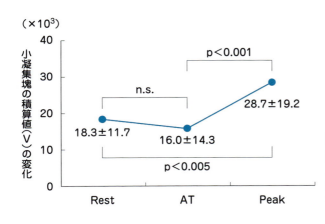

図 14 運動中の血小板活性の変化
運動中，AT レベルまでは血小板活性は有意には上昇しない．このことは，運動療法によって運動耐容能が改善すると，血小板が活性化しにくくなることを示唆している

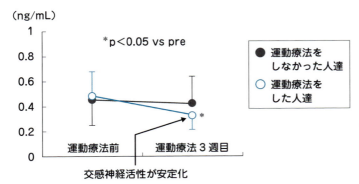

図 15 交感神経活性に及ぼす運動療法の効果
(伊東春樹, 心臓リハビリテーション. 1999; 4: 29-33[13]より)

3）動脈硬化病変進展予防

動脈硬化は血中の単球が酸化・変性した LDL を貪食するところから始まる（図 16）．正常な LDL は単球に貪食されにくいため，すべてが内皮細胞に取り込まれるわけではない．内臓脂肪蓄積，高血糖，血糖変動，喫煙などが LDL を変性させて単球に認識させやすくする．LDL を貪食した単球は内皮細胞内にマクロファージとして侵入し，泡沫細胞（foam cell）を形成する．これが集

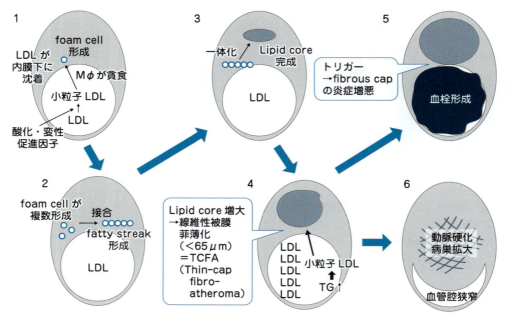

図16 動脈硬化病変の進展とACS発症機序

まずLDLが変性・酸化される，あるいは小粒子化すると単球に貪食されて内皮細胞内に侵入する〔単球はマクロファージ（Mφと名前を変える）〕[1]．LDLを貪食したMφはfoam cell（泡沫細胞）となり，これが線状に集積してfatty streak（脂肪線条）ができ[2]，これがlipid coreに成長する[3]．過食になると，血管内のLDL量が増えるとともに，中性脂肪からは小粒子LDLができ，lipid coreがさらに成長してプラーク（plaque，粥腫≒アテローム）になる．血管内腔とlipid coreの間を線維性被膜（fibrous cap）とよび，それが薄くなる．この状態をTCFA（thin-cap fibro-atheroma，「ティクファ」と読む）といい，ACSになりやすい状態である．その後，fibous capの炎症が増悪するとplaque ruptureが生じてACSになる[5]．Lipid coreに線維芽細胞や増殖型平滑筋細胞などの細胞が入り込むと粥腫（atherome）が拡大して血管内腔を狭小化して狭心症が発症する[6]．

積して脂肪線状（fatty streak）を形成し，やがて平滑筋細胞や線維芽細胞，カルシウムなど様々な物質がここに集まってきてlipid coreやプラークとなる．これらの過程で重要なものがリスクファクターであり，そこから発生する炎症や活性酸素種である．

　LDLは酸化・変性されないと動脈硬化の原因になりづらいと記述したが，量が多いと変性される機会が増える．その点でLDL量を減らすことは重要である．その他の脂質もlipid core形成にかかわっているため，それぞれの脂質の基準値をクリアすることは重要である．脂質やその他の冠危険因子については別の項で詳述する．

4 ■PCIが成功した症例での心臓リハビリテーションの必要性

　PCI終了後，狭いところがなくなったのでもうそのほかの治療はいらないと説明する医師は相変わらず少なくない．しかし，PCIで責任病変を拡張した後も心臓リハビリテーションが必要なことはぜひ理解してほしい．

　DESと従来のベアメタルステント（BMS）の治療成績を比較したSIRIUS trialという研究は示唆に富む．この研究では，DESはBMSよりも再狭窄などの血管関連の合併症が有意に少ないという結果を示している（表4）[14]．しかし，この結果をよく見てみると，DESにしてよかったのは再狭窄がないことだけである．一見，主要心事故も減っていて心筋梗塞を予防したのかと思わせる

表4 SIRIUS trial　DES留置術後のアウトカム

Events	DES（n＝533）	ベアメタルステント（n＝525）	P
All events（to 9 months）			
死亡	0.9	0.6	0.726
心筋梗塞（all）	2.8	3.2	0.723
Q波梗塞	0.8	0.4	0.687
非Q波梗塞	2.1	2.9	0.433
責任部位の再治療	4.1	16.6	<0.001
責任血管の再治療	3.4	4.8	0.210
主要心事故	7.1	18.9	<0.001
ステント内血栓症	0.4	0.8	0.448

（Holmes DR, et al. Circulation. 2004; 109: 634-40[14]より）

が，主要心事故には再狭窄に対する再拡張が含まれており，これの減少が有意差を作ったのであった．心筋梗塞発症率や死亡率などの予後には効果がなかったことが示されている．これは，まさに，図1に示したごとく，心筋梗塞はPCIの適応となる有意狭窄病変からではなく，むしろ軽い動脈硬化病変から発症することの証明であろう．PCIが成功して高度狭窄病変がなくなっても，心臓リハビリテーションによる他の冠動脈および全身の動脈硬化病変のコントロールとACS予防が必要なことがわかる．

5 PCIと比較した予後改善効果

PCIは冠動脈狭窄を数十秒で解除する．一方，狭窄病変の軽減という意味では心臓リハビリテーションは数年かかる[7]．その点では心臓リハビリテーションはPCIに全く及ばない治療手技である．しかし，CCSの予後についてみると話は大きく変わる．いくつもの研究で心臓リハビリテーションを含む内科的治療（OMT: optimal medical treatment）はPCIと同等の予後を示している．

最初にPCIとOMTを比較した有名な研究はCOURAGE Trialである[15]．CCS分類II，IIIの安定狭心症患者を対象にOMTとPCIの予後を比較した．その結果，図17に示すごとくPCIを行っても心事故や死亡率が少なくなるわけではないという結果であった．米国では，この結果を受けて保険会社がCCSに対するPCIに払う費用が減り，その結果待機的PCI数が半減した．一般的に，PCIを患者に勧めるとき，狭い部分があるとACSになりやすいからPCIですぐに拡げましょうと説明する．しかし，待機的PCIが半減して，狭窄病変がそのまま残存していても，ACS患者が倍増することはなかった（図18）[16]．このことからも，狭窄病変が残存していても適切な内科的治療が行われていればACSが増えるわけではないことが理解できる．

COURAGE trialに引き続き実施されたFAME2研究[17]という研究も示唆に富む研究である．COURAGE trialは視覚的に狭窄率を判断してPCIを実施したために有意差が出なかったのではないかという反省に基づき，FAME2研究ではFFRというデバイスを用いて冠動脈狭窄の影響をしっかりと評価してPCI実施群をエントリーした．その結果，PCI群はOMT群よりもemergent PCI（緊急PCI）を減らすという結果を出した（図19）．これは一見PCIを行わないと患者の命を縮めてしまうのではないかと考えさせる結果であるが，実際はそうではない．ここでいう「emergent」とは，心筋梗塞のように可及的速やかにPCIを行わなければ命に係わる「本当の緊急PCI」の他に「予定外のPCI」も加えたものである．「予定外」とは，内科的治療群に割り当てられたが，な

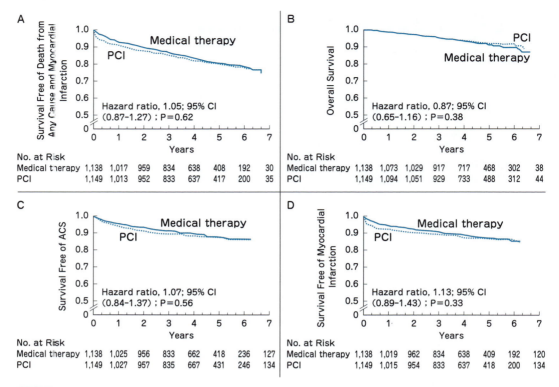

図 17 COURAGE trial

PCI 群と medical therapy 群の対象患者は，それぞれ症状なし 12% 対 13%，かなり動くと胸痛出現 30% 対 30%，中等度に動くと胸痛出現 36% 対 37%，少し動くと胸痛出現 23% 対 19%であった．Medical therapy の内容はガイドラインに遵守した薬物療法と心臓リハビリテーションである．このような患者では，PCI は心臓リハビリテーションを併用した適切な内科治療よりも予後を良くさせないことが示された
（Boden WE, et al. N Engl J Med. 2007; 356: 1503-16[15] より）

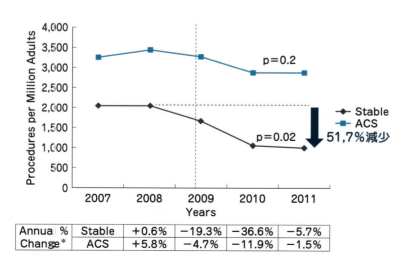

図 18 米国における 2007 年以後の PCI 数の変化

CCS に対する PCI 数は 51.7%減少したが，ACS 数が増加することはなく，むしろやや減少したことが示されている．
（Kim LK, Am J Cardiol. 2014; 114: 1003-10[16] より）

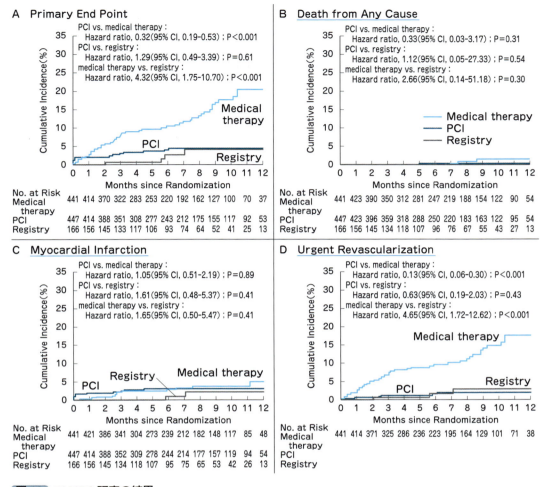

図 19 FAME 2 研究の結果

PCI を FFR 評価に基づいて行っても，その後の死亡率（A），心筋梗塞発生率（B）に差はなかった．予定外の PCI（D，urgent revascularization）は PCI 群のほうが少なかった．非 PCI 群における予定外の PCI の割合は 20% 弱であった．

(Bruyne B, et al. N Engl J Med. 2012; 367: 991-1001[17])より)

かなか胸痛がよくならないという症例に，PCI をしない予定であったけれど気になるのなら PCI をしましょうという理由で実施した PCI のことである．FAME2 研究では「緊急」PCI を行うかどうかは，フォローしている心臓カテーテル専門医にまかせている．つまり，PCI をして当然と思っている医者が，労作性狭心症の患者に「予定外に」PCI を実施したらこのような結果になっただけの話であり，よくみると ACS や死亡率には有意差が出ていない．最初から重症虚血に対しては PCI を行えばよいだけの話である．ただ，驚くべきことは，この研究デザインでも内科的治療群の死亡率は PCI と同等であったということである．

ここで，予定外の PCI がどの程度の患者に実施されたかをみてみると**図 19** でわかるごとくおよそ 20% であった．残りの 80% は内科的治療法で落ち着いていたということになる．すなわち，5 人に 4 人は内科的治療で治療が十分であるということが示されており，このことを考えると，現在実施されている PCI も 1/5 に減らせるのではないかと考えられる．

2017年のORBITA研究[18]は，CCS分類Ⅲの患者を対象として，病変部にワイヤを通すところまで行い，バルーンを拡張した群としない群とで狭心症出現閾値を比較検討した．その結果，6週間後の運動負荷試験では胸痛出現閾値に有意差がなかった．これを受けてeditorからは，PCIの胸痛消失はプラセボ効果によるものか，とまで書かれてしまった．逆に，CCS患者に，胸痛が必ず取れますよと言いながら心臓リハビリテーションを行えば胸痛除去効果がより高まるのではないかと筆者は思っている．

ISCHEMIA研究もインパクトの大きな研究であった[19]．この研究は，虚血領域が10%以上と広く，PCIの恩恵が大きいことが期待されるCCSを対象とした．しかし，この研究でも，やはり，PCI群と内科的治療群とで心血管死と心筋梗塞発症率に有意差はないことが証明された．

さらに，REVIVED-BCIS2 Clinical Trialsという研究[20]は，冠動脈狭窄による虚血が心機能不全の原因になっていると考えられる，いわゆる虚血性のHFrEF症例に対してPCIを実施し，その予後（生存率と左室機能）への効果を検討した．結果は，原因を問わない死亡率，入院率，死亡率＋入院率，心不全による再入院率，心血管死，心筋梗塞発症率，予期せぬPCI実施率いずれにおいてもPCIに優位性はないというものであった．虚血性心不全においても，心臓リハビリテーションはPCIと同等の効果を発揮することが再認識された．

以上の検討より，CCSは，まず最初は心臓リハビリテーションを含む内科的治療を実施し，胸痛が取れない場合に速やかにPCIを行うとよいだろうということになり，日本のガイドライン[21]にも欧州のガイドライン[22]にも書き込まれた．

6 ■初期治療として心臓リハビリテーションを薦める理由

図20に実験的動脈硬化作成法を示す[23]．これはCirculation Researchという米国心臓病協会（AHA）が発行しているメジャージャーナルに投稿されたものである．マウスの頸動脈に動脈塞栓除去圧カテーテルを挿入．そこでバルーンを拡張し，そのままの状態でカテーテルを一定の速度で引き戻す．この操作を3回ほど繰り返せば数週間後には動脈硬化病変ができる．血管内皮細胞は，傷がつくと修復されるが，その過程で血中コレステロールが高いと動脈硬化病変ができやすいのである．

この操作はPCIと類似している．通常，病変部位でバルーンを拡張したまま動かすことはないが，バルーンを標的部位に持ってゆく途中で，デバイスが血管内皮細胞を剥離する可能性は十分ある（図21）．右冠動脈の真ん中以後の#2や#3にPCIを行ったら数か月後にその近位部である#1や右冠動脈入口部に狭窄病変ができることが時に観察される．この#1にできた新規狭窄病変はワイヤーによる刺激が原因で，入口部の新規狭窄はガイドカテによる刺激が原因で細胞増殖が生じて動脈硬化病変ができたものと思われる．すなわち，責任病変へのPCIは成功したが，そのPCIの操作が原因で，意図せずに新規病変ができてしまうことがあるのである．それに対して，もう一度PCIが必要になるのだが，これは最初にPCIをしていなければ防げたものである．

また，PCIはpunctureするために出血のリスクを伴う．造影剤を使うために腎障害の危険もある．これらは技術の習得により軽減させることができるがゼロにはならない．

さらに，「残存狭窄をいつPCIするか」という話題がよくでるが，有意狭窄を放置しておくと危険だと患者に説明して主病変を拡張したのであれば，残存狭窄も即時に拡張しないと危険なのではないだろうか．このような議論が出るということは，実は，狭窄を拡張する時期はそんなに慌てなくてもよいということの現われであろう．

以上，ただ単にPCIと心臓リハビリテーションは予後に関して同等の成績だというのであれば

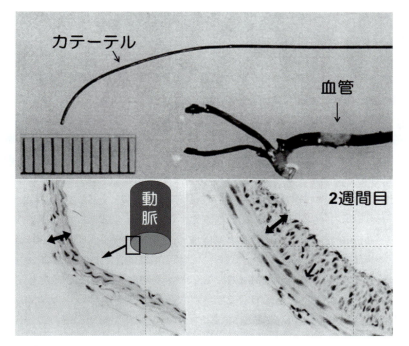

図 20 カテーテルを用いた実験的動脈硬化作成法

カテーテルを用いて血管内壁をこすると，およそ 2 週間で著しい細胞増殖が生じる

（Lindner V. Circ Res. 1993; 73: 792-6[23]より）

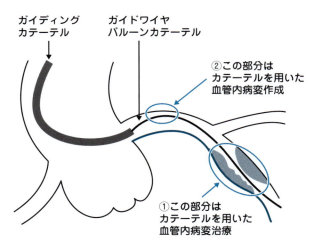

図 21 PCI 操作の問題点

最初に狭窄部位（①）を拡張するためにガイドワイヤを病変に通す．病変手前の屈曲部（②）でガイドワイヤやバルーンカテーテルの方向を変えるときに，カテーテルが壁に押し付けられる．この際に内膜損傷が誘発されることがある．

素早く症状が取れる点で PCI のほうが優れているが，予期せぬ事態が生じる可能性があるために最初に選択すべき治療ではないと思われる．

7 ■心臓リハビリテーションスタッフの心構え

以上のように，CCS の初期治療は心臓リハビリテーションを含む内科的治療法だと明記されているにもかかわらず，現在でも PCI 実施医はためらいなく PCI を患者に勧める．PCI 数を増やさなければならない，あるいは増やすとメリットがある諸般の事情があるのかもしれないが，それらがなくても PCI を実施する．筆者は病院の外来ブースが新患外来の隣であるため，労作時胸痛を主訴に来院した患者に対する説明が漏れ聞こえてくることがある．その場での PCI 実施医の患者への説明は，「内科的に治療する方法もあるが，症状のある患者に運動を行わせる心臓リハビリテーションは危険であり，まして虚血閾値を確認する目的の CPX は非常に危ない．その点，PCI は安全に実施でき，すぐに症状がとれる．どちらを選びますか」，というものであることが多い．筆者は，心臓リハビリテーションをこのように言われてしまうのは，心臓リハビリテーションスタッフが信用されていないからだと感じている．スタッフは日ごろから CCS や ACS について勉強し，虚血出現時のリスクを理解し，安全に実施できるという姿勢を見せておくことが必要だと感じている．

8 ■PCI 未実施時の心臓リハビリテーションの実際

1）CPX による虚血閾値の確認

最初に CPX で虚血閾値を確認する．CPX では有意な ST 低下が認められた時点の酸素摂取量（METs 数）と，心拍数，収縮期血圧を記録する．これを虚血閾値と呼ぶ．同時に，$\dot{V}O_2/HR$ の増加パターンが平定化するかどうかにも注目する（図 22）[24]．$\dot{V}O_2/HR$ は正常でも最大負荷の 50〜60％あたりから増加率が低下するが，それ以前に出現した「早期平定化」は，心ポンプ機能が増加不全に陥ったときに観察されやすい現象で，広範囲心筋虚血や心拡張障害，大動脈弁狭窄症の時などにみられる．すなわち，この現象が出現するときは，少なくとも中等度以上の虚血が出現

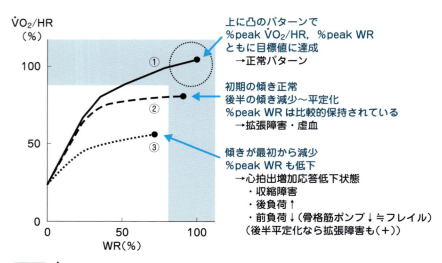

図22 $\dot{V}O_2/HR$ の異常パターン
広範囲の心筋虚血が生じると $\dot{V}O_2/HR$ の早期平定化（②）が生じる．
（安達　仁，編．CPX・運動療法ハンドブック　改訂第 5 版．中外医学社; 2023. p.118-22[24]より）

していると考えてよい．脚ブロックやWPW症候群，ペースメーカ植込み後のようにST低下で判断できない場合は，$\dot{V}O_2$/HRの早期平定化と，虚血に伴う胸痛や息切れ感のみが虚血の有無を捉える手段である．

2）投薬内容の確認

同時にβ遮断薬やアスピリン製剤などの薬物が使用されているかどうかも確認する．未処方時には，それらを投薬開始後1週間目くらいにCPXを実施してもよい．β遮断薬が十分投与されているにもかかわらず，虚血閾値が4 METs以下で，CCS分類3あるいは4の場合には心臓リハビリテーション開始前にPCIあるいはCABGを依頼する．ただ，筆者の経験では，LAD近位部（#6）に75％狭窄があっても，虚血閾値は4 METs以上のことがほとんどである．あるいは，最大負荷自体が4 METsに到達せず，その結果虚血が出現しないことも多い．この場合，その患者は日常活動レベルでは虚血は生じないと考えられる．ただし，ものを持ち上げたり息張るような動作のリスクは$\dot{V}O_2$では評価できないため，このような動作は避けるように指導する．

3）リスクファクターの評価

リスクファクターの確認も早期に行う．動脈硬化の原因を確認し，脂質，糖質，塩分，食べ方，喫煙状況，睡眠時間等を把握して，どのような食事指導や生活習慣への介入を行うかを決定する．そして，それらに対して運動療法・食事療法・生活習慣への介入を開始する．病院やクリニックでの運動療法に加えて，自宅でも心臓リハビリテーションを実施するように心臓リハビリテーション関連の資料を用意する．

4）運動療法

運動療法は有酸素運動と抵抗運動が主であるが，場合によっては生活活動レベルの運動しかできない人もいる．有酸素運動の内容は，持続できるものならどんなものでもよい．有酸素的に運動することで炎症を軽減させたり，LDLの酸化・変性を減らすことなどが目的であるため，どこの筋肉を使う運動でも構わない．実施時間は多ければ多いほど良いが，実施強度は強ければよいというものではない．CCS患者の大多数は内臓脂肪や異所性脂肪の過剰蓄積が問題である．これらはインスリン抵抗性を介して，あるいは直接的に炎症を惹起する．インスリン抵抗性は有酸素運動でも改善する[11]が，骨格筋電気刺激のような弱い筋肉活動でも改善する[25]．そのため，例えば患者の運動耐容能が十分で，ATが5 METsであった場合，ジョギングやノルディックウォーキングが必要かというと，もう少し軽くても同様の効果は得られるのである．運動療法の目的が運動耐容能を増やすことだけではないことは認識しておくべきである．ただ，軽い運動を退屈と考える人もいる．その場合には，CPXで得られた虚血閾値以下であればAT以上であっても運動は許容できる．

抵抗運動は骨格筋がターゲットになる運動療法であるが，CPXを実施してみると体力的には問題なさそうなCCS患者でも意外と運動耐容能が低下している人が多い．その場合には，将来のフレイル対策，すなわち，いわゆる「貯筋」目的に抵抗運動を行って損はない．

5）リスクの察知

有意狭窄が残存している場合，狭心症が生じているかどうか，心臓リハビリテーション中に察知できなければならない．

典型的な症状は運動療法中の胸痛である．心窩部を中心として左肩や左腕，あごに放散する．運動を開始すると出現し，休むと数分以内に軽快する．ニトロ舌下により「雲が消えてゆくように」消失する．心電図所見は図23に示すように水平型（H型）あるいは下行傾斜型（Ⅰ型）にST

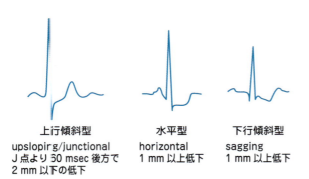

図23 心筋虚血発症時のST変化パターン

表5	脂肪細胞過剰蓄積への対処
内容	ポイント
食事	摂取量
	摂取時刻
	摂取回数
	一回の摂取にかける時間
	内容
運動	量
	方法
	基礎代謝・活動代謝

が低下する．リアルワールドでは，もう少し厳しく考えたほうが良い．症状は「胸痛」とは限らず，「なんとなく変な感じ」や「息切れ感」が前胸部ではなく右胸に生じても，運動開始後に出現する場合には狭心症を疑う．また，心電図変化はモニター心電図で見てはいけない．12誘導心電図を記録し，いつもよりもわずかでもST部分に異常があれば，やはり狭心症を考慮する．STが1mm低下するというのは典型例で，例外はいくらでもあり，狭い範囲の狭心症の場合はST低下がわずかなことが多い．大きな冠動脈に有意狭窄病変がある場合には，もっと細い血管にも狭窄病変がある可能性が高く，それらによる虚血も考慮するべきである．これらの変化が生じた場合には，その運動強度を記録し，それ以下の強度で運動療法を実施する．これが4 METs以下の場合には薬物療法を強化し，それでも改善しない場合にはPCIを依頼する．

6）過剰脂肪蓄積・基礎代謝対策

CCSの最上流にあるものは内臓脂肪や異所性脂肪の過剰蓄積であるが，これへの対策は表5に示す通りである．

摂取カロリーが多すぎる場合にはカロリー制限を指導する．適切なカロリーを日常の活動内容を考慮して指導する．

食事についての指導は重要である．ポイントは食事の回数，摂取する時間とタイミング，食べる速さである．食事回数は1日3回を基本として指導する．摂取する時間は通常は朝，昼，夕で，速さは可能であれば20分以上かけて食べるように指導する．詳細は後ろの項に譲る．

運動はカロリーを消費するため，運動量はカロリー消費量に密接に関連する．運動する時間が長いほうがカロリー消費が多いため痩せやすいのであるが，有酸素運動30分間で消費するカロリーは80 kcal程度であり，茶碗半分のごはん程度である．活動代謝に多くを期待することはできない．

カロリー消費の観点で重要なのは基礎代謝を亢進させることである．一般的な生活を送っている場合，基礎代謝は1日の消費カロリーの60％程度を占めており，しかも，生きているだけでカロリーを消費するので，痩せるためには基礎代謝を上げることが極めて重要である．

基礎代謝を求める計算式にはいくつかある．有名なハリス・ベネディクト方程式は，男性の場合は$13.397 \times$体重（kg）$+ 4.799 \times$身長（cm）$- 5.677 \times$（年齢）$+ 88.362$と，体重，身長，年齢が因子として挙げられている．しかし，除脂肪体重から求める計算式もあり，これは，基礎代謝基準値×除脂肪体重で計算される．除脂肪体重のうち，増やすことができるのは骨格筋であるため抵抗運動を行えば基礎代謝が増えそうであるが，実際は有酸素運動のほうが基礎代謝を亢進させ

る[26,27]．有酸素運動は白色脂肪細胞をベージュ化させ，褐色脂肪細胞に近い特徴を持たせる[28]．そのため，基礎代謝が亢進する可能性がある．

　また，生活活動代謝を増やすことも重要である．前述のごとく，運動をすれば活動代謝は増えるが，多くの人にとってわざわざ運動をしようと思って運動をするのはハードルが高い．しかし，生活活動代謝は日常活動の代謝である．すなわち，こまめに体を動かしていれば生活活動代謝は増加する．目覚めている間すべてが生活活動代謝を増やすチャンスである．なるべくすぐに立ち上がるように指導する．生活活動代謝を増やしても腹筋が割れてくることはない．しかし，インスリン抵抗性は解除される．CCSの運動療法の目標は筋肉隆々な体作りではなくインスリン抵抗性の解除である．

7）食事指導

　CCSに対する食事指導のポイントは，カロリー，糖質，脂質（主にLDL，中性脂肪），尿酸である．

　肥満は主要な冠危険因子であるが，CCSの人は思ったほど太っていない．内臓脂肪蓄積が進むとおなかは出てくるが，BMIが25に達するとは限らない．20歳の頃の体重を聞きだして，そのころと比べて体重が増えていれば内臓脂肪蓄積と考える．また，外来でのフォローアップで重要なのは体重よりもウェストサイズである．ズボンやスカートがきつくなっていないかは，心リハ参加時に必ず聞くべきである．異所性脂肪蓄積は骨格筋や膵臓，心外膜周囲のものはCTなどを検査しないとわからないが，脂肪肝は採血で想像がつく．AST，ALT，γ-GTPが増加していれば脂肪肝の可能性がある．BMIが高くなく，内臓脂肪や異所性脂肪が多い場合には，単純にカロリー制限をすると筋肉が失われることがある．必ず，カロリー制限と運動を抱き合わせで指導する．

　血液中のコレステロールのうち，食事由来のものは20％である．80％は肝臓でブドウ糖や脂肪酸，たんぱく質から生合成される．すなわち，少し脂っぽいものを食べ過ぎてもコレステロールは上昇しない．しかし，腸管でのコレステロール吸収を阻害するエゼチミブが著効する人がいる．また，何らかの理由で入院すると，数日でコレステロールが著減する人がいる．このひとたちは腸管からの脂質の吸収が減るだけで血清LDL値が大きく変化しているのである．なぜであろうか．筆者は脂肪肝の人は少し食べるだけでLDLが上がりやすいという印象を持っている．脂肪肝だと肝臓内の脂肪酸プールが増えているために中性脂肪の合成能が盛んで，少し食べるとすぐに中性脂肪ができる．するとそれはVLDLとして血液中に排出され，リポ蛋白リパーゼの作用によってLDLに代謝される．そのために，脂肪肝の場合には，食事によってLDLが上昇しやすいものと思われる．また，肝臓でのコレステロール合成が進んで細胞内のコレステロール濃度が上昇すると，細胞表面のLDL受容体が減少して血中LDLが増加する機序もあり，この系も加わって，余計にLDL濃度が上昇すると思われる．そのため，脂肪肝の患者のLDLを低下させる場合には高脂肪食の制限だけではなく，カロリーのとりすぎにも注意する．

8）生活指導

　生活指導の重要な柱は4つある．生活活動の増加と禁煙，睡眠時間の確保，食事摂取時間の調整（表6）である．

　前述した通り，生活活動は増加させるだけでインスリン抵抗性が改善する．繰り返し述べている通り，CCSの心臓リハビリテーションの主目的の一つはインスリン抵抗性の改善である．インスリン抵抗性は内臓脂肪蓄積によって生じるため，軽い運動を長時間行うことが基本である．こ

まめに動くように指導する．

禁煙は基本である．紙巻きたばこはもちろんであるが，加熱式タバコも電子タバコも欧州心臓病学会では避けるべきであるとされている[29]．また，禁煙後に体重増加がみられることがあるが，これは禁煙の害以上のものではない[30]．

睡眠に関する指導も重要である．睡眠は量と質と寝るタイミング（chronotype）の3点を指導する．睡眠時間と睡眠の質は，糖代謝[31]，脂質代謝[32]，血圧[33]，炎症[34]やROSの過剰産生[35]に関連する．また，睡眠時間の断裂は糖代謝異常をもたらすだけではなく，肝臓での脂肪合成関連遺伝子の発現を促進することも報告されている[36]．睡眠時無呼吸症候群は，この観点でもCCSの原因になる．睡眠時間は7〜8時間にして，深夜12時には寝ているほうが良いと説明する．睡眠はオートファジーとも関連するとも報告されている[37,38]．

食事にかける時間とタイミング・食事回数に関する指導も重要である．一般的には食事は朝，昼，夕の3回とるように指導する．例えば1日に1800 kcalを食べる場合，3回に均等に分けると1回600 kcal，2回だと900 kcalになる．一度に食べる量が多いほど糖質摂取量が増えるため，インスリン分泌量も増える．インスリンは血糖降下作用と併せて細胞増殖作用も有している．そのため，インスリン分泌量が多いほど脂肪細胞も増殖しやすい，すなわち太りやすいと言える．ただし，1日2食でも痩せる場合はある[39,40]．これはTime restricted feedingと言われる食事法で，2食の間隔の長いほうを12〜16時間以上にすると，結果としてカロリーが制限されることが多く，また，絶食時間中にオートファジーが進むとも報告されている．

9) ストレスマネージメント

従来から精神的ストレスと虚血性心疾患の関連は多く報告されている．冠危険因子の存在を明らかにしたフラミンガム研究で，すでに，A型性格（現在のtype D behaviorに類似した性格分類）の場合，女性では3倍，男性では2倍狭心症になりやすいことが報告されている[41]．ストレス管理には会話をしたり，深呼吸をしたり，ゆっくりと入浴したり，いろいろな手法が推奨されているが，どのような方法でも，イライラ感や焦燥感，妬みを和らげられる方法であれば構わない．当院には，特別な手法のエキスパートがいないため，ミラー効果を狙ってせめてスタッフがいつも笑顔でいるように指導している．

10) 励ましの言葉

PCIを行わず心臓リハビリテーションで治療を行っている患者がたまに訴えてくることに，「知り合いから，なぜ治療してもらえないのだ，と聞かれた」というものがある．PCIが未実施なだけであって未治療ではないのであるが，世間的には狭心症治療はPCIという知識が普及している．確かに，狭いところを見せながらの説明はビジュアル的に訴求力が強い．患者も，「これは危ないし，こんな部分が自分にあるのは許せない」と，半分，美容上の観点からも「血管をきれいにしてほしい」と思うようになる．ここで，心リハスタッフが行うべきことは，過去の様々な研究結果とガイドラインを示して，あなたの治療法がガイドライン通りの「正しい」治療法なのです，と胸を張って言うことである．そして，図24[42]を見せながら，たいていは数か月以内に胸痛はほぼ消えて，さらにACSになりにくい体に変わっているのですよと胸を張って言うことである．心リハ参加時に，胸痛の制御ができているでしょ，ACSにもなりにくい体になっているのですよ，と，患者を励ます言葉をかけると患者は安心する．

筆者の従妹が狭心症になりPCIを受け，その病院に大変感謝していた．そして，数年後，また

表6 生活指導のポイント

生活活動増加
禁煙
睡眠時間の確保
食事摂取時間の調整

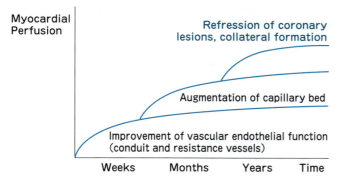

図24 心臓リハビリテーションが血管に及ぼす時系列的変化

心臓リハビリテーションは，数週間で血管内皮細胞機能を改善させ，数か月で毛細血管床を増加させ，数年で冠動脈硬化病変を退縮させる

(Gielen S, et al. Circulation. 2001; 103; e1-6[42]）より）

PCI を実施されたと言ってきたが，その時は大変だったんだというので，何かと聞いてみたところ，「バルーンが閉じなくなって10分くらいたって偉い先生が来て，やっと閉じることができたんだ．その時はカテ室のスタッフみんなで拍手をしていたんだ」とのことであった．バルーンが開きっぱなしの最中，不整脈とか胸の痛みとか出なかったのと聞いたが，何もなかったとのことであった．従妹の感想は「やっぱりいい病院は違うな」であった．Viability がない部分への PCI であったようにも聞こえるが，詳細は不明なので何とも言えない．このことから一つ言えることは，患者から信頼を勝ち得ることが重要だということである．心リハスタッフも，この施設なら大丈夫と思ってもらえれば CCS の患者は安心して通ってきてくれる．

9 ■PCI 後の心臓リハビリテーション

通常，PCI は灌流域の広い血管に実施するため，広範囲の心筋虚血は生じないことが多い．しかし，血管径が 2 mm に満たない場合や灌流域の狭い場合には PCI をされないことが多い．その場合には運動により胸痛が生じることがある．しかし，灌流域の広い血管による狭心症ではないとわかっている場合には，薬物療法を強化しながら運動療法を実施しても大きなトラブルにはならない．前述のごとく，数か月以内に血流が増えて狭心症は消えますよと説明しながら実施する．

PCI 後，拡張部位における血栓形成予防目的に抗血小板薬が用いられる（**表7**）．CCS の場合，冠動脈ステント留置後にはアスピリンと $P2Y_{12}$ 受容体拮抗薬（クロピドグレルまたはプラスグレル）の DAPT を 1〜3 か月間継続し，禁忌がないかぎり無期限にアスピリン 81〜100 mg/日を経口投与するのが class I レベルの勧告である．ただし，血栓リスクが高い場合には DAPT は 3〜12 か月継続し，短期間 DAPT を選択した場合には，SAPT としてアスピリンではなく $P2Y_{12}$ 受容体拮抗薬を選択するようにも記載されている．これに心房細動が合併していると DOAC（抗凝固薬）も使われるため最初の 2 週間は 3 剤服用する．2 週間目以後，12 か月目までは DOAC と $P2Y_{12}$ 製剤一剤を投与し，12 か月目以後は OAC 単独投与に切り替える[43]．出血しやすさ（高出血リスク）は**表8**に示す．患者は，いつも薬を飲むのかについて心リハスタッフによく聞いてくる．スタッフはこの表を理解しておくことが重要であるが，最終判断は主治医であるため，主治医の話をよく聞くように説明する．心リハスタッフは，服薬を順守してもらうように見守ることが仕事である．

表7 PCI後に使用される抗血小板薬，抗凝固薬

種類	薬剤名	一般名
抗血小板薬（APT）	アスピリン製剤	
	P2Y₁₂受容体拮抗薬	クロピドグレル プラスグレル
経口抗凝固薬（OAC）	ワルファリン	
	DOAC	ダビガトラン リバーロキサバン アピキサバン エドキサバン

1剤使用をSAPT，2剤使用をDAPTと呼ぶ

表8 高出血リスク

主要項目		副次項目	
		年齢≧75歳	
低体重	男＜55 kg， 女＜50 kg		
CKD	eGFR＜30 mL/分/1.73 m²は 特に危険		
貧血	Hb＜11 g/dL	軽度貧血	男: Hb11-12 女: Hb11-11.9
心不全			
抗凝固剤長期投与		NSAIDs ステロイド服用	
PVD（末梢血管疾患）			
非外傷性出血の既往	6か月以内に入院 または輸血を要する 出血があった場合		6-12か月以内の 初回の非外傷性 出血
脳血管障害	特発性脳出血の既往， 12か月以内の外傷性 脳出血，脳動静脈奇形 の合併，6か月以内の 中等度または重度の 虚血性脳卒中		主要項目に該当しない虚血 性脳卒中の既往
血小板減少症	血小板数＜100×10⁹/L		
活動性悪性腫瘍			
門脈圧亢進症を伴う 肝硬変			
慢性の出血性素因			
DAPT期間中の延期不可 な大手術			
PCI実施30日以内の 大手術 または大きな外傷			

〈文献〉

1) Mahmood SS, Levy D, Vasan RS, et al. The Framingham Heart Study and the epidemiology of cardiovascular diseases: a historical perspective. Lancet. 2014; 383: 999-1008.
2) Kannel WB, Gordon T, Schwartz MJ. Systolic versus diastolic blood pressure and risk of coronary heart disease: the Framingham study. Am J Cardiol. 1971; 27: 335-46.
3) Falk E, Shah PK, Fuster V. Coronary plaque disruption. Circulation. 1995; 92: 657-71.
4) Libby P. Molecular bases of the acute coronary syndromes. Circulation. 1995; 91: 2844-50.
5) 野沢義則．生体膜脂質の調節機構．生化学．1979; 51: 314-47.
6) Tsuda K, Yoshikawa A, Kimura K, et al. Effects of mild aerobic physical exercise on membrane fluidity of erythrocytes in essential hypertension. Clin Exp Pharmacol Physiol. 2003; 30: 382-6.
7) Ornish D, Scherwitz LW, Billings JH, et al. Intensive lifestyle changes for reversal of coronary heart disease. JAMA. 1998; 280; 2001-7.
8) Saijo Y, Kiyota N, Kawasaki Y, et al. Relationship between C-reactive protein and visceral adipose tissue in healthy Japanese subjects. Diabetes Obes Metab. 2004; 6: 249-58.
9) Okura T, Nakata Y, Lee DJ, et al. Effects of aerobic exercise and obesity phenotype on abdominal fat reduction in response to weight loss. Int J Obes (Lond). 2005; 29: 1259-66.
10) Ryan AS, Nicklas BJ. Reductions in plasma cytokine levels with weight loss improve insulin sensitivity in overweight and obese postmenopausal women. Diabetes Care. 2004; 27: 1699-705.
11) Dylewicz P, Bienkowska S, Szczesniak L, et al. Beneficial effect of short-term endurance training on glucose metabolism during rehabilitation after coronary bypass surgery. Chest. 2000; 117: 47-51.
12) Adachi H, Sakurai S, Oshima S, et al. Effect of long-term exercise training on blood viscosity during endurance exercise at an anaerobic threshold intensity. Jpn Circ J. 2000; 64: 848-50.
13) 伊東春樹．最近の学問的話題から 十年後はどうなっているか．心臓リハビリテーション．1999; 4: 29-33.
14) Holmes DR, Leon MB, Moses JW, et al. Analysis of 1-year clinical outcomes in the SIRIUS trial: a randomized trial of a sirolimus-eluting stent versus a standard stent in patients at high risk for coronary restenosis. Circulation. 2004; 109: 634-40.
15) Boden WE, O'Rourke RA, Teo KK, et al. Optimal medical therapy with or without PCI for stable coronary disease. N Engl J Med. 2007; 356: 1503-16.
16) Kim LK, Feldman DN, Swaminathan RV, et al. Rate of percutaneous coronary intervention for the management of acute coronary syndromes and stable coronary artery disease in the United States (2007 to 2011). Am J Cardiol. 2014; 114: 1003-10.
17) Bruyne B, Pijls NH, Kalesan B, et al. Fractional flow reserve-guided PCI versus medical therapy in stable coronary disease. N Engl J Med. 2012; 367: 991-1001.
18) Al-Lamee R, Thompson D, Dehbi HM, et al. Percutaneous coronary intervention in stable angina(ORBITA): a double-blind, randomised controlled trial. Lancet. 2018; 391: 31-40.
19) Maron DJ, Hochman JS, Reynolds HR, et al. Initial invasive or conservative strategy for stable coronary disease. N Engl J Med 2020; 382: 1395-407.
20) Perera D, Clayton T, O'Kane PD, et al. Percutaneous revascularization for ischemic left ventricular dysfunction. N Engl J Med. 2022; 387: 1351-60.
21) 中埜信太郎，香坂　俊，班長．2022年JCSガイドラインフォーカスアップデート版　安定冠動脈疾患の診断と治療．
22) Knuuti J, Wijins W, Saraste A, et al. ESC Guidelines on the diagnosis and management of chronic coronary syndromes. Eur Heart J. 2020; 41: 407-77.
23) Lindner V, Fingerle J, Reidy MA. Mouse model of arterial injury. Circ Res. 1993; 73: 792-6.
24) 安達　仁，編．CPX・運動療法ハンドブック 改訂第5版．中外医学社; 2023．p.118-22.
25) Kimura T, Matsumoto K, Kameda N, et al. Percutaneous electrical muscle stimulation attenuates postprandial hyperglycemia in obese and pre-obese japanese men. Int J Sport and Health Sci. 2010; 8: 1-6.
26) Yetgin MK, Agopyan A, Kucukler FK, et al. The influence of physical training modalities on basal metabolic rate and leptin on obese adolescent boys. J Pak Med Assoc. 2018; 68: 929-31.
27) Andersen RE, Franckowiak SC, Bartlett SJ, et al. Physiologic changes after diet combined with structured aerobic exercise or lifestyle activity. Metabolism. 2002; 51: 1528-33.
28) Stanford K, Middlebeek RJW, Goodyear LJ. Exercise effects on white adipose tissue: beiging and metabolic adaptations. Diabetes. 2015; 64: 2361-8.

29) Visseren FLJ (Chairperson). 2021 ESC guidelines on cardiovascular disease prevention in clinical practice. Eur Heart J. 2021; 42: 3227-337.
30) Hu Y, Zong G, Liu G, et al. Smoking cessation, weight change, type 2 diabetes, and mortality. N Engl J Med. 2018; 379: 623-32.
31) Cappuccio, FP, D'Elia L, Strazzullo P, et al. Quantity and quality of sleep and incidence of type 2 diabetes: a systematic review and meta-analysis. Diabetes Care. 2010: 33, 414-20.
32) Kaneita Y, Uchiyama M, Yoshiike N, et al. Associations of usual sleep duration with serum lipid and lipoprotein levels. Sleep. 2008; 31: 645-52.
33) Meng L, Zheng Y, Hui R. The relationship of sleep duration and insomnia to risk of hypertension incidence: a meta-analysis of prospective cohort studies. Hypertension Research 2013; 36: 985-95.
34) Irwin MR, Opp MR. Sleep health: reciprocal regulation of sleep and innate immunity. Neuropsychopharmacology. 2017; 42: 129-55.
35) Vaccaro A, Dor YK, Nambara K, et al. Sleep loss can cause death through accumulation of reactive oxygen species in the Gut. Cell. 2020; 181: 1307-28.
36) Shigiyama F, Kumashiro N, Tsuneda Y, et al. Mechanisms of sleep deprivation-induced hepatic steatosis and insulin resistance in mice. Am J Physiol Endocrin Metab. 2018; 315: E848-58.
37) Ma XM, Blenis J. Molecular mechanisms of mTOR-mediated translational control. Nature Reviews Molecular Cell Biology. 2012; 10: 307-18.
38) Deutsch S, Malik BR. Impact of sleep on autophagy and neurodegenerative disease: sleeping your mind clear. Arch Mol Biol Genet. 2022; 1: 43-56.
39) Chaix A, Zarrinpar A, Miu P, et al. Time-restricted feeding Is a preventative and therapeutic intervention against diverse nutritional challenges. Cell Metabolism. 2014; 20: 991-1005.
40) Gill S, Le HD, Melkani GC, et al. Time-restricted feeding attenuates age-related cardiac decline in Drosophila. Science. 2015; 347: 1265-9.
41) Haynes SG, Feinleib M, Kannel WB. The relationship of psychosocial factors to coronary heart disease in the Framingham Study. III. Eight-year incidence of coronary heart disease. Am J Epidemiol. 1980; 111: 37-58.
42) Gielen S, Schuler G, Hambrecht R. Exercise training in coronary artery disease and coronary vasomotion. Circulation. 2001; 103; e1-6.
43) 木村一雄，中村正人，班長．2020年JCSガイドラインフォーカスアップデート版　冠動脈疾患患者における抗血栓療法．

〈安達　仁〉

12 労作性狭心症・INOCA（虚血性非閉塞性冠疾患）

B INOCA（虚血性非閉塞性冠疾患）

1 ■ INOCAの病態と治療ターゲット

　心外膜にある冠動脈に有意狭窄を伴わない心筋虚血を近年INOCA（ischemia with non obstructive coronary artery disease）と呼ぶようになっている．①数週間以上にわたる安定的な胸部症状を有し，②心筋虚血の客観的な検査所見（安静時または負荷心電図，心エコー，MRI，核医学検査，心臓カテーテル検査による心筋乳酸産生の亢進など）を認め，③冠動脈に有意狭窄がないことが定義である．INOCAに対して，冠動脈狭窄がある場合IOCA（ischemia with obstructive coronary artery）と呼ぶ．INOCAは，**表1**に示すように5つに分類される[1]．問題となるのは冠微小循環障害（CMD: coronary microvascular disease）と心外膜も含めたそれ以前の冠動脈の攣縮（coronary vasospasm）である．両者が併存している場合もある．そこで，INOCAの主な治療ターゲットは血管内皮細胞と平滑筋細胞ということになる．

2 ■ CMDの病因

　CMDは小動脈，細動脈，微小循環を原因とする循環障害であるが，原因は**表2**に示すように大きく分けて3つある．
　血管内皮細胞の働きの一つとして，内皮細胞由来血管作動性物質（endothelial cell derived vasoactive substances）あるいは内皮細胞由来血管弛緩因子（endothelium-derived relaxing factor: EDRF）と

表1　INOCAの分類と心筋虚血の機序

	分類	心筋虚血の機序
1	微小血管狭心症 Microvascular angina	CMD（coronary microvascular dysfunction；冠微小循環障害）
2	冠攣縮性狭心症 Vasospastic angina	心外膜冠動脈の攣縮
3	微小血管狭心症と冠攣縮性狭心症の並存 Both microvascular and vasospastic angina	CMD＋心外膜冠動脈攣縮
4	非心原性胸痛 Non-cardiac chest pain	なし
5	血流制限を伴わない冠動脈疾患 Non-flow limiting CAD	びまん性冠動脈硬化

（Kunadian V. Eur Heart J. 2020; 41: 3504-20[1]より）

表2　CMDの原因

異常の原因	異常の主な部位	関連する因子
機能的異常	血管内皮細胞障害	EDHF
	冠微小血管の攣縮	Rho kinase
構造的異常	冠微小血管抵抗の増大	外部からの圧迫

総称される血管弛緩因子の産生・分泌がある．EDRF には一酸化窒素（NO），プロスタサイクリン（PGI2），EDHF（endothelium derived hyperpolarizing factor）の3種類あるが，NO は比較的太い血管に作用する一方，EDHF は細い血管に作用する[2]．したがって，CMD に関与する物質は EDHF である．

3 ■ EDHF と心臓リハビリテーション

EDHF の本体は何種類かあると考えられており，エポキシエイコサトリエン酸（epoxyeicosatrienoic acids: EETs），ギャップ結合を介する電気的伝播，カリウムイオン，過酸化水素（hydrogen peroxide: H_2O_2）などが挙げられているが，冠循環では H_2O_2 が血管を拡張させていると考えられている．

血管内皮細胞機能を回復させて NO の産生量と活性を改善させるという心臓リハビリテーションの効果は多数報告されているが，EDHF に対する効果も報告されている．老化ラットに対する運動療法は EDHF の機能を回復し血管機能障害を回復させ[3]，肥満糖尿病ラットでも EDHF 効果が改善し，これは運動療法によるインスリン抵抗性の軽減が原因ではないかと考察されている[4]．EDHF 機能の改善は高血圧ラットでも認められているが[5]，この効果は正常ラットでは認められず，高血圧存在下のみであるという報告もある（図1）[6]．高血圧があっても運動療法を行えば血管内皮細胞機能は回復するが，やはり食事療法や生活習慣の改善による高血圧などのリスクコントロールは重要である．

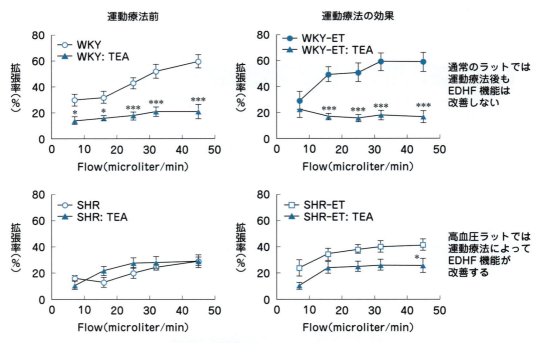

図1 EDHF の効果におよぼす運動療法の影響

図左は運動療法前の血管拡張能．EDHF の効果を阻害する TEA（tetraethylammonium）を使うと（青▲），正常ラット（WKY）でも高血圧ラット（SHR）でも血管拡張応答が鈍化する．
図右は運動療法後．正常ラットでは運動中の血管拡張率は改善しないが，高血圧ラットでは EDHF の機能が改善することが示されている．
（Gündüz F, et al. Physiol Res. 2011; 60: 589-97[6] より）

表3 Rho/Rho kinase に及ぼす運動療法の影響

	運動群 前	運動群 後	P value	対照群 前	対照群 後	P value
運動時間（分）	5.8±2.7	37.4±4.3	0.05	6.2±3.1	16.5±7.5	n.s.
Hs-CRP (mg/L)	4.5±1.3	3.1±1.2	0.05	4.6±1.0	4.4±1.2	n.s.
NO濃度 (mmoL/L)	8.3±1.1	12.2±2.0	n.s.	8.9±1.5	10.7±1.7	n.s.
ROCK2濃度 (mg/mL)	38.4±7.5	27.6±4.3	0.05	40.2±8.2	34.6±5.2	n.s.

（Bai H, Arch Med Sci. 2017; 13, 4: 807-12[8]より）

表4 運動療法が冠攣縮性狭心症に及ぼす影響

		前	後	P値（前vs後）	P値（運動療法群vs対照群）
運動耐容能 (mL/min/kg)	運動療法群	11.5±0.5	15.4±1.8	—	<0.01
	対照群	12.6±0.7	14.0±0.8	—	
心筋血流量 (mL/100 g/min)	運動療法群	145±12	172±8	0.04	—
	対照群	143±14	167±8	0.11	

（Sugisawa J, et al. Int J Cardiol. 2021; 328: 14-21[10]より）

4 Rho kinase と心臓リハビリテーション

血管内皮細胞非依存性の平滑筋収縮にかかわる重要な物質は低分子量GTP結合タンパク質Rhoとそのエフェクター分子であるRho kinaseである．収縮性血管作動物質からのシグナルによりRhoが活性化されると標的タンパクであるRho kinaseが活性化する．活性型のRho kinaseはミオシン軽鎖フォスファターゼ（MLCPh）をリン酸化してその活性を阻害する．その結果，ミオシン軽鎖キナーゼ（MLCK）とMLCKPhのバランスが崩れてミオシン軽鎖（MLC）のリン酸化が増加する．これがアクチンとの相互作用を強化させて血管平滑筋が収縮する．攣縮性狭心症では，血管平滑筋の過剰収縮にRho kinaseが関与していることが報告されている[7]．

心臓リハビリテーションはRho kinase活性に影響を与えることが報告されている．脂質異常症では，酸化ストレスや全身性炎症が血管内皮細胞機能を低下させて，Rho-Rho kinase系の活性（ROCK2濃度）を亢進させるが，3か月間の1回30分以上の有酸素運動はこれを改善させた（**表3**）[8]．また，高血圧ラットを用いた検討でも，運動がRho/Rho kinaseシグナル伝達系を抑制して心保護効果を発揮することが報告されている[9]．そして，間接的な証拠であるが，冠攣縮性狭心症の患者に運動療法を行うと，冠動脈血流量が増加して運動耐容能も改善することも報告されている（**表4**）[10]．このように運動療法はRho kinase活性に作用して冠攣縮を改善させる可能性が示唆されている．

5 冠危険因子・炎症・自律神経活性と心臓リハビリテーション

血管内皮細胞機能障害には冠危険因子や全身性炎症・酸化ストレスなどが関連し，平滑筋収縮には交感神経活性が関与するが，いうまでもなく心臓リハビリテーションはこれらに大きく作用

する．70% peak $\dot{V}O_2$の運動療法を6か月間行うと骨格筋細胞膜のIL-6，TNF-α発現が抑制された[11]．ラットでも同様に，運動療法はマクロファージからのIL-1，IL-6，IL-12，TNF-αなどの産生抑制作用を有するIL-10産生を亢進させた[12]．抗酸化効果[13]も報告されており，これらの側面からも心臓リハビリテーションはINOCAを軽快させる．

〈文献〉

1) Kunadian V. (UK, Document Chair). An EAPCI expert consensus document on ischaemia with non-obstructive coronary arteries in collaboration with European Society of Cardiology Working Group on Coronary Pathophysiology & Microcirculation Endorsed by Coronary Vasomotor Disorders International Study Group. Eur Heart J. 2020; 41: 3504-20.
2) Shimokawa H. 2014 Williams Harvey Lecture: importance of coronary vasomotion abnormalities—from bench to bedside. Eur Heart J. 2014; 35: 3180-93.
3) Huang J, Zhang H, Tan X, et al. Exercise restores impaired endothelium-derived hyperpolarizing factor-mediated vasodilation in aged rat aortic arteries via the TRPV4-KCa2.3 signaling complex. Clin Interv Aging. 2019; 14: 1579-87.
4) Minami A, Ishimura N, Harada N, et al. Exercise training improves acetylcholine-induced endothelium-dependent hyperpolarization in type 2 diabetic rats, Otsuka Long-Evans Tokushima fatty rats. Atherosclerosis. 2002; 162: 85-92.
5) Yen MH, Yang JH, Sheu JR, et al. Chronic exercise enhances endothelium-mediated dilation in spontaneously hypertensive rats. Life Sci. 1995; 57: 2205-13.
6) Gündüz F, Koçer G, Ulker S, et al. Exercise training enhances flow-mediated dilation in spontaneously hypertensive rats. Physiol Res. 2011; 60: 589-97.
7) 田原俊介，下川宏明．Rhoキナーゼ研究の進展と阻害剤の将来展望．YAKUGAKU ZASSHI. 2007; 127: 501-14.
8) Bai H, Sun J, Du G, et al. Association of moderate aerobic exercise and rho-associated kinase 2 concentration in subjects with dyslipidemia. Arch Med Sci. 2017; 13, 4: 807-12.
9) Zhang L, Liu X, Wang G, et al. Inhibition of Rho/ROCK signaling pathway participates in the cardiac protection of exercise training in spontaneously hypertensive rats. Sci Rep. 2022; 12: 17903.
10) Sugisawa J, Matsumoto Y, Takeuchi M, et al. Beneficial effects of exercise training on physical performance in patients with vasospastic angina. Int J Cardiol. 2021; 328: 14-21.
11) Gielen S, Adams V, Möbius-Winkler S, et al. Anti-inflammatory effects of exercise training in the skeletal muscle of patients with chronic heart failure. J Am Coll Cardiol. 2003; 42: 861-8.
12) Nunes RB, Tonetto M, Machado N, et al. Physical exercise improves plasmatic levels of IL-100, left ventricular end-diastolic pressure, and muscle lipid peroxidation in chronic heart failure rats. J Appl Physiol. 2008; 104: 1641-7.
13) Frederico MJS, Justo SL, Da Luz G, et al. Exercise training provides cardio-protection via a reduction in reactive oxygen species in rats submitted to myocardial infarction induced by isoproterenol. Free Rad Res. 2009; 43: 957-64.

〈安達 仁〉

13 ACS
急性冠症候群

ACSの病態と合併症

1 ■ACS─予後と心臓リハビリテーションの必要性─

　急性冠症候群（acute coronary syndrome: ACS）は冠動脈にある粥腫（プラーク）の破綻とそれに伴う血栓形成によって冠動脈が高度に狭窄され，あるいは閉塞することによって心筋虚血を急性に呈する病態である．不安定狭心症と急性心筋梗塞（AMI）が含まれる．

　ACSの半数以上は病院に到着する以前に死亡する[1]．専門病院に到着できれば，最近は急性期医療が発達し，院内死亡率は10％以下に低下している[2]．

　急性発症時にSTが上昇するタイプの心筋梗塞をSTEMI，上昇していないタイプのものをNSTEMIというが，どちらの予後が良いかは報告により異なる[3,4]．いずれにしても，半年以内で5％程度[5]，2年以内の死亡率は10％弱[4]に達し，決して初期再灌流療法成功後も予後が良いわけではない．これは心不全の1年以内の死亡率7.3％[6]とほぼ同等である．さらに慢性期の心不全発症率はおよそ70％にのぼり，心筋梗塞後に心不全を発症すると5年以内の死亡率は40％程度と高い[7]．ACS退院後の管理がいかに大切であるかがわかる数字である．

　ACSの治療方針は，発症初期は速やかな再灌流，急性期は，急性期合併症の予防による酸素化と血行動態の確保，慢性期は再発予防，心不全発症・進行予防，不整脈予防である．これらを包括的に治療するのが心臓リハビリテーションであるが，心筋梗塞後の心臓リハビリテーションは死亡率を37％低下させる（図1）[8]．あるいは，心筋梗塞後の予後悪化を打ち消すことができるとも報告されている（図2）[9]．冠危険因子が多いほど予後が悪いため，心臓リハビリテーションによる冠危険因子への介入は心筋梗塞後の予後を改善させる[10]．

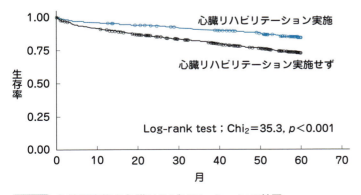

図1　心筋梗塞後の心臓リハビリテーションの効果
(Pouche M, et al. Arch Cardiovasc Dis. 2016; 109: 178-87[8]より)

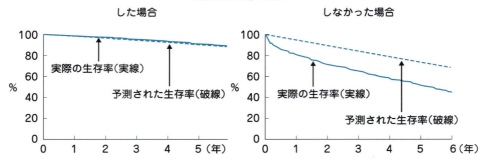

図2 心筋梗塞後の心臓リハビリテーションの効果
(Witt BJ, et al. J Am Coll Cardiol. 2004; 44: 988-96[9]より)

表1　心筋梗塞後の合併症と発症時期		
合併症	発症時期	備考
心室頻拍（VT），心室細動（Vf）	直後から数日以内	
心不全	直後から生涯	
右室梗塞	直後	下壁梗塞に合併 10-15%[11] 血圧低下，ショック
乳頭筋断裂（PMR）	直後-1週間	0.26%[12] 後乳頭筋（RCA）由来が90% 血圧低下・ショック
左室自由壁破裂（LVFWR）	直後-1週間	0.52%[12] 高齢，女性，高血圧，初回AMI，遅れた再灌流 血圧低下・ショック
心室中隔穿孔（VSP/VSR）	直後-1週間	0.17%[12] 血圧低下・ショック
急性心膜炎	数日後	10-15% 胸痛・心膜摩擦音
Dressler症候群 心筋梗塞後症候群 亜急性心膜炎	2-8週目	1-3% 胸痛・発熱・上に凸のST上昇

2 ■ACSの合併症

　心筋梗塞の合併症と発症時期を**表1**に示す．

　急性期リハビリテーションを実施する際には，これらの合併症が生じていないかに注意して開始する．心リハ実施時にはモニター心電図をつけ，PVCが増加するようなら中断する．また，実施前に血圧を測定し，直前よりも10 mmHg以上低下しているようなら，主治医に実施してよいかどうか聞いてから行う．発症数日後に胸痛を訴えるときは再発作よりも心膜炎であることが多いが，この場合には心リハは実施しない．

B 心臓リハビリテーション

1 ■ACS 再発予防のための心臓リハビリテーション

　ACS の初期治療は再灌流目的の責任病変への PCI であり，残存狭窄に対しては，後日，追加 PCI が実施されることが多い．しかし，それでも 15〜50％程度の有意ではない狭窄病変が残されることが少なくない．

　CCS の項で既述したように，有意狭窄であろうとなかろうと ACS は発症する．そのため，ACS 再発予防目的の心臓リハビリテーションが必要である．

　ACS 発症に関与する因子はリピッドコアの拡大，線維性被膜の菲薄化・ラプチャ，血栓形成である．リピッドコアの拡大は，血中脂質の永続的あるいは一時的な増加と，LDL の参加・変性・小粒子化が関与する．一時的な増加に脂質の過剰摂取が関係するかどうかは人による．米国のガイドラインには「コレステロール摂取を減らせば血中 LDL 値が低下するというエビデンスは不十分である」と記載されている[13]．しかし，病院食により LDL が激減する人がいることも事実である．卵一つ食べるとコレステロールを 200 mg 摂取することになるが，同時に中性脂肪は 5000 mg 摂取することになるのである．かつ丼の場合も LDL と中性脂肪はそれぞれ 280 mg と 25 g である．すなわち，コレステロールを多めにとると，他の脂質も多量に摂取することになり，肝臓での脂質合成が一気に進み，その結果，血中 LDL，その中でも小粒子 LDL が多量にできるのではないかと推察できる．すなわち，一時的な暴飲暴食は lipid core を一気に増大させるものと思われる．

　Lipid core が大きくなると線維性被膜が薄くなるのであるが，そこにストレス，インスリン抵抗性，高血糖，喫煙などの炎症誘発因子が加わると，被膜が炎症によって脆弱になる．そして，血圧や血流速度の変動によって被膜がラプチャする．

　以上より，暴飲暴食の制限，インスリン抵抗性の改善，ストレスマネージメント，禁煙などに強く介入することによって心臓リハビリテーションは心筋梗塞発症を予防する．

　心筋梗塞発症に関するトリガーは図3[14]に示す通りである．暴飲暴食，ストレス，急激な過度の動きのほか，汚れた空気も ACS を誘発することがわかる．また，ACS を起こしやすい日時も報告されている（図4）[15]．クリスマス，新年，ボクシングデーなどは暴飲暴食やストレスが強い日で，月曜日は 1 週間の中で最もストレスフルな日である．心臓リハビリテーションでは，これらの行為を慎むように指導することが必要であるが，普段から運動療法を行っているとストレスや暴飲暴食に強くなるので，普段の運動療法や食事療法も必要だと伝えるべきである．

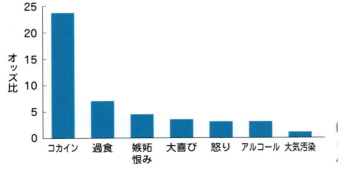

図3　ACS のトリガー
(Nawrot TS, et al. Lancet. 2011; 377: 732-40[14]より)

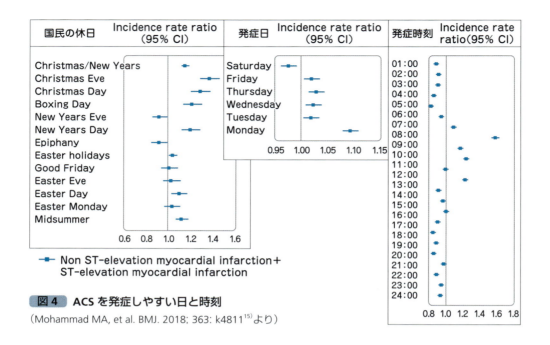

図4 ACSを発症しやすい日と時刻
（Mohammad MA, et al. BMJ. 2018; 363: k4811[15]より）

表2 心筋梗塞後心不全の原因と介入ポイント

原因	問題点	介入ポイント
広範囲心筋梗塞 機械的合併症	低心機能	骨格筋ポンプ機能改善 血管内皮細胞機能改善 減塩
びまん性冠動脈狭窄	動脈硬化	冠危険因子 骨格筋・血管・減塩
再灌流障害 微小循環障害	フリーラディカル 血管内皮細胞機能障害（EDHF） 平滑筋（Rho/Rho kinase）	炎症 冠危険因子 骨格筋・血管・減塩

2 ■心不全発症予防のための心臓リハビリテーション

　心筋梗塞後の心不全は3つの機序によって誘発される（**表2**）．一つは広範囲心筋梗塞あるいは乳頭筋不全や右室梗塞などの機械的合併症によるによる低心機能によるもの，二つめは多枝びまん性冠動脈狭窄によるいわゆる虚血性心筋症，最後が急性期PCIにともなう再灌流障害や微小循環障害によるものである．

　いずれも低心機能であるため，心保護目的の心臓リハビリテーションは必要である．前負荷を増やす目的の抵抗運動，後負荷軽減目的の有酸素運動や減塩指導，有酸素運動は心拡張能改善目的でも必要である．

　通常の心不全と異なるところは心筋虚血と動脈硬化がある点である．微小循環であれ，残存狭窄であれ，心筋虚血を低減させるためには心筋酸素需要を減らして供給を増やす必要がある．そのために，運動療法と脂質管理が重要である．動脈硬化を減らすためには，冠危険因子への介入が必要で，これに対しては通常の運動療法，食事療法，生活習慣の改善を行う．

3 ■ 不整脈予防のための心臓リハビリテーション

　心筋梗塞後に心房細動や頻脈性不整脈を合併すると予後が悪化する．心房細動の既往がない場合，ACS発症後に新たに心房細動を発症する確率は4〜19％程度で，心房細動合併の死亡ORは1.46（1.35-1.58）とされている[16]．入院時から心房細動を合併している患者よりも予後が悪い．心房に対する負荷のほかに低カリウム血症や低マグネシウム血症もリスク因子なので，体液量過剰にならないような減塩指導と適切なカリウム摂取について指導する．

　心室頻拍は自律神経活性異常による自動能の亢進と虚血によるリエントリーが原因である．心室頻拍が慢性期にも出現する場合は，出現時や増加傾向の時には運動療法は中断する．深呼吸や，日常活動の際に息張らずに体をゆっくりと動かす，いわゆるスロートレーニングやエキセントリックトレーニングを指導して交感神経の過剰な活性化を抑制させる．また，有酸素運動を指導して，冠動脈の抵抗を軽減させて灌流量を増加させる試みも行う．

〈文献〉

1) 徳留省悟．剖検例よりみた突然死の実態．Ther Res. 1987; 7: 974-6.
2) Ishihara M, Fujino M, Ogawa H, et al; J-MINUET investigators. Clinical presentation, management and outcome of Japanese patients with acute myocardial infarction in the Troponin Era—Japanese Registry of Acute Myocardial Infarction Diagnosed by Universal Definition（J-MINUET）—. Circ J. 2015; 79: 1255-62.
3) McManus DD, Gore J, Yarzebski J, et al. Recent trends in the incidence, treatment, and outcomes of patients with STEMI and NSTEMI. Am J Med. 2011; 124: 40-7.
4) Daida H, Miyauchi K, Ogawa H, et al; PACIFIC investigators. Management and two-year long-term clinical outcome of acute coronary syndrome in Japan: prevention of atherothrombotic incidents following ischemic coronary attack（PACIFIC）registry. Circ J. 2013; 77: 934-43.
5) Goldberg RJ, Currie K, White K, et al. Six-month outcomes in a multinational registry of patients hospitalized with an acute coronary syndrome（the Global Registry of Acute Coronary Events［GRACE］）. Am J Cardiol. 2004; 93: 288-93.
6) Tsuji K, Sakata Y, Nochioka K, et al; CHART-2 Investigators. Characterization of heart failure patients with mid-range left ventricular ejection fraction-a report from the CHART-2 study. Eur J Heart Fail. 2017; 19: 1258-69.
7) Gerber Y, Weston SA, Enriquez-Sarano M, et al. Mortality associated with heart failure after myocardial infarction: a contemporary community perspective. Circ Heart Fail. 2016; 9: e002460.
8) Pouche M, Ruidavets JB, Ferrières J, et al. Cardiac rehabilitation and 5-year mortality after acute coronary syndromes: The 2005 French FAST-MI study. Arch Cardiovasc Dis. 2016; 109: 178-87.
9) Witt BJ, Jacobsen SJ, Weston SA, et al. Cardiac rehabilitation after myocardial infarction in the community. J Am Coll Cardiol. 2004; 44: 988-96.
10) Kamakura T, Kawakami R, Nakanishi M, et al. Efficacy of out-patient cardiac rehabilitation in low prognostic risk patients after acute myocardial infarction in primary intervention era. Circ J. 2011; 75: 315-21.
11) Zehender M, Kasper W, Kauder E, et al. Right ventricular infarction as an independent predictor of prognosis after acute inferior myocardial infarction. N Engl J Med. 1993; 328: 981-8.
12) French JK, Hellkamp AS, Armstrong PW, et al. Mechanical complications after percutaneous coronary intervention in ST-elevation myocardial infarction（from APEX-AMI）. Am J Cardiol. 2010; 105: 59-63.
13) Eckel RH, Jakicic JM, Ard DJ, et al. 2013 AHA/ACC guideline on lifestyle management to reduce cardiovascular risk: a report of the American College of Cardiology/American Heart Association Task Force on Practice Guidelines. Circulation. 2014; 129［25 suppl 2］: S76-99.
14) Nawrot TS, Perez L, Künzli N, et al. Public health importance of triggers of myocardial infarction: a comparative risk assessment. Lancet. 2011; 377: 732-40.
15) Mohammad MA, Karlsson S, Haddad J, et al. Christmas, national holidays, sport events, and time factors as triggers of acute myocardial infarction: SWEDEHEART observational study 1998-2013. BMJ. 2018; 363: k4811.
16) Jabre P, Roger VL, Murad MH, et al. Mortality associated with atrial fibrillation in patients with myocardial infarction: a systematic review and meta-analysis. Circulation. 2011; 1587-93.

〈安達　仁〉

14 冠危険因子

A 肥満

1 ■ メタボリックシンドローム

　心血管イベントの最初の原因となるものは，腹部内臓脂肪細胞蓄積による慢性炎症である．

　過食に伴い悪性のマクロファージが増加すると，インターロイキン6やTNF-αなどのサイトカインが産生されて間質に慢性的な炎症が惹起される．これがインスリン抵抗性の原因となり，その結果，血管平滑筋細胞や脂肪細胞の増殖あるいは細胞機能不全が導かれて糖尿病，高血圧，脂質異常症などが誘発され，他の冠危険因子と相まって，最終的に心血管疾患が導かれる．これをcardiometabolic riskと呼ぶこともある（図1）．

　このように内臓脂肪蓄積によるインスリン抵抗性を基盤として，高血圧・脂質代謝異常・糖尿病を合併する状態がメタボリックシンドロームという言葉で表現される．2005年に発表された日本のメタボリックシンドロームの基準を表1に示す．メタボリックシンドロームのコントロールは心血管イベントの抑制に極めて有用である．ただし，内臓脂肪蓄積を伴わず，メタボリックシンドロームの基準を満たさなくても，前述のごとく，個々のリスクの存在も重要であり，メタボリックシンドロームでないから安心というわけではない．

2 ■ 肥満とは

　「肥満」とは，脂肪細胞が過剰に蓄積された状態をいい，この状態が疾患を誘発した場合，「肥満症」と呼ぶ．筋肉が多くても体重が重くなるが，この場合には「過体重」と呼び，「肥満」とは区別する（表2）．肥満を評価する場合，体重が多いかどうか（BMI），そのうちで脂肪が占める割合はどの程度なのか（体脂肪率），脂肪の付着部位はどこか（ウェスト）の3点につき評価する（図2）．

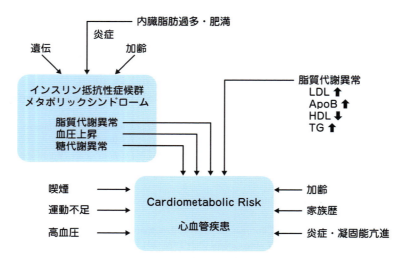

図1 Cardiometabolic risk（心血管代謝リスク）
内臓脂肪による炎症誘発や喫煙，運動不足などが心血管疾患を誘発することをcardiometabolic riskと呼ぶ

表1 メタボリックシンドローム診断基準

内臓脂肪蓄積	
ウェスト周囲径	男性≧85 cm
	女性≧90 cm
上記に加え以下のうち2項目以上	
高トリグリセリド血症	≧150 mg/dL
かつ/または	
低HDLコレステロール血症	<40 mg/dL
収縮期血圧	≧130 mmHg
かつ/または	
拡張期血圧	≦85 mmHg
空腹時高血糖	≧110 mg/dL

(メタボリックシンドローム診断基準検討委員会.
日内会誌. 2005; 94; 188-203 より)

表2 肥満と過体重

| | 体脂肪率 | 男15未満 | 15-25 | 25以上 |
BMI		女20未満	20-30	30以上
18以下		やせ		かくれ肥満
18-25			正常	肥満
25以上		筋肉質		肥満

BMIだけではなく体脂肪率を考慮に入れて脂肪成分が多いのか筋肉系が多いのかを判断する

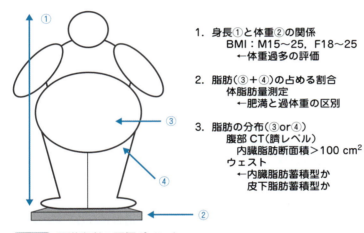

図2 肥満患者の評価ポイント

体重が重い場合，体重過剰分が，筋肉のためかどうか，沈着部位はどこかにつき評価する．

　また，BMIや体脂肪率の絶対値が少なくても，以前と比べてどの程度の割合，どの程度の速度で太ったのかも重要である．身長160 cm，体重56 kg，BMI 22でも，この1か月間に体重が6 kg増えたのであれば，やはり体重についての介入は必要である．筆者は20歳の頃の体重と，数か月間の体重の変化を聞くようにしている．

　肥満は脂肪細胞の付着部位によって内臓脂肪型と皮下脂肪型に分類される．内臓脂肪は，腹腔内に付着した脂肪細胞で，分解された脂肪細胞内の成分が門脈系を通過する点で生活習慣病と関連する．また，内臓脂肪細胞自身が産生・分泌する物質（アディポサイトカインと呼ぶ）のうちアディポネクチン以外はいわゆる悪玉で，心血管系に作用して種々の疾患を誘発する．このため内臓脂肪量は総量を減少させることが望ましい．

　脂肪の付着部位として最近クローズアップされているものは異所性脂肪（ectopic fat）である．脂肪細胞に蓄積しきれなくなった脂肪は肝臓，膵臓，骨格筋，心臓などに沈着する．異所性脂肪は内臓脂肪よりも直接的に臓器にダメージを与えて，より強力に機能障害を引き起こす．これを避けるためには，まず本来の脂質の貯蔵先である内臓脂肪を減らすように指導する．次に，蓄積

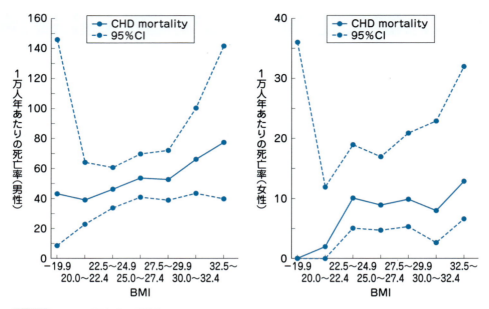

図3 BMIと死亡率の関係
BMIが増加するほど冠動脈疾患による死亡率が上昇する．
CHD mortality: 冠動脈疾患の死亡率
（Jousilahti P, et al. Circulation. 1996; 93: 1372-9[1]より）

してしまった異所性脂肪を利用させるために，空腹時の代謝量を増やす，すなわち基礎代謝を増やすか空腹時に運動を行うように指導する．食後の中性脂肪の値が200 mg/dLを超える場合は異所性脂肪が蓄積しやすい状況である．このような場合に食前・空腹時に運動を行うと，血液中のグルコースが少ないために蓄積された中性脂肪がエネルギー源として消費される．その結果，異所性脂肪を減らすことができる．しかし，空腹時の運動は低血糖や血栓を誘発することもあり，またインスリン分泌が極端に不足している患者，例えばI型糖尿病やSPIDDM（slowly progressive IDDM）では乳酸アシドーシスを誘発することがあるため患者の状況を見て指導する．一般的には糖尿病薬服用中の場合や空腹時の血清Cペプチドが0.5 ng/mL未満の患者には運動は薦めない方が良い．

減量によって炎症は軽減し，多くの冠危険因子も改善する．血管における炎症が軽減すれば，プラークラプチャの危険が減るとともに血栓形成が予防され，また血栓溶解促進効果も惹起されて心筋梗塞発症率が低下する．体重が1 kg減少すると虚血性心疾患の発症率が1〜1.5％減少するという報告もある（図3）[1]．ただし，75歳以上ではBMIが減少しても必ずしも心血管発症率が低下するとは限らないというデータもある（図4）[2]．また，女性の場合は男性よりも関連が弱い[1]．

3 ■目標体重

BMIの目標は22である．BMI 22が最も生命予後が良いとされているためである．しかし，過激な減量は除脂肪体重（lean body mass; 骨格筋および骨量）を減らすとともに，リバウンドや不整脈などの副作用も多いため行わない．そのため，通常は1か月で4〜5 kgの減量を目標とするのが良い．

心不全の場合はBMIがやや高い方が予後が良いというデータもあり，肥満パラドックス（obe-

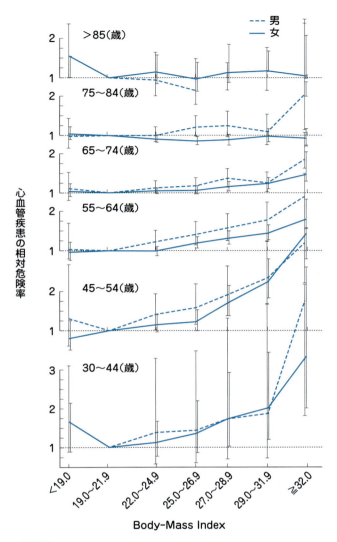

図4 BMIの寄与における年齢の影響

75歳以上，特に女性では，BMIは死亡率に影響を与える因子ではないことが示されている

(Stevens J, et al. N Engl J Med. 1998; 338: 1-7[2]より)

sity paradox）と呼ばれている（**図5**）[3]．バルセロナで開催された欧州心臓病学会ではテイクホームメッセージに"fatter is better"というスローガンが採用されたほどである．日本人においても同様な報告もあり，進行した心不全のような病態においては目標体重を若干多めに設定した方が良い場合もある．しかし，日本人の場合，アングロサクソン人と比べて肥満の程度が少なくても糖代謝異常が生じやすいというデータもあり[4]，欧米人を対象とした結果をそのまま適用してよいかどうかは疑問がある．脂肪組織を中心に増やすよりも，骨格筋量を中心に増やすように指導して誤りはない．

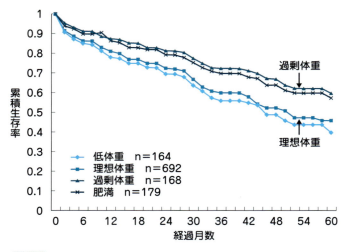

図5 肥満パラドックス
BMI が高い方が心不全の予後は良好である.
年齢, 血圧, 糖尿病, EF, 血行動態指標, 最高酸素摂取量, MR, TR, 薬物, 血清 Na 値, Cr, 脂質などの因子で補正した予後曲線.
Underweight（BMI＜20.7）, Recommended Weight（BMI 20.7-27.7）, Overweight（BMI 27.8-31）
(Horwich TB, et al. J Am Coll Cardiol. 2001; 38: 789-95[3]）より）

4 ■食事療法

1) カロリー

　目標カロリーは, 日常活動レベルを考慮して決定する（**表3**）. 入院中の場合には, 病院食が何カロリーであるかを知らせて, 食事内容を記録させるとよい. 糖尿病教育入院の場合などは, 計りを用意して重さを計測しながら食事をしてもらうことも有用である. 退院後にも, 1か月のうち1週間くらいは, 食事の記録（**図6**）をつけてもらうと食事療法が効果的になる.

　減量目的で入院したときには, ダイエットに対するモチベーションも十分なので, 必要ならば低カロリー療法, あるいは超低カロリー療法（VLCD: very low calorie diet）を行う. 人間が窒素バランスを崩さないでいられる最低のカロリーは約 700 kcal であるが, 短期間であれば大きな問題は生じない. オプティファスト®やマイクロダイエットのような特殊な高栄養食品を用いて短期間での減量を可能にさせる. VLCD を行う場合に注意すべき点は不整脈である. 脂肪分解にともない遊離脂肪酸が増加して心室性期外収縮や心室頻拍が出現することがある. そのため, 可能な限りモニター心電図をつけておく. ただ, 心臓リハビリテーションの一環として入院する時には, 入院病棟は循環器病棟であるので, 他の病棟よりも不整脈への対処は慣れており安心して実施できる. VLCD は4週間で5kg 程度減量でき, 内臓脂肪も著明に減少する（**図7**）. ただし, VLCD にはインスリン抵抗性の改善効果は望めない. この点で, VLCD 中にも積極的な運動療法が必要である.

　総カロリーへの配慮も重要であるが, 食事の回数, 各食事におけるカロリーの配分も重要である. カロリー配分については, 朝食と昼食を多くして夕食を少なくする. また, 夜9時以降はカロリーのあるものは口にしない. 実行が可能か否かは別として, 以上のことが食事療法の原則であることは事実である. いかにこれを実行させるかが, スタッフの腕のみせどころである.

表3 摂取カロリー決定法	
日常の活動レベル	理想体重×（kcal）
軽度（デスクワークが主の人）	25-30
中等度（立ち仕事が多い職業）	30-35
重労働（力仕事の多い職業）	35-

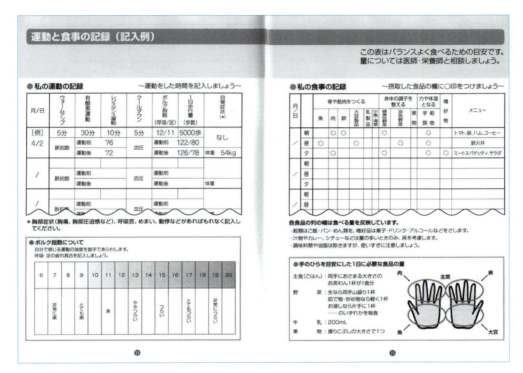

図6 食事・日常生活の記録
運動処方講習会が作成した心臓リハビリテーション手帳の一部．運動の記録と食事の記録を見開きにして記録できるようにしてある．食事の詳しい内容を毎回記載するのは大変なので，どのような食品を摂取したかを○で記載するようにした．全体のバランスが評価できる．さらに詳しく，カロリーの記録も必要な場合には，糖尿病食事療法に準じて，単位数を記載することもできる．

2）食事回数

食事の回数について，糖尿病教育入院などでは，各食事を少し減らして10時と15時に半単位（40 kcal）ずつ加える1日5食療法が行われることがあった．1日の総カロリーは増やさないで各食事の量を減らすことで，食事摂取に伴う食後の血糖上昇を抑えて血糖上昇に伴う合併症の進行を防止するとともに，インスリン分泌応答も減らして細胞の過剰増殖を予防しようというものである．ただ，これを自宅で行うことはかなり困難である．職場で10時と15時におにぎり半分やカボチャひと口食べることができないところもあるし，これらを用意することも大変で，また，これをきっかけに間食が増えてしまう可能性もある．通常は1日3食で良いのではないかと考えられる．

一方，食事回数を減らして減量を実行できたとする科学的な報告は従来はなかったが，2012年のヨーロッパ糖尿病学会で，1日2食のほうが6回摂取するよりも安静時エネルギー消費量が多

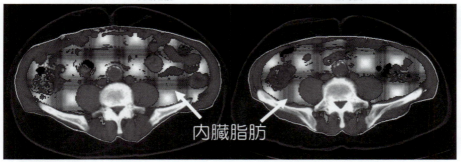

図7 超低カロリーダイエット（VLCD）の一例
VLCDにより，内臓脂肪断面積は著減する．

い傾向があり，体重減少・血糖値・C-ペプチドの減少の程度が強いという報告がなされた[5]．この研究は，朝食を6時から10時の間に1回摂り，昼食を12時から16時の間に1回摂るという食べ方と，3食の間にスナックを食べ，20～21時に2度目のディナーをとる食べ方と比較したものである．もちろん総カロリーは同一にしてある．この研究のポイントは，よくやられるように朝食を抜くというダイエットではなく夕食を抜いている点と，2食以外の間食はとらず監督下で食事をとった点である．朝食が多いとBMIが低下し[6]，夕食が多いと脂質沈着が増える[7]ことは昔から知られており，2食目を通常の夕食の時間よりも早めれば望ましい結果が得られることが示されている．その後，1日2食ということではなく，食事と食事の間隔をあける食事法〔時間制限食，time restricted feeding（TRF）〕の効果に関する報告が相次いだ．午前中と夕方までに2あるいは3食済ませ，最後の食事と朝食の間隔を12～16時間開けるというものである．ショウジョウバエを用いた検討では，体重減少効果，活動量増加効果，心保護効果が観察されている[8]．ヒトの検討でも，時間制限食は長寿遺伝子発現を増加させ，オートファジー活性を亢進させた[9]．ただし，最終食摂取時間が就寝前に近いと前述のごとく脂肪燃焼が低下することがわかっている[10]ため，体重は減らない．また，オートファジーは睡眠中と絶食中に強くなる[11]ため，満腹で寝るとオートファジーは生じにくいのではないかと思われる．間食，早食い，夜遅い食事の3つの悪習慣が揃っているほど体重は増加する（図8）[12]．時間制限食でやせるのは，摂取カロリー量が少ないことが多い，インスリン感受性が改善する，一食が多かったり特殊なダイエット法を実施しているという満足感のためかと思われる．昔からの格言に図9のようなものがある．この研究は，まさにこの格言に沿ったものであろう．さらに，適度な空腹感を感じさせることは中性脂肪を低下させたり熱産生を亢進させたりすることに役立つが，あまりにも空腹感が強くなって各回の食事摂取速度が早くなれば，各食事あたりのインスリン分泌が増えて脂肪細胞の蓄積が促されるため，食事摂取時に早食いにならないように指導することも必要であろうと思われる．

3）外食

外食については，食事を伴う会議・会合が多い場合には，出されるお弁当の量を自分で減らすことで対処できる．最近は，食事療法に関する知識が普及しているため，減量について周囲の理解を得ることは簡単である．

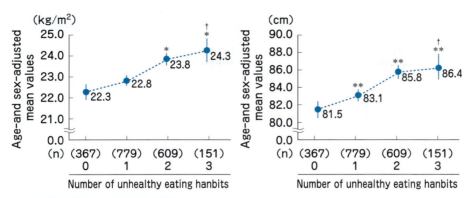

図8 食事方法の悪習慣と肥満の関係
(Ishida Y, et al. Nutrients. 2020: 12: 3160[12]より)

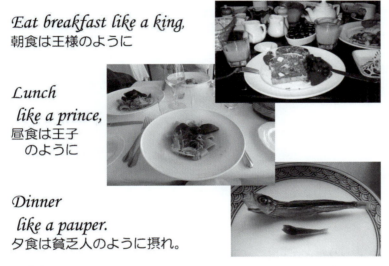

図9 食事のとり方について，以前から欧米で言われていた格言

4）インスリン分泌とGI（グリセミックインデックス）

　インスリン分泌に関しては，摂取する食品の項目も重要である．食品は腸管からの吸収が速いほどインスリン分泌を刺激する．つまり，吸収の早い食品は高インスリン血症を引き起こしやすく，その結果，脂肪細胞産生も刺激しやすくする．どの食品がどの程度インスリン分泌を刺激するかは glycemic index（GI）という指標で評価できる（**表4**）．GI値の高い食品のうち，代表的なものは精白米や食パンである．粉にしてあっても，一度硬くしたパスタは意外とGI値が低い．GI値70以上の食品はインスリン分泌を過剰に促しやすいと考えられる．ただし，GI値は食品を単独で摂取した場合のデータであり，油などと合わせて食べると吸収速度は大きく変動することに注意する必要がある．この点で，GI値を日常の食事療法にとりいれることは難しい面がある．

　食品の吸収速度を考える場合，食品そのものを考えるだけではだめである．糖質や脂質を摂取する前に繊維をとれば吸収は遅くなる．その意味で，野菜を最初に食べることは良いことである．また，ゆっくりと食事をすることも，吸収を遅らせるためには重要である．

表4 glycemic index

100以上	砂糖，ブドウ糖，グラニュー糖，キャンディー
80〜100	白米，もち，白いパン，うどん，じゃがいも，にんじん，ハチミツ，ケーキ，チョコレート，大福
50〜80	パスタ，玄米，赤飯，そば，中華めん，コーン，コーンフレーク，オートミール，バナナ，さつまいも，干しぶどう，果物の缶詰，ポテトチップス，クッキー，アイスクリーム
30〜50	春雨，肉類，魚介類，豆類，リンゴ，梨，ぶどう，桃，キウイ，グレープフルーツ，オレンジ，オレンジジュース，チーズ
30以下	果糖，大豆，ピーナッツ，アーモンド，野菜類，きのこ類，海藻類，いちご，卵，牛乳，ヨーグルト

表5 認知行動療法

行動	意味
空腹時は買い物に行かない	空腹時にはつい食べ物をたくさん買ってしまう．特に夕食直前だと，安売りもしているのでよけいたくさん買ってしまいがちになる．
とりやすいところに食べ物をおかない	お菓子が目に見えていると，すぐに食べたくなる．面倒くさいところに置いておけば食べるのを躊躇しやすい．
食事は規則正しく	不規則だと血糖値・インスリンレベル・中性脂肪が低下しにくい．
「炒める」「揚げる」より「ゆでる」「焼く」	油の摂取量を少なくするコツ．
盛り付けは一人ずつ	一緒に盛るとどのくらい食べたかわからなくなる．食べる人は食べ，食べない人は食べなくなる．
たくさん噛んでからのみこむ	一口あたり30回以上噛むと血糖値の上昇が抑制される．噛んでいるうちに満腹感も感じる．
外食では定食をとる	多様な食品が摂れる．
ながら食いは肥満のもと	どれくらい食べたかわからなくなる．
ストレスを貯めない	ストレスは空腹感を感じさせやすくする．

5 ■認知行動療法，レコーディングダイエット

　肥満を引き起こしやすい行動パターンが知られており，これを修正する治療を「行動修正療法」あるいは「認知行動療法」と呼ぶ．代表的なものを表5に示す．

　また，前述のごとく，日常生活をいちいち記録に残すことも行動修正につながる（図7）．いわゆるレコーディングダイエットである．何を食べたか，何時に食べたか，ゆっくり食べたか，どのくらい動いたか，ストレスがあったか，何でも可能なものは記録に残すのである．自分の習慣に気づくことができ，修正に結びつく．記載が途絶えがちな場合には，次回の外来まで，というように，記録をつける期限を設けると，比較的記載するようになる．

　体重は，入院中は，起床直後，朝食直後，夕食直後，就寝直前の1日4回測定する．外来でも，1日1回記録すると，少なくとも体重が増加することは容易に防げる．筆者は図10の体重の記録表をわたして，毎日体重を記録してもらってきている．記録開始初期は，モチベーションが高いために体重は低下することが多いが，その後，横ばいになる．これを，踊り場現象と呼ぶ．この時期を耐えて，再上昇させないようにできれば，体の記憶は体重が減少した状態にリセットされて，次の段階でさらにやせることができる．

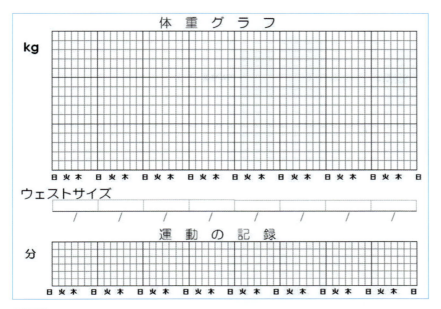

図 10 体重記録グラフ

2 か月間，毎日体重を記録できるようにしてある．ウェストも週 1 回測定し，数値で記入する．運動は，1 目盛り 10 分とし，どのような活動でも運動と思えるようなことなら，○を目盛りのなかに記載してもらう．グラフ化すると，数値記入よりも，増加したときのインパクトが大きく，修正しようとのモチベーションが上がりやすい．

6 ■運動療法

　肥満を治療するために運動は必須である．ダイエットのみで体重を落とした場合と運動療法を併用した場合の体組成の変化の違いの概念図を**図 11** に示す．運動療法を行わないと，除脂肪量が減り，骨粗鬆症や心不全に弱い体になってしまう．また，ダイエットのみの減量では，インスリン抵抗性が増悪してしまうことも示されている．すなわち，ダイエットのみでは，心疾患発症の危険性がかえって高まる可能性がある．このような点を，患者に理解してもらい，ダイエットとともに運動療法も必ず併用するように説明する．

　運動療法には有酸素運動と抵抗運動がある．肥満症を治療する場合には，どちらも重要である．

　有酸素運動は，AT レベルの運動を週 3 回以上行うのが一般的である．運動強度が強ければ強いほど単位時間あたりのカロリー消費は大きいが，運動強度が強ければ強いほど運動に伴う事故が増えるため，健康になることを目的とした成人の場合には AT レベルが薦められる．また，肥満患者は膝痛や足関節痛等，整形外科的疾患を合併しやすいため水中での運動も良い．有酸素運動は慢性炎症を抑制してインスリン抵抗性を解除し，カロリーを消費して体重を減らす．

　カロリー消費において基礎代謝は重要である．代謝は骨格筋で盛んに行われるため骨格筋量が多いほうが望ましいが，運動としては有酸素運動のほうがレジスタンストレーニングよりも基礎代謝を亢進させる（**表 6**）[13]．基礎代謝を促進させる因子の一つとしてベージュ細胞がある．ベージュ細胞は白色脂肪が褐色細胞化したものである．白色脂肪細胞はエネルギー貯蔵が主な仕事で，褐色脂肪細胞はエネルギー消費である．ベージュ細胞はエネルギー消費作用があり，これが増加すると基礎代謝が亢進する．有酸素運動は白色脂肪細胞をベージュ化させる mRNA である Prdm16 や Ucp1 を増加させる[14]．

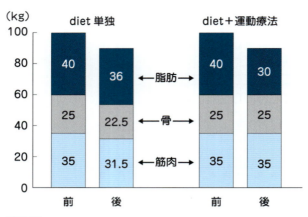

図 11 減量法の違いによる対組成変化の違い
ダイエットのみだと，脂肪以外に骨や筋肉などの除脂肪体重も減少する．運動療法も併用すると，除脂肪体重は保持される．

表 6 基礎代謝に及ぼす運動様式の違い

指標	グループ	前	後	P値
Peak V̇O₂ (mL/min/kg)	ETG	31.80±4.40	38.40±5.87	0.012
	RTG	32.08±6.76	37.99±6.38	0.012
BMR (kcal/day)	ETG	1861.63±22.38	2124.25±577.38	0.036
	RTG	1956±352.64	2111.75±594.02	0.779

ETG: 有酸素運動療法群，RTG: 抵抗運動群
Mean±SD
（Yetgin MK, et al. J Pak Med Assoc. 2018; 68: 929-31[13]）より）

　骨格筋からインスリン抵抗性や脂質代謝を改善させる物質，いわゆるマイオカインが分泌される．これの分泌刺激は有酸素運動であるが，骨格筋量を増加させるのはレジスタンストレーニングである．その意味で，肥満解消目的にレジスタンストレーニングは意味を持つと思われる．

〈文献〉

1) Jousilahti P, Tuomilehto J, Vartrainen E, et al. Body weight, cardiovascular risk factors, and coronary mortality. 15-year follow-up of middle-aged men and women in eastern Finland. Circulation. 1996; 93: 1372-9.
2) Stevens J, Pamuk ER, Williamson ER, et al. The effect of age on the association between body-mass index and mortality. N Engl J Med. 1998; 338: 1-7.
3) Horwich TB, Fonarow GC, Hamilton MA, et al. The relationship between obesity and mortality in patients with heart failure. J Am Coll Cardiol. 2001; 38: 789-95.
4) Tsunehara CH, Leonetti DL, Fujimoto WY. Diet of second-generation Japanese-American men with and without non-insulin-dependent diabetes. Am J Clin Nutr. 1990; 52: 731-8.
5) Kahleova H, Belinova L, Hill M, et al. The effect of frequency of meals on body weight, HbA1c and resting energy expenditure in patients with type 2 diabetes. EASD annual meeting 2012, Berlin.
6) Purslow LR, Sandhu MS, Forouhi N, et al. Energy intake at breakfast and weight change: prospective study of 6,764 middle-aged men and women. Am J Epidemiol. 2008; 167: 188-92.
7) Ruge T, Hodson L, Cheeseman J, et al. Fasted to fed trafficking of fatty acids in human adipose tissue reveals a novel regulatory step for enhanced fat storage. J Clin Endocrinol Metab. 2009; 94: 1781-8.

8) Gill S, Le HD, Melkani GC, et al. Time-restricted feeding attenuates age-related cardiac decline in Drosophila. Science. 2015; 347: 1265-9.
9) Jamshed H, Beyl RA, Della Manna DL, et al. Early time-restricted feeding improves 24-hour glucose levels and affects markers of the circadian clock, aging, and autophagy in humans. Nutrients. 2019; 11: 1234.
10) Parikh L, Seo D, Lacadie C, et al. Differential resting state connectivity responses to glycemic state in type 1 diabetes. J Clin Endocrinol Metab. 2020; 105: 1.
11) Deutsch S, Malik BR. Impact of sleep on autophagy and neurodegenerative disease: sleeping your mind clear. Arch Mol Biol Genet. 2022; 1: 43-56.
12) Ishida Y, Yoshida D, Honda T, et al. Influence of the accumulation of unhealthy eating habits on obesity in a general japanese population: The Hisayama Study. Nutrients. 2020: 12: 3160.
13) Yetgin MK, Agopyan A, Kucukler FK, et al. The influence of physical training modalities on basal metabolic rate and leptin on obese adolescent boys. J Pak Med Assoc. 2018; 68: 929-31.
14) Stanford KI, Middelbeek RJW, Goodyear LJ. Exercise effects on white adipose tissue: beiging and metabolic adaptations. Diabetes. 2015; 64: 2361-8.

〈安達 仁〉

14 冠危険因子
B 糖代謝異常

　2007年の統計では，糖尿病が強く疑われる人は約900万人おり，疑い例も含めると2210万人に及ぶと報告されている（図1）．糖尿病を有する患者の主な死因は，心筋梗塞や脳出血・腎不全などの血管障害や，がんあるいは感染症などであり，これらは日本人の死因であるがん・心疾患・脳卒中・肺炎と一致する．すなわち，糖代謝異常は日本人の死因の隠れた原因であるといえる（図2）．

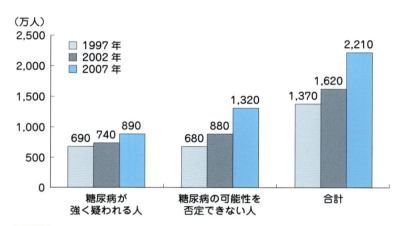

図1 糖代謝異常患者数の推移
（平成19年国民健康・栄養調査報告より）

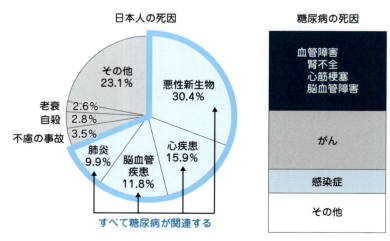

図2 日本人の死因と糖尿病の死因
日本人の死因と糖尿病の死因はほとんど重なっており，糖尿病がいかに重要なのかがわかる

1 ■ 糖代謝異常の時期別分類と心疾患に及ぼす影響

2型糖尿病に関連した糖代謝異常は大きく分類して図3のように3つのステージに分けると考えやすい．最初は「前糖尿病」，次に「糖尿病発症初期」，そして「糖尿病進行期」である．

1) 前糖尿病

「前糖尿病」は，食後のみ血糖値が上昇する「食後高血糖」や，OGTT 2時間値が140〜200 mg/dLの「境界型糖尿病」の状態をさす．この状態の特徴は，内臓脂肪の蓄積，インスリン抵抗性の発現，インスリン分泌の遅延過剰応答である．膵β細胞機能が比較的保持されているため，インスリン分泌能は良好であるが，血糖刺激への反応が遅くなる．その結果，血糖値が低下し始めている時期にさらにインスリンが分泌されるため，低血糖を生じやすくなる．

① MAGE

最低血糖値と最高血糖値との差のことをMAGE（メイジ，mean amplitude of glucose excursion）と呼ぶ．食後高血糖を示す患者はMAGEが大きく，これが大きくなると過酸化物が産生されやすくなり（図4）[1]，血管内皮細胞機能が低下するとともに交感神経活性が過剰になる．正確にはCGM（continuous glucose monitoring）という連続血糖測定を行わなければ評価できないが，筆者は，OGTTにおいて負荷前と最高血糖値との差が90 mg/dL以上ある場合には心疾患発症率が高いというデータを持っている．

② 食後高血糖

食後高血糖を確かめる検査は1,5-AG（1,5 アンヒドログルシトール）である．1,5-AGは腎臓でいったん濾過されて尿細管で99.9％再吸収されるが，尿糖が存在すると競合阻害されるために再吸収されず，尿中に喪失されてしまう．そのため，尿糖が陽性の場合には血中1,5-AGが低値となる．10 mg/mL以下の場合に，食後高血糖を疑う．ただし，HbA1cが8％以上の場合には使用できない．また，SGLT2阻害薬使用中は使用できない．尿糖については食後60〜90分頃に測定することもある．一般的に尿糖は血糖値が160〜180 mg/dLに達すると陽性になる．陰性の時の血糖値はわからないため，食後だけ陽性になったとしても実際にはどの程度血糖値に変動があるのか不明であるが，実際に高血糖になったことは確かであるので，その時点で介入を行うことができる．「食後60分」というのは「食事を開始してから60分」という意味である．ここで注意すべき

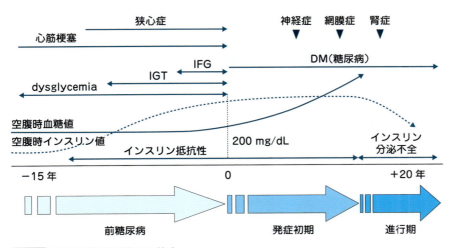

図3 糖代謝異常の進展の仕方

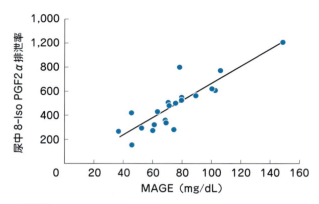

図4 グルコーススパイクと過酸化物

グルコーススパイクが大きいほど，酸化ストレスが多くかかることが示されている．
MAGE: mean amplitude of glycemic excurtions（血糖変動値）
8-Iso PGF2α: 酸化ストレスの指標
（Monnier L, et al. JAMA. 2006; 295: 1681-7[1])より）

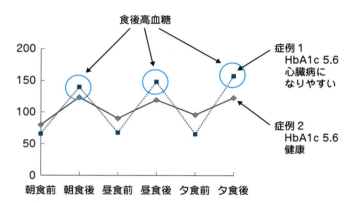

図5 HbA1cの意味

血糖変動が大きくても小さくても平均が同じなら同じHbA1cになってしまう．

表1　食後高血糖の見つけ方	
検査項目	判定法
食後60～70分目の採血	健常人は140 mg/dLにはならない．空腹時と比べて90 mg/dL以上あると冠動脈新規病変ができやすい．
1,5-AG	10 μg/mL以下の場合は食後高血糖が疑われる．アカルボースを使用中の場合は相対的低値となる
食後60～70分目の検尿	通常，血糖値が180 mg/dL以上になると尿糖は陽性になる．

ことは，HbA1cはMAGEを反映しないことである．HbA1cは血糖値の平均を示す指標であり，図5のように，血糖日内変動が大きくても小さくても同じ値を示す．HbA1cが良好であるからといって安心してはならない．表1に食後高血糖の見つけ方を示す．

③インスリン抵抗性 (IR: insulin resistance)

インスリン抵抗性は，内臓脂肪細胞の肥大化に伴って炎症が慢性化したりアディポネクチン分泌が低下したりすることによってインスリンの作用が減弱し，血糖降下作用が衰える現象である．この状況に陥ると肝臓の VLDL 産生が増加して高中性脂肪血症が生じ，腎尿細管でのナトリウム再吸収が亢進して高血圧となり，血管内皮細胞での一酸化窒素（NO: nitric oxide）産生が減弱して動脈硬化や血栓形成が生じやすくなる．したがって，インスリン抵抗性を解除させるためには内臓脂肪を減らすことが基本である．

インスリン抵抗性は空腹時のインスリン値を測定して評価する．空腹時のインスリン値が 15 mU/mL 以上の場合，あるいは HOMA-IR（空腹時血糖値（FPG）×空腹時インスリン値（FIRI）/405）が 2.5 以上の場合にはインスリン抵抗性が存在すると考える．もちろん，人工膵臓を用いたグルコースクランプ法を行えばもっとも正確に評価できるが，糖尿病の専門施設以外ではほとんど行われていない．

④合併症

「前糖尿病」の時期は高血糖状態が持続するわけではないため，網膜症・腎症・神経症の三大合併症はほとんど発症しない．しかし，慢性炎症により誘発される大血管障害は高頻度に発症する．虚血性心疾患患者の当院のデータでは 65％は糖代謝異常を有し，そのうちの約半分は「前糖尿病」である（図6）[2-4]．また，UKPDS 35 という研究によると，血糖をコントロールして細小血管合併症は著明に改善するが，大血管合併症の改善は細小血管合併症ほどではないことが示されている（図7）[5]．冠動脈疾患は脂質異常や血圧など多因子が関与するためでもあるが，持続的高血糖がなくてもインスリン抵抗性や食後高血糖があるだけでも発症することを示唆している．また，インスリン抵抗性が強いと心機能も低下する（図8）[6]．そのため，心不全に関する心臓リハビリテーションの場合にも，インスリン抵抗性の評価と教育は重要である．

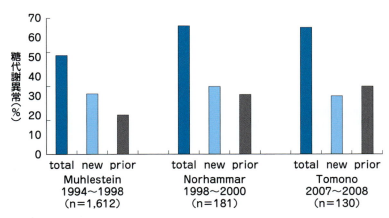

図6 循環器病棟における糖代謝異常
65％に糖代謝異常が存在し，そのうち半分は今まで知らなかったという状況である．
Total: 全患者割合　new: 新たに指摘された患者割合　prior: 以前から指摘されていた患者割合
(Am Heat J. 2003; 146: 351-8[2], Lancet. 2002; 359: 2140-4[3], 糖尿病学会総会 2009[4]より改変)

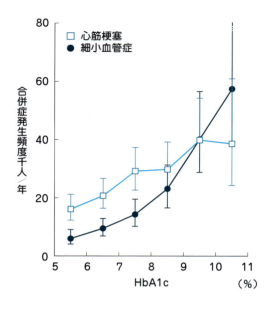

図7 血糖コントロールと心筋梗塞発症率 UKPDS 35 研究より

血糖コントロールにより心筋梗塞発症率は低下するが，細小合併症ほどではない．この研究より，血糖値以外の要素が心筋梗塞発症に関与している可能性が考えられ，インスリン抵抗性の重要性がクローズアップされた．
（Stratton IM, et al. BMJ. 2000; 321: 405-12[5]より）

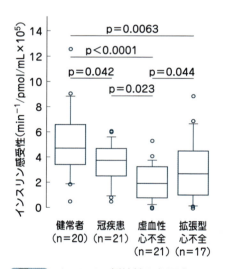
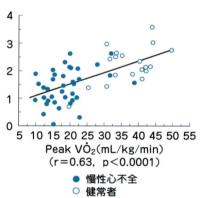

図8 インスリン抵抗性と心不全

インスリン抵抗性と運動耐容能とは反比例する．
（Swan JW, et al. J Am Coll Cardiol. 1997; 30: 527-32[6]より）

⑤心リハスタッフと前糖尿病

「前糖尿病」患者は「糖尿病」ではない．虚血性心疾患を発症して病院に来るため，糖尿病内科よりも循環器内科に多数存在する．完全な糖尿病ではないためほとんどの糖尿病薬が使用できず，生活習慣の改善にて治療する．つまり，心臓リハビリテーションスタッフの目の前にたくさんいるはずで，心リハスタッフが治療すべき病態なのである．「前糖尿病」の時期における治療のターゲットは内臓脂肪である．

2）糖尿病発症初期

「糖尿病発症初期」は糖尿病と診断がつき，まだ三大合併症が明らかに自覚されない時期であ

表2 糖尿病性網膜症（DR: diabetic retinopathy）

時期	状態	注意点
Simple 単純性網膜症	毛細血管瘤 点状出血・斑状出血（限局性出血） 硬性白斑（血漿成分の染出し）	眼科受診後，血圧・血糖の大きな変動がないように運動療法を行う
Preproliferative 前増殖性網膜症	軟性白斑（毛細血管血栓閉塞による） 新生血管	光凝固術が行われるまでは，運動療法は行わない
Proliferative 増殖性網膜症	新生血管（脆弱なため出血しやすい） 硝子体出血 網膜剥離	

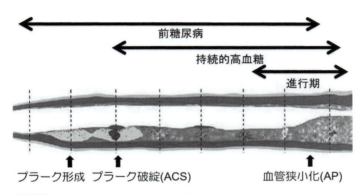

図9 動脈硬化病変の進展の仕方
動脈硬化病変は，初期には外側へ拡がるため血流障害はきたさない．そのため胸痛は生じない．しかし，プラークがラプチャすると心筋梗塞は発症する．前糖尿病はこの時期である．糖尿病が進行すると，徐々に血管が狭小化し始める．

る．β細胞機能はすでに50％程度低下しており，空腹時血糖値が上昇し始める．糖質の負荷にてインスリン分泌はされるが高インスリン血症が持続することはなくなり始める．「持続的高血糖」そのものが細胞障害を誘発し始める時期である．

①持続的高血糖

「持続的高血糖」の状態だと，糖質がアミノ酸と結合し始め，最終的には非可逆的な終末糖化産物（AGE: advanced glycation end products）という物質が産生されて細胞機能が低下する．また，高濃度のブドウ糖は細胞質内で浸透圧の高いソルビトールに変換され細胞障害を誘発する．このほか，心血管系細胞膜のC蛋白キナーゼ（PKC）を活性化させたり過酸化物を過剰に産生させることも細胞障害誘発の原因となる．これらのメカニズムによって「持続的高血糖」は血管内皮細胞障害，プラーク内血管新生・石灰化，血栓形成，マクロファージ泡沫化などを誘発する．

すなわち，「糖尿病発症初期」の段階では，いかにして血糖値を200 mg/dL以下の値に保持させるかが治療の目標となる．この時期は，まだ最小血管合併症がないため，一般的には運動療法が禁忌になることはないが，念のために眼科受診を勧めて網膜症が糖尿病性網膜症（DR: diabetic retinopathy）を評価し，前増殖性網膜症（表2）以上ではないことを確認したほうが良い．一方，この時期にはすでに動脈硬化病変ができ始めている（図9）ため，過労・ストレス・脱水・高血糖などの状態に陥るとACSを発症するということを念頭において運動療法や生活指導を行う．

②血糖評価法

血糖コントロールの評価は，もちろん血糖値で行う．以前は，糖尿病外来の患者には，空腹状態で来院してもらって空腹時の血糖値（FPG: fasting plasma glucose）を測定していた．しかし，朝食を摂取せずに来院すると，インスリンや内服薬をとるタイミングが難しく低血糖発作を起こすこともあるため，最近では朝食を摂取してくることが多い．そこで，HbA1cをうまく使う必要がある．HbA1cは平均血糖値を反映する指標であるが，HbA1cが7.3％以下の場合にはFPG（fasting plasma glucose，空腹時血糖）を強く反映する．HbA1c×20がFPGに相当する．すなわち，FPGが146 mg/dLあたりまでは食後採血であってもHbA1cをみることで推測できるのである．例えば，食後90分目に採血を行った結果，血糖値が180 mg/dL，HbA1c 6.4％であったとすると，FPGは128 mg/dLくらいでやや高く，最高血糖値は180 mg/dLよりもやや高く200から220 mg/dL位であったかと想像できる．この場合に心リハスタッフのするべきことは，空腹時血糖を低下させる目的で内臓脂肪除去目的にカロリー制限を指示し，糖質摂取バランスが高すぎるようであれば40〜50％程度までの糖質制限を行い，また食後血糖値を下げる目的で食べ方の指導と食後の運動を指示，さらに眼科受診の有無と，必要であればアスピリン製剤を忘れずに服薬しているかどうかをチェックすることである．HbA1cが7.3以上の場合には食後血糖値の影響を受け始めるのでFPGの推測は困難になる．

3）糖尿病進行期

「糖尿病進行期」は最小血管合併症が明らかになってきた時期以降である．インスリン分泌が減少して，インスリンやグリメピリドを使用しなければ血糖が下がらない．眼底では出血が始まり，蛋白尿が間欠的あるいは持続的に出現する．夜になると特に強く足の裏のしびれ感を感じたり，立ちくらみが強くなる．この時期の特徴は，「さらなる高血糖」と「薬物による低血糖」，「多彩な合併症」である．

①さらなる高血糖

「さらなる高血糖」は，前述のごとく細胞障害を誘発する．冠動脈疾患は，非糖尿病者と比べて，「持続的高血糖」を有していると2〜4倍発生頻度が上昇する．血糖コントロールと心筋梗塞の発症率は関連することが，UKPDS（United Kingdom Prospective Diabetes Study）33[7]で示された．この5102人の2型糖尿病を対象にした前向き研究によると，HbA1c 1％の上昇につき11％心事故が増加することがわかった．有意差はつかなかったが，コントロール良好群のほうが追跡15年間の心筋梗塞発症率が16％低かった（図10）．また，平均BMI 28の肥満糖尿病をビグアナイドで治療した検討では，血糖コントロールによって有意（39％，p＝0.011）に心筋梗塞が減少することが示された（図11）[8]．また，糖尿病には，高血圧や脂質代謝異常を合併しやすい．高血圧を同時にコントロールすると，糖尿病関連の合併症が減ることもこの研究で示されている（図12）[9]．血糖値のみならず，総合的に患者を治療することが重要である．この点で，

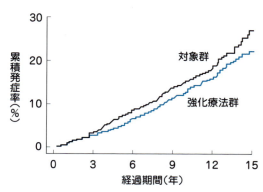

図10 血糖コントロールと心筋梗塞発症率 UKPDS 33研究より

15年のフォローアップ後，心筋梗塞発症率に16％の差がついた
（UKPDS. Lancet. 1998; 352: 837-53[7]より）

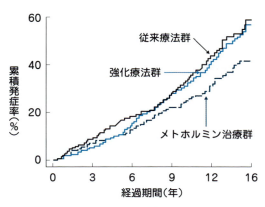

図11 肥満糖尿病と心筋梗塞　UKPDS 34 研究より

肥満糖尿病をビグアナイドで治療した場合，血糖コントロールによって39％心筋梗塞が減少する．
(Lancet. 1998; 352: 854-65[8]より)

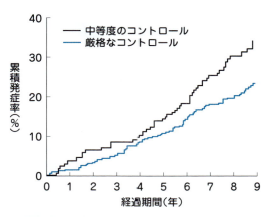

図12 高血圧合併糖尿病患者の合併症発症率 UKPDS 38 より

血糖のみならず，血圧もコントロールすると，合併症の発生率を著明に減らすことができる．
(BMJ. 1998; 317: 703-13[9]より)

心臓リハビリテーションは，同時にいくつもの危険因子を治療できて有用である．

②持続的高血糖による血管病変

また，冠動脈をカテーテルで治療する立場から見ると，「持続的高血糖」を有している患者の冠動脈病変は血管壁の石灰化が強く，血管にまんべんなく動脈硬化病変が存在し，経皮的冠動脈形成術を非常に難易度が高く危険性の高いものにさせている（**図13**）．2004年に上市された薬物溶出性ステント（DES: drug eluting stent）は，再狭窄率が極めて低く，殊に血管径 3.0 mm 以上の場合にはほとんど再狭窄がないものと考えてよいが，糖尿病の場合には相変わらず再狭窄率が高めであることも示されており，インターベンショナルカルディオロジストにとっても厄介な病変である．さらに，糖尿病では，腎機能が低下しているため造影剤の副作用が出やすく，カテーテル治療中に大変気を使う．すなわち，糖尿病があると，冠動脈疾患になりやすいばかりではなく，病変形態も複雑なために治しづらく，治療に伴う合併症も多いということになる．加えて，糖尿病

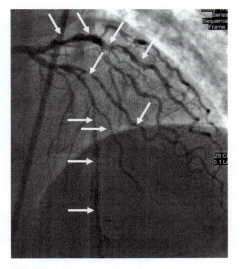

図13 糖尿病の冠動脈病変

糖尿病患者では，冠動脈にまんべんなく動脈硬化病変（矢印）が存在することが多い．狭窄の度合いが強くなければ狭心症の症状はでないが，軽度の動脈硬化でもプラークラプチャは起こるため，どこからでも心筋梗塞が発生する危険性があることが理解できる．

患者では，心筋梗塞発症後の再発率および心不全合併率も高く，インターベンション後の管理も大変である．この点からも，持続的高血糖を治療することは重要なことなのである．

③薬物による低血糖

「薬物による低血糖」はインスリン注射やグリメピリドを服用中の患者でしばしば観察される．

表3　眼科受診頻度

時期	頻度
単純性網膜症初期（毛細血管瘤・点状出血）まで	1回/年
単純性網膜症中期（斑状出血・軟性白斑）以降	1回/3～6か月
前増殖性網膜症以降　（状態により変動する）	1回/1～2か月

表4　糖尿病性腎症の病期分類（2023年分類）と食事制限

病期	検尿 尿中アルブミン・クレアチニン比（UACR, mg/g）あるいは尿中蛋白・クレアチニン比（UPCR, g/g）	食事 総エネルギー（kcal/kg/日）	タンパク質（g/kgBW/日）	塩分摂取量（g/日）	カリウム（g/日）
正常アルブミン尿期（第1期）	UACR 30 未満	25-30	20%エネルギー以下	高血圧があれば6未満	制限せず
微量アルブミン尿期（第2期）	UACR 30～299	25-30	20%エネルギー以下	高血圧があれば6未満	制限せず
顕性アルブミン尿期（第3期）	UACR 300 以上 あるいは UPCR 0.5 以上	25-30	0.8-1.0	6未満	制限せず（高カリウム血症あれば<2.0）
GFR高度低下・末期腎不全期（第4期）	問わない	25-35	0.6-0.8	6未満	<1.5
腎代替療法期（第5期）	透析療法中 あるいは 腎移植後	HD: 30-35 腹膜透析: 30-35	1.0-1.2 1.1-1.3	HD: 6未満 腹膜透析: 徐水量（L）×7.5＋尿量（L）×5	HD: <2.0 腹膜透析: 制限せず

（日腎会誌．2023; 65: 847-56 より作成）

運動を開始すると，インスリン感受性が高まってインスリンの効果が増強されるとともに，AMPキナーゼによって骨格筋細胞質内に直接血液中の糖質が入り込むようになる．そのため，血糖値が低下する．通常はこの血糖低下に対して，数分以内にグルカゴンというカウンターレギュラトリーホルモンが分泌されて肝臓からの糖放出が亢進する．その結果，通常は運動中に低血糖にはならない．しかし，インスリンの注射を打っていたり，インスリン分泌を増強させるグリメピリドを服用したりしている患者の場合は，インスリンの作用が強く出るために血糖値が著しく低下することがある．低血糖発作は患者の予後を著しく悪化させるので，心臓リハビリテーションスタッフは注意する必要がある．

④多彩な合併症

この時期になると糖尿病による合併症も多彩になる．

三大合併症として網膜症，腎症，神経症があり，これらがすべて出そろってくる時期である．

網膜症は成人になってから失明する基礎疾患の第2位に位置づけられるものである．定期的な眼科受診を必ず進める必要がある．受診頻度は表3に示すとおりである．

腎症は透析に至る第1の原因であり，透析になると大きくADLが損なわれるため絶対に避ける

表5 糖尿病性腎症病期分類2023とCKD重症度分類

アルブミン尿区分			A1 正常アルブミン尿 30未満	A2 微量アルブミン尿 30～299	A3 顕性アルブミン尿 300以上
尿中アルブミン・クレアチニン比（mg/g）					
尿蛋白・クレアチニン比（g/g）					0.50以上
GFR区分 (mL/分/1.73 m²)	G1	≧90	正常アルブミン尿期 （第1期）	微量アルブミン尿期 （第2期）	顕性アルブミン尿期 （第3期）
	G2	60～89			
	G3a	45～59			
	G3b	30～44			
	G4	15～29	GFR高度低下・末期腎不全期 （第4期）		
	G5	＜15			
	透析療法中あるいは 腎移植後		腎代替療法期 （第5期）		

（日腎会誌. 2023; 65: 847-56, KDIGO CKD Guideline 2012, 日本腎臓学会. CKD診療ガイド2012を参考に作成）

べきである．表4，5のように病期分類されるが，時期によってタンパク制限や塩分制限が始まり，指示カロリーも変化するため，心リハスタッフは検尿所見に注意してアルブミン尿や蛋白尿の有無を確認する必要がある．血糖コントロールと血圧維持はどの時期においても必須である．

神経症は，下肢のしびれ，疼痛，違和感，知覚低下などのほか，下痢と便秘をくりかえしたり，めまい，残尿感，起立性低血圧等様々な症状を引き起こす．これ自体で生命を脅かすものではないが，絶え間ない苦痛のために自殺することがあるため注意する．

その他，足病変，脳血管障害，感染症，歯周病等，種々の合併症が発症する．患者の訴えを聞いて適切な処置が必要である．

2 糖尿病のコントロール目標

糖尿病のコントロール目標と血圧治療目標を表6に示す．前述のごとく，HbA1cは血糖値の日内変動を反映する指標ではない．血糖値の変動（MAGE）が少ない場合でも大きい場合でも平均が同じであればHbA1cは同一の数値となる．最近は食後高血糖や反応性低血糖のない「質の良いコントロール」が求められており，HbA1cのみにとらわれていると思わぬ低血糖を生じさせる危険性があることに注意する．図14にHbA1c 5.8で明け方の血糖値が40 mg/dLであることがCGM（continuous glucose monitoring，持続血糖モニター装置）でわかった症例を示す．

インスリンの効果を引き出すのも糖尿病の治療目標の一つである．インスリンの効果はインスリン抵抗性とインスリン分泌能で評価できる（表7）．

3 75 g OGTTの読み方

糖質に対する血糖およびインスリンの分泌応答を見るために75 g OGTTは強力な手段となる．図15に75 g OGTTの変化のパターンを示す．

まず，前糖尿病の時期では，負荷前の血糖値は正常である．日常生活に当てはめれば，空腹時血糖は正常である．そして2時間値も正常である．しかし，まず，30分目の血糖値が140 mg/dL以上になり始め，インスリン分泌応答もやや遅れ始めるとともに過剰になり始める（図15A）．診断としては「正常型」であるが，心臓リハビリテーション的には，十分食後高血糖の範疇に入っており，介入が必要な状況である．

表6 糖尿病コントロール目標

65歳未満

目標	血糖正常化を目指す際の目標	合併症予防のための目標	治療強化が困難な際の目標
HbA1c	6.0 未満	7.0 未満	8.0 未満
注釈	食事療法や運動療法だけで達成可能な場合，または薬物療法中でも低血糖などの副作用なく達成可能な場合の目標とする	対応する血糖値としては，FPG＜130 mg/dL，PG（2時間値）＜180 mg/dL をおおよその目安とする	低血糖などの副作用，その他の理由で治療の強化が難しい場合の目標とする

65歳以上

患者の特徴・健康状態		カテゴリーⅠ ①認知機能正常 かつ ADL自立		カテゴリーⅡ ①軽度認知障害～軽度認知症 または ②手段的ADL低下，基本的ADL自立	カテゴリーⅢ ①中等度以上の認知症 または ②基本的ADL低下 または ③多くの併存疾患や機能障害
重症低血糖が危惧される薬剤（インスリン製剤，SU薬，グリニド薬）	なし	7.0%未満		7.0%未満	8.0%未満
	あり	65歳以上 75歳未満 7.5%未満 （下限6.5%）	75歳以上 8.0%未満 （下限7.0%）	8.0%未満	8.5%未満 （下限7.5%）

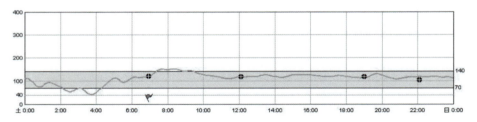

図14 CGMの一例　53歳男

午前4時に無自覚性の低血糖が生じている．

表7 インスリンの効果の評価法

インスリン抵抗性の指標 （FBS＜140 mg/dL の場合に適応可能）

HOMA-R
＝IRI（mU/mL）×FBS（mg/dL）/405
1.6 以下: 正常, 2.5 以上: IR（＋）

インスリン分泌能の指標

II（インスリン分泌指数, insulinogenic index）
＝ΔIRI mU/mL（30 min－pre）/ΔPG mg/dL（30 min－pre）
0.4 未満では分泌不足

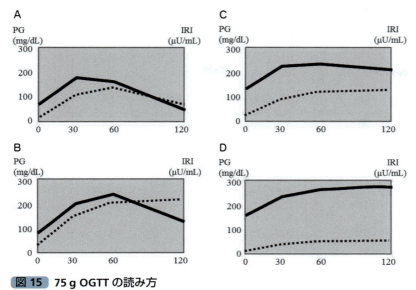

図 15 75 g OGTT の読み方
A: 正常, B: 前糖尿病, C: 境界型糖尿病 (IGT), D: 糖尿病
循環器病棟では B, C が多い. C までは心臓リハビリテーションで治療できる.

　前糖尿病が進行すると血糖値のピークが 60 分目になる. 120 分値が 140 mg/dL に近づくか, それ以上になる. 空腹時インスリン値も少し上昇し, 分泌応答もさらに遅れてさらに過剰になる. インスリン値は 120 分がピークであるが, 実際にはこの時点でもピークアウトしていない可能性がある (**図 15B**). 血糖値が低下し始めているのにインスリンが上昇し続けているということは, もし 180 分目の採血データがあれば低血糖が生じている可能性があるということである. 循環器病棟で最も多くみられるのはこのパターンである. 診断としては「正常型」あるいは「境界型」である.

　その後, 負荷前の血糖値が 110 mg/dL 以上になると, 120 分値は 200 mg/dL 以下に下がりにくくなり,「糖尿病型」と診断されるようになる (**図 15C**). インスリン分泌は低下し始める.

　そして, 血糖曲線はさらに全体的に上方へシフトし, 進行期糖尿病となる (**図 15D**). この頃には冠動脈病変は 1 枝では済まなくなり, 場合によっては枯れ枝状になっている.

4 ■CGM からわかること

　CGM (continuous glucose monitoring, 持続血糖モニター装置) は, 皮下の組織間質液中の糖濃度を 5 分間隔で数日間にわたって連続して測定できるシステムのことで, 2010 年に保険適応となり, 近年徐々に普及しつつある装置である. 皮下組織液中の糖濃度と血糖値とは密接な関係があり, 変化のタイムラグも数分であるため, ほぼ血糖値を連続モニターしているものと考えてよい. 測定中は生活行動や食生活を記録してもらうため, 何を行って何を食べるとどのように血糖が変化するかがよくわかり, 指導に大変役立つ機器である.

1) 症例

　2 型糖尿病の 73 歳男性の一例を診ながら考えてみよう. 2 月 13 日から 19 日まで装着した記録である (**図 16〜21**). 2 月 14 日は, 朝食としてパン, サラダ, ヨーグルトの他にリンゴ 1/4 とイチゴ 5 個を食べ, 血糖値が 130 mg/dL 上昇した (**図 16**). 2 月 15 日は, パン, サラダ, ヨーグルトの他はリンゴ 1/4 で血糖上昇は 90 mg/dL であった (**図 17**). すなわちイチゴ 5 個で 40 mg/dL

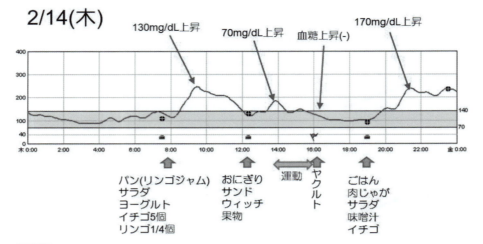

図 16　CGM の一例　73 歳男　2 型糖尿病　2/14

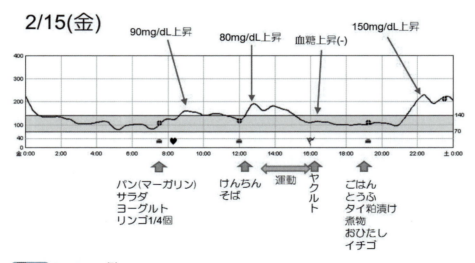

図 17　CGM の一例　2/15

血糖が上昇したとも思える結果である．ところが，実際は果物は血糖値をそんなに上昇させない．

2）果物の血糖上昇作用

　その理由は以下のとおりである．イチゴ1粒（15 g）には大体1 gの糖質が含まれるが，その50％は果糖である．2型糖尿病の場合，ブドウ糖であれば1 gあたり血糖値を3 mg/dL上昇させるが，果糖はそのまま肝臓に入ってしまうため，ほとんど血糖を上昇させない．すなわち，イチゴ5粒が上昇させる血糖値は7.5 mg/dL位である．すなわち，32.5 mg/dLは他の食品のために上昇したものと考えられる．そこで，記録をよく見てみると，リンゴジャムを2/14は食べている．リンゴジャムの糖質含有量はスプーン1杯あたり10 g程度あり，ほとんどが蔗糖であるため，直接血糖を上昇させる．すなわちスプーン1杯のジャムは30 mg/dL血糖値を上昇させるのである．その結果，イチゴ5個の7.5 mg/dL＋リンゴジャムの30 mg/dL≒40 mg/dL血糖値が上昇したものと思われる．この方は2月17日（図19）の23時30分頃にもイチゴを2個食べているが，18日（図

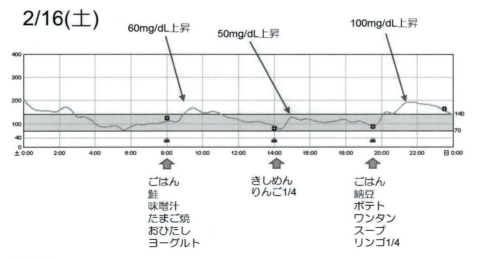

図18 CGMの一例 2/16

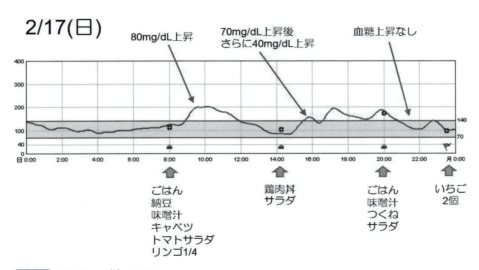

図19 CGMの一例 2/17

20)の未明に血糖は上昇していない．このことから，果物は果糖が甘いため血糖を上昇させやすいと思われがちだが，実際にはそれほど血糖上昇作用はないことが理解できる．推奨果物摂取量は1日200g，イチゴにして10数個なのである．果物は貴重なビタミン源なので，いたずらに摂取を制限してはならない．

3) おにぎり vs. そば

この方は2月14日の昼食におにぎりを食べた．15日はけんちんそばであった．14日と15日の，食事開始から血糖上昇開始までの時間をみてみると，おにぎりは約5分目から上昇開始し，そばは約15分目から上昇を開始した．たくさん噛むという作業と野菜による低GI効果が加わって血糖上昇開始を遅らせた可能性がある．具材を増やした場合の良好な効果が示されている可能性がある．

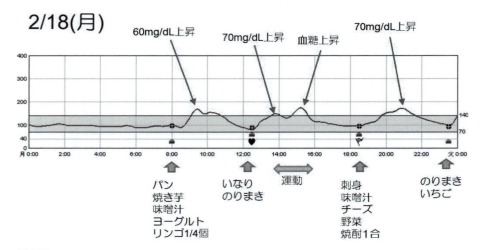

図20 CGMの一例 2/18

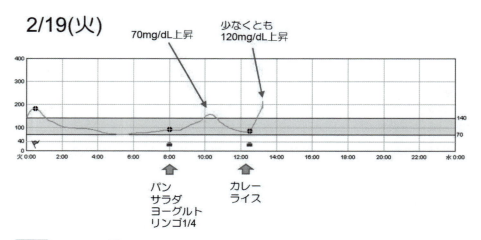

図21 CGMの一例 2/19

4) 危険な夜食

この方は2月18日の23時30分,のり巻きとイチゴを食べている(図20).その結果,翌日の0時30分頃に血糖値は180 mg/dLに達している(図21).そして,その反動として,朝5時頃,血糖値は70 mg/dLを割りそうになっている.夜食を食べたことにより,インスリンが過剰に分泌されて明け方の低血糖を導いた可能性がある.低血糖は交感神経を活性化させて血栓を導いて心筋梗塞を発症させるのみならず,QT時

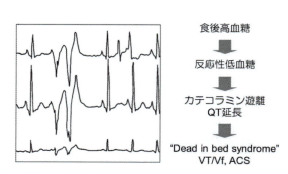

図22 低血糖の合併症

低血糖はQT時間を延長して不整脈発作を生じさせる.
CGMにて血糖値が57 mg/dLの時にQT延長(560 msec)とMultifocal VPCsが記録された(図左).
(Gill GV, et al. Diabetologia. 2009; 52: 42-5[10]より)

間を延長させて悪性不整脈を誘発することもあり[10]，大変危険なことである（図22）．明け方の低血糖が原因で死亡してしまう症候群を「dead in bed syndrome」と呼ぶ．インスリン分泌能が残存している患者の夜食は危険なこともあることを心リハスタッフは知っていなければならない．

5）運動の影響

最後に，この方は当院の運動療法教室に参加してる方で，2月15日にも運動に参加している（図17）．けんちんそばを食べた1時間後から運動を開始しているのであるが，血糖値の変化を見てみると80 mg/dLだけ上昇している．通常，けんちんそばには50g程度の糖質が含まれており，血糖は150 mg/dL程度上昇するはずである．しかし，運動を開始した結果，血糖の変化が80 mg/dLにとどまっており，70 mg/dL血糖上昇が抑制されている（図23）．図24に示すごとく，ATレ

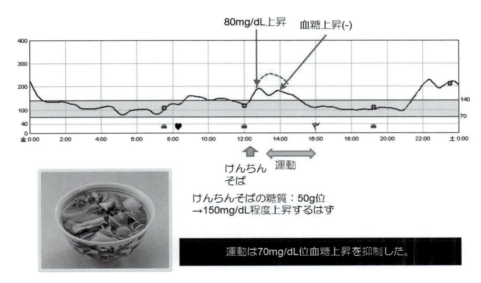

図23 運動療法の効果
けんちんぞばによって上昇するはずの血糖曲線（破線）が運動することによって抑制された．
(Oguri M, et al. J Cardiol. 2009; 53; 8-14[11]より)

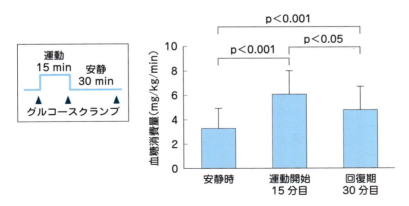

図24 運動とインスリン抵抗性
運動開始15分でインスリン抵抗性は著明に改善し，その効果は30分以上持続する．運動中の低血糖はインスリン抵抗性の急激な解除によるところが大きい．
(Oguri M, et al. J Cardiol. 2009; 53; 8-14[11]より)

ベルの運動は運動開始15分でインスリン感受性を約2倍に増強させる[11]．この方の場合にも運動が血糖値の上昇を抑制した可能性は大きい．食後の運動の効果の一面である．

5 ■食事療法

1）カロリー指示法

指示カロリーは肥満の項で示した通り，BMIと身体活動量を考慮して決める．

2）食品構成

食品構成は，食品交換表を利用してバランスの取れたものにする．指示エネルギー量の55〜60％を炭水化物とし，たんぱく質は1日50〜80gとり，残りを脂質とするのが一般的である．

近年，カーボカウンティングという考え方が欧米を主体に広まりつつある．血糖を主に上昇させるものは炭水化物であり，どの程度の炭水化物がどの程度血糖値を上昇させるかは個人によってほぼ決まっているため，摂取する炭水化物量を考慮してインスリン投与量を決定するというものである．1型糖尿病患者によく利用され始めている．たとえば，15gの炭水化物が50 mg/dL血糖を上昇させることがわかっており，1単位のインスリンが50 mg/dL血糖を低下させるという患者の場合，炭水化物を3単位含む食事を摂取する場合には超速効型インスリンを食直前に3単位打つという具合である．2型糖尿病でもインスリン効果値（1単位の超速効型インスリンで低下する血糖値）が一定の場合には応用できる．まず，食事中の炭水化物量を計算しておいて食前と食後60分目の血糖をみてインスリン効果値を計算し，次回から必要なインスリンを投与することで血糖変動は安定する．

炭水化物が血糖を上昇させるという観点を食事療法に応用したのが低糖質ダイエットである．糖質を極力減らすことによって血糖上昇を抑制しようとするものである．ジョスリンの教科書にも「炭水化物はエネルギー総量の40％以下とする」と記載されており，日本でも流布しつつあるが，日本糖尿病学会も米国糖尿病学会も，低糖質ダイエットは患者の予後を改善させるというしっかりとした証拠がないため薦めることはできないという立場をとっている．

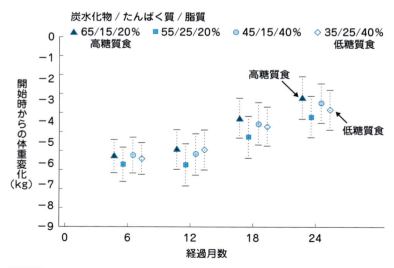

図25 食事内容と減量効果
高糖質食（▲）と低糖質食（◇）との間に体重への効果の差は認められなかった．
(Sacks FM, et al. N Engl J Med. 2009; 360: 859-73[13]より)

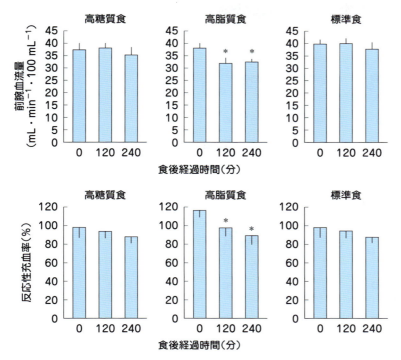

図26 高脂質・低糖質食が前腕血流量と血管内皮機能に及ぼす影響
高脂質食は食後の前腕血流量と血管内皮機能を有意に低下させる.
(Shimabukuro M, et al. Am J Nutr. 2007; 86: 923-8[14]より)

　どちらが良いかについては議論のあるところである．低糖質にすれば食後高血糖が容易に抑制できるのは明らかであるし，CGMで検討した報告では，標準食に比べて低糖質食の方が血糖変動が小さかったということも示されている[12]．一方，減量効果については，New England Journal of Medicine に低炭水化物食と低脂肪食とで差がなかったことが報告されており（図25）[13]，どちらでもよいかという印象も受ける．さらに，食後の血管機能については，脂質が多いと不利になるという報告（図26, 27）[14] もあり，低糖質ダイエットが必ずしも良くはないという印象も受ける．

　通常，和食の炭水化物エネルギー比は60%である．幕の内弁当や唐揚げ弁当などは表8のごとく炭水化物は約60%である．朝食，昼食，夕食ともにこのような食事を摂取していれば炭水化物エネルギー比は60%となる．しかし，おにぎりやうどん，カレーライスなどは炭水化物エネルギー比が80〜90%あり（表8），これらの食品を多く摂取する習慣のある患者には，積極的に糖質を減らすように説明するべきである．筆者は，炭水化物は40%程度に減らしても良いのではないかと思っているが，その場合に増やす栄養素は脂質で，しかもω-1（オリーブオイル）あるいはω-3（魚油）の不飽和脂肪酸で補うようにしなければ血糖コントロールはついても心血管疾患は増えてしまうので注意を要する．ちなみに，炭水化物エネルギー費が40%でω-1不飽和脂肪酸が多い食事は地中海ダイエットが代表的なものである．

　糖質に注意を払う時には糖質の質，すなわちグリセミックインデックス（GI）にも注目するべきである．GIが低い食品では血糖上昇速度が遅くグルコーススパイクを回避することができる．GIが60以下の食品を選ぶとよいとされている．ただし，GIは調理法や合わせて食べる食品にも影響されるため，実際には単体で計算した通りの吸収速度ではないことに注意する．

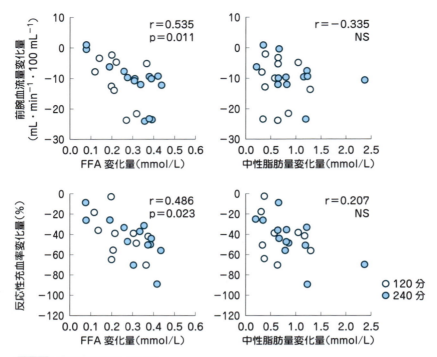

図 27 遊離脂肪酸と血流量
食後の血流量と血管機能に関与するのは遊離脂肪酸である．
（Shimabukuro M, et al. Am J Nutr. 2007; 86: 923-8[14]より）

表8 いろいろなお弁当の構成成分				
	カロリー（kcal）	たんぱく質（g）	脂質（g）	炭水化物（g）
幕の内弁当	805	26.6	28.0	112.2
生姜焼き弁当	667	27.2	16.6	102.5
唐揚げ弁当	729	36.0	18.3	104.5
おにぎり（梅）	182	3.2	0.7	40.8
ミニうどん（きつね）	123	4.0	1.2	24.0
カレー	592	10.1	12.2	110.8

（Hotmot の HP．http://www.hottomotto.com/menu_list/view/10/11 より）

　食後高血糖を抑制するためには，ゆっくり食べる，繊維（野菜）を増やす，食後に横にならない，できれば少し体を動かすなどを実践することが最も良い方法ではないかと思われる（**図28**）．

6 ■運動療法

　糖尿病に対する運動療法の目的は，血糖低下，インスリン抵抗性改善，糖質消費部位としての骨格筋量の増強，内臓脂肪量減少，動脈硬化改善，心拡張能改善など多彩である（**表9**）．そのために，有酸素運動や抵抗運動を組み合わせて実施する．
　有酸素運動とレジスタンス運動は，ともにインスリン抵抗性を改善する．
　有酸素運動は心拍処方あるいは自覚的運動強度に基づく運動処方で構わないが，糖尿病患者は無痛性の狭心症を有することがあるため，可能ならば心肺運動負荷試験を用いて心筋虚血を検索

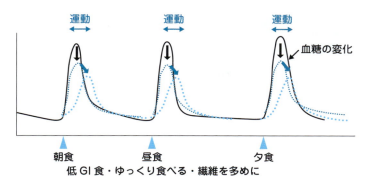

図 28 食後高血糖を抑制する工夫
食後に横にならないことにより食後血糖値のピークが下がり，繊維が多くGIの低い食品をゆっくり食べることによって血糖値のピークが後方へずれる．このことによって，食後の急峻な高血糖の程度が軽くなる．

表9 糖尿病の運動療法の目的

目的	概要
食後血糖上昇抑制	軽度の筋緊張（立位など）以上であればOK EMSでもOK
インスリン抵抗性改善	有酸素運動（ATレベル）＋抵抗運動（1 RMの50％位）によって内臓脂肪を燃焼させる
糖質消費増大	レジスタンストレーニング，高強度インターバルトレーニングなどで骨格筋量を増加させる
動脈硬化改善	有酸素運動（ATレベル）にて血管内皮細胞機能改善・冠危険因子改善などを狙う
心拡張能改善	有酸素運動（ATレベル）

しながらATを求めて運動処方を作成したほうが良い．

レジスタンストレーニングは，軽い負荷からはじめて「ややつらい」と感じる強度で行う．1回だけ実施できる最大負荷量（1 RM）を実測して，その40〜50％レベルを処方する方法もあるが，潜在的に虚血性心疾患を有している場合，1 RM決定中に心臓発作を起こす可能性があるため推奨できない．1 RMを決定したい場合は運動処方の項で述べたごとく外装法にて計算する．

運動の種目はどのようなものでも構わない．長く続けられるように楽しい運動をいろいろと行うとよいと思われる．食後1時間頃に，1回30分間くらい，週3回行うのが理想である．

食後高血糖を是正する目的では，食後に立っているだけでも構わない．食後血糖値のピークは食事開始60〜70分目で，運動による血糖低下は運動開始10〜15分目には発現するため，食事開始30〜40分頃からもぞもぞと動き出したり，むくむくと立ち上がれば血糖上昇速度は緩やかになる．

表10に示すような状態の時には運動は行わない．

運動開始後，低血糖が生じたときは運動を中断してブドウ糖10gをなめさせる．運動を中断してもそれまで行っていた運動の効果が若干持続することがあるため，15ルールよりも少し早め，すなわち10分目頃に血糖を再測定する．そこで依然として血糖値が低値であればさらにブドウ糖10gをなめてもらう．グリメピリドやインスリン使用中の場合は，遷延することがあるので1時間位は経過を観察したほうが良い場合もある．

表10 運動療法を中止すべき状態

項目	状況
血糖コントロール状況	PG＞250 mg/dL 尿ケトン体　陽性
網膜症	前増殖性で眼底出血がある場合
他	各疾患急性期

　動悸を訴えた場合はモニターを装着し，必要に応じて12誘導心電図を記録する．

　胸部不快感を感じたときも12誘導心電図を記録してST部分に変化がないかどうか注意する．糖尿病患者の場合，胸痛を感じない場合があるが，重症虚血の場合には心ポンプ機能が低下するため，息切れ感を感じることがある．したがって，いつも以上に息切れ感がある場合には虚血性心疾患も疑うべきである．

〈文献〉

1) Monnier L, Mas E, Ginet C, et al. Activation of oxidative stress by acute glucose fluctuations compared with sustained chronic hyperglycemia in patients with type 2 diabetes. JAMA. 2006; 295: 1681-7.
2) Muhlestein JB, Anderson JL, Horne BD, et al. Effect of fasting glucose levels on mortality rate in patients with and without diabetes mellitus and coronary artery disease undergoing percutaneous coronary intervention. Am Heat J. 2003; 146: 351-8.
3) Norhammar A, Tenerz A, Nilsson G, et al. Glucose metabolism in patients with acute myocardial infarction and no previous diagnosis of diabetes mellitus: a prospective study. Lancet. 2002; 359: 2140-4.
4) Tomono J, Adachi H, Oshima S, et al. 食後高血糖・グルコーススパイクが心機能および冠動脈病変進展に及ぼす影響．日本糖尿病学会総会 2009．
5) Stratton IM, Adler AI, Neil HA, et al. Association of glycaemia with macrovascular and microvascular complications of type 2 diabetes (UKPDS 35): prospective observational study. BMJ. 2000; 321: 405-12.
6) Swan JW, Anker SD, Walton C, et al. Insulin resistance in chronic heart failure: relation to severity and etiology of heart failure. J Am Coll Cardiol. 1997; 30: 527-32.
7) UK Prospective Diabetes Study (UKPDS) Group. Intensive blood-glucose control with sulphonylureas or insulin compared with conventional treatment and risk of complications in patients with type 2 diabetes (UKPDS 33). Lancet. 1998; 352: 837-53.
8) UK Prospective Diabetes Study (UKPDS) Group. Effect of intensive blood-glucose control with metformin on complications in overweight patients with type 2 diabetes (UKPDS 34). Lancet. 1998; 352: 854-65.
9) UK Prospective Diabetes Study Group. Tight blood pressure control and risk of macrovascular and microvascular complications in type 2 diabetes: UKPDS 38. BMJ. 1998; 317: 703-13.
10) Gill GV, Woodward A, Casson IF, et al. Cardiac arrhythmia and nocturnal hypoglycaemia in type 1 diabetes—the 'dead in bed' syndrome revisited. Diabetologia. 2009; 52: 42-5.
11) Oguri M, Adachi H, Ohno T, et al. Effect of a single bout of moderate exercise on glucose uptake in type 2 diabetes mellitus. J Cardiol. 2009; 53: 8-14.
12) Mori Y, Ohta T, Shiozaki M, et al. The effect of a low-carbohydrate/high-monounsaturated fatty acid liquid diet and an isoleucine-containing liquid diet on 24-h glycemic variability in diabetes patients on tube feeding: a comparison by continuous glucose monitoring. Diabetes Technol Ther. 2012; 14: 619-23.
13) Sacks FM, Bray GA, Carey VJ, et al. Comparison of weight-loss diets with different compositions of fat, protein, and carbohydrates. N Engl J Med. 2009; 360: 859-73.
14) Shimabukuro M, Chinen I, Higa N, et al. Effects of dietary composition on postprandial endothelial function and adiponectin concentrations in healthy humans: a crossover controlled study. Am J Nutr. 2007; 86: 923-8.

〈安達　仁〉

14 冠危険因子

C 脂質異常症

　血液中の脂質には，コレステロール，中性脂肪（TG），リン脂質，遊離脂肪酸の4種類がある．コレステロールは細胞膜や，消化吸収に必要な胆汁酸，ホルモンのもととなる重要な役割を持つ．TGは，エネルギーの貯蔵にかかわり，体内で重要な役割を果たす．こういった本来であれば生命維持に必要な脂質が，現代の飽食化により過剰となったことで動脈硬化を引き起こすことを脂質異常症と呼ぶ．具体的には，これらの脂質の中のLDLコレステロールやTGが多過ぎることで血管壁に不要な脂質が供給され，動脈硬化が起こる．あるいは，HDLコレステロールが少なすぎることで，血管壁の脂質成分が回収されず，動脈硬化が進行する．HDLは動脈硬化を抑える方向に作用するため，「善玉コレステロール」と呼ばれていた．さらに，高TG血症では血栓ができやすく溶けにくい状態になることも知られており，心筋梗塞等，血栓を原因とする疾患を発症しやすくなる．

　国内の脂質代謝異常を示す患者数は2017年時点で220万5000人という統計[1]があるが，2019年の国民健康・栄養調査の結果では脂質異常症が疑われる人の数は人口の24.0％，実に2000万人以上に上るとされ，脂質異常に該当しながらも，診断を受けずに過ごしている方が存在することがわかる[2]．スタチン，エゼチミブ，ヒト抗PCSK9モノクローナル抗体製剤，持続型LDLコレステロール低下siRNA製剤の登場によってLDLコレステロールの厳格なコントロールが可能となったが，実際に厳格な2次予防を必要とし，治療を受けている症例において，目標レベルのLDL<70を達成している症例は2018〜2021年の症例で25.4％であったという報告がある（図

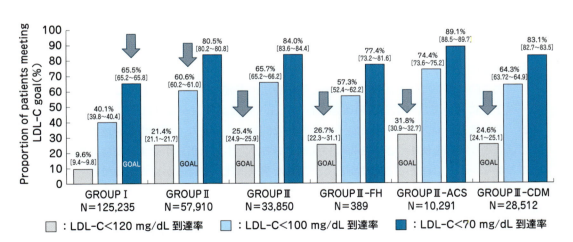

図1 LDL-C目標値到達率

Group Ⅰ（一次予防高リスク）：LDL-Cの目標値<120 mg/dL．冠動脈疾患の既往歴がないが，糖尿病，家族性高コレステロール血症，末梢動脈疾患，慢性腎臓病，虚血性脳卒中などの高リスク状態にある患者が含まれる．
Group Ⅱ（二次予防）：LDL-Cの目標値<100 mg/dL．CADの既往歴がある患者が含まれる．
Group Ⅲ（二次予防高リスク）：LDL-Cの目標値は<70 mg/dL．
Group Ⅲの2次予防で厳格な管理が必要な群では，LDL<70を満たしているのは25.4％であった．ACSに限ったものでは31.8％であったが，以前十分な管理がなされていない．
（Mitani H, et al. J Atheroscler Thromb. 2023; 30: 1622-34[3]より）

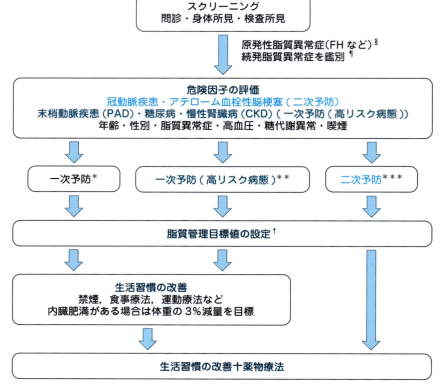

図2 脂質異常症治療のための管理チャート

危険因子の評価に応じて一次予防,二次予防,リスクを判断し,管理目標を設定する.一次予防は生活習慣の改善を先行し,二次予防は生活習慣の改善と薬物療法を同時に実施する.
(日本動脈硬化学会.動脈硬化性疾患予防のための脂質異常症診療ガイド 2023年版[4]より)

1)[3]. こう聞くと,ついつい薬物療法にのみ目がいきがちであるが,脂質異常症の治療の基本は非薬物療法である.

二次予防においては生活習慣の改善と薬物療法の実施は同時に行われることとなっているが,一次予防においては生活習慣の改善を行った上での投薬検討がなされることとなっている[4](図2). 家族性高コレステロール血症や,体質的な問題からやむなく薬物療法を選択し,場合によっては高価な薬剤を使用せざるを得ない症例もいるが,十分な指導をせずに安易に薬物療法に走ることがないように注意する必要がある.高額な薬剤に比べてはるかに安価にでき,しかも脂質異常症以外の多面的な効果を有する心臓リハビリテーションを中心にして治療するべきである.

1 ■ 脂質代謝異常評価法

2022年動脈硬化ガイドラインにおける脂質異常症の診断基準を**表1**に示すが,これらは診断基準であり薬物療法開始基準ではないことに留意する.前述の通り,一次予防では十分な生活習慣の改善が推奨されている.診断基準に含まれる採血項目としては,LDLコレステロール(LDL-C),トリグリセライド(TG),HDLコレステロール(HDL-C)の他に,Non-HDLコレステロール(Non-HDL-C)も取り入れられている.Non-HDL-Cは,「総コレステロール(TC)値－HDL-C値」の式で算出され,TGやレムナント(血中リポタンパクの血中代謝途中産物)など動脈硬化惹起性の脂質成分全体を反映する指標として臨床的意義が高い.計算も容易で食事にも影響さ

表1 脂質異常症診断基準

LDLコレステロール	140 mg/dL 以上	高LDLコレステロール血症
	120〜139 mg/dL	境界域高LDLコレステロール血症**
HDLコレステロール	40 mg/dL 未満	低HDLコレステロール血症
トリグリセライド	150 mg/dL 以上（空腹時採血*)	高トリグリセライド血症
	175 mg/dL 以上（随時採血*)	
Non-HDLコレステロール	170 mg/dL 以上	高non-HDLコレステロール血症
	150〜169 mg/dL	境界域高non-HDLコレステロール血症**

* 基本的に10時間以上の絶食を「空腹時」とする．ただし水やお茶などカロリーのない水分の摂取は可とする．空腹時であることが確認できない場合を「随時」とする．
** スクリーニングで境界域高LDL-C血症，境界域高non-HDL-C血症を示した場合は，高リスク病態がないか検討し，治療の必要性を考慮する．
- LDL-CはFriedewald式（TC－HDL-C－TG/5）で計算する（ただし空腹時採血の場合のみ）．または直接法で求める．
- TGが400 mg/dL以上や随時採血の場合はnon-HDL-C（＝TC－HDL-C）かLDL-C直接法を使用する．ただしスクリーニングでnon-HDL-Cを用いる時は，高TG血症を伴わない場合はLDL-Cとの差が＋30 mg/dLより小さくなる可能性を念頭においてリスクを評価する．
- TGの基準値は空腹時採血と随時採血により異なる．
- HDL-Cは単独では薬物介入の対象とはならない．

（日本動脈硬化学会．動脈硬化性疾患予防ガイドライン2022年版[7]より）

LDLコレステロール＝総コレステロール－HDLコレステロール－中性脂肪/5
（中性脂肪が400 mg/dL以上の場合）

図3 Friedwaldの計算式

れないことから，午後外来など非空腹時採血でも使いやすい．

（LDL-Cについて）また，以前のガイドラインではLDLコレステロールはFriedwald式（フリードワルド式，**図3**にて計算するように勧告されていたが，これは，以前はLDL直接測定法の精度に問題があったことや，過去のLDL-C関連の疫学データがほとんどすべてFriedwald式を使用したものであったためである．最近では不良とされていたLDL-C直接測定の試薬の製造中止や改良等が行われ，試薬の性能が改善した結果，日常診療の範囲ではLDL-Cの妥当が確認され，直接法で計測したLDL-Cの精度が向上している．依然，多くのエビデンスがFriedwald式に基づいていることには変わりないが，2022年ガイドラインでは，「LDL-CはFriedwald式で計算する（ただし空腹時の採血の場合のみ）．または直接法で求める．」となっている．

（non-HDLについて）non-HDLは，レムナントリポタンパクを含んでいる指標であり，その点でLDLよりも危険因子としての価値が高いという考え方がある．国内の疫学調査ではnon-HDLはLDL-Cと同様に心筋梗塞の発症と関連し，両者の心筋梗塞の発症予測能はTCよりも優れていた．目標値はLDL＋30 mg/dLである．レムナントリポタンパクは動脈硬化惹起性リポタンパクであり，**図4**が動脈硬化を惹起する機序である．

（TGについて）TGに関しては10時間以上の空腹時のTGが150 mg/dLを超える状態を高TG血症と定義していた．一方で非空腹状態の時間は空腹の時間よりも長く，非空腹でのTGの上昇が心血管イベントと関連するという報告がなされ，「随時」の高TGも注意が必要であると考えら

図4 レムナントリポタンパクによって動脈硬化が惹起される機序

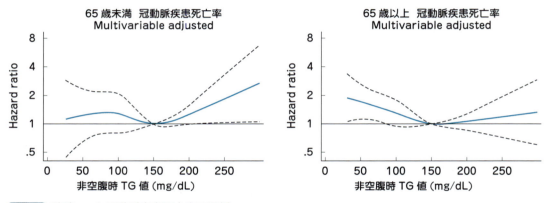

図5 随時TGと冠動脈疾患死亡率の関係

65歳以上では，随時のTGが低い方が心血管死亡のリスクが増加し，65歳未満では随時のTG値が高いほど心血管死亡リスクが増加する

(Hirata A, et al. J Epidemiol. 2022; 32: 303-13[5]より)

れるようになった．我が国の疫学調査では空腹時TG 150 mg/dL以上，随時167 mg/dL以上で心筋梗塞，労作性狭心症，突然死，虚血性心疾患の発症リスクが増加することが示された．一方で，TGが低ければ低いほど良いかというと，そういうわけではない可能性も本邦から報告されている[5]．同報告は観察研究となるが，この中で，65歳以上の群では，随時のTGが低い方が心血管死亡のリスクが増加し，65歳未満では随時のTG値が高いほど心血管死亡リスクが増加することが示されている（図5）．このメカニズムの説明としては高齢者で非空腹時TGの低い方の中には，脂肪が極端に制限された食事を摂っていたり，何らかの病気のために十分に食べられない人がいるのではないかと考えられている．しかし，低BMIや低TCの方や，基準時に潜在的な病気があったと疑われる5年以内に死亡した方を除外しても，非空腹時TGの低さとCVD死亡の高いリスクとの関係はほとんど変わらなかった．この結果を考えると，非空腹時TGの管理は集団間ごとに異なり，集団の特性に応じて行うべきであると考えられる．一例としては，65歳未満において過食等による高TGが見られる方は積極的に指導を行い，65歳以上においても極端に高いTGは指導を行うものの，TGが低値であるからといって問題ないとするのではなく，詳しい生活

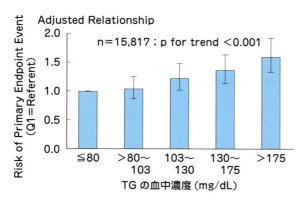

図6 冠動脈疾患患者のTG値によるイベントリスク

冠動脈疾患患者における心血管死，非致死性心筋梗塞，脳梗塞，不安定狭心症による入院，蘇生を要する心停止をprimary endpointとした検討．空腹時のTGが増高するに従い，リスクが増加することが示されている．
(Schwartz GG, et al. J Am Coll Cardiol. 2015; 65: 2267-75[6]より)

状況や食事生活を確認の上，必要があれば栄養障害に関連する疾患の検索や，栄養の不足があればこれを補正していく必要があるとものと考える．また，TGについては，ACS罹患後のLDLコントロールを行った上での余剰リスクの1つとなる可能性が検討される（図6）[6]．

2 動脈硬化ガイドライン2022年版による脂質目標値の設定法

　2015年日本内科学会を中心に11学会および日本医師会，日本医学会により，「脳血管病予防に関する包括的リスク管理チャート」が発表され，2017年動脈硬化予防ガイドラインではこれに基づいて考案された冠動脈疾患に特化したフローチャートが収載された．2022年の動脈硬化予防ガイドラインには，これまでの冠動脈疾患に加え，アテローム血栓性脳梗塞を合わせた動脈硬化性疾患をエンドポイントとした久山町研究のスコアが採用され，欧米のリスクスコアで示されているような脳卒中に関してのリスクを加味した動脈硬化疾患予防からの脂質管理のためのフローチャートとなった（図7）．まず，このフローチャートで患者が冠動脈疾患またはアテローム血栓性脳梗塞（明らかなアテロームを伴うその他の脳梗塞も含む）に該当するかを評価する．当てはまる場合は二次予防に該当する．また，二次予防の中でも，「急性冠症候群」「家族性高コレステロール血症」「糖尿病」「冠動脈疾患とアテローム血栓性脳梗塞（明らかなアテロームを伴うその他の脳梗塞を含む）」のいずれかに該当する場合はさらに厳しい目標値を考慮することとなる．二次予防に当てはまらない場合には，糖尿病・慢性腎不全・末梢動脈疾患に当たるかを評価し，該当する場合は高リスクに進む．これにも該当しない場合には，久山町スコアによる動脈硬化疾患発症予測モデルと年齢を元に，低リスクから高リスクへの分類を行うこととなる（図8）．これに応じて**表2**の通り，リスク区分別脂質管理目標値を決定していく．

　二次予防においては，生活習慣の改善とともに薬物療法を行うこととなるが，共に非薬物療法が基本となることを忘れてはならない．繰り返しになるが，十分な生活指導がないままに安易に薬物療法を優先して行い，管理目標を達成したからそれでよいという考え方は誤りである．

　LDL-C，HDL-C，TC，Non-HDL-Cが食事の影響を受けにくい一方，TGは食事の影響が強く食後上昇が大きいため，食後TG値は基準値を決めることが難しく，空腹時基準値のみが設定されてきた．しかし，空腹時は正常でも食後上昇が大きいこと（食後高脂血症）が心血管リスクであることから，欧州のガイドラインで先に決められた基準値と揃える形で，新たに随時（非空腹時）TG基準値として175 mg/dLが追加された．

　なお，動脈硬化予防ガイドラインは全文が学会ホームページで無料公開されている[7]．

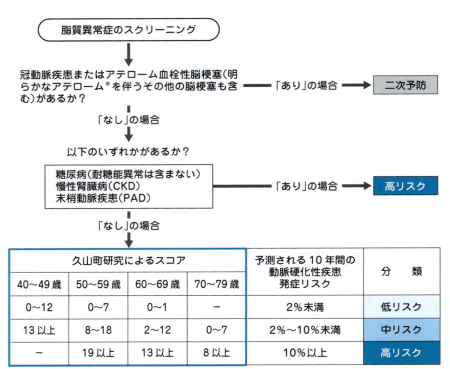

図7 動脈硬化疾患予防からの脂質管理のためのフローチャート
（日本動脈硬化学会．動脈硬化性疾患予防ガイドライン2022年版[7]より）

①性別	ポイント
女性	0
男性	7

②収縮期血圧	ポイント
<120 mmHg	0
120～129 mmHg	1
130～139 mmHg	2
140～159 mmHg	3
160 mmHg～	4

③糖代謝異常（糖尿病は含まない）	ポイント
なし	0
あり	1

④血清 LDL-C	ポイント
<120 mg/dL	0
120～139 mg/dL	1
140～159 mg/dL	2
160 mg/dL～	3

⑤血清 HDL-C	ポイント
60 mg/dL～	0
40～59 mg/dL	1
<40 mg/dL	2

⑥喫煙	ポイント
なし	0
あり	2

注1：過去喫煙者は⑥喫煙はなしとする．

①～⑥のポイント合計　　　　　点

右表のポイント合計より年齢階級別の絶対リスクを推計する．

ポイント合計	40～49歳	50～59歳	60～69歳	70～79歳
0	<1.0%	<1.0%	1.7%	3.4%
1	<1.0%	<1.0%	1.9%	3.9%
2	<1.0%	<1.0%	2.2%	4.5%
3	<1.0%	1.1%	2.6%	5.2%
4	<1.0%	1.3%	3.0%	6.0%
5	<1.0%	1.4%	3.4%	6.9%
6	<1.0%	1.7%	3.9%	7.9%
7	<1.0%	1.9%	4.5%	9.1%
8	1.1%	2.2%	5.2%	10.4%
9	1.3%	2.6%	6.0%	11.9%
10	1.4%	3.0%	6.9%	13.6%
11	1.7%	3.4%	7.9%	15.5%
12	1.9%	3.9%	9.1%	17.7%
13	2.2%	4.5%	10.4%	20.2%
14	2.6%	5.2%	11.9%	22.9%
15	3.0%	6.0%	13.6%	25.9%
16	3.4%	6.9%	15.5%	29.3%
17	3.9%	7.9%	17.7%	33.0%
18	4.5%	9.1%	20.2%	37.0%
19	5.2%	10.4%	22.9%	41.1%

図8 久山町モデルによる動脈硬化疾患発症予測モデル
（日本動脈硬化学会．動脈硬化性疾患予防ガイドライン2022年版[7]より）

表2 リスク区分別脂質管理目標値

治療方針の原則	管理区分	脂質管理目標値（mg/dL）			
		LDL-C	Non-HDL-C	TG	HDL-C
一次予防 まず生活習慣の改善を行った後薬物療法の適用を考慮する	低リスク	<160	<190	<150（空腹時）*** <175（随時）	≧40
	中リスク	<140	<170		
	高リスク	<120 <100*	<150 <130*		
二次予防 生活習慣の是正とともに薬物治療を考慮する	冠動脈疾患またはアテローム血栓性脳梗塞（明らかなアテローム****を伴うその他の脳梗塞を含む）の既往	<100 <70**	<130 <100**		

- *糖尿病において，PAD，細小血管症（網膜症，腎症，神経障害）合併時，または喫煙ありの場合に考慮する．（第3章5.2参照）
- **「急性冠症候群」，「家族性高コレステロール血症」，「糖尿病」，「冠動脈疾患とアテローム血栓性脳梗塞（明らかなアテロームを伴うその他の脳梗塞を含む）」の4病態のいずれかを合併する場合に考慮する．
- 一次予防における管理目標達成の手段は非薬物療法が基本であるが，いずれの管理区分においてもLDL-Cが180 mg/dL以上の場合は薬物治療を考慮する．家族性高コレステロール血症の可能性も念頭に置いておく．（第4章参照）
- まずLDL-Cの管理目標値を達成し，次にnon-HDL-Cの達成を目指す．LDL-Cの管理目標を達成してもnon-HDL-Cが高い場合は高TG血症を伴うことが多く，その管理が重要となる．低HDL-Cについては基本的には生活習慣の改善で対処すべきである．
- これらの値はあくまでも到達努力目標であり，一次予防（低・中リスク）においてはLDL-C低下率20〜30%も目標値としてなり得る．
- ***10時間以上の絶食を「空腹時」とする．ただし水やお茶などカロリーのない水分の摂取は可とする．それ以外の条件を「随時」とする．
- ****頭蓋内外動脈の50%以上の狭窄，または弓部大動脈粥腫（最大肥厚4 mm以上）
- 高齢者については第7章を参照．

（日本動脈硬化学会．動脈硬化性疾患予防ガイドライン2022年版[7]より）

ApoBを使ったsd LDLの評価について

　これらの指標を用いて脂質異常症を評価し，治療効果判定を行うが，生活習慣も改善し，データ上も治療域に入っても動脈硬化が進行してしまう症例を度々経験する．こういった症例の余剰リスクを理解しておくことは重要であり，その1つにsmall dense LDL（sd LDL）の存在が挙げられる．LDLの中でも小型で比重の高いLDLは，sd LDLと呼ばれ，酸化されやすく，LDLに比べて長期間血中に滞在し，動脈壁内に透過しやすいため，正常サイズのLDLよりも強力に動脈硬化を引き起こすことがわかっている（**図9**）[8]．LDLが「悪玉コレステロール」と呼ばれるのに対して，sd LDLは「超悪玉コレステロール」とも呼称される場合がある．sd LDLを直接調べる検査法もあるが，現時点では非常に手間であり，保険適用されておらず，健診のオプションで行われている程度である．そこで，アポタンパクB（ApoB）を測定することでLDLの内でsd LDLがどの程度存在するかを推測することができる．

　動脈硬化性リポ蛋白の重要な構造タンパク質であるアポリポタンパク質ApoBには，ApoB48とApoB100の2つの主要なアイソフォームがある．ApoB48は，腸管由来のリポ蛋白である，キロミクロンとキロミクロン残渣に存在し，1つのキロミクロン粒子に1分子のApoB48が含まれる．同様に，1つのApoB100分子がVLDL，IDL，LDL，およびリポタンパク質の粒子ごとに含まれる（**図10**）．ApoB10はApoB48よりも十分に多く，また，ApoB100の90%がLDLに最も多く含まれ

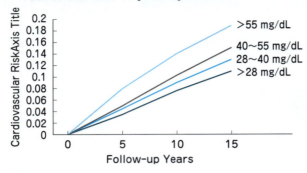
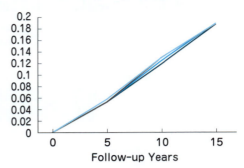

図9 sd LDL と lb LDL が心血管疾患に及ぼす影響

sd LDL の血中濃度で分類したところ，sd LDL の上昇に応じて，通常は CHD（冠動脈心疾患）LDL-C 100 mg/dL 未満の症例でもリスクが増加が見られた．sd LDL-C の四分位数の段階的な増加が CHD リスクの増加と関連している一方，大型 LDL（lb LDL）の四分位数では CHD リスクに段階的な差が認められなかった．
(Superko H, et al. Biomedicines. 2022; 10: 829[8])より）

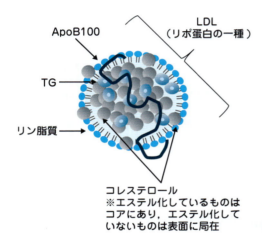

図10 リポ蛋白の構造（例として LDL を挙げる）

るため[9]，ApoB はおおむね LDL 粒子数を反映する．したがって，LDL/ApoB は LDL コレステロール 1 粒子あたりの LDL コレステロール量を表すもので，数値が小さいほど LDL 粒子が小さいことを意味する．この比が 1.2 以下の場合には LDL の粒子サイズが 255Å 以下の sd LDL が多いこととなり動脈硬化を促進し，イベントの増加につながることが報告されている（**図11**）[10]．また，ApoB は，動脈硬化性リポ蛋白の重要な構造タンパク質であるため，それ自体が 120 mg/dL 以上であると動脈硬化が増えやすいこともわかっている．これらから，ApoB と LDL/ApoB を組み合わせて冠動脈硬化症発症の危険性も考案されている（**図12A**）．また，non-HDL も小粒子 LDL 粒子の数を反映し，中性脂肪は LDL のサイズに反比例することから，この2つの指標を組み合わせると**図12B** のようになる．

この他，HDL に 1 分子含まれる ApoA-1 を分母として，LDL に含まれる ApoB を除した，ApoB/ApoA-1 等も冠動脈疾患の重症度との関連も報告されているが，報告毎に結果が異なる．

これらを冠動脈疾患の予測因子とするには明確なエビデンスはない．現時点では脂質管理目標

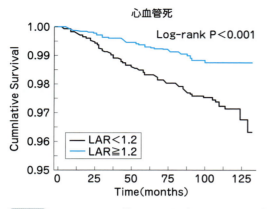
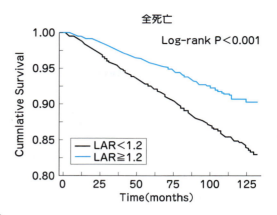

図11 LDL-C/ApoB 比によるカプランマイヤー曲線

LAR: LDL-C/ApoB ratio が 1.2 を上回る群と下回る群では，有意に下回る群で心血管死が多かった．
(Xiao L, et al. Lipids in Health and Disease. 2023; 22: 104[10]より)

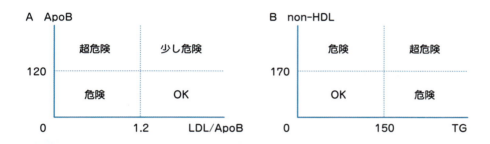

図12 ApoBbs LDL/ApoB と non-HDL vs TG（中性脂肪）から考える危険度

を到達した上でのあくまで残余リスクとして扱う．

3 ■食事療法

脂質代謝異常に対する食事療法は，下記が基本である．
①適正体重の維持，バランスの取れた栄養摂取
②脂質において飽和脂肪酸（(動物性に多い）を不飽和脂肪酸に置き換える（n-3 系多価不飽和脂肪酸: 魚油，n-6 系多価不飽和脂肪酸: 植物性食品）．
③炭水化物の摂取にて糖質（ショ糖，ブドウ糖，果糖）を取りすぎないようにして，食物繊維を多く含む食品の摂取を増やす．
④食塩は 6 g 未満にする．
⑤アルコールの摂取量を 25 g/日以下に抑える．

特に重要な①，②，③について概説する．④については高血圧の項を参照されたい．
①適正体重の維持，バランスの取れた栄養摂取
内臓脂肪の蓄積が脂質代謝異常をきたす原因の一つであるため，標準体重と活動量から摂取カロリーを設定する．全年齢で，目標体重の上限 BMI は 24.9 であるが，下限は，18〜49 歳は 18.5，50〜64 歳は 20.0，65 歳からは 21.5 となる．

例）36 歳の私は，$1.84^2 \times 18.5$〜24.9 であり，62.6〜84.3 kg ということになる．

ここに身体活動の程度に応じて，係数をかけ，総エネルギー摂取量（kcal/日）を計算する．
係数は，軽い労作で25～30，普通の労作で30～35，重い労作で35～を用いる．
この目標値は2021年心血管疾患における心血管疾患におけるリハビリテーションに関するガイドラインにおける心血管疾患患者の体重管理を目標とした栄養管理と同じものである．
エネルギー比率は，摂取エネルギーのうち，脂肪が20～25％，炭水化物が50～60％が望ましいとされる．

②脂質摂取量

血液中のコレステロールはすべてが食品に由来するものではない．血清コレステロールの20～30％が食物由来で，残りは肝臓で合成されたものであり，食事制限を行っても改善には限界がある．しかし，それでも例えばカツ丼と豚骨ラーメンなどの重ね食いを中止してもらったらLDLが100 mg/dL近く低下した症例を経験する．動物性の脂質には飽和脂肪酸が多く，過剰な摂取でLDLが増加する．n-3系多価不飽和脂肪酸（EPAやドコサヘキサエン酸（DHA））は魚油に多い．魚肉への含有は脂質含有量に依存するので，サバなどの青魚に多いが，タラやキスなどにはほとんど含まれない．魚の干物や寿司などでは塩分過多になりやすく注意が必要である．n-6系多価不飽和脂肪酸は植物性食品からの摂取がよい．n-6系多価不飽和脂肪酸摂取を増やすことによる動脈硬化予防効果は不明であるが，適正な総エネルギー摂取量のもとで飽和脂肪酸をn-6系多価不飽和脂肪酸に置き換えることはTC，LDLを低下させ，動脈硬化を予防する効果が期待される[11]．トランス脂肪酸はLDLを上昇させ，HDLを低下させるため，一価不飽和脂肪酸もしくは多価不飽和脂肪酸に置き換えることで血清脂質を改善し，冠動脈疾患リスクを低減することが報告されている[12]．この話題になると未だにマーガリンが悪役として話題に上がるが，加工技術の向上によってトランス脂肪酸の含有量は極めて減少しており，バターよりも少ない商品が大半となっている．バターなどに含まれる天然由来のトランス脂肪酸と，マーガリンに含まれる油脂の加工で発生したトランス脂肪酸で，人体への影響に違いがあるのかに関しては十分な根拠がない．人工甘味料の話と同じであるが「〇〇だからたくさん食べても大丈夫」という態度ではなく，菓子類や揚げ物類の過量摂取には注意して，可能であれば一価不飽和脂肪酸もしくは多価不飽和脂肪酸に置き換えるように指導を行うとよい．

③炭水化物の摂取

炭水化物は炭素と水素の化合物で，たんぱく質，脂質と並ぶエネルギー産生栄養素の一つである．意外と認識されていないが，炭水化物は糖質と食物繊維の総称であり，食物繊維は炭水化物に含まれる．糖質は体内に取り入れられエネルギー源となるが，食物繊維は体内の消化酵素では消化できない．そもそも消化酵素では分解できずエネルギー源にはなりにくい食物繊維を除いたものが糖質と呼ばれる．食物繊維は腸管内の脂肪分に吸着して吸収を阻害する．このため，脂肪分の多い食品を摂取するときには繊維を摂るよう薦める．食物繊維は食後の血糖の上昇を緩やかにして，インスリン抵抗性を緩和することも知られている[13]．海草，きのこ，さといも，かぼちゃ，大豆などに食物繊維が多く含まれる．また，主食を玄米や麦，全粒粉パンや雑穀に変えることも食物繊維の摂取量を増やす上で有用である．なお，炭水化物の摂取と死亡率のメタ解析の結果，炭水化物摂取エネルギー比率が50～55％で最も死亡率が低く，40％以下と70％以上では死亡率が高かった．最近炭水化物抜きダイエット等も流行っているが，過度な偏りは注意が必要である．

炭水化物の分類ではないが，人工甘味料に関しても少し言及する．かつてはノンカロリーであ

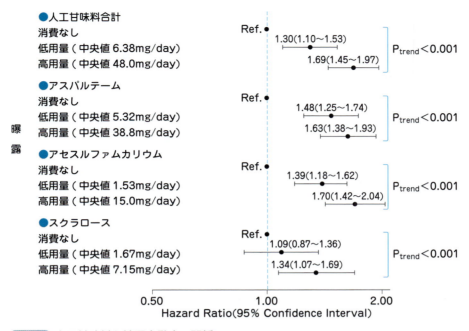

図 13 人工甘味料と糖尿病発症の関係
(Deschasaux-Tanguy M, et al. Diabetes Care. 2023; 46: 1681-90[14]より)

り，虫歯にもならず，砂糖の○○倍甘みを感じさせると夢のようなうたい文句とともに売り出されていたが，実際のところは，必ずしもそうではなさそうであり，摂取量が多い人ほど糖尿病発症リスクが高いという報告が複数ある．フランスからコホート研究では本邦でも主に使われている人工甘味料であるアスパルテーム，アセスルファムカリウム，スクラロースを対象にし，摂取量と2型糖尿病発症率に正の相関があることを報告している（**図13**）[14]観察研究であるため，人工甘味料を摂る人は糖質も多くとっている等の交絡因子によるものである可能性もあるが，「ノンカロリーだから気にしないで好きなだけ食べて（飲んで）いい」というのは誤りである可能性があることには注意していただきたい．

4 運動療法

脂質異常症に対する運動療法の中心は有酸素運動である．比較的軽い運動強度で長時間運動したほうが脂質低下効果は高い．有酸素運動の種目はどんなものでも構わない．生涯続ける必要があるので，楽しい要素が入っている方が良い．

運動時間・頻度は連続して1日30～60分間，週3回以上，できれば毎日行う．または150分以上実施することが望ましい．ATレベルで「ややきつい」と感じるレベルが望ましい．このレベルの運動なら，運動開始15分目頃からエネルギー源が脂質中心となると言われている．脂質代謝に関しては，運動強度を増やすよりも時間を増やす方が効果は高い．TC，TC/HDL-C，LDL-C，TGが低下することも示され，10分間，運動時間を増やすごとに1.4 mg/dLずつHDLコレステロールが増加する（**図14**）[15]ことが示されている．

時として，心臓リハビリテーションを行ってもLDLが低下しないことがある．運動療法を実施しても脂質代謝が改善しない場合は運動以外の問題（食事や喫煙の再開，怠薬等）も確認する．LDLが改善しない時でも運動療法によってLDLコレステロールの質が改善する場合がある．すな

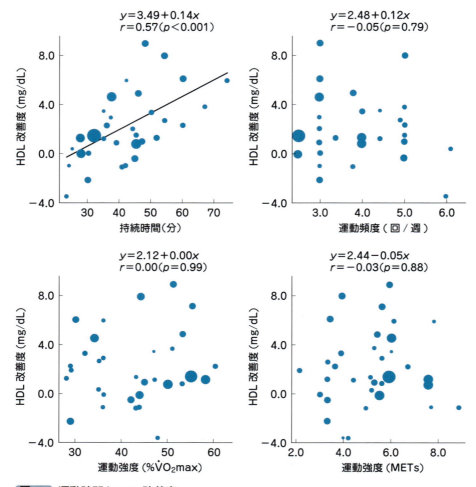

図14 運動時間とHDL改善度

運動療法の持続時間が長いとHDLが増加しやすい．10分間，運動時間を増やすごとに1.4 mg/dLずつHDLコレステロールが増加することが示されている．
(Westphal S, et al. Atherosclerosis. 2006; 185: 313-9[15]より)

わちsd LDLは減少することが確かめられている（**図15**）[16]．必要に応じて薬物治療の強化も検討するが，運動療法によりLDLの質は改善していることが期待でき，「きっと良くなっていますよ」と励まし，運動療法の継続を促すと良い．

また，異所性脂肪が蓄積している場合，それを燃焼させるためには血液中にエネルギー源，すなわち血液中に糖質とTGが少ない時に運動を行うのが効果的である．それを考慮すると，早朝空腹時に運動を行えば骨格筋や肝臓に蓄積した脂質がエネルギー源として使われると思われるが，早朝空腹時は低血糖や血栓・不整脈誘発の危険性があるため推奨できない．指導するにしても夕食前くらいにとどめるべきである．ただし，インスリンが枯渇している患者の場合には空腹時の運動がケトーシスを誘発することがあるため空腹時の運動を指導してはならない．

5 ■生活習慣改善のまとめ

表3に動脈硬化学会が提唱している「生活習慣の改善すべき項目」を示す[7]．

第1番目に禁煙があがっている．受動喫煙ですら30分後に血管内皮障害が発症し[17]動脈疾患発

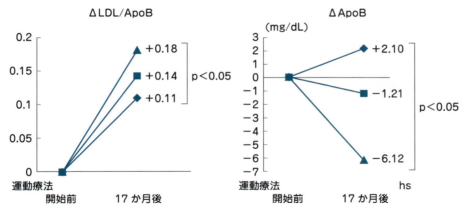

図15 運動療法が small dense LDL に及ぼす影響
LDL レベルに変化がなくても運動療法は small dense LDL の粒子サイズを改善させる.
▲ 運動耐容能改善率が最も著明だった群（n＝43）
■ 運動耐容能改善率が中等度であった群（n＝42）
◆ 運動耐容能改善率が最も少なかった群（n＝42）
(Kodama S, et al. Arch Intern Med. 2007; 167: 999-1008[16]より)

表3 生活習慣の改善すべき項目

禁煙	禁煙は必須．受動喫煙を防止．
体重管理	定期的に体重を測定する． BMI＜25 であれば適正体重を維持する． BMI≧25 の場合は，摂取エネルギーを消費エネルギーより少なくし，体重減少を図る．
食事管理	適切なエネルギー量と，三大栄養素（たんぱく質，脂質，炭水化物）およびビタミン，ミネラルをバランスよく摂取する． 飽和脂肪酸やコレステロールを過剰に摂取しない． トランス脂肪酸の摂取を控える． n-3 系多価不飽和脂肪酸の摂取を増やす． 食物繊維の摂取を増やす． 減塩し，食塩摂取量は 6 g 未満/日を目指す．
身体活動・運動	中等度以上*の有酸素運動を中心に，習慣的に行う（毎日合計 30 分以上を目標）． 日常生活の中で，座位行動**を減らし，活動的な生活を送るように注意を促す． 有酸素運動の他にレジスタンス運動や柔軟運動も実施することが望ましい．
飲酒	アルコールはエタノール換算で 1 日 25 g***以下にとどめる． 休肝日を設ける．

(日本動脈硬化学会．動脈硬化性疾患予防ガイドライン 2022 年版[7]より)

症相対危険度は 1.3 倍になることが報告されており[18]，喫煙は厳に慎ませるべきである．

〈文献〉
1) 日本生活習慣病予防協会ホームページ（2024 年 3 月閲覧）．
https://seikatsusyukanbyo.com/statistics/disease/dyslipidemia/
2) 国民健康・栄養調査 56「脂質異常が疑われる者」の状況（2024 年 3 月閲覧）．
https://www.e-stat.go.jp/dbview?sid=0003224459
3) Mitani H, Suzuki K, Ako J, et al. Achievement rates for low-density lipoprotein cholesterol goals in patients at high

risk of atherosclerotic cardiovascular disease in a real-world setting in Japan. J Atheroscler Thromb. 2023; 30: 1622-34.
4) 日本動脈硬化学会. 動脈硬化性疾患予防のための脂質異常症診療ガイド 2023 年版. 2023.
5) Hirata A, Okamura T, Hirata T, et al. Relationship between non-fasting triglycerides and cardiovascular disease mortality in a 20-year follow-up study of a Japanese general population: NIPPON DATA90. J Epidemiol. 2022; 32: 303-13.
6) Schwartz GG, Abt M, Bao W, et al. Fasting triglycerides predict recurrent ischemic events in patients with acute coronary syndrome treated with statins. J Am Coll Cardiol. 2015; 65: 2267-75.
7) 日本動脈硬化学会. 動脈硬化性疾患予防ガイドライン 2022 年版. 2022.
8) Superko H, Garrett B. Small Dense LDL: Scientific background, clinical relevance, and recent evidence still a risk even with 'Normal' LDL-C levels. Biomedicines. 2022; 10: 829.
9) Behbodikhah J, Ahmed S, Elyasi A, et al. Apolipoprotein B and cardiovascular disease: biomarker and potential therapeutic target. Metabolites. 2021; 11: 690.
10) Xiao L, Zhang K, Wang F. The LDL-C/ApoB ratio predicts cardiovascular and all-cause mortality in the general population. Lipids in Health and Disease. 2023; 22: 104.
11) Vafeiadou K, Weech M, Altowaijri H. Replacement of saturated with unsaturated fats had no impact on vascular function but beneficial effects on lipid biomarkers, E-selectin, and blood pressure: results from the randomized, controlled Dietary Intervention and VAScular function (DIVAS) study. Am J Clin Nutr. 2015; 102: 40-8.
12) Mozaffarian D, Clarke R. Quantitative effects on cardiovascular risk factors and coronary heart disease risk of replacing partially hydrogenated vegetable oils with other fats and oils. Eur J Clin Nutr. 2009: 63: S22-33.
13) Soliman GA. Fiber D. Atherosclerosis, and cardiovascular disease. Nutrients. 2019; 11: 1155.
14) Deschasaux-Tanguy M, Chazelas E. Artificial sweeteners and risk of type 2 diabetes in the prospective nutriNet-sante cohort Charlotte Debras. Diabetes Care. 2023; 46: 1681-90.
15) Westphal S, Taneva E, Kästner S, et al. Endothelial dysfunction induced by postprandial lipemia is neutralized by addition of proteins to the fatty meal. Atherosclerosis. 2006; 185: 313-9.
16) Kodama S, Tanaka S, Saito K, et al. Effect of aerobic exercise training on serum levels of high-density lipoprotein cholesterol: a meta-analysis. Arch Intern Med. 2007; 167: 999-1008.
17) Kawano M, Shono N, Yoshimura T, et al. Improved cardio-respiratory fitness correlates with changes in the number and size of small dense LDL: randomized controlled trial with exercise training and dietary instruction. Intern Med. 2009; 48: 25-32.
18) Frey PF, Ganz P, Hsue PY, et al. The exposure-dependent effects of aged secondhand smoke on endothelial function. J Am Coll Cardiol. 2012; 59: 1908-13.

〈星野圭治〉

14 冠危険因子

 D 高血圧

　高血圧は脳卒中，心筋梗塞，心不全，慢性腎臓病などの原因となる重要な疾患である．収縮期血圧が10 mmHg あるいは拡張期血圧が5 mmHg 低下すると心血管イベントは約20％，冠動脈疾患は約20％，心不全は約40％減少する[1]．そのため，高血圧の治療は心疾患発症予防のために重要である．

　現在，わが国に高血圧患者は約4300万人いるが，90％が本態性高血圧である．その原因としては，遺伝因子のほか食塩過剰摂取，肥満，アルコール過剰摂取，運動不足，ストレスなどの環境因子も重要である．環境因子は心臓リハビリテーションによる生活習慣の改善により取り除くことが可能である．120-129/＜80 mmHg の正常高値血圧の段階で生活習慣への介入をはじめ，130-139/80-89 mmHg の高値血圧では非薬物療法も加える．≧140/90 mmHg の高血圧で高リスクの場合には直ちに薬物療法を開始する．すなわち，生活習慣の改善と運動療法などの非薬物療法は高血圧発症以前から必要なのである．

　降圧目標を**表1**に示す．目標血圧を達成するための生活習慣の改善ポイントを**表2**に示す[2]．最近は24時間にわたる血圧管理の重要性が強調され，家庭血圧目標値も設定された．運動の欄には残念ながら「心血管病のない」とある．ところが我々は「心血管病のある」患者に運動療法を行わなければならない．この本で勉強していれば「心血管病のある」患者に運動療法を行っても大丈夫である．

表1　降圧目標

	診察室血圧	家庭血圧
75歳未満（成人） 脳血管障害 冠動脈疾患 蛋白尿陽性のCKD 糖尿病 抗血栓薬服用中	＜130/90	＜125/75
75歳以上 脳血管障害 CKD（蛋白尿陰性）	＜140/90	＜135/85

（日本高血圧学会高血圧治療ガイドライン作成委員会「高血圧治療ガイドライン2019」ライフサイエンス出版．p.53 表3-3 より改変）

表2　生活習慣の是正

	項目	目標
1	減塩	6 g/日未満
2	食塩以外の栄養素	野菜・果物の積極的摂取* コレステロールや飽和脂肪酸の摂取を控える 魚（魚油）の積極的摂取
3	減量	BMI が25未満
4	運動	心血管病のない高血圧患者が対象で，中等度の強度の有酸素運動
5	節酒	エタノールで男性20-30 mL/日以下，女性10-20 mL/以下
6	禁煙	

*重篤な腎障害を伴う患者では高K血症をきたすリスクがあるので，野菜・果物の積極的摂取は推奨しない．糖分の多い果物の過剰摂取は，特に肥満者や糖尿病などのカロリー制限が必要な患者では勧められない．
（日本高血圧学会高血圧治療ガイドライン作成委員会「高血圧治療ガイドライン2019」ライフサイエンス出版．p.64 表4-1 より改変）

1 ■ 減塩・アルコール制限

　もともと人類の塩分摂取量は1日当たり0.5〜3gであったと言われている．以前に比べ，わが国の塩分摂取量は減少してきているが，それでも欧米よりも多く，現在でも平均10〜11g摂取している．

　塩分は血管平滑筋や心筋細胞に作用して収縮性を増大させるとともに，体液量を増加させて血圧を上昇させる．実際は，塩分過多により発症する高血圧，すなわち，食塩高感受性高血圧は，本態性高血圧の約50％で，残りの半分は食塩に対して低感受性である．このため，減塩しても血圧が下がるとは限らないという疑問を投げかけられることもある．そのような場合には，以下の2つの点から減塩の重要性を説いている．

　まず，食塩感受性高血圧の場合には心血管合併症が多い点である．逆に考えれば，心血管系疾患に合併した高血圧の場合には食塩感受性である可能性が高いということで，減塩してみる価値があるということである．

　次に，塩分1gは体液量を約200 mL増加させるという点である．塩分過多がたとえ血圧上昇を招かなくても，体液量増加は心臓の負担を増やし，やがて心不全や心血管疾患を導くと説明する．現状よりも3g塩分摂取量を減らしたところ虚血性心疾患発症率が10〜20％減少することが示されている（図1）[3]．

　高血圧学会が推奨している塩分摂取量は1日6g未満である．以前は7gという数値が，汎用されていたが，理想の3g/日に近づけるべく，2002年より6gという数値を推奨している．

　最近，食品に成分分析表が添付されているが，表示形式は食塩量ではなく，食品100gあたりのNa量となっている．以下の式を用いて食塩摂取量に換算できるよう，患者に指導する．

「食塩相当量(g)＝Na(mg)×2.54/1000」

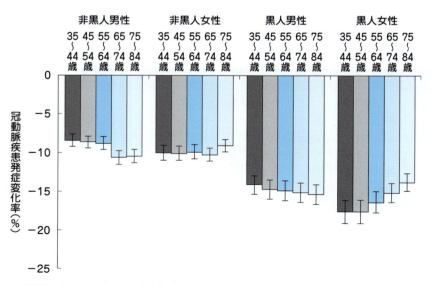

図1　減塩による冠動脈疾患改善効果
1日3g食塩を減らすと非黒人男女では年齢に関係なく約10％虚血性心疾患の発生率が減少する．（Bibbins-Domingo K, et al. N Engl J Med. 2010; 362: 590-9[3]より）

表3　血圧管理に必要な生活習慣の改善点

改善点	方法	収縮期血圧への効果
減量	BMI 18.5-24.0 に維持	10 kg 体重減少するごとに 5-20 mmHg 低下
DASH 食	果物，野菜，低脂肪，飽和脂肪酸制限	8-14 mmHg 低下
減塩	塩分 6 g 以下	2-8 mmHg 低下
運動療法	最低 30 分間，ほぼ毎日，有酸素運動	4-9 mmHg 低下
アルコール制限	男: 2 杯/日以下(エタノール 30 mL 以下)，女: 1 杯/日以下	2-4 mmHg 低下

　食塩摂取量を推定する式として田中の式というものが推奨されている[4]．随時尿中の Na と Cr 濃度と，身長と体重・年齢から計算できるので，患者指導に有用である．

　アルコール摂取制限も必要である．エタノールに換算して女性では 1 日 10〜20 mL，男性では 1 日 20〜30 mL 以下を目標とする．ビールでいえば，女性は 350 mL，男性は 500 mL くらいである．シャンペンなら 100 mL で 12〜15 mL のエタノールが含まれる．

2 ■減量

　内臓脂肪蓄積がメタボリックシンドロームの根幹であり，高血圧の原因のひとつでもあることから，血圧管理に減量はかかせない．約 4〜5 kg の減量で有意に血圧が低下するとともに投与薬物量を減らすことができる．4〜5 kg という数値は，1 か月という期間だけしっかりと食事コントロールと運動を行えば必ず達成できるものである．生涯減量を行わなければならないと言うと拒絶されるが，とりあえず 1 か月ということで薦めると成功しやすい．

3 ■運動療法

　有酸素運動の降圧効果は以前より報告されている[5]が，最近はレジスタンストレーニングの効果についての報告も増加しつつある．収縮期・拡張期とも 10% 程度の降圧効果がハンドグリップトレーニングにより得られるとされている[6]．もちろん，運動だけでなく，食事療法やストレスコントロールなどを併せて行うほうが望ましい．表3に生活習慣の改善による降圧効果を示す[7]．

〈文献〉

1) Ettehad D, Emdin CA, Kiran A, et al. Blood pressure lowering for prevention of cardiovascular disease and death: a systematic review and meta analysis. Lancet. 2016; 387: 957-67.
2) 日本高血圧学会高血圧治療ガイドライン作成委委員会．高血圧治療ガイドライン 2019．日本高血圧学会; 2019.
3) Bibbins-Domingo K, Chertow GM, Coxson PG, et al. Projected effect of dietary salt reductions on future cardiovascular disease. N Engl J Med. 2010; 362: 590-9.
4) Tanaka T, Okamura T, Miura K. A simple method to estimate populational 24-h urinary sodium and potassium excretion using a casual urine specimen. J Hum Hypertens. 2002; 16: 97-103.
5) Taylor RS, Brown A, Ebrahim S, et al. Exercise-based rehabilitation for patients with coronary heart disease: systematic review and meta-analysis of randomized controlled trials. Am J Med. 2004; 116: 682-92.
6) Kelley GA, Kelly KS. Isometric handgrip exercise and resting blood pressure: a meta-analysis of randomized controlled trials. J Hypertens. 2010; 28: 411-8.
7) Chobanian AV, Bakris GL, Black HR, et al. The seventh report of the joint National Committee on prevention, detection, evaluation, and treatment of high blood pressure: the JNC 7 report. JAMA. 2003; 289: 2560-72.

〈安達　仁〉

14 冠危険因子

E 高尿酸血症

1 ■尿酸の代謝

　尿酸はプリン体が肝臓で分解されてできる最終代謝産物である．プリン体は食品，あるいは新陳代謝された細胞の核酸に由来する．肝臓で合成された尿酸は血液中に放出される．血液中の尿酸濃度は通常 3.7〜7.0 mg/dL（当院の基準値）である．血中尿酸のおよそ 70％は腎臓から，30％は小腸から排泄される．腎臓から排出される尿酸量は最大で 1 日 500 mg 程度である．そのため，肝臓での尿酸合成が 700 mg 以上になると，体内から排泄することができなくなり血中尿酸値が上昇する．以前は小腸からの尿酸排泄は変化しないと思われてきたが，最近，小腸からの排泄が低下する場合もあることがわかってきた．

　食品から摂取されたプリン体はキサンチンオキシダーゼ（XOD）により尿酸にまで代謝される．代謝の過程で活性酸素種（ROS）を生成するため，プリン体の過剰摂取は ROS による細胞障害を誘発する．

　尿酸は腎臓糸球体から尿細管に 100％ろ過される．その後，尿酸は近位尿細管にある URAT1 というトランスポーターによって再吸収される．尿細管では，同時に別の系による分泌もあり，両者を合わせて最終的に 10％が尿中に排出される．インスリン抵抗性は URAT1 からの再吸収を促進させることによって血中尿酸値を上昇させる．内臓脂肪の蓄積により血清尿酸値は上昇し[1]，体重減少に従って尿酸値は低下する[2]．

2 ■高尿酸血症の疾患への影響

　疫学研究では，高尿酸血症は高血圧の発症因子であることが報告されている[3]．また，高尿酸血症とインスリン抵抗性は双方向性に関連するため，高尿酸血症はメタボリック症候群を介して血管細胞に対して障害性に作用したり動脈硬化を促進したりする．

　実験的にも，培養液の尿酸レベルを 5 mg/dL で細胞培養を行った結果，血管平滑筋細胞の増殖能が MAP kinase の活性化によって亢進したり[4]，炎症マーカーである MCP1 が増加することが示されている[5]．すなわち，尿酸そのものも動脈硬化促進や細胞障害の原因になる．

　前述した通り，プリン体から尿酸に代謝される経路でキサンチンオキシダーゼが ROS を産生する．そのため，過剰なプリン体摂取も細胞障害を誘発する．尿酸と心血管疾患の関連は図1に示すとおりである．

　血中尿酸値は量が多かったり，温度が低下したりすると結晶化する．尿酸が体内で結晶化すると激痛を生じる．これが痛風である．手先や足先は体温が 30 度以下であるが，この温度だと血清尿酸値は 4.5 mg/dL で結晶化し始める．痛風になる確率は 7 mg/dL で 10％であるが 9 mg/dL だと 60％とされている[6]．

　以上より，昔から「尿酸値が 10 以上 10 年で痛風になる」などと言われてきたが，現在では，痛風発症予防の意味でも心血管疾患発症予防の意味でも 7 mg/dL 未満が目標値となっている．

3 ■尿酸の多い食品

　プリン体の多い食品を表1に示す．1 日に最大 400 mg が望ましいとガイドラインでは推奨されている．表に示した数値は 100 g あたりの量であり，「極めて多い」に属する食品で，実際に一度

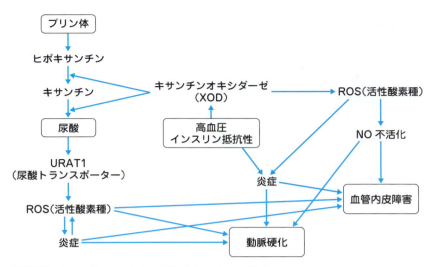

図 1 プリン体，尿酸が心血管障害をきたす機序
プリン体のとりすぎも尿酸過剰も，どちらも炎症と ROS（活性酸素種）を増加させて心血管障害を導く．

表 1　プリン体を多く含む食品

100 g あたりの含有量	食品
極めて多い（300 mg～）	鶏レバー（焼き鳥は 1 串 30 g くらい） 真鯛の干物（1 尾 70 g くらい） 干し椎茸
多い（200～300 mg）	豚レバー，牛レバー， 鰹（たたきの場合 6 切れで 180 g 位）， 真鯛（1 尾 100 g 位） 干物（鯵，秋刀魚）（それぞれ 1 枚 100 g，70 g 位） 大正海老（1 尾 15 g 位）
少ない（50～100 mg）	鰻（関東ではかば焼きの場合 1 人前に 100-150 g 位） ロース（牛，豚），バラ（牛，豚），牛タン，マトン ハム（ボンレス，プレス），ベーコン ホウレン草，カリフラワー
極めて少ない（～50 mg）	蒲鉾，さつま揚げ，カズノコ，すじこ ウィンナソーセージ，チーズ 豆腐，鶏卵 米飯，パン，うどん，そば ジャガイモ，さつまいも，キャベツ，人参，大根 果物

にそれだけで 100 g 食べる可能性のあるものは真鯛の干物であろうか．1 枚 70 g 程度のものが多く販売されており，大きめだったり 2 枚食べると 100 g を超える．干し椎茸 100 g は 20 個になるので，これだけでプリン体 400 mg はとれない．レバー系統は好みが強く，好きな人は 100 g 以上食べる可能性がある．逆に，「少ない」に分類されている肉は，食べるときはものすごく食べる人がいて，その場合には要注意である．トスカーナに行きビスコッティ・フィオレンティーナ（図

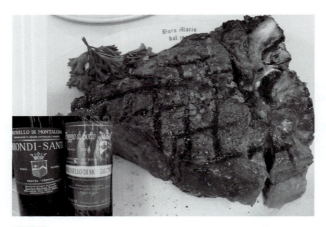

図2 ビスコッティ・フィオレンティーナとブルネロ・ディ・モンタルチーノ

これは1人用なので400g位であるが，厚さ4cm位で出てくるため700gからという店が多い．ブルネロ・ディ・モンタルチーノ（左下）はサンジョベーゼグロッソ100%が使われるモンタルチーノ周辺のワインである．ラズベリーとスミレが基本でバラやシナモン，クローブなどのニュアンスが加わるらしい．筆者にはまるでわからない．

2）を注文すると骨付きではあるが700gのものが出てくることがある．それを完食するとそれだけで尿酸摂取量が400mgに達する．XODから産生されるROSを打ち消すためにブルネロ・ディ・モンタルチーノ（図2）を500mL以上飲まなければならないかもしれず，とても体にも経済的にも良いとは思えない．ビスコッティ・フィオレンティーナは数人でシェアし，ワインはロッソ・ディ・モンタルチーノにしたほうが健康にもお財布にも優しい．

筆者は，患者の尿酸値が上昇した場合，干物とレバーは注意するが，大体は食べ過ぎの指標ですよと患者に言っている．特に中性脂肪も同時に上昇した場合には，たいてい，何かを食べ過ぎた場合である．

4 ■運動と尿酸

激しい運動は血清尿酸レベルを増加させる[7]．しかし，トレーニングを積んだ自転車選手は血清尿酸レベルが低いという報告もある[8]．一方，激しい運動の場合には筋破壊がプリン体を増加させて尿酸産生が増加すると言われている．一方，適度な運動療法では，尿細管における尿酸トランスポーターの発現が増加して尿酸排泄が促進される[9]．これは有酸素運動が尿酸値を低下させる機序の一つである．その他，有酸素運動による体重減少がインスリン抵抗性を改善させることも尿酸排泄を増加させることに役立っている．

5 ■生活指導

生活指導の要点を表2に示す．贅沢で楽しい生活が高尿酸血症に関連している．心リハスタッフは，ただいろいろなことを我慢させるのではなく，尿酸を下げることが楽しみになるような工夫をするべきである．

表2 生活指導の要点

項目	内容
減量	食事療法（量，質，食べ方） 運動療法（有酸素運動） 良好な睡眠
食事療法	量 質: プリン体摂取制限（300-400 mg 以下） 尿をアルカリ化する食品の摂取（海藻，野菜，きのこ，大豆など） 水分摂取（尿量 1500-2000 mL 以上が目標）
アルコール	アルコール 20-25 g に相当する容量に含まれるプリン体の量 　日本酒 1 合（216 mg） 　ビール 500 mL（3000 mg），地ビール 500 mL（6000 mg） 　ウイスキー（50 mL）ダブル 1 杯（10 mg） 　焼酎 100 mL（0 mg） 　ワイン 200 mL（80 mg） 休肝日を週に 2 日以上設ける
運動	有酸素運動
ストレス除去	たくさん食べて飲む以外の方法で

<文献>

1) Matsuura F, Yamashita S, Nakamura T, et al. Effect of visceral fat accumulation on uric acid metabolism in male obese subjects: visceral fat obesity is linked more closely to overproduction of uric acid than subcutaneous fat obesity. Metabolism. 1998; 47: 929-33.
2) Takahashi S, Yamamoto T, Tsutsumi Z, et al. Close correlation between visceral fat accumulation and uric acid metabolism in healthy men. Metabolism. 1997; 46: 1162-5.
3) Grayson PC, Kim SY, LaValley M, et al. Hyperuricemia and incident hypertension: a systematic review and meta-analysis. Arthritis Care Res. 2011; 63: 102-10.
4) Watanabe S, Kang D-H, Feng L, et al. Uric acid, hominoid evolution, and the pathogenesis of salt-sensitivity. Hypertension. 2002; 40: 355-60.
5) Kanellis J, Watanabe S, Li JH, et al. Uric acid stimulates monocyte chemoattractant protein-1 production in vascular smooth muscle cells via mitogen-activated protein kinase and cyclooxygenase-2. Hypertension. 2003; 41: 1287-93.
6) Lin KC, Lin HY, Chou P. The interaction between uric acid level and other risk factors on the development of gout among asymptomatic hyperuricemic men in a prospective study. J Rheumatol. 2000; 27: 1501-5.
7) Sousa MS, Saavedra FJ, Neto GR, et al. Resistance training in type 2 diabetic patients improves uric acid levels. J Hum Kinet. 2014; 43: 17-24.
8) Lippi G, Brocco G, Franchini M, et al. Comparison of serum creatinine, uric acid, albumin and glucose in male professional endurance athletes compared with healthy controls. Clin. Chem Lab Med. 2004; 42, 644-7.
9) Jiang Z, Cao J, Su H, et al. Exercise serum regulates uric acid transporters in normal rat kidney cells. Sci Rep. 2022; 12: 18086.

〈安達 仁〉

14 冠危険因子

F 遺伝

1 ■虚血性心疾患と遺伝

　冠動脈疾患のリスクファクターを特定した疫学研究であるフラミンガム研究では，両親が冠動脈疾患の場合，子供の冠動脈疾患発症危険率が29％上昇することが報告されている[1]．冠動脈疾患は過食，運動不足，喫煙習慣などの環境要因がクローズアップされがちであるが，遺伝的要因も重要な危険因子である．

　冠動脈疾患が発症するメカニズムも分子生物学的に解明が進み，血管壁への細胞の接着，増殖，粥腫の増大，プラークの不安定化などに関与する因子が明らかになっている．これらの物質は，ある環境刺激をうけると誰でも同じように発現するものではない．同じ食事で同じ生活習慣でも冠動脈疾患を発症する人としない人がいる．これは，刺激の応答する遺伝子発現が異なるためである．

　近年，冠動脈疾患発症に関する遺伝子解析が進んでいる．登録された数万から100万人規模のゲノム情報を検討して，冠動脈疾患患者に特異的にみられる遺伝子と遺伝子変異に関する解析結果が報告されている．たとえば，LDL受容体の作用を低下させるLDLR p.K811Xと呼ばれる遺伝子変異は，特に強力に冠動脈疾患を発症させることがわかっている．これは，0.038％の人が有しており，この遺伝子情報が発現すると冠動脈疾患発症リスクが5倍高まる[2]．北陸地方のデータでは，家族性高脂血症においては，LDL受容体関連の遺伝子異常が75％以上，5％がPCSK9変異関連と報告されている[3]．

　脂質異常や高血圧などの危険因子を増加させる遺伝子異常ではなく，分子機序的に細胞増殖や炎症そのものを発生しやすい遺伝子の存在も見つかっている．粥腫形成やプラークラプチャに関連するトランスフォーミング増殖因子（TGF）-βスーパーファミリーの一部の受容体をコードするACVR2A遺伝子や，プラーク安定性に影響するマトリックスメタロプロテアーゼ（MMP）-13をコードするMMP13遺伝子などの近くに冠危険因子発症と関連する疾患感受性座位が存在する[4]．また，動脈硬化発生の誘因となる炎症性細胞接着分子の発現に関連する遺伝子領域も見つかっている[5]．これらの遺伝子情報が発現してしまうと動脈硬化やプラークラプチャが生じやすくなってしまうということである．これらの因子は，脂質異常症，糖尿病，高血圧などの冠危険因子とは独立した冠疾患発症因子である．

　この分野は，がんのゲノム解析が進んで様々な抗がん剤が開発されたのと同じように，近い将来にプレシジョンメディシン（疾患原因遺伝子をターゲットとした治療）に役立つことが期待される．心臓リハビリテーションスタッフは細かい遺伝子を知っている必要はないが，患者に接する際に，このような遺伝的背景がある可能性を考え，ありそうな場合には人一倍，細やかに介入する必要がある．

2 ■遺伝子情報の修飾

　DNAに保存されている遺伝子情報がすべて発現しているわけではない．同じような生活・食事習慣の兄弟でも心筋梗塞になる人とならない人がいる．遺伝子情報は100％発現するわけではないのである．さらに，遺伝子情報の発現はコントロールできる可能性がある．原則としてヒトの

DNA内の情報はみな同じだが，DNAが折り曲がったり目印をつけられたり（メチル化という）してDNA内の情報の一部のみが発現するようになっている．DNA内の塩基配列を変化させることなく遺伝情報の発現を制御する現象をエピジェネティクスという．

エピジェネティクスは運動習慣で変化させることができる．インスリン抵抗性[6]，炎症[7]，脂質代謝[8]などに関連する遺伝子をエピジェネティックに修飾して内皮血管障害や粥腫の発生を抑制することが報告されている．そして，運動のエピジェネシスへの効果は，運動様式や強度によって異なることも報告されている[9]．おおむね従来通りの中等度の有酸素運動が最も望ましいエピジェネティックな変化をもたらすようである．「運動療法は，心臓病になりにくい体に遺伝子レベルで変えてくれるのですよ」と，心リハスタッフは患者に伝えてよさそうである．

ただし，これは，親子で引き継がれるものではなく一代限りの変化である．若いころに頑張れば，生まれてくる子供が健康になるかというとそういうことはない．しかし，親が実施している健康な生活習慣を子供がまねすれば，子供にも親と同じエピジェネティックな変化が生じる可能性はある．その意味で，遺伝的な変化を「伝染」させる努力はするべきである．

DNAは細長いためヒストンという構造タンパク質に巻き付いて折れ曲がって存在している．この折れ曲がり方によって読み取られるDNA情報が異なり，正しく折れ曲がっていないと異常な情報が発現してしまう．タンパク質の折れ曲がり方を正しているものが分子シャペロンというものである．シャペロンとはもともと社交界にデビューする若い女性に付き添って正しいマナーを教える年上の女性のことをさしている．このシャペロンがシンデレラの継母みたいだった場合，異常な指導をして社交界デビューは悲惨なものになる．分子シャペロンが異常な場合に変な遺伝情報が発現するのはこれに似ている．骨格筋細胞をストレッチさせるとシャペロンの異常制御を抑制させるという報告がある[10]．この機序は運動療法の骨格筋肥大に関係している可能性がある．骨格筋トレーニングも遺伝子的なレベルで筋肥大を生じているようである．

3 ■老化遺伝子

心臓リハビリテーションはアンチエイジングに役立つ．いろいろな疾患の原因が「老化」だといわれると諦めるしかないと思われるが，心臓リハビリテーションはこれに待ったをかけることができる．

運動療法[11]（図1）と食事制限[12]はサーチュインという長寿遺伝子のmRNA発現量を増加させる．サーチュインは，酸化ストレス，インスリン抵抗性，脂質代謝，炎症など，心疾患発症の原因の多くを改善させる遺伝子である．その結果，サーチュイン発現が増加したラットでは毛並みがそろい艶がよくなる．ヒトでも，毛が生えてくることはないが，細胞の老化を抑制し，動脈硬化や細胞障害を生じにくくさせているものと期待できる．

また，運動療法はアポトーシスという細胞死を減少させる．アポトーシスを制御するテロメアは細胞分裂をするたびに短縮し，テロメアがある程度の短さになると細胞は死ぬ（アポトーシスする）ようにヒトの細胞はできている．適度な運動療法はテロメア短縮を抑制するテロメラーゼの活性を促進し[13]（図2），ストレスによるテロメア短縮作用を抑制する[14]．これも心臓リハビリテーションによるアンチエイジング効果の一つである．ただし，運動量が過剰だと，逆にテロメアは短縮する[15]．

4 ■遺伝要因と環境要因

一家そろって体格の良い家族がある．親も子も糖尿病の場合や心筋梗塞の家系というものもある．子供は，親がそういう病気だと自分も仕方ないことだと思っていることが多いし，周りもそ

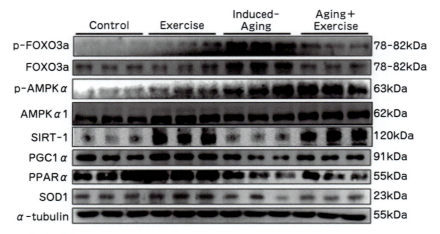

図1 運動によるサーチュインの発現

上から5番目の SIRT-1 がサーチュインのことで，安静群（Control）とくらべて運動群（Exercise）では SIRT-1 のバンドが太くなっている．これは老化モデルでも同様で，老化安静群（Induced-Aging）よりも老化運動群（Aging-Exercise）のほうがバンドが太くなっている．
（Chen W-K, et al. Aging. 2018; 10: 4166-74[11] より）

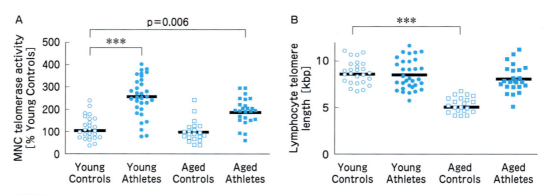

図2 テロメラーゼ活性とテロメアの長さに及ぼす運動の影響

テロメラーゼ活性は，若年（Young）において運動群（Athletes）のほうが対照群よりも強い（A）．一方，テロメアの長さは高齢者（Aged）において運動群で長い．
（Nomikos NN, et al. Front Physiol. 2018; 9: 1798[13] より）

のようにみることが多い．確かに遺伝的にこれらの疾患が発現しやすいことは事実であるが，実は遺伝ではなく環境が似ているだけの場合もある．すなわち，親の食事摂取量が多いと子供も多くなり，親が夜食を日常的に食べれば子供も夜遅く食べることが普通だと思う．その結果，家族そろって太ったりする．この家族が飼っている犬や猫も太っていれば環境要因がかなり強いと考えられる．子供が一人住まいを始めると痩せてくることがたまにあるのはこのためである．心リハスタッフは簡単に遺伝だから仕方ないといわず，環境要因がないか，すなわち一家そろって歪んだ生活習慣がないかどうかを聞き出すようにしなければならない．

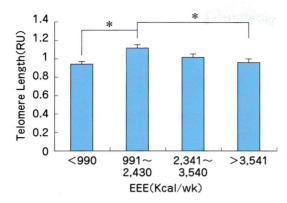

図3 テロメラーゼの長さに及ぼす運動
運動によるエネルギー消費量（EEE）は多すぎるとテロメアの長さは短縮する．

まとめ

遺伝は心疾患の原因の一つである．しかし，遺伝子の発現は心臓リハビリテーションによってコントロールできる場合がある．心臓リハビリテーションへの参加が，遺伝子レベルで望ましい体に変えてゆくようにさせるべきである．

〈文献〉

1) Myers RH, Kiely DK, Cupples LA, et al. Parental history is an independent risk factor for coronary artery disease: the Framingham Study. Am Heart J. 1990; 120: 963-9.
2) Koyama S, Ito K, Terao C, et al. Population-specific and trans-ancestry genome-wide analyses identify distinct and shared genetic risk loci for coronary artery disease. Nature Genetics. 2020; 52: 1169-77.
3) 野原 淳．家族性高コレステロール血症：研究と診療の新展開．日本内科学会雑誌．2017; 106: 2625-37.
4) Aragam KG, Jiang T, Goel A, et al. Discovery and systematic characterization of risk variants and genes for coronary artery disease in over a million participants. Nature Genetics. 2022; 54: 1803-15.
5) Konta A, Ozaki K, Sakata Y, et al. A functional SNP in FLT1 increases risk of coronary artery disease in a Japanese population. J Hum Genet. 2016; 61: 435-41.
6) Lindholm ME, Marabita F, Gomez-Cabrero D, et al. An integrative analysis reveals coordinated reprogramming of the epigenome and the transcriptome in human skeletal muscle after training. Epigenetics. 2014; 9: 1557-69.
7) Denham J, Marques FZ, Bruns EL, et al. Epigenetic changes in leukocytes after 8 weeks of resistance exercise training. J Appl Physiol. 2016; 116: 1245-53.
8) Riedel S, Radzanowski S, Bowen TS, et al. Exercise training improves high-density lipoprotein-mediated transcription of proangiogenic microRNA in endothelial cells. Eur J Prev Cardiol. 2015; 22: 899-903.
9) Rowlands DS, Page RA, Sukala WR, et al. Multi-omic integrated networks connect DNA methylation and miRNA with skeletal muscle plasticity to chronic exercise in Type 2 diabetic obesity. Physiol Genomics. 2014; 46: 747-65.
10) Sakurai T, Fujita Y, Ohto E, et al. The decrease of the cytoskeleton tubulin follows the decrease of the associating molecular chaperone alphaB-crystallin in unloaded soleus muscle atrophy without stretch. FASEB J. 2005; 19: 1199-201.
11) Chen W-K, Tsai Y-L, Shibu MA, et al. Exercise training augments Sirt1-signaling and attenuates cardiac inflammation in D-galactose induced-aging rats. Aging. 2018; 10: 4166-74.
12) Canto C and Auwerx J. Caloric restriction, SIRT1 and longevity. Trends Endocrinol Metab. 2009; 20: 325-31.
13) Nomikos NN, Nikolaidis PT, Sousa CV, et al. Exercise, telomeres, and cancer: "The Exercise-Telomere Hypothesis". Front Physiol. 2018; 9: 1798.
14) Werner C, Fürster T, Widmann T, et al. Physical exercise prevents cellular senescence in circulating leukocytes and in the vessel wall. Circulation. 2009; 120: 2438-47.
15) Oztasan N, Taysi S, Gumustekin K, et al. Endurance training attenuates exercise-induced oxidative stress in erythrocytes in rat. Eur J Appl Physiol. 2004; 91: 622-7.

〈安達 仁〉

14 冠危険因子

G 喫煙

厚生労働省 禁煙支援マニュアル[1]は2019年において，禁煙に関するエビデンスや具体的な法が詳しくまとまっており，本稿はこれらを基に記載する．

1 ■ 喫煙の健康への悪影響

本邦では喫煙によって年間19万人が死亡していると考えられている[2]．がん死亡10万人，循環器疾患患者死亡4万人，呼吸器系疾患死亡2万人で，合計18.7万人が死亡しており，これは2019年の死亡者数約138万人における1割を超えることになる（図1）．循環器疾患の死亡者数においては，高血圧，運動不足に次いで3番目となる．禁煙は動脈硬化性疾患の既往の有無にかかわらず，疾患の進展や罹患・死亡リスクの低下をもたらし，その効果は年齢や性別を問わない．また，禁煙の効果は動脈硬化性疾患に関しては禁煙開始とともに比較的速やかに表れ，禁煙期間が長くなるほどリスクが低下することが知られている．また受動喫煙による死亡者数も多く，年間1万5千人が死亡しているとされている．性別比では男性が4523人，女性が10434人となっている．脳卒中が約半数を占めるが，男性女性共に3割程度が虚血性心疾患となっている．この他にも，2型糖尿病の発症や，早産・低体重児・胎児発育遅延などに関連することも知られている（図2）．

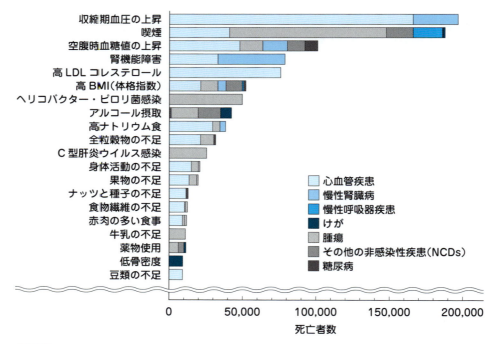

図1 わが国におけるリスク要因別の関連死亡者数-男女計（2019年）

(Nomura S, et al. Lancet Reg Health West Pac. 2022; 21: 100377[2]より)

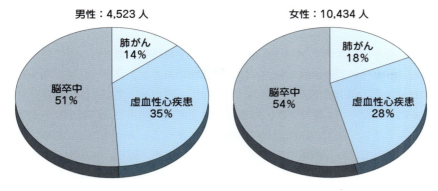

図2 日本では受動喫煙が原因で年間1万5千人が死亡

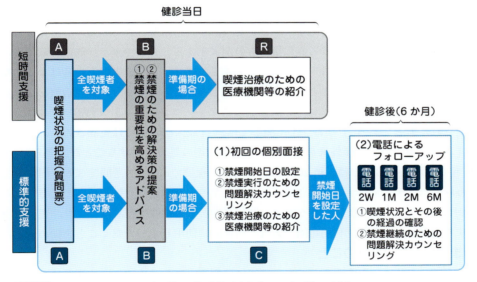

図3 短時間支援（ABR方式）と標準的支援（ABC方式）の流れ
短時間支援（ABR方式）と標準的支援（ABC方式）の特徴を示す．どのくらい時間が確保できるかによって，いずれの方式を採用するかを決めるとよい．

2 禁煙指導方法

禁煙支援一般的な禁煙までの流れは短時間支援と標準的支援に分かれる．医療従事者や健診・保健指導の実施者は日常業務で出会う喫煙者に対して禁煙の声かけを行う．まずは喫煙をしているか，禁煙したいかの状況を把握（Ask）し，短時間の禁煙のアドバイス（Brief Advice）を行う．禁煙をしたい人に対しては，ここで十分な時間がない場合は，医療機関での禁煙治療の受診や，禁煙補助剤の利用を勧める（Refer）．ここで十分な時間がとれる場合や，医療機関では禁煙治療等を紹介しながら，禁煙に向けての具体的な支援を行うこととなる（Cessation Support）（図3）．短時間であっても繰り返し医療者から禁煙を勧められることは禁煙意欲を持つきっかけになり，

積極的に声をかけるとよい．

3 ■禁煙補助剤と禁煙治療

　本邦ではニコチン製剤とバレニクリンが禁煙補助剤として使用可能であったが，当時バレニクリンを販売していたメーカーの製造過程で発がん性の可能性のあるニトロソバレニクリンが検出されてしまい，2021年6月から出荷停止になってしまった[3]．明らかに発がん性があり，有害なタバコをやめるために有用なバレニクリンが，微量で，適正期間の使用では問題がないとされる程度のニトロソバレニクリンが検出されたために出荷停止になってしまったことは極めて残念である．これは現在まで続いており，再開の目途は立っていないため，現状，保険適用で使用することはできなくなっている．国内での特許は切れておらず，国内でのジェネリック製造流通はないが，海外では特許が切れている国もあり，海外で製造されたジェネリック薬品を販売しているサイトもある．ただし，偽サイトなども注意喚起されており，注意していただきたい．バレニクリンはニコチンの部分アゴニストとして作用し，ニコチンの禁断症状を和らげつつ，吸ってしまった時のニコチンの効果を減弱させる効果がある．このため，本邦で使用できるのはニコチン製剤のみとなる．ニコチン製剤にはニコチンガムとニコチンパッチがある．ニコチンガムはニコチンパッチに比較してより早く吸収ができるため，急な喫煙欲求に対応ができる．ニコチンパッチは貼るだけでよく使用法も簡便である．ニコチンパッチには市販されているニコチン含有量が少ないものと，医療機関で処方される高用量のものが入手することができる．健康保険による禁煙治療を受けるためには下記の要件を満たしている必要がある．「①35歳以上の者は1日の喫煙本数×喫煙年数が200以上であること．②今すぐ禁煙したいと考えており，禁煙治療を受けることを文章により同意している．③ニコチン依存症のスクリーニングテスト（TDS）でニコチン依存症と診断されたものである．」なお，①に関しては，35歳未満の場合は免除されるため，②，③に該当すれば保険診療で禁煙外来を受診し，禁煙補助剤の処方を受けることができる[4]．タバコは2024年3月現在でおおむね1箱20本入りで600円程度であり，8週間で33600円．最も一般的と思われるニコチネルパッチは8週間市販で購入すると21000円，医療機関で処方されると13000円程度になる．また，企業によっては，福利厚生として禁煙支援制度により，通院費用などを補助する制度などもあり，利用可能であれば積極的に使用していただくことを勧める．

4 ■禁煙がうまくいかない場合のこと

　ただ，一方で，こういった説明をしても，素直に禁煙を実施し，成功に至る症例ばかりではない．退院後にすぐに喫煙を再開し，禁煙ができなかったり，一度禁煙に成功してもしばらくすると再度喫煙を再開し，タバコのにおいとともに診察室に入ってくる症例がいる．こういった症例に，「やる気のない・意思の弱い患者」とレッテルを貼って，「吸うなら病院に来るな」というのは簡単ではあるが，その後の重症疾患の発症・再発を回避するという目的の上では望ましいものではない．そもそも，禁煙ができない理由の根本はニコチン依存症によるものであり，タバコをやめれば種々の離脱症状が出現するように設計されており，辞めにくいように作られているためである（表1）．禁煙に踏み切れなかった場合には，その理由を聞き出し，話し合う．できれば再度禁煙開始日を設定して禁煙に踏み出せるように支援する．禁煙の自信が低い喫煙者には，禁煙治療を勧めるとよい．一旦禁煙したが再びタバコを吸い始めた喫煙者に対しては，再喫煙のきっかけや禁煙の問題点を明らかにし，再挑戦を勧める．喫煙を再開した者では，喫煙を再開したこと自体を問題にしてくじけたり，自己嫌悪に陥ったりする場合がある．禁煙した人が再喫煙することはよくあることであり，もう一度チャレンジする気持ちが重要であることを伝えるとよい．

表1 禁煙に伴う主なニコチン離脱症状

症状	持続期間	頻度
イライラ・易攻撃性	<4 weeks	50%
抑うつ#	<4 weeks	60%
落ち着きのなさ	<4 weeks	60%
集中困難	<2 weeks	60%
食欲亢進	>10 weeks	70%
軽度の頭痛	<48 hours	10%
夜間覚醒	<1 week	25%
便秘	>4 weeks	17%
口腔内の潰瘍	>4 weeks	40%
喫煙欲求#	>2 weeks	70%

#喫煙の再開と関連あり
主な症状として，喫煙欲求，イライラ，抑うつ，落ち着きのなさ，集中困難などがある．離脱症状の多くは禁煙後4週間以内におさまることが多い．ただし，食欲亢進や便秘などのように2か月以上続くものもある．なお，これらの離脱症状を抑えて禁煙しやすくするために，禁煙補助剤を使用することが有効である．

5 ■新型タバコについて

　新型タバコには加熱式タバコと電子タバコがある．加熱式はタバコの葉を加工したものを加熱してそこから発生したニコチンなどを含むエアロゾルを吸入する．電子タバコはタバコの葉は使用せず，デバイスに専用の液体を入れ，それを加熱し，気化させたエアロゾルを吸入する．海外ではニコチンが添加されているが，国内ではニコチンは入っていない．

　タバコ業界はこれまでも手を変え，品を変え，タバコがクリーンで，公共の利益となるかのような印象を与える試みを行ってきた．タールが少ないタバコは，喫煙者からは「軽いタバコ」と呼称され，まるで健康被害を軽減できるかのような誤った印象を与えたり，新型タバコにおいては，「紙巻きタバコよりは健康に良い」「完全に禁煙するのは難しいけど，これなら少しは害が少ない」「辞めるための準備としての新型タバコ」「周囲への影響もない」などというイメージを作ってきた．しかし，たとえタール量が少なくても，ニコチンへの依存は継続し，結果として，完全な禁煙へのモチベーションが下がる可能性があり，結局は本数を吸うことでニコチン摂取量を維持する患者も多い．「1日2箱ですけど，私が吸ってるのは普通の半分の濃さの奴です」等の言い訳は度々耳にする．加熱式タバコは，従来の紙巻きタバコよりも発がん性物質への曝露は少ないが，健康上のリスクが発がん性物質の減少と比例して低下しているわけではない．発がん性物質への曝露は非喫煙者よりも高く，たとえ少量であっても十分に有害である可能性があり，安全性は確認されていない．また，呼吸機能への悪影響を検討した本邦からの報告では，非使用者に比べ，加熱式タバコを単独で使用している者，燃焼タバコ単独喫煙者，加熱式と燃焼タバコの併用者のすべてで気流制限を有する者の割合が高まっている一方，加熱式タバコを単独で使用している者と燃焼タバコ単独喫煙者の間に統計的有意差は見られなかったという報告があり，しっかりと人体への有害性はあるようだ[5]．電子タバコにおいてもリキッドが気化したエアロゾルによる肺障害や，発がん性が問題になっている．

さいごに

　タバコ以外の商品は，販売元が流通させる前に十分に安全性を確認してから販売しており，万が一商品に安全性が不確定な異物が混入していれば回収・交換となる．有害なものをあたかも問題がないように装い流通させようとふるまう様子はいかにタバコが異常な商品であるかがよくわかる．私の祖父は重喫煙者であったが，晩年は息切れが強く，COPDの診断をされていた．胸部大動脈瘤があったが，閉塞性換気障害が強く，治療ができず，大動脈瘤が破裂して突然死した．

「裏の爺さんは年中吸っているから大丈夫だ」等と言う患者に禁煙を勧める際にはこういった身近な事実を伝えると，その後の話をまともに聞いてくれることが多い．

〈文献〉
1) 禁煙支援マニュアル（第二版）増補改訂版（2024年3月閲覧）．
https://www.mhlw.go.jp/topics/tobacco/kin-en-sien/manual2/dl/addition01.pdf
2) Nomura S, Sakamoto H, Ghaznavi C, et al. Toward a third term of Health Japan 21-implications from the rise in non-communicable disease burden and highly preventable risk factors. Lancet Reg Health West Pac. 2022; 21: 100377.
3) チャンピックス錠 出荷停止継続のお詫びとご案内（2024年3月閲覧）．
https://www.pfizermedicalinformation.jp/system/files/announcement/chx27l005h.pdf
4) e-ヘルスネット（厚生労働省）（2024年3月閲覧）．
https://www.e-healthnet.mhlw.go.jp/information/tobacco/t-06-007.html
5) Odani S, Koyama S, Miyashiro I. Association between heated tobacco product use and airway obstruction: a single-centre observational study, Japan. BMJ Open Respir Res. 2024; 11: e001793.

〈星野圭治〉

14 冠危険因子

H ストレス

　本来，ストレスとは何らかの刺激により体に生じる反応のことをいう．一般的には原因となる外的刺激（ストレッサー）も含めてストレスと呼ぶことが多い．

　ストレッサーは，落ち着いた気持ちを失わせる刺激因子で，精神的ショックを誘発するいやな出来事が多いが，爆発的に大喜びするような状況もストレッサーである．

　ストレスを感じると，それから体を守るために，まず，視床下部が反応してCRF（コルチコトロピン放出因子）が分泌される．これが下垂体からのACTH分泌を刺激し，副腎からコルチゾールとアドレナリンを分泌させ，また，神経末端からノルアドレナリンを分泌させる．

1 ■ストレスと心疾患

　コルチゾールやカテコラミンは，敵に対抗するときに戦うために必要なホルモンである．これらの分泌量が増加するのは，ストレッサーに立ち向かうための動物としての自然な応答である．体に血液や酸素を行き届かせて$\dot{V}O_2$を増加させるために血圧が上昇し，心拍数が増加する．また，傷ついたときにすぐに血が止まるように血小板凝集能が亢進する．しかし，過剰になると自分自身に害が及ぶ．持続していれば高血圧になり，血小板凝集能亢進は易血栓形成性の状態になり，心筋での自動能亢進や虚血増悪，炎症増悪を導いて動脈硬化やプラークラプチャ，不整脈を導く．また，過度のカテコラミンはcatecholamine injuryという心筋障害を誘発する[1]．このほか，一般的な人の特性として，ストレスを回避するために飲酒・喫煙・過食に走る人が多く，また睡眠不足，運動不足にもなる．これらも心疾患を誘発させる付加的因子である（図1）．ストレスが心疾患を増加させる例として，要求される仕事量が多く，収入が人一倍少ない場合，動脈硬化発生率が高まり（図2）[2]，特に労働時間が3倍になるとACS発症率は2.4倍になる[3]ことなどが報告されている．

　一方，心疾患そのものもストレスになる．心疾患患者の17〜27％が抑うつ状態に陥り，これは一般人の3倍と高く[4]，心不全[5]や開心術後では40％以上が抑うつ状態である．怒りや異常な感情はACSのトリガーとして知られており[6]，激しく怒った場合，その後1時間以内のACS発症率は5倍増加する．

2 ■ストレスと精神心理的変化

　ストレスの結果生じる精神的な応答として怒りや抑うつなどがある．また，敵意・攻撃性・妬み・不安感なども生じ，物事をネガティブに捉えるようになる．これらを抱えた性格をD型性格（type D personality）と呼ぶ（表1）．以前は，冠動脈疾患を引き起こしやすい心理的特徴としてタイプA行動パターン（TABP: type A behavior pattern）が提唱されていた[7,8]が，その後，TABPの特徴である几帳面さや完璧性よりも，怒り・敵意・攻撃性などのほうが心疾

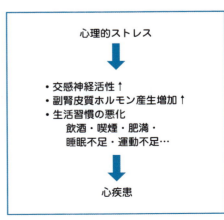

図1 ストレスが心疾患を誘発する原因

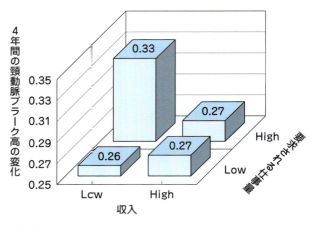

図2 要求される仕事量と収入が頸動脈プラーク高の変化に及ぼす影響

(Lynch J, et al. Circulation. 1997; 96: 302-7[2]) より)

表1　D型性格の行動特性
物事をネガティブに捉える（negative affectivity） 我慢強く自身の意思を表出しない（social inhibition） 否定的で抑圧型の対処行動をとる

表2　主な精神心理状態評価法
HADS（hospital anxiety and depression scale） 　抑うつ，不安（心気症） STAI〔state-trait anxiety inventory（状態-特性不安尺度）〕 　特性不安（危険に対し回避的，心配しやすいなどの性格） 　状態不安（状況による不安 eg. 大事なテストの直前，犬の吠え声…） SDS〔self-rating depression scale（自己評価式抑うつ性尺度）〕 　抑うつ PHQ-9〔Patient Health Questionnaire-9（心と体の質問票）〕 　うつ状態

患を誘発しやすいことがわかり，現在ではD型性格が肝疾患の危険因子として認識されている[9]．D型性格は日本人の46.3％に存在し[10]，決して少なくなく，心リハ実施時には介入しなくてならない問題点である．

3 ■精神心理状態評価法

精神心理状態を評価する方法はいくつかある．表2に示す方法が汎用される．当院ではHADSはほぼ全例心臓リハビリテーションプログラム中に評価している．

4 ■ストレス 抑うつ対処法

抑うつ状態に対処するためには心理的な介入が必要である．D型性格の傾向が軽減すると死亡率が54％低下する[11]．欧米では患者たちが心理士を囲んで自分の気持ちを表出させる手法がよくとられる．筆者が以前見学に行ったドイツのクリニックでもこのような手法で心理的介入を行っていた．しかし，この手法は日本では普及していない．「不安や悩みを相談したいという気持ち」

と「恥ずかしいから人には知られたくない」というアンビバレントな気持ちが働き，日本人の場合，最終的には自分の中に引きこもる人のほうが多いように見受けられる．

専門的な対処法として認知行動療法，問題解決療法，マインドフルネス・ストレス低減法（mindfulness based stress reduction: MBSR），マインドフルネス認知療法（mindfulness based cognitive therapy: MBCT）などがあるが，当院では実施できていない．その代わり，せめてスタッフはいつも笑顔でいるようにしてもらっている．ミラー効果を狙ったものである．ミラー効果とは，目の前の人の表情をまねしてしまうことをいう．スタッフが目の前でニコニコしていれば，参加者もニコニコする．そして，表情が緩むと気持ちも穏やかになる．これは，心理士ではなくても可能な抑うつ対処法であると考えている．

また，患者さんには，焦らず，他人に自分の物差しを押し付けないProvancal（プロバンス的）な生き方をしましょうと説得している．プロバンスの食事はパンとコンテチーズと生ハムや肉が多く，ワインはポリフェノールがそれほど多くないロゼワインである．また，付け合わせとして塩分の強いタプナードを多く食べる．しかし，プロバンスの約束時間は，言われた数字の10〜100倍後である（表3）．その結果，他の地域データではあるが南フランスの心筋梗塞発症率は，北フランスよりも25％程度低い[12]．社会的にどうかと思うところもあるが，このリズムに浸れば心疾患発生率は低くなる可能性がある．No stress, no pain という感じである．

表3　プロバンスの時間間隔（誇張されたもの）

約束の時に使う時間	実際に実行される時間
un petit quart d'heure（15分）	今日中
demain（明日）	今週中
quinzaine（2週間）	2週間から来年

＊実際には時間に正確な人のほうが多い

〈文献〉

1) Pandya D. Psychological stress, emotional behavior & coronary heart disease. Compr Ther. 1998; 24: 265-71.
2) Lynch J, Krause N, Kaplan GA, et al. Workplace demands, economic reward, and progression of carotid atherosclerosis. Circulation. 1997; 96: 302-7.
3) Sokejima S, Kagamimori S. Working hours as a risk factor for acute myocardial infarction in Japan: case-control study. BMJ. 1998; 317: 775-80.
4) Evans DL, Charney DS, Lewis L, et al. Mood disorders in the medically ill: scientific review and recommendations. Biol Psychiatry. 2005; 58: 175-89.
5) Rutledge T, Reis VA, Linke SE, et al. Depression in heart failure a meta-analytic review of prevalence, intervention effects, and associations with clinical outcomes. J Am Coll Cardiol. 2006; 48: 1527-37.
6) Nawrot TS, Perez L, Künzli N, et al. Public health importance of triggers of myocardial infarction: a comparative risk assessment. Lancet. 2011; 377: 732-40.
7) Friedman M, Rosenman R. Association of specific overt behavior pattern with blood and cardiovascular findings; blood cholesterol level, blood clotting time, incidence of arcus senilis, and clinical coronary artery disease. JAMA. 1959; 169: 1286-96.
8) Haynes S, Feinleib M, Kannel W. The relationship of psychosocial factors to coronary heart disease in the Framingham Study, III: eight-year incidence of coronary heart disease. Am J Epidemiol. 1980; 111: 37-58.
9) Denollet J, Sys SU, Stroobant N, et al. Personality as independent predictor of long-term mortality in patients with coronary heart disease. Lancet. 1996; 347: 417-21.
10) Kasai Y, Suzuki E, Iwase T, et al. Type D personality is associated with psychological distress and poor self-rated health among the elderly: a population-based study in Japan. PLoS One 2013; 8: e77918.
11) Thota AB, Sipe TA, Byard GJ, et al. Collaborative care to improve the management of depressive disorders: a community guide systematic review and meta-analysis. Am J Prev Med. 2012; 42: 525-38.
12) Tunstall-Pedoe H (editor), for the WHO MONICA Project. MONICA Monograph and Multimedia Sourcebook. World Health Organization, Geneva, 2003.

〈安達 仁〉

14 冠危険因子

I 睡眠

1 ■ 正常な睡眠

フラミンガム研究の冠危険因子に睡眠は含まれていない．しかし，近年，睡眠障害は冠動脈疾患，心不全，不整脈[1]を誘発するという報告が増加しつつある．米国心臓病学会の健康増進のための生活習慣基本8項目（Life's Essential 8）にも体重，脂質，血糖，血圧，食事，運動，禁煙とともに睡眠（get healthy sleep）という項目が加わっていて，不適切な睡眠は心血管疾患，認知障害，抑うつ，高血圧・糖尿病・脂質異常，肥満の原因になると記載されている．心臓リハビリテーションプログラムにとって，質の良い睡眠の導入はあらたな介入ターゲットとなった．

正常な睡眠は**表1**の3つの項目に異常が見いだされないものをいう[1]．朝型とは，午前中の活動量が多く，比較的早い時間に就寝につく生活パターンである．適切睡眠時間は，通常7〜8時間とされている．

睡眠はレム睡眠とノンレム睡眠に分けられ，前者はrapid eye movementの略であることからわかるように，眼球が動き，心拍数も変動するステージである．ノンレム睡眠は3つあるいは4つの段階に分けられ，浅いノンレム睡眠（段階1と2）と深いノンレム睡眠（段階3，あるいは3と4）がある．入眠すると，すぐに段階3あるいは4の深いノンレム睡眠に入り90分くらい後にレム睡眠に移行する．レム睡眠が10分くらい続き，また睡眠は深くなり，段階3あるいは4になる．これを90分くらいの周期で3回くらい繰り返し，最後は深いノンレム睡眠はなくなり，レム睡眠の時間が長くなり，覚醒する．

表1 睡眠の質と量とパターン

要素	予後の良い内容
量	6時間以上，8時間未満
質	中途覚醒なし
パターン	朝型

2 ■ 睡眠障害の種類と悪影響

1) 睡眠時無呼吸症候群

睡眠時無呼吸症候群は大きくOSAS（閉塞性睡眠時無呼吸症候群）とCSAS（中枢性睡眠時無呼吸症候群）の2種類に分類される．

OSASは気道狭窄が原因で呼吸が停止する状況で，気道狭窄の主な原因は肥満に伴い頸部に蓄積した脂肪組織である．これが気道を狭窄して呼吸を障害する．日本人の場合は顎が細いために気道が細い場合もある．呼吸障害の結果，低酸素が生じ，これを改善するために爆発的に呼吸が再開する．この時にいびきが生じるとともに一時的に覚醒する．この結果，交感神経が活性化されて心不全や不整脈が誘発される．

CSASは脳の呼吸中枢が正常に機能しなくなり，その結果，呼吸障害が生じるものである．呼吸中枢に異常をきたす大きな基礎疾患の一つが心不全である．心不全では循環時間の遅れ，CO_2濃度変化に対する過剰応答とCO_2レベルの低下が生じており，これらが無呼吸と頻呼吸を繰り返す原因となる．CSASは心疾患の結果として認められる状態であるため，心不全治療が第一の対処であるが，無呼吸低呼吸時の低酸素が心疾患をさらに増悪させるため，これに対する治療も必要である．

2）短時間睡眠・中途覚醒，長時間睡眠

　睡眠時間は 7〜8 時間が望ましい[2]．脳では睡眠中にオートファジーが進み，日中の間に産生されて不要となった老廃物を除去する．この時に，睡眠時間が短すぎるとオートファジーが阻害され，脳内の老廃物除去能が低下する[3]．オートファジーは REM 睡眠の時間と関係するという報告がある[4]．REM 睡眠を適切に引き出すためには深睡眠も必要であり，結局は睡眠の質を良好に保持することが肝要だということである．

　睡眠の中途覚醒は IGT[5] やインスリン抵抗性[6] の危険因子であり，また，脂肪肝を誘発する遺伝子を活性化させる[7]．睡眠時間が 6 時間未満の場合，6〜8 時間の人と比べて 2 倍糖尿病になりやすい[8]．短い睡眠時間は代謝異常を誘発し，その結果心疾患を生じやすくする．短時間睡眠では冠動脈疾患が 13％多く発症する[9]．

　睡眠時間の異常は，同時に，自律神経系[10] と HPA axis〔Hypothalamus-Pituitary-Adrenal（HPA）axis（視床下部－下垂体－副腎皮質系）〕の過剰興奮も導く[11]．これは，直接的に心筋細胞障害や不整脈の原因になる．また，レプチンの分泌不全も引き起こし[12,13]，食欲が抑えられなくなって肥満が誘発され，心疾患発症率を増加させる．

　さらに，ショウジョウバエやネズミを用いた検討では，睡眠不足は活性酸素種（ROS）の蓄積を増加させることが報告されている[14]．ROS や炎症は心血管疾患の根源であり，適切な睡眠の重要性が示唆される．

　一方，9 時間以上の長すぎる睡眠も予後を悪化させる[2]．睡眠時間は長くても短くても冠動脈疾患を増やす[15]．

3）生活リズム（クロノタイプ）の異常

　睡眠時間は適正であれば良いというものではない．日中に 7 時間睡眠をとっても予後は改善しない．1 日のうちのどの時間に睡眠をとり，どの時間に活動するかという生活のリズム〔chronotype（クロノタイプ）〕が疾患発症予防に重要だということが最近わかってきた．

　クロノタイプは 3 つあるいは 4 つに分類される（**表 2**）．午前中に活動する朝型，日中に活動する昼型（3 種類に分類する場合はこれも朝方に含める），夜間に活動する夜型，必要に応じていつでも寝て起きて活動する中間型である．それぞれライオン型，クマ型，オオカミ型（あるいはフクロウ型），イルカ型などとも呼ばれている．60％位の人は朝型である[16]．ヒトは太陽のサイクルに合わせて行動することが自然である[17]．したがって，朝型が自然なクロノタイプと思われるが，やはり朝方は心疾患が少ない[18]．この報告では，睡眠時間が適切で，中途覚醒がなくいびきをかかず，日中の眠気がない人ほど心疾患発症率が少ないことも示されている．

表2　クロノタイプ

クロノタイプ	動物でのたとえ	特徴
朝型	ライオン	6-11 時が最も活動的
日中型	クマ	9-12 時が最も活動的 太陽とともに動く
夜型	オオカミ フクロウ	20 時から午前 2 時が最も活動的
中間型	イルカ	目覚めている間は活動的 ゆっくりと寝ることはない

3 ■睡眠への介入

朝型のクロノタイプのほうが心疾患が少ないため，このクロノタイプへ移行させれば心疾患は減少する可能性が高いのであるが，クロノタイプを決定する因子は生活習慣だけではなく，時計遺伝子の問題[19]メラトニン分泌[20]の問題など，自分ではコントロールが難しい部分も多いと言われている．朝型への変更を試みる価値はあるが，困難な場合には非難するべきではない．

睡眠時間に関しては，就寝時間を11時前に設定する工夫をしてもらってもよいと思われる．就寝前の音や視覚情報の環境を整えたり，何も食べないような指導も有効である．

睡眠時無呼吸の場合にはCPAPの使用，あるいは寝る姿勢を指導するとともに，根本的な問題点として減量指導が必要である．なお，相変わらず混乱されているが，心不全に使用するASVはSAS治療器具ではなく，後負荷軽減効果や自律神経安定化効果を狙ったものである．SASを治療しようとして圧を上げすぎると心不全には逆効果であるため注意が必要である．

〈文献〉

1) Li X, Zhou T, Ma H, et al. Healthy sleep patterns and risk of incident arrhythmias. J Am Coll Cardiol. 2021; 78: 1197-207.
2) Hirshkowitz M, Whiton K, Albert SM, et al. National Sleep Foundation's updated sleep duration recommendations: final report. Sleep Health. 2015; 1: 233-43.
3) Cheng Y, Kim W-K, Wellman LL, et al. Short-term sleep fragmentation dysregulates autophagy in a brain region-specific manner. Life（Basel）. 2021; 11: 1098.
4) Chauhan AK, Mallick BN. Association between autophagy and rapid eye movement sleep loss-associated neurodegenerative and patho-physio-behavioral changes. Sleep Med. 2019; 63: 29-37.
5) Spiegel K, Leproult R, Van Cauter E. Impact of sleep debt on metabolic and endocrine function. Lancet. 1999; 354: 1435-9.
6) Spiegel K, Knutson K, Leproult R, et al. Sleep loss: a novel risk factor for insulin resistance and type 2 diabetes. J Appl Physiol. 2005; 99: 2008-19.
7) Shigiyama F, Kumashiro N, Tsuneoka Y, et al. Mechanisms of sleep deprivation-induced hepatic steatosis and insulin resistance in mice. Am J Physiol Endocrin Metab. 2018; 315: E848-58.
8) Yaggi HK, Araujo AB, McKinlay JB. Sleep duration as a risk factor for the development of type 2 diabetes. Diabetes Care. 2006; 29: 657-61.
9) Lao XQ, Liu X, Deng H-B, et al. Sleep quality, sleep duration, and the risk of coronary heart disease: a prospective cohort study with 60,586 adults. J Clin Sleep Med. 2018; 14: 109-17.
10) Spiegel K, Leproult R, Van Cauter E. Impact of sleep debt on metabolic and endocrine function. Lancet. 1999; 354: 1435-9.
11) Leproult R, Copinschi G, Buxton O, et al. Sleep loss results in an elevation of cortisol levels the next evening. Sleep. 1997; 20: 865-70.
12) Sandoval DA, Davis SN. Leptin-metabolic control and regulation. J Diabetes Complications. 2003; 17: 108-13.
13) Spiegel K, Tasali E, Penev P, et al. Brief communication: sleep curtailment in healthy young men is associated with decreased leptin levels, elevated ghrelin levels, and increased hunger and appetite. Ann Intern Med. 2004; 141: 846-50.
14) Vaccaro A, Dor YK, Nambara K, et al. Sleep loss can cause death through accumulation of reactive oxygen species in the gut. Cell. 2020; 181: 1307-28.e15.
15) Cappuccio FP, Cooper D, D'Elia L, et al. Sleep duration predicts cardiovascular outcomes: a systematic review and meta-analysis of prospective studies. Eur Heart J. 2011; 32: 1484-92.
16) Adan A, Archer SN, Hidalgo MP, et al. Circadian typology: a comprehensive review. Chronobiol Int. 2012; 29: 1153-75.
17) Zerón-Rugerio MF, Díez-Noguera A. Izquierdo-Pulido M, et al. Higher eating frequency is associated with lower adiposity and robust circadian rhythms: a cross-sectional study. Am J Clin Nutr. 2021; 113: 17-27.
18) Fan M, Sun D, Zhou T, et al. Sleep patterns, genetic susceptibility, and incident cardiovascular disease: a prospective study of 385 292 UK biobank participants. Eur Heart J. 2020; 41: 1182-9.
19) Gentry NW, Ashbrook LH, Fu Y-H, et al. Human circadian variations. J Clin Invest. 2021; 131: e148282.
20) Brzezinski A. Melatonin in humans. N Engl J Med. 1997; 336: 186-95.

〈安達 仁〉

15 成人先天性心疾患

A 概説

1 ■疫学

　先天性心疾患とは生まれつきの心臓病であり，先天性心疾患の生産児に占める頻度は約 1% とされている．先天性心疾患の多くの場合は新生児，乳児期あるいは小児期に発見される．また，近年では胎児診断も盛んに行われるようになった．2006 年に胎児心エコー検査ガイドラインが作成され，2010 年に胎児心エコー検査が保険収載となり，これを受け，胎児心エコー検査の件数は 2018 年には年間 1 万件を超えるようになった．これにより，胎児の内に先天性心疾患を診断し，出生後の迅速な治療介入が可能となった[1]．本邦での報告では出生児に見られる先天性心疾患の内訳としては，心室中隔欠損症（VSD）が最多である．報告により異なるが，次いで，心房中隔

表 1　本邦における出生児の先天性心疾患患者の内訳

	発症数	頻度（%）	順位
心室中隔欠損症	4797	34.2	1
動脈管開存症	1448	10.3	3
心房中隔欠損症	2720	19.4	2
（完全型または不完全型）房室中隔欠損症	383	2.7	
肺動脈（弁）狭窄症	1175	8.4	4
大動脈（弁）狭窄症	249	1.8	
大動脈縮窄症	319	2.3	
大動脈弓離断症	88	0.6	
完全大血管転位症	246	1.8	
ファロー四徴症（肺動脈閉鎖例を含む）	608	4.3	5
総動脈幹症	46	0.3	
左心低形成症候群	128	0.9	
三尖弁閉鎖症	85	0.6	
単心室症	217	1.5	
純型肺動脈閉鎖症	77	0.5	
両大血管右室起始症	328	2.3	
総肺静脈還流異常症	160	1.1	
修正大血管転位症	64	0.5	
エプスタイン病	89	0.6	
その他先天性心疾患	798	5.7	
計	14025	100	

2018.3.29 時点　135 施設回答/135 施設
先天性心疾患（2016.1.1〜2016.12.31）
（日本小児循環器学会．CHD サーベイランス 2016 調査結果．http://jspccs.jp/wp-content/uploads/rare_disease_surveillance_2016_rev181201.pdf[2] より）

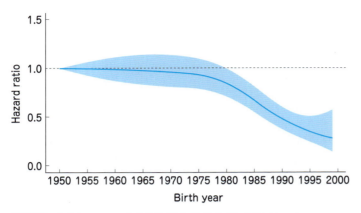

図1 出生年による成人先天性心疾患患者の死亡リスク

1975年の以降の出生では，死亡リスクが時間とともに減少し，ハザード比が減少している．

(Dellborg M, et al. Circulation. 2023; 147: 930-8[4]より)

欠損（ASD）や動脈管開存（PDA）が多い[2]（表1）．なお，VSDは自然経過で閉鎖するものがあり，報告によって異なるが，海外の報告では2歳までに約半数が自然閉鎖し，10歳までに75%が閉鎖するが，それ以降の自然閉鎖率は低い[3]．特に欠損孔の小さいVSDは見逃されやすく，また，検査のタイミングによっては検査時点で閉鎖している場合もあり，こういった要素でも発生率が変動する．

2 成人先天性心疾患患者の増加に関して

心臓外科手術が行われる以前は先天性心疾患をもつ小児が成人になれる割合は生産児の50%以下であり，多くがASDやVSDといった，比較的単純で，上述の通り，発症率の高い先天性心疾患が大半を占めており，複雑心奇形の大半は幼少期に命を落としていた．心臓手術をはじめとした医療の発展により，1975年以降，急激に成人先天性心疾患（ACHD）患者の生存率が向上した（図1）．現代では約95%が成人となると言われており，最近の報告では18歳まで生存した患者は75%以上の割合で60歳代まで生存するという報告もなされている[4]．これに伴い，本邦でもACHD患者は年々9000〜10000人増加すると試算され，2022年の時点でACHD患者数は約60万人に上ると考えられている[5]．どこまで増えるのかと思われるだろうが，ACHD患者の予後が改善すればするほど，人口に対しての割合は増加し，先天性心疾患を持たずに出生された方と同程度の生存期間となるならば，生産数に占める頻度である1%に近づいていくことになる．日本人口が1億人ならば理論上は最終的には100万人程度で安定することになる．

3 移行期医療

ACHDは疾患重症度に応じて，軽症（単純）・中等症・重症（複雑）の3段階に分類される[6]（表2）．特に，中等症・重症に分類される先天性心疾患は胎児期・幼少期で診断を受け，繰り返しの手術加療・入退院を受けることが多い．これに対して，軽症な先天性心疾患は，早期に発見されれば治療がなされたり，経過観察を受けるが，生活の上では大きな制限がないことも多く，先天性心疾患を持たない人と概ね同じような生活を送ることができる．なかには成人期以降まで無症状で経過し，慢性的な心負荷によって，心房細動を発症するなど，何らかの契機に有症状となり，医療機関への受診によって初めて診断に至る場合もある．こういった場合は，後天性の心

表2 成人先天性心疾患の疾患重症度分類

軽症（単純）[*]	未修復 　大動脈弁膜疾患（孤発性） 　僧帽弁膜疾患（孤発性） 　　パラシュート弁・裂隙を除く 　卵円孔開存またはASD 　　（小欠損・孤発性） 　VSD（小欠損・孤発性）， 　　関連病変なし 　肺動脈狭窄（軽度） 　PDA（軽度）	修復後 　PDA 　ASD 　　（二次孔欠損・静脈洞型で遺残症なし） 　VSD（遺残症なし）
中等症[**]	大動脈左室瘻 総肺静脈還流異常・部分肺静脈還流異常 完全型房室中隔欠損・不完全型房室中隔欠損 大動脈縮窄 Ebstein病 右室流出路狭窄 ASD（一次孔欠損） PDA（非閉鎖） 肺動脈弁閉鎖不全（中等度以上） 肺動脈弁狭窄（中等度以上） バルサルバ洞瘻・動脈瘤 ASD（静脈洞型）	大動脈狭窄（弁下型・弁上型）， 　閉塞性肥大型心筋症を除く TOF 下記を合併するVSD 　弁欠損 　大動脈弁閉鎖不全 　大動脈縮窄 　僧帽弁膜疾患 　右室流出路閉鎖 　一側房室弁両室挿入 　大動脈弁下狭窄
重症（複雑）[***]	人工導管術後（弁付き・弁なし） すべてのチアノーゼ性心疾患 両大血管右室起始・両大血管左室起始 Eisenmenger症候群 Fontan術後 僧帽弁閉鎖 単心室	肺動脈閉鎖 肺血管閉塞性疾患 大血管転位 三尖弁閉鎖 総動脈幹・一側肺動脈上行大動脈起始 房室不一致・心室大血管不一致 　（房室交差心・内臓心房錯位症候群など）

[*]地域の一般病院で診療できる．
[**]地域の成人先天性心疾患専門施設で一定期間ごとに診療する．
[***]成人先天性疾患専門施設で診療する．
(Connelly MS, et al. Can J Cardiol. 1998; 14: 395-452, Warnes CA, et al. J Am Coll Cardiol. 2001; 37: 1170-5 より改変）

　疾患に類似した対応が行われる場合が多い．心奇形の重症度が高いほど，運動耐容能は低く，予後も不良となり[7]（図2），ACHD疾患において問題となるのは多くの場合は前者の，中等症以上の患者であり，症例の1/3程度を占めると考えられる[6]．

　こうなると，これまでは生まれてから亡くなるまでを一手に引き受けていた小児専門病院だけでは診療を担うことができず，これまで先天性心疾患を診療してこなかった循環器内科医や，平素成人を対象に診療を行っているメディカルスタッフがその後の診療を担う時代が訪れつつあると考えられている．本邦では，①ACHD診療のできる循環器内科医師の育成，②ACHD総合診療施設の設立・確立，③総合診療施設を中心としたACHD地域診療連携・体制の構築，④日本におけるACHD診療エビデンスの構築（多施設臨床研究の推進）を目的として，2011年に8つの施設からJNCVD-ACHDが結成され，2024年3月現在までで53参加施設および7協力施設の施設が参加するようになった．JNCVD-ACHDにて行われたレジストリー研究では，現在のACHD外来患者においては，最も多い疾患はASD（20.5％）とVSD（20.5％）であり，次いでファロー四

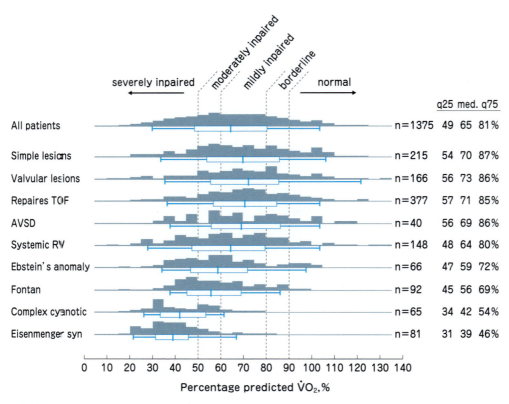

図2 先天性心疾患毎の%peak $\dot{V}O_2$

疾患毎に，予測peak $\dot{V}O_2$の分布を中央値，第25パーセンタイル，第75パーセンタイルを用いて示している．
(Inuzuka R et al. Circulation. 2012; 125: 250-9[7])より）

徴症（ToF, 12.9%），単心室（6.6%）が続くと報告されている[8]．自然閉鎖したVSDや，遺残短絡のないVSDなどに関しては数年に一度のfollowが望ましいとされているが，こういった症例は通院終了となったり，一般の循環器内科外来で心エコー検査を定期的に受けている割合も多いと考えられる．複雑心奇形においては，成人しても小児循環器外来に通院していることも多いと考えられるが，今後のACHD外来においては複雑性の高い患者さんの割合が増えてくることになると思われる．

4 ■一般の循環器内科医のかかわり

ただ，循環器内科医の中でも，先天性心疾患というと，結構な割合で「よくわからない」「苦手」という反応が返ってくることも少なくない．理由はたくさんあるが，その内の大きな理由としては，①同じ診断名であっても患者像のバリエーションが大きいということが挙げられる．疾患自体の重症度（欠損孔による疾患であれば，その大きさや，それによる血行動態への影響）が大きく異なり，また，修復術を受けているのか，いないのか，受けているのであれば，どういった術式が行われたのか，合併症はどうなのか等によって，状態はさまざまである．加齢が進むにつれ，後天的な要素も加わり，病態の理解は非常に複雑となる．また，②後天的な心疾患に関しては，多くの場合，壮年期以降に起こることが多く，社会経験を経て，ある程度健康な状態を経験してからの心疾患の発症であり，疾患に対しての反応に関してもある程度狭い幅に入る．これに対して先天性心疾患は，生まれつきの疾患であり，その本人にはその病気と共に人生が始まっ

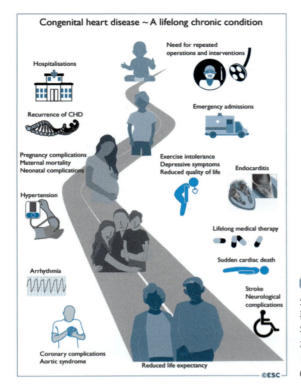

図3 先天性心疾患の人生の歩み

先天性心疾患患者は妊娠，出産，就職，性交，運動，再手術，他科手術，突然死，不整脈，生命保険，精神状態，病気の認識，チアノーゼ，成人病，喫煙，飲酒など，様々な問題に直面する可能性がある．
(Baumgartner H, et al. Eur Heart J. 2021; 42: 563-645.[10]より)

たことになり，疾患によっては体調に不調がある状態がデフォルトとなる．また，特殊な成長環境を経ることにより，精神的な修飾が加わる場合がある．こういったことで，訴えが病態に直結しないことも知られている[9]．③多くの場合は，虚血性心疾患や，加齢に伴う弁膜症の患者さんに関しては，大半のライフイベントを過ぎていることが多く，「これまで通りの生活」との関連で指導ができるが，ACHD 患者の成人後には妊娠，出産，就職，性交，運動，再手術，他科手術，突然死，不整脈，生命保険，精神状態，病気の認識，チアノーゼ，成人病，喫煙，飲酒など，様々な問題に直面する可能性がある（図3）[10]．ACHD 患者さんにおいては将来のイベントに対しての対応が必要となる．これらに関しては，時に専門的な知識や経験が必要であり，実際のところ，十分な支援ができているとはいいがたい状況にある．

このほかにも，成人の循環器領域が特化しすぎていることで，包括的なサポートが必要が難しい等，様々な理由が考えられるが，こういったことなどから，普段成人を見ている循環器内科医は「成人先天性心疾患の患者さんは普通の患者さんと違うし，訴えも多く，家族対応も大変で，わがままで大変だ，苦手だ」と感じてしまうことがあるのではないかと考える．また，これらの理由が複合的に重なり，かかりつけ医をドロップアウトしていて，診断名もわからない急性増悪症例に当たることも稀ではあるが経験する．

5 ■ 心臓リハビリテーションの重要性

ACHD 患者さんへのリハビリテーションの重要性は近年見直されつつある．これまでは長らく活動を制限する方向で指導がなされてきたが，2018 年 AHA/ACC[11]および，2020 年 ESC の ACHD ガイドライン[10]においては，中等度の身体活動は安全に実施することができることが多いとされ，ACHD 患者において生活の質と機能的能力は介入の成功を測る主要な指標であり，運動療法

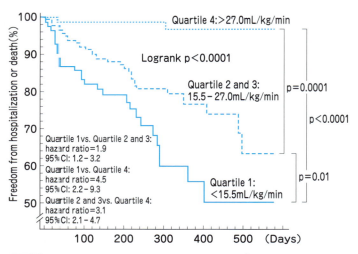

図4 先天性心疾患患者をCPXによる peak $\dot{V}O_2$ の四分位数に分類した入院・死亡のイベントフリーのカプランマイヤー曲線

(Diller GP, et al. Circulation. 2005; 112: 828-35[13] より)

表3　心内修復術後 TOF 患者における RVOT 機能不全の治療適応

	共通項	AHA/ACC	ESC
心室サイズ	RVEDV≧160 mL/m² RVESV≧80 mL/m²	RVEDV≧2×LVEDV	進行性: 繰り返し測定によって確認される
右室収縮機能障害		軽度から中等度	進行性
左室収縮機能障害		軽度から中等度	
右室収縮期圧		体血圧の≧2/3	>80 mmHg
客観的な運動耐容能		進行性に低下	低下
三尖弁逆流		外科治療が必要	≧中等度
心室頻拍（VT）		持続性 VT	術前マッピングとVT関連解剖学的イスムスの切断

□: Class Ⅱa, ■: Class Ⅱb
(Akiyama N, et al. Circ J. 2023 Dec 9[14] より)

を含む包括的な生活指導介入が推奨されている．先の理由から自覚症状による判断が難しい場合も多いが，CPX においては，客観的な運動能力（peak $\dot{V}O_2$），換気効率（$\dot{V}E$ vs $\dot{V}CO_2$ slope），血圧反応といった標準的な評価の他，より慎重な推奨が必要であると考えられる症例毎に異なる運動誘発性不整脈，および低酸素症を含む個別の生体変化を機能的能力と身体的能力の観点から包括的な評価が可能である．運動処方の章でも述べたが，適切な症例に安全で有効な運動強度の運動療法を提供する上で，CPX を含む，負荷試験の果たす役割は極めて重要である．また，CPX のデータは，ACHD 患者の入院率や，死亡率と相関することが知られている[12]（図4）．TOF 等の疾患によっては介入および再介入のタイミングにおいて重要な役割を果たす場合もある（表3）[13]．したがって，ACHD 患者において，CPX は定期的に評価されるべきであると考える．ACHD 患者は，自分の病気について正しく理解し，適切な運動療法を行うことで，より健康で幸せな人生を

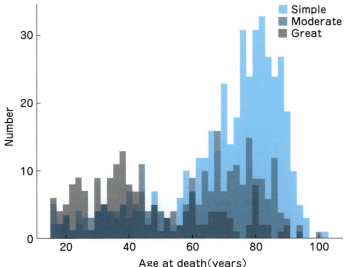

図5 心疾患の重症度/複雑性と死亡時の年齢の関係

(Akiyama N, et al. Circ J. 2023 Dec 9[15] より)

送ると考えられ，患者教育や包括的な関わり合いを得意とする心臓リハビリテーションが果たせる役割は大きい．

6 当院での診療態勢

当院での診療体制は，心エコーチームがACHD外来を担当しており，県内の小児科専門病院症例で成人した患者さんや，偶発的に発見されたASD等の新規症例の診療を行い，治療介入の適応の評価等で入院や精査を実施している．我々，心臓リハビリテーションチームは心臓リハビリテーションが必要な症例の相談を受けた場合のリハビリを提供している．就業の問題もあるが，ACHD患者さんは県内から集まってきていることもあり，居住地が遠く，通院リハビリが難しい場合もあり，そういった場合には積極的に入院心臓リハビリも実施している．また，心臓リハビリテーションチームがCPX検査も担当しており，この結果から心臓リハビリテーションの適応がある場合にも心臓リハビリテーションを勧めるという形で成人先天性心疾患患者さんの診療に携わっている．これまでに，ASD症例や，ToF，Fontan循環，単心室などを入院リハビリで担当してきた．

7 ACP（アドバンス・ケア・プランニング）について

前述の通り，ACHD患者の壮年期以降への到達も増えており，高齢化も進んでいる．先のガイドラインでは緩和医療，終末期医療に関しての記載が加えられた[5]．年々予後が改善している先天性心疾患患者さんにおいても，重症な先天性心疾患に当たる疾患においては，単純，中等症症例に比較しても依然，予後が悪く[14]（図5），特にFontan循環やEisenmenger症候群における死亡率は高い[16]（図6）．本邦のデータによると，より疾患の複雑なACHD患者は若い年齢で死亡し，より侵襲的な治療を受けていることが報告された[14]．適切な時期に終末期医療に関してのオプションについて患者と話し合う，ACPの場を設けることも重要であると考える．

〈文献〉

1) 日本胎児心臓病学会・日本小児循環器学会．胎児心エコー検査ガイドライン（第2版）．2021
2) 日本小児循環器学会．CHDサーベイランス2016調査結果．http://jspccs.jp/wp-content/uploads/rare_

Standardized mortality ratio

Diagnosis	SMR (95%CI)	P-value
PDA	0.42 (0.10 – 1.78)	0.20
ASD	1.13 (0.86 – 1.48)	0.32
VSD	1.36 (0.82 – 2.27)	0.18
Valvar disease	1.39 (1.09 – 1.78)	0.002
Aortic Coarctation	1.73 (1.22 – 2.46)	<0.001
AVSD	1.86 (1.05 – 3.30)	0.014
Marfan syndrome	2.24 (1.41 – 3.57)	<0.001
Teralogy of Fallot	2.34 (1.73 – 3.17)	<0.001
TGA arterial switch	2.61 (0.77 – 8.82)	0.08
Ebstein anomaly	3.30 (1.99 – 5.49)	<0.001
Systemic RV	4.88 (3.33 – 7.16)	<0.001
Eisenmenger syndrome	12.79 (9.67 – 16.91)	<0.001
Complex CHD	14.13 (10.71 – 18.64)	<0.001
Fontan-circulation	23.40 (15.97 – 34.29)	<0.001

図6 疾患毎の標準化死亡比（SMR）

ポイントはSMRを示し，水平線は95％信頼区間の範囲を示す．SMRが1である場合，患者は一般集団の，性別および年齢にマッチしたサンプルと同等の死亡率を持つことを示す．
ASD: 心房中隔欠損，AVSD: 心房室中隔欠損，CHD: 先天性心疾患，PDA: 開存動脈管，RV: 右心室，TGA: 大動脈転位症，VSD: 心室中隔欠損．
(Diller GP, et al. Circulation. 2015; 132: 2118-25[15] より)

disease_surveillance_2016_rev181201.pdf

3) Zhang J, Ko JM, Guileyardo JM, et al. A review of spontaneous closure of ventricular septal defect. Proc (Bayl Univ Med Cent). 2015; 28: 516-20.
4) Dellborg M,; Giang KW, Eriksson P, et al. Adults with congenital heart disease: trends in event-free survival past middle age. Circulation. 2023; 147: 930-8.
5) 丹羽公一郎．成人先天性心疾患の現状と将来．日本成人先天性心臓病学会雑誌．2023; 12: 8-17.
6) 日本循環器学会，他．成人先天性心疾患診療ガイドライン（2017年改訂版）．
7) Inuzuka R, Diller GP, Borgia F, et al. Comprehensive use of cardiopulmonary exercise testingIdentifies adults with congenital heart disease at increased mortality risk in the medium term. Circulation. 2012; 125: 250-9.
8) Yao A, Inuzuka R, Mizuno A, et al. Status of adult outpatients with congenital heart disease in Japan: The Japanese Network of Cardiovascular Departments for Adult Congenital Heart Disease Registry. J Cardiol. 2022; 80: 525-31.
9) Gratz A, Hess J, Hager A. Self-estimated physical functioning poorly predicts actual exercise capacity in adolescents and adults with congenital heart disease. Eur Heart J. 2009; 30: 497-504.
10) Baumgartner H, De Backer J, Babu-Narayan SV, et al. 2020 ESC Guidelines for the management of adult congenital heart disease. Eur Heart J. 2021; 42: 563-645.
11) Stout KK, Daniels CJ, Aboulhosn JA, et al. 2018 AHA/ACC guideline for the management of adults with congenital heart disease: a report of the American College of Cardiology/American Heart Association Task Force on Clinical Practice Guidelines. J Am Coll Cardiol. 2019; 73: e81-192.
12) Diller GP, Dimopoulos K, Okonko D et al. Exercise intolerance in adult congenital heart disease: comparative severity, correlates, and prognostic implication. Circulation. 2005; 112: 828-35.
13) Assenza GE, Krieger EV, Baumgartner H, et al. AHA/ACC vs ESC Guidelines for management of adults with congenital heart disease. J Am Coll Cardiol. 2021; 78: 1904-18.
14) Akiyama N, Ochiai R, Nitta M, et al. In-hospital death and end-of-life status among patients with adult congenital heart disease. Circ J. 2023 Dec 9.
15) Diller GP, Kempny A, Alonso-Gonzalez R, et al. Survival prospects and circumstances of death in contemporary adult congenital heart disease patients under follow-up at a large tertiary centre. Circulation. 2015; 132: 2118-25.

〈星野圭治〉

15 成人先天性心疾患

B 心臓リハビリテーション

　先天性疾患（congenital heart disease: CHD）の手術の成績は改善し，約95％の確率で救命が可能となっている．それに伴い，術後の成人先天性心疾患（adult congenital heart disease: ACHD）は増加してきている．成人先天性心疾患診療ガイドライン[1]によれば，ACHD患者は50万人を超え成人となっている[1-3]．この患者数は心筋梗塞の年間発生数を上回り，決してまれな疾患ではなく，今日では成人循環器疾患の1領域となっている（**表1**）．

　CHD患者は加齢に伴い，心機能の悪化，不整脈，心不全，突然死，再手術，感染性心内膜炎，メタボリックシンドロームや高血圧などの後天的な心血管合併症，非心臓手術などにより，病態，罹病率，生命予後が変化する．また，手術施行の有無にかかわらず，不整脈が症状，入院，血栓症などの罹病の原因となることが少なからずあり，心機能低下や心不全に不整脈を合併すると，心臓突然死を生じることがある[2,4]．基礎心疾患がない場合は血行動態的に大きな影響を与えないような不整脈であっても，ACHD患者では血行動態的に耐容できず，心室機能不全を惹起あるいは悪化させ，心不全，突然死に至ることもある．つまり，不整脈は先天性心疾患患者の予後を左右する大きな因子であるといえ，個人の病態や疾患の特徴，手術歴等，しっかり把握した上で，心臓リハビリテーション（以後心リハ）に介入する必要があり（**表2〜4**，**図1**，15-Aの表2: p.307），医師と連携して細心の注意を払う必要がある．

　一般的に，呼気ガス分析を併用した心肺運動負荷試験（cardiopulmonary exercise testing，以後CPX）は，心臓のストレスに対する心肺予備能力を客観的に評価することが可能であると同時に，ストレス関連の不整脈の検出にも有用であり，運動能力を評価することにより，心疾患の病態理解に加えて，治療の効果判定，治療介入の必要性の是非，さらに最近の知見から将来の心事故予測に有益な情報を得られる利点があるとされる．

　ACHD患者は，通常，自身の運動能力に日常生活を無意識に合わせていることが多く，この行動様式が患者自身を「無症状」と認識させている場合が少なからずある．よって，自覚症状に基

表1　日本の成人先天性疾患患者数

日本の人口	1億2,760万人（2012年）
生産児	103万人（2012年）
先天性心疾患の生産児に占める頻度	1%
先天性心疾患生産児	1万300人/年
約95％が成人となる	9,780人/年
成人先天性心疾患患者数	約45万人
中等度以上の疾患重症度の割合	32%
成人先天性心疾患患者増加率	4〜5%/年

（丹羽公一郎. 成人先天性心疾患の問題点と今後の方向性. In: 丹羽公一郎, 編. 成人先天性心疾患. メジカルビュー社; 2015. p.2-7 より改変）

表2　成人先天性心疾患の診断，病態評価において病歴で聴取することが望ましいおもな内容

1. 家族歴：家族，家系内の先天性心疾患患者の有無（兄弟の子どもの心臓病も含む）
2. 母親の妊娠中の感染歴，薬物服用歴
3. 生下時の状況：生下時体重，出生時週数，症状の有無，先天性心疾患の診断時期
4. 心血管手術歴，治療歴（手術治療，経過観察を行った病院）
5. 運動の程度：歩行，階段昇降の容易さ，就学期の体育への参加の有無
6. 症状：不整脈，心不全，血栓塞栓などに関連した症状として，動悸，息切れ，浮腫，チアノーゼ，失神，めまい，胸痛などの有無．
7. 全身合併症の有無：肝炎，胆石（胆嚢炎），心内膜炎，婦人科的合併症，甲状腺機能，心臓以外の合併症の手術歴，治療歴，チアノーゼ性先天性心疾患では多臓器異常（喀血，過粘稠度症候群，出血傾向，婦人科的合併症［生理］，胆石，糖尿病，尿酸結石，痛風，頭痛など）
8. 既婚歴，出産歴
9. 職歴，社会保障制度の利用，生命保険加入の有無
10. 感染性心内膜炎に関する知識：予防，歯のケア
11. 受診時までの手術記録や診療歴の取り寄せ
12. 患者本人の病気に対する理解度の確認

〔日本循環器学会．成人先天性心疾患診療ガイドライン（2017年改訂版）．https://www.j-circ.or.jp/cms/wp-content/uploads/2017/08/JCS2017_ichida_h.pdf（2017年7月閲覧）〕

表3　成人先天性心疾患の身体所見のとり方

1. 外見，視診（顔貌，胸郭，腹部，四肢など全身の外見の異常，歩行動作，発声方法）
   　遺伝子異常，染色体異常
   　チアノーゼ，ばち指
   　前胸部膨隆，側弯，術創部（正中，側胸部）
2. 動脈拍動（減弱，消失，増強，整か不整か）
   　血圧の上下肢差，左右差
   　頸動脈スリル，頸動脈雑音
   　脈圧（広いか，狭いか）
3. 頸静脈波
   　a波，v波と増強，減弱，消失，高さ，持続時間
4. 打診，触診
   　心室拍動（右室，左室心尖部）触知と偏位，心臓の位置（右胸心），大動脈/肺動脈拍動
   　肝腫大，胸水貯留，腹水貯留，浮腫，下肢静脈瘤
5. 聴診
   　心音（Ⅰ，Ⅱ，Ⅲ，Ⅳ音），過剰心音，心雑音（収縮期，拡張期，連続性，前胸部，背部）
   　スリル
   　頸動脈雑音
   　呼吸音

〔日本循環器学会．成人先天性心疾患診療ガイドライン（2017年改訂版）．https://www.j-circ.or.jp/cms/wp-content/uploads/2017/08/JCS2017_ichida_h.pdf（2017年7月閲覧）〕

づくニューヨーク心臓協会（NYHA）の心機能分類などの心不全重症度分類では，その評価の客観性に信頼性が低いとされる．また，自覚症状と実際の運動耐容能との乖離が大きいことも知られた事実である[5]．したがって，CPXはACHD患者の重症度評価に欠かせない手段の1つとなっている[6,7]．

　成人先天性心疾患診療ガイドライン[1]によればACHD患者で最大酸素摂取量（peak $\dot{V}O_2$）が20 mL/kg/分程度あれば，日常生活の活動で大きく不自由することはなく，将来の心事故の可能性も高くはないと予測されている[6]．成人Fontan術後患者では20 mL/kg/分未満であることも少なから

表4 ACHD術後における遺残症，続発症，合併症

		例: ファロー四徴症の場合
遺残症	電気生理学的異常: 電気軸，脚ブロック 半月弁，房室弁異常: 逆流，狭窄 心室形態・機能異常: 体心室右室 血管系: 形態異常，欠損 神経系: 精神発達遅滞，てんかん	右室流出路狭窄 心室中隔欠損遺残 染色体22q11.2欠失症候群による発達遅滞
続発症	電気生理学的異常（伝導障害，上室・心室頻拍） 半月弁，生体弁異常（弁逆流，弁狭窄） 心室流入路・流出路異常（右室流出路心室瘤） 人工材料: パッチ，弁，導管の機能不全 心筋: 心機能低下	心房頻拍，心室頻拍 肺動脈弁閉鎖不全 左室低心機能
合併症	電気生理的異常: 伝導障害 血管系: 冠動脈閉鎖 神経系: 脳内血栓，発達障害	術後房室ブロック

（白井丈晶．ハートナーシング．2023; 36: 358-6より）

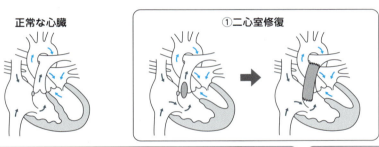
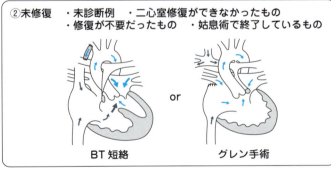
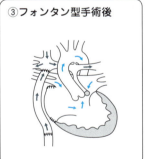

図1 ACHD患者の状態

（白井丈晶．ハートナーシング．2023; 36: 358-6より）

ずあるとされ[8,9]．さらには，自覚症状と実際の運動能力に乖離のあることも珍しくないことから[10]，ACHD患者の心リハ介入時には，CPXから客観的に心肺予備能力を評価し，医師から処方された運動負荷量を実施していく必要がある．一方，臨床現場での治療，管理法の選択においては，一指標による判断は現実的でなく，さまざまな臨床指標を評価して総合的に判断することが前提にある．したがって，CPX関連指標と他の指標を組み合わせることが，よりよい病態評価につながるとされる．実際に，TOF術後やFontan患者では，心電図所見や神経体液性因子とCPX

指数	自覚的運動強度	運動強度
20	もう限界	100%
19	とてもつらい	95%
18		
17	かなりつらい	85%
16		
15	つらい	70%
14		
13	ややつらい	55%（嫌気性代謝閾値に相当）
12		
11	楽である	40%
10		
9	かなり楽である	20%
8		
7	とても楽である	5%
6		

図 2　Borg 指数と運動強度

自覚的運動強度（RPE）と運動強度（%）のいずれかを用いる.

（Borg GA. Exerc Sport Sci Rev 1974; 2: 131-53 より）

〔日本循環器学会/日本心臓リハビリテーション学会合同ガイドライン. 2021 年改訂版 心血管疾患におけるリハビリテーションに関するガイドライン. https://www.j-circ.or.jp/cms/wp-content/uploads/2021/03/JCS2021_Makita.pdf（2024 年 6 月閲覧）〕

表 5　心肺運動負荷試験の主な指標

指標	定義
最高酸素摂取量（peak $\dot{V}O_2$）	運動負荷によって得られた最大の酸素摂取量
嫌気性代謝閾値（anaerobic threshold: AT）	高度の運動負荷による代謝性アシドーシスが生じる直前の酸素摂取量
運動時換気効率（$\dot{V}E/\dot{V}CO_2$ slope）	一定量の二酸化炭素を排泄するために必要な換気量

〔日本循環器学会. 2022 年改訂版 先天性心疾患術後遠隔期の管理・侵襲的治療に関するガイドライン. https://www.j-circ.or.jp/cms/wp-content/uploads/2022/03/JCS2022_Ohuchi_Kawada.pdf（2017 年 7 月閲覧）〕

関連指標を考慮することで，将来の心事故予測の精度が向上するとされている[11,12]．一方，成人慢性心不全患者と同様に，心機能低下や運動能低下と自覚症状の出現時期に大きな乖離がある可能性を常に念頭におく必要があり[13,14]，心リハ介入の際は，それらに注意していく必要がある.

ACDH 患者の運動療法についてはCPX結果と他の指標を組み合わせることが，より安全な心リハにつながることから，当院ではCPXから算出される，事故を誘発しない安全な負荷指標とされている嫌気性代謝閾値（Ananerobic Threhold: AT）と，AT に相関する自覚的運動強度（RPE; Borg スケール：11「楽である」〜13「ややきつい」（**図 2**）や息切れの状態，下肢疲労感等，多角的に評価している．また，前述した自覚症状と心臓・運動機能の乖離がある可能性も考慮している．一方，費用や人員の理由から容易に CPX を施行できない施設もある．このような場合，重症度の比較的高い患者においては 6 分間歩行試験が有用であるとされる[15,16]．6 分間歩行試験による評価は，肺高血圧や心不全などが高度で最大負荷をかけることの危険が大きい場合に特に有用との報告もある．CPX が実施できない場合の運動強度の指標もあるので，ACDH 患者にそのまま当てはまるわけではないが，参考に記載する（**表 6**）.

表6 運動負荷試験を実施できない場合の運動強度の設定方法

	簡易心拍処方	自覚的運動強度（RPE）	Talk Test
方法	安静時心拍数＋30/min（β遮断薬投与者では 20/min）の強度	Borg 指数 12〜13，ただし心不全例では 11〜13	快適に会話しながら行える運動強度
注意点	最大 120/min 以下を許容範囲とする	運動中頻回に問診が必要	
適応外	変時性応答不全を認める患者，心房細動患者，ペースメーカ植込み患者	無症候性心筋虚血など症状の乏しい患者，認知症などコミュニケーションに問題のある患者	

注）簡易心拍処方については本文を参照
〔日本循環器学会/日本心臓リハビリテーション学会合同ガイドライン．2021 年改訂版 心血管疾患におけるリハビリテーションに関するガイドライン．https://www.j-circ.or.jp/cms/wp-content/uploads/2021/03/JCS2021_Makita.pdf（2024 年 6 月閲覧）〕

1 ACDH 患者の心臓リハ介入する際の注意すべき点

1）不整脈

　ACHD 患者においては，原疾患・術式により徐脈性不整脈の合併が見られる．例えば房室中隔欠損症，修正大血管転位症，多脾症候群では完全房室ブロックの合併が多いことが知られており，完全大血管転位症に対する心房位血流転換術（マスタード手術・セニング手術）後には洞不全症候群が合併しやすいことが知られている．これらの疾患ではβ遮断薬の投与で徐脈性不整脈が顕在化する可能性もあり[17]，薬剤情報も合わせ心リハを導入する際は注意する必要がある．

2）血圧

　血圧は末梢血管抵抗と心拍出量により決定される．運動時の最大収縮期血圧は運動時最大心拍出量と関連が深く，運動中の収縮期血圧の低下ないし増加不良は心拍出量の増加が不十分であることを示唆する．複雑 CHD 術後では遺残する血行動態の異常によって血圧上昇が不良になることがある．特に運動誘発性低血圧は心室細動のリスクを高める[18]．有意な狭窄部がない患者で高血圧に関連した心室筋肥大が疑われた場合には，減塩指導，肥満の改善など適切な生活指導が重要となる．運動療法実施には心拍モニタリングと，6-G の表 6（p.115）に示された AHA の運動療法のリスク分類を参考にして運動療法に介入する．

3）心拍

　運動中の心拍数増加不良と運動回復早期の心拍減衰の遅れは，他の成人循環器疾患と同様に ACHD における将来の心イベントの予測に有用であるとされる[18]．CHD 術後患者では開胸手術の影響で除神経が起こることは避けられず，心臓自律神経活動には程度の差はあれ障害があることが多い[19,20]．特に副交感神経機能の障害が中心となると，運動初期や軽運動中の心拍数増加が著しく低下することもあるため，CHD 術後患者では心拍数から術後状態を把握する際には注意しなければならない．右室流出路再建術後や Fontan 術後患者の心拍応答はいずれでも低下し，運動回復早期の心拍減衰も小さい[21,22]．

4）呼吸

　ACHD 患者を含む慢性心不全患者では呼吸筋力が低下しており，心不全重症度，運動耐容能，予後と関連する[23,24]．また，慢性心不全に対する吸気筋トレーニングは，吸気筋力，運動耐容能，QOL などを改善し[25]，特に吸気筋力が低下した患者に有効であるとされる[26]．また，一般的に CHD 術後患者に観察される肺活量低下は，手術侵襲による拘束性変化であることがほとんどであるとされ[27]，多様な病態をもつ CHD 各疾患の特色を常に考慮しながら心リハを実施すること

表7 当院の加圧トレーニングプロトコル

負荷プロトコル	内容
種目	トレーニングマシン　ダンベル等
加圧圧	上肢: 120〜150 mmHg　下肢: 150 mmHg
加圧側	両側
抵抗強度	20-30％ 1 RM
回数	10〜20 回×2 セット
頻度	週3回

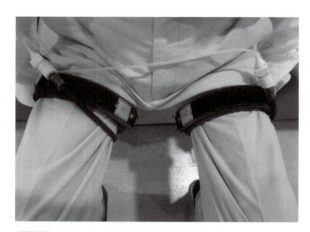

図3　加圧トレーニング

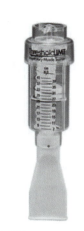

図4　スレッショルド
（https://www.philips.co.jp）

が重要である．

5）運動療法

　ACDH 患者は新生児期や乳児期あるいは小児期に発見されることが多く，小児期以降は過度な安静を強いられることもあり身体機能低下や運動耐用能低下をきたしている症例も少なくない．当院では心負荷に考慮し低負荷で筋肥大の効果を期待できる加圧トレーニングを実施することもある（図3）．当院でのプロトコル（表7）は，20-30％最大1回重量（one repetition maximum; 1 RM）の負荷で，通常のレジスタンストレーニングで実施する 60-80％ 1 RM と同じ効果が認められている[28]．加圧を使用しない場合は 30-49％ 1 RM と低負荷から開始し徐々に負荷増量していく．ACHD 患者は前述のとおり呼吸筋力等に問題を抱えていることも多いため，棒体操や Pressure Threshold Load（図4），を使用した呼吸筋トレーニングを実施している．ACDH 患者は慢性の低酸素状態である方も存在するため，運動中の酸素飽和度を確認しながら運動療法を実施していく．当院では SpO_2 80％以下を一旦中止する基準としている．

　ACDH 患者は比較的若年で，社会的に自立し就業している者も多く，心リハ目的での来院が難しいことが多い．よって，生活の中にしっかり組み込むことができる運動指導と自己管理（心拍・SpO_2・自覚症状等）が大切であり，本人が理解し意欲的に実施できるよう指導することが大切である[29]．

　当院では現在遠隔リハビリテーションを検討しているところであり，来院しづらい ACHD 患者

が気軽に参加できるシステムが構築できればと考えている．

〈文献〉

1) 日本循環器学会，他．成人先天性心疾患診療ガイドライン 2017 年度改訂版．https://www.j-circ.or.jp/cms/wp-content/uploads/2017/08/JCS2017_ichida_h.pdf
2) 丹羽公一郎，編．成人先天性心疾患．メジカルビュー社；2015.
3) Warnes CA. The adult with congenital heart disease: born to be bad? J Am Coll Cardiol. 2005; 46: 1-8.
4) 藤田修平，高橋一浩，竹内大二，他．成人先天性心疾患患者の緊急入院について．日本心臓病学会誌．2009; 3: 118-23.
5) Harrison DA, Liu P, Walters JE, et al. Cardiopulmonary function in adult patients late after Fontan repair. J Am Coll Cardiol. 1995; 26: 1016-21.
6) Diller GP, Dimopoulos K, Okonko D, et al. Exercise intolerance in adult congenital heart disease: comparative severity, correlates, and prognostic implication. Circulation. 2005; 112: 828-35.
7) Inuzuka R, Diller GP, Borgia F, et al. Comprehensive use of cardiopulmonary exercise testing identifies adults with congenital heart disease at increased mortality risk in the medium term. Circulation. 2012; 125: 250-9.
8) Kempny A, Dimopoulos K, Uebing A, et al. Reference values for exercise limitations among adults with congenital heart disease. Relation to activities of daily life--single centre experience and review of published data. Eur Heart J. 2012; 33: 1386-96.
9) Ohuchi H, Negishi J, Noritake K, et al. Prognostic value of exercise variables in 335 patients after the Fontan operation: a 23-year single-center experience of cardiopulmonary exercise testing. Congenit Heart Dis. 2015; 10: 105-16.
10) Harrison DA, Liu P, Walters JE, et al. Cardiopulmonary function in adult patients late after Fontan repair. J Am Coll Cardiol. 1995; 26: 1016-21.
11) Inai K, Nakanishi T, Nakazawa M. Clinical correlation and prognostic predictive value of neurohumoral factors in patients late after the Fontan operation. Am Heart J. 2005; 150: 588-94.
12) Müller J, Hager A, Diller GP, et al. Peak oxygen uptake, ventilatory efficiency and QRS-duration predict event free survival in patients late after surgical repair of tetralogy of Fallot. Int J Cardiol. 2015; 196: 158-64.
13) Gratz A, Hess J, Hager A. Self-estimated physical functioning poorly predicts actual exercise capacity in adolescents and adults with congenital heart disease. Eur Heart J. 2009; 30: 497-504.
14) Moalla W, Gauthier R, Maingourd Y, et al. Six-minute walking test to assess exercise tolerance and cardiorespiratory responses during training program in children with congenital heart disease. Int J Sports Med. 2005; 26: 756-62.
15) Niedeggen A, Skobel E, Haager P, et al. Comparison of the 6-minute walk test with established parameters for assessment of cardiopulmonary capacity in adults with complex congenital cardiac disease. Cardiol Young. 2005; 15: 385-90.
16) 坂本一郎．成人先天性心疾患の心不全に対する薬の使い方のこつ．Pediatric Cardiology and Cardiac Surgery. 2022; 38: 221-8.
17) Dubach P, Froelicher VF, Klein J, et al. Exercise-induced hypotension in a male population. Criteria, causes, and prognosis. Circulation 1988; 78: 1380-7.
18) Diller GP, Dimopoulos K, Okonko D, et al. Heart rate response during exercise predicts survival in adults with congenital heart disease. J Am Coll Cardiol 2006; 48: 1250-6.
19) Davos CH, Davlouros PA, Wensel R, et al. Global impairment of cardiac autonomic nervous activity late after repair of tetralogy of Fallot. Circulation. 2002; 106: I69-75.
20) Davos CH, Francis DP, Leenarts MF, et al. Global impairment of cardiac autonomic nervous activity late after the Fontan operation. Circulation. 2003; 108: II180-5.
21) Ohuchi H, Ohashi H, Park J, et al. Abnormal postexercise cardiovascular recovery and its determinants in patients after right ventricular outflow tract reconstruction. Circulation. 2002; 106: 2819-26.
22) Ohuchi H, Hamamichi Y, Hayashi T, et al. Post-exercise heart rate, blood pressure and oxygen uptake dynamics in pediatric patients with Fontan circulation. Comparison with patients after right ventricular outflow tract reconstruction. Int J Cardiol. 2005; 101: 129-36.
23) Meyer FJ, Borst MM, Zugck C, et al. Respiratory muscle dysfunction in congestive heart failure: clinical correlation and prognostic significance. Circulation. 2001; 103: 2153-8.
24) Palau P, Domínguez E, Núñez E, et al. Inspiratory muscle function and exercise capacity in patients with heart failure with preserved ejection fraction. J Card Fail. 2017; 23: 480-4.

25) Wu J, Kuang L, Fu L. Effects of inspiratory muscle training in chronic heart failure patients: a systematic review and meta-analysis. Congenit Heart Dis. 2018; 13: 194-202.
26) Montemezzo D, Fregonezi GA, Pereira DA, et al. Influence of inspiratory muscle weakness on inspiratory muscle training responses in chronic heart failure patients: a systematic review and meta-analysis. Arch Phys Med Rehabil. 2014; 95: 1398-407.
27) 大内秀雄. 修復術後成人先天性心疾患の運動面で注意すべき点 小児科診療. 2003; 66（7）: 46-9.
28) 安達　仁, 編. CPX・運動療法ハンドブック　改訂5版. 中外医学社; 2023. p.368-9.
29) 石北綾子, 坂本一郎. 成人先天性心疾患患者の心臓リハビリテーション. 循環器ジャーナル. 2023; 71: 402-9.

〈鳥越和哉〉

16 フレイル

A 運動療法

　Frailty とは，高齢期に生理的に予備能が低下することでストレスに対する脆弱性が亢進し，生活機能障害，要介護状態，死亡などの転帰に陥りやすい状態で，筋力の低下により動作の俊敏性が失われて転倒しやすくなるような身体的問題のみならず，認知機能障害やうつなどの精神・心理的問題，独居や経済的困窮などの社会的問題も含まれる[1]．1997 年に Campbell と Buchner はフレイルの状態の評価に，1) 骨格筋機能，2) 持久力，3) 認知機能，4) 栄養状態，の 4 つの重要性を提案した[2]．2001 年に Fried らは，1) 体重減少（weight loss），2) 疲労感（exhaustion），3) 活動量低下（low activity），4) 緩慢さ（歩行速度低下）（slowness），5) 筋力低下（weakness）の 5 項目を診断項目として，3 項目以内にあてはまる場合は frail として診断し，1 つまたは 2 つ該当する場合は pre-frail（フレイル前段階）とする基準を提案した（**表 1**）[3]．一方，**図 1**[4]の臨床虚弱尺度（Clinical Frailty Scale-Japanese: CFS）は，外来診察時，容易に評価ができる尺度であり，患者の容姿や問診から確認できる主観的な評価方法である．1～9 の段階から成り，1 に近いほど生活自立度が高く，9 に近いほど介護度が高いということになる．CFS 1～3「ADL 自立（介護保険非該当）」，CFS 4～5 は「要支援」，CFS 6～8 は「要介護」の状態，CFS 9 は死期が近い状態と大まかに把握できる．Frailty は，種々の介入が可能な状況，すなわち可逆的な状態であり，老年医学的には介入により改善できる対象者を frail elderly として定義するようになった．Frailty は physically independent（自立）と dependent（要介護状態）の中間に位置する状態（**図 2**）として定義するようになった．

　心不全患者の多くは再入院を繰り返す度に身体機能，運動耐容能，QOL が低下する．さらに，入院による安静治療を余儀なくされるために，運動耐容能や身体機能の低下に陥る．急性期治療における安静臥床によって生じる身体機能のデコンディショニングは筋力を約 20％低下させる[5]．さらに，高齢になるにつれて筋力低下のスピードが加速する．加齢による骨格筋の変化については，30 歳を過ぎると減少し始め，60 歳を過ぎると急激に減少する（**図 3**）[6]．Frailty を合併している心不全患者は，生命予後と心不全による再入院に大きな影響を与えている（**図 4**）[7]．また，frailty 患者の歩行速度が心機能低下と関連性があるとしている．入院中の心不全患者は frailty を合併していると，ADL が自立していない患者も少なくない．また，CPX を実施できない患者や

表 1　フレイルの診断

評価項目	評価基準
1. 体重減少（weight loss）	意図しない 6 か月で 2～3 kg 以上の体重減少
2. 疲労感（exhaustion）	（この 2 週間に）わけもなく疲れたような感じがする
3. 活動量低下（low activity）	週に 1 度軽い運動・体操などを実施していない
4. 緩慢さ（歩行速度低下）（slowness）	通常歩行: <1.0 m/sec
5. 筋力低下（weakness）	握力: 男<28 kg，女<18 kg

上記の 5 項目の内，3 項目以上はフレイル，1～2 項目ならプレフレイル
(Fried LP, et al. J Gerontol A Biol Sci Med Sci. 2001; 56: 146-56[3]より改変)

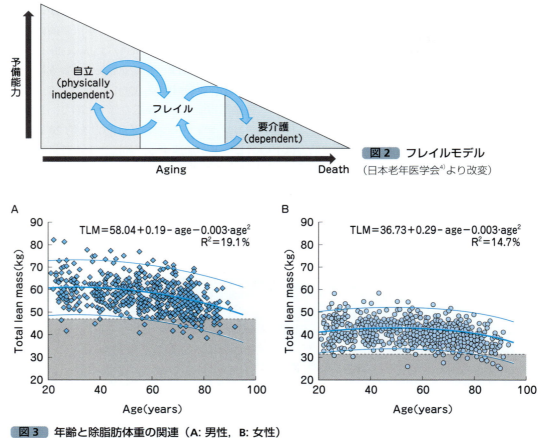

図1 臨床虚弱尺度（Clinical Frailty Scale-Japanese: CFS）（Rockwood K, et al. CMAJ. 2005: 173; 489-95, 日本老年医学会．https://www.jpn-geriat-soc.or.jp/tool/pdf/tool_14.pdf より）

図2 フレイルモデル（日本老年医学会[4]より改変）

図3 年齢と除脂肪体重の関連（A: 男性, B: 女性）

（Haehling SV, et al. J Cachexia Sarcopenia Muscle. 2019; 4: 715-20[6]より）

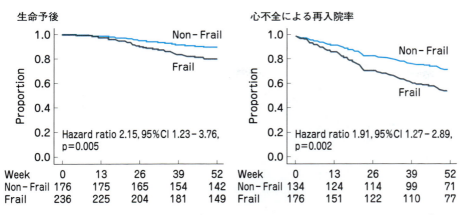

図4 frailtyを合併している心不全の予後 (Sze S, et al. Clin Res Cardiol. 2017; 7: 533-41[7])より)

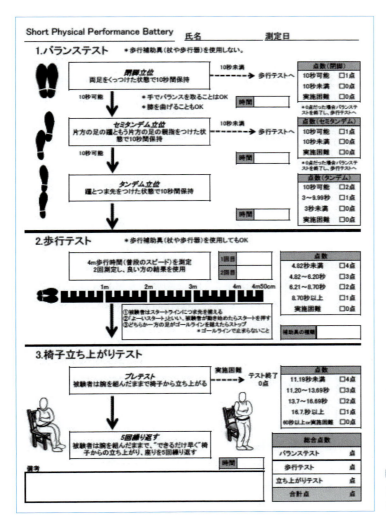

図5 SPPB評価表
(Guralnik JM, et al. J Gerontol. 1994; 49 (2): M85-94 より)

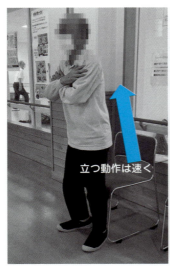
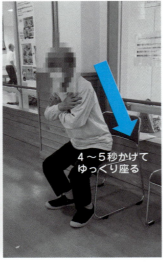

立つ動作は速く　　4〜5秒かけてゆっくり座る

図6 立ち座り動作

　CPX 自体が過負荷になってしまい CPX を行わない患者も多い．しかし，CPX を実施しなくても心臓リハビリテーションの介入は必須である．この場合は，身体機能評価を必ず実施し，患者のウィークポイントを把握したプログラムを立案することが重要である．老年医学会によるフレイルに関するステートメントにも記載されている frailty の定義が「筋力の低下により動作の俊敏性が失われて転倒しやすくなる」とある．この定義通りに評価できる検査が Short Physical Performance Battery（SPPB）である．図5のように，SPPB は筋力低下に関する評価は立ち上がりテスト，動作の俊敏性に関する評価は歩行テストと立ち上がりテスト，転倒に関する評価方法はバランステストのように frailty の定義を網羅している．Frailty を合併している心疾患患者の運動療法については，SPPB を毎日測定し評価することも重要なリハビリになりうる．心疾患患者は有酸素運動を主体とするが，frailty の患者は自転車エルゴメータやウォーキングに耐えうる筋力が備わっていない場合が多い．そのため，有酸素運動の実施は困難を要することもある．実臨床では，プレトレーニングから開始し，レジスタンストレーニングを主体とする運動療法も少なくない．プレトレーニングの立ち座り動作練習では，転倒予防のために着座時の動作時間を長くし遠心性収縮を意識させる（図6）．また，レジスタンストレーニングとバランス機能を併用したステップ練習（図7）は，frailty 患者の転倒予防にもつながる有効な運動療法だと思われる．図8には，高齢心不全患者に対する運動療法の進め方を示す．frailty の有無を確認し，frailty の存在があれば，栄養療法とレジスタンストレーニングを中心とした運動療法を実施し，frailty がなければ，有酸素運動とレジスタンストレーニングを併用した運動療法を実施していく．介入時に，日本心臓リハビリテーション学会・心不全の心臓リハビリテーション標準プログラムにある急性期（運動療法導入準備期）の運動療法の適応と禁忌の評価（表2）[8]を確認する．frailty を合併している心不全患者は，その日により状態が変化することもある．そのため，運動療法開始後も常に運動療法の禁忌項目に当てはまる項目がないか，評価することが重要である．外来集団運動療法では，前回参加時に体調が良好であっても数日経過してからの参加になる．来院時には，顔色が悪くないか，声に張りがないかなどからチェックし心不全症状のモニタリングを確認する．客観的な血圧，脈拍，体重の変化，倦怠感，食事摂取量や便秘の状況を確認することも重要である．高齢の心不全患者や

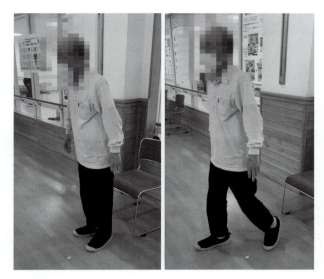

図7 ステップ練習

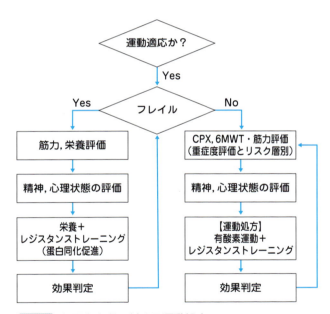

図8 心不全患者に対する運動処方

frailty を合併している心疾患患者は心房細動を合併していることも多いので，内服内容を確認し，抗血小板薬や抗凝固薬を服薬しているかをチェックする．体重増加があれば末梢の冷感，浮腫なども合わせて確認する．外来集団運動療法参加時に心不全傾向であれば，心臓リハビリテーション医師に利尿薬なども処方してもらうなどコンサルトする．Frailty の心不全患者は心臓だけでなく，全身状態を把握し認知機能，精神状態も変化がないか確認し，患者背景を含めた全身管理が必須である．

表2　心不全患者における運動療法の適応と禁忌の評価

☑ 冠動脈疾患に対する血行再建の成否や残存病変，心機能，不整脈の有無など，心不全の基礎疾患とその状況を確認する．

☑ 心不全の急性増悪因子（虚血，血圧上昇，感染，貧血，腎機能障害，甲状腺機能障害，呼吸器疾患，ストレス，過剰な身体活動，塩分水分制限の不徹底，内服アドヒアランス等）を確認する．

☑ 下記項目を満たす安定期にあるコントロールされた心不全であることを評価し，運動療法の適応であるかを評価する．
  ・少なくとも過去3日間で心不全の自覚症状（呼吸困難，易疲労性など）および身体所見（浮腫，肺うっ血など）の増悪がないこと．
  ・過度の体液貯留や脱水状態ではないこと．

☑ 以下の運動療法の禁忌項目にあてはまるか，確認する．
  ・過去3日以内における心不全の自覚症状の増悪
  ・不安定狭心症または閾値の低い心筋虚血
  ・手術適応のある重症弁膜症，特に大動脈弁狭窄症
  ・重度の左室流出路狭窄
  ・未治療の運動誘発性重症不整脈（心室細動，持続性心室頻拍）
  ・活動性の心筋炎
  ・急性全身性疾患または発熱
  ・運動療法が禁忌となるその他の疾患（中等度以上の大動脈瘤，重症高血圧，血栓性静脈炎，2週間以内の塞栓症，重篤な多臓器障害など）

（日本心臓リハビリテーション学会心臓リハビリテーション標準プログラム策定部会．心不全の心臓リハビリテーション標準プログラム　2017年版[8]より）

〈文献〉

1) 荒井秀典．フレイルに関する日本老年医学会からのステートメント．日本老年医学会フレイルワーキング; 2014.
2) Campbell AJ, Buchner DM. Unstable disability and the fluctuation s of frailty. Age Ageing. 1997; 26: 315-8.
3) Fried LP, Tangen CM, Walston J, et al. Frailty in older adults: evidence for a phenotype. J Gerontol A Biol Sci Med Sci. 2001; 56: 146-56.
4) Clinical Frailty Scale-Japanese．日本老年医学会．
5) Perme C, Chandrashekar R. Early mobility and walking program for patients in intensive care units: creating a standard of care. Am J Crit Care. 2009; 18: 212-21.
6) Haehling SV, Ebner N, Anker SD. The journal of cachexia, sarcopenia and muscle in 2019. J Cachexia Sarcopenia Muscle. 2019; 4: 715-20.
7) Sze S, Zhang J, Pellicori P, et al. Prognostic value of simple frailty and malnutrition screening tools in patients with acute heart failure due to left ventricular systolic dysfunction. Clin Res Cardiol. 2017; 7: 533-41.
8) 日本心臓リハビリテーション学会心臓リハビリテーション標準プログラム策定部会．心不全の心臓リハビリテーション標準プログラム　2017年版．https://www.jacr.jp/cms/wp-content/uploads/2015/04/shinfuzen2017_2.pdf

〈猪熊正美〉

16 フレイル
B 誤嚥予防

　食べ物が気管に流れ込む"誤嚥"は窒息や誤嚥性肺炎の原因となり，患者の生命を脅かすことになる．誤嚥性肺炎は抵抗力や免疫力の低下で，誤嚥したものに含まれる細菌が増殖し，炎症を起こすものである[1]．肺炎球菌や口腔内の常在菌である嫌気性菌が原因となることが多いとされる[2]．厚生労働省による報告では，2022年度の死因においては，老衰が第3位であるが，急速に老衰の死亡率が増加している（図1，2）[3]．誤嚥性肺炎は死因の第7位であるが，老衰と密接な関係があり，老衰の過程で誤嚥性肺炎を発症している要介護高齢者が増えていると推察されている[4]．

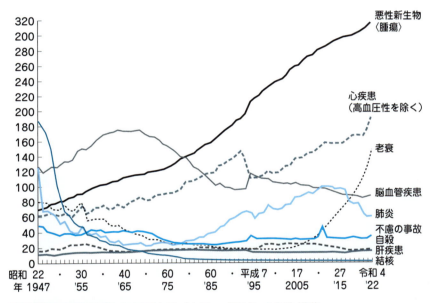

図1　主な死因別にみた死亡率（人口10万対）の年次推移
（厚生労働省．令和4年（2022）人口動態統計月報年計（概数）の概況[3]より）

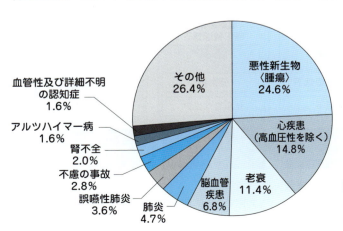

図2　主な死因の構成割合（2022）
（厚生労働省．令和4年（2022）人口動態統計月報年計（概数）の概況[3]より）

B．誤嚥予防　　327

1 ■ オーラルフレイル

オーラルフレイルとは、「老化に伴う様々な口腔の状態（歯数・口腔衛生・口腔機能など）の変化に、口腔健康への関心の低下や心身の予備能力低下も重なり、口腔の脆弱性が増加し、食べる機能障害へ陥り、さらにはフレイルに影響を与え、心身の機能低下にまで繋がる一連の現象および過程．」であり、オーラルフレイルは、「口に関する"ささいな衰え"が軽視されないように、口腔機能低下、食べる機能の低下、さらには、心身の機能低下まで繋がる"負の連鎖"に警鐘を鳴らした概念」である（図3）[5]．この状態に、脳血管障害や神経疾患、認知症などの疾患が加わると、不可逆的な摂食嚥下障害の状態に陥る．摂食嚥下障害は、低栄養を引き起こし、易感染性や、筋力低下から要介護状態に陥りやすくする．

オーラルフレイルはフレイルと密接な関係にあり（図4）、Tanakaらの報告[6]では、口腔機能の低下がフレイル、サルコペニア、要介護状態、死亡に関連していることが明らかとなっている．

オーラルフレイルは可逆性であり適切に対応すれば改善する可能性がある．口腔機能の低下は誤嚥のリスクを上げるため、誤嚥予防として対策していくことは重要である．

当院の入院患者は高齢者が多いためオーラルフレイルを有している者は多く、入院生活の中で誤嚥予防のためにできる限りの取り組みを実施している．

2 ■ 当院での摂食嚥下機能評価の方法

患者背景として、基礎疾患や現病歴、既往歴、治療内容、生化学検査、栄養状態、食事量や食事形態などの情報を把握し、生活状況や家族や周囲のサポート体制、社会サービスの使用の有無

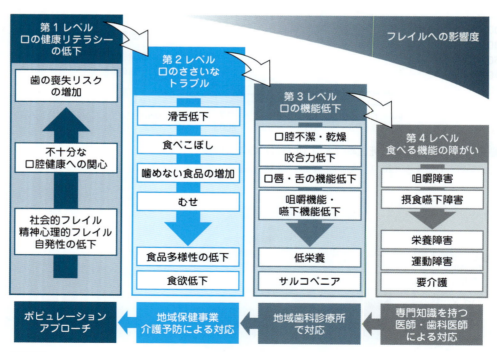

図3　オーラルフレイル概念図　2019年版

（日本歯科医師会．通いの場で活かすオーラルフレイル対応マニュアル～高齢者の保健事業と介護予防の一体的実施に向けて～（2020年版）[5]より）

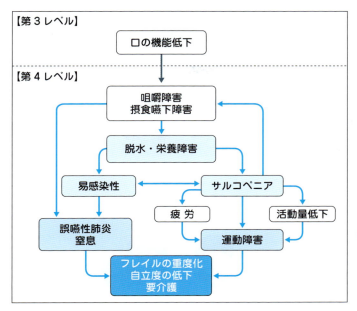

図4 オーラルフレイルとフレイルの概念図
（日本歯科医師会．歯科診療所におけるオーラルフレイル対応マニュアル2019年版より）

等を確認しておく．介入時には意識レベルや呼吸状態，認知機能，身体機能，ADL，活動量等について評価し把握する．

意識レベルや認知機能の低下は先行期や咀嚼期に大きな影響を与えるため，直接の嚥下評価に進めるかどうかの実施可否を判断する．意識レベルが良好で評価を実施できると判断した後は，患者に開口をしてもらい，口腔内を観察する．高齢者では，口腔衛生状態不良（口腔不潔）で微生物が異常に増加した状態の場合があり，舌苔が多くないか，口腔内感想がないか，口臭の程度などを確認し，一緒に歯の有無や程度を把握している．

咀嚼や嚥下に関わる運動機能を把握するために，頬を膨らませたり，閉口や咬合の動き，舌の動き，軟口蓋の動き，"パ・タ・カ・ラ"を明瞭に発声できるかをチェックし（図5，6）これらの巧緻性や耐久性を確認しておく．母音の最長発声持続時間（MPT: maximum phonation time）は健常な高齢者では約10〜15秒程度可能である[7]．また，湿性嗄声（痰や唾液がからんだゴロゴロ声）や気息性嗄声（声門閉鎖不全による息が漏れるような声），開鼻声（鼻咽腔閉鎖不全による鼻に抜ける声）などを確認する．さらに高齢者では，円背によって胸郭の運動が制限されることで呼吸機能が低下しやすいため，円背などの姿勢や胸郭や肩の可動域にも注意する[5]．続いて，スクリーニングテストを行う．当院で実施している評価スケールは以下の通りである．

1）反復唾液嚥下テスト（RSST: Repetitive Salive Swallowing Test）[8]
方法：患者の喉頭隆起および舌骨に人差し指と中指の指腹を軽くあて，30秒間に何回空嚥下ができるかを数える．喉頭隆起と舌骨は，嚥下運動に伴って指腹を乗り越え上前方に移動し，その後下降して元の位置へと戻る．この下降時点を，空嚥下1回が完了したと判定する．

2）改訂水飲みテスト（MWST: Modified Water Swallowing Test）[9]
方法：冷水3 mLを口腔底に注ぎ，嚥下を指示する．咽頭に直接水が流れこむのを防ぐため，舌背ではなく口腔底に水を注ぐ．評価点が4点以上であれば，最大でさらにテストを2回繰り返し，最も悪い場合を評価点とする．

- ■ 口唇・頬
  - ・頬のふくらましを指示し，呼気の漏出を評価（①）
  - ・口唇突出，口角引き（ウー，イーの発音）を指示し，可動域や速度を評価（②）

- ■ 舌
  - ・挺舌を指示し，舌尖の左右偏位を評価
  - ・舌尖での口角舐めを指示し，可動域や速度を評価（③）

- ■ 軟口蓋
  - ・可動域や運動を視診で評価

- ■ 舌骨・頚部
  - ・舌骨周囲や頚部全体の可動域，硬さ，筋力を視診や触診で評価（④）

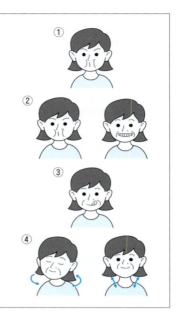

図5 口腔周囲の可動域運動の評価
（日本歯科医師会．歯科診療所におけるオーラルフレイル対応マニュアル 2019 年版より）

 口唇をしっかり閉じる・開くことで発音される音．（→口唇の閉じる力）
・食べ物を口の中にとりこむ．
・食べ物をこぼさないように口を閉じる．
・口を閉じて飲み込む．
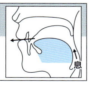

 舌先を上の前歯の裏につけて発音される音．（→舌の前方への動き）
・舌を使って食べ物を取り込んで，口の奥に運ぶ．

 舌を喉のほうに引いて発音される音．（→舌の後方への動き）
・舌を使って喉まで運ばれた食べ物を，さらに食道へ運ぶ．
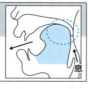

 舌が口蓋について離れる時にでる音．（→舌の上方への動き）
・舌を使って「ゴックン」と飲み込む．
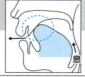

図6 パタカラ体操
（日本歯科医師会．歯科診療所におけるオーラルフレイル対応マニュアル 2019 年版より）

3）フードテスト（FT: Food Test）[10]

方法：ティースプーン一杯（約4g）のゼリーを嚥下させ，嚥下後に口腔内を観察し，残留の有無，位置，量を確認する．

　上記の評価の際の摂食嚥下状態の観察から，咀嚼側への下顎の回転運動の有無や，口角の引きの有無を確認し，咀嚼不良の場合には下顎の単なる上下運動になることが多いので中止観察する．嚥下反射の惹起や遅延の有無，嚥下後の咽頭残留，湿性嗄声，ムセの有無とそのタイミング（嚥下前，嚥下中，嚥下後），呼吸状態やSpO_2に変化がないか，疲労感の様子で耐久性の評価など，さまざまな評価結果を元に，個々に応じた食形態や食事の際の姿勢などの条件を提案したり，患者に合わせたリハビリテーションを実施している[5]．

3 ■誤嚥予防のためのリハビリテーションの実際

1）関節訓練

①口腔内環境を整える

　看護師と連携し，口腔内清潔を保つための口腔ケアを実施する．入院で安静加療中に義歯を外して過ごす高齢者はいるが，義歯を付けずに過ごすと舌や咀嚼筋が痩せる原因にもなるため，なるべく早期に義歯を使用するよう促している．

②不要な廃用を防ぎ心身機能の向上を図る

　患者の状態に合わせて，基礎的な身体機能訓練を実施していく．

　活動範囲がベッド上の患者には可動域練習や自動介助運動，自重での運動，ベッド上基本動作練習や介助座位，車いす座位での離床時間の確保する．

　歩行可能な患者には，関節可動域練習や四肢の筋力トレーニング，起立反復練習は筋力向上に加え体幹機能や咳嗽力向上も促すことができる．さらに歩行などの運動を患者の状態や実施中の疲労感を確認しながら行っていく．

　加えて，個々の患者の評価結果に基づき，座位で口腔体操を実施したり，喉頭挙上筋力が低下している患者にはシャキア体操を実施する．シャキア体操（図7）は最初から臥位で実施できる患者は少なく，ヘッドアップ角度で負荷量を調整しながら行っている．

　また，当院ではADLに介助を要していたり認知機能の低下を有するような心疾患高齢患者を対象に，5人1組として集団運動療法を実施している．座位や立位で行う基礎的な運動や歩行運動，

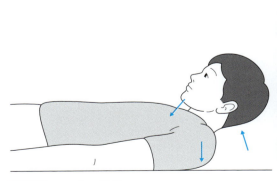

図7　シャキア体操

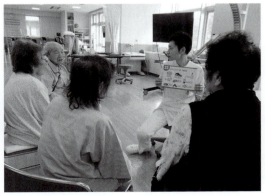

図8　少人数でのリハビリテーション場面

低負荷のエルゴメータを実施するとともに，他患者との関わりの中で会話量が増え口腔機能に良い影響を与えたり，認知機能や社会性を保てるよう促している（**図8**）．

リハビリテーションは運動前後のバイタルサインの変化や疲労感がBorg Scale 11〜13となるように適宜休息をいれながら実施している．

2）直接訓練

直接訓練では，姿勢調整や食物形態を調整し，安全に食べることを目的としている．誤嚥と窒息のリスク管理のため，直接訓練を行う時には，呼吸のモニタリングとして，SpO_2の低下や，呼吸様式の変化がないか注意する．直接訓練後にムセ続ける場合は一旦中止し排痰介助や吸引で気道クリアランスを図る．中には誤嚥しても咳嗽反射が出ない患者もいるため注意する．

直接訓練時には，食事姿勢を整え，食事するペースや一口量を調整しながら実施していく．嚥下後に発声してもらい，湿性嗄声であれば咽頭や喉頭に食物残留があることを意味する．

代表的な姿勢調整法には，リクライニング（体幹角度調整）がある．患者の状態に合わせて，端座位や車いす座位に姿勢を整え，食物の送り込みに重力のサポートを利用する．頭部の後屈は誤嚥しやすいため，リクライニング時には頭頸部の肢位も確認し整えておく．評価に基づき食事の形態や水分のトロミ調整を行い，誤嚥予防をしていく[5]．

〈文献〉

1) 須釜淳子，石橋みゆき，大田えりか，他．摂食嚥下時の誤嚥・咽頭残留アセスメントに関する看護ケアガイドライン．日本看護科学会誌．2022; 42: 790-810．
2) 茂呂　寛，塚田弘樹．高齢者肺炎の治療と予防．日本化学療法学会雑誌．2018; 67: 1-12
3) 厚生労働省．令和4年（2022）人口動態統計月報年計（概数）の概況．https://www.mhlw.go.jp/toukei/saikin/hw/jinkou/geppo/nengai22/dl/gaikyouR4.pdf
4) 小山珠美，若林秀隆，前田圭介，他．誤嚥性肺炎患者に対するチーム医療による早期経口摂取が在院日数と退院時経口摂取に及ぼす影響．日本摂食嚥下リハビリテーション学会雑誌．2020．24: 14-25．
5) 日本歯科医師会．通いの場で活かすオーラルフレイル対応マニュアル〜高齢者の保健事業と介護予防の一体的実施に向けて〜（2020年版）．https://www.jda.or.jp/oral_frail/2020/pdf/2020-manual-all.pdf
6) Tanaka T, Takahashi K, Hirano H, et al. Oral frailty as a risk factor for physical frailty and mortality in community-dwelling elderly. J Gerontol A Biol Sci Med Sci. 2018; 73: 1661-7.
7) 萩尾良文．高齢者の音声機能検査の基準値の検討．喉頭．2004; 16: 111-21．
8) 小口和代，才藤栄一，水野雅康，他．機能的嚥下障害スクリーニングテスト「反復唾液嚥下テスト」(the Repetitive Saliva Swallowing Test: RSST) の検討．リハビリテーション医学．2000; 37: 375-82．
9) 窪田俊夫，三島博信，花田　実，他．脳血管障害における麻痺性嚥下障害スクリーニングテストとその臨床応用について．総合リハ．1982; 10: 271-6．
10) 戸原　玄，才藤栄一，馬場　尊，他．Videofluorographyを用いない摂食・嚥下障害評価フローチャート．日摂食嚥下リハ会誌．2002; 6: 196-206．

〈山下遊平〉

17 栄養指導

栄養指導の目的

　2021年改訂版心血管疾患におけるリハビリテーションに関するガイドラインでは，心臓リハビリテーションでの栄養管理は，「過栄養の結果である生活習慣病に対する栄養管理」と「心不全の進行による低栄養に対する栄養強化」の2つの面があるとされている．心機能の低下は栄養状態に影響し，栄養障害は心不全の発症リスクを高め重症化を促進する．心臓リハビリテーションの栄養管理は再入院予防を目的とし，冠危険因子の是正のために行われる．

A 生活習慣病に対する栄養管理

1 ■ 心血管疾患

　体脂肪の過剰を認めた患者に対しては減量を指導する．食事療法または運動療法単独よりも，運動療法と食事療法を併用する方が減量効果はより高い．**表1**に心血管疾患患者の体重管理を目標とした栄養管理を示す．

1）年齢別目標 BMI

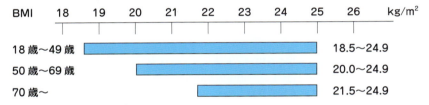

　20歳代で BMI 21.7 kg/m² 未満かつ20歳代以降に10 kg以上の体重増加があると，冠動脈疾患のリスクは2倍に高まることが報告されている．そのため，成人以降の体重増加も確認する必要がある．

2）目標体重（IBW）と調節体重（ABW）

　BMI 18.5〜24.9 kg/m² の患者は IBW* を用いる．
　BMI 27.5 kg/m²〜　　の患者は ABW** を用いる．
　　*IBW＝身長 m²×年齢別目標 BMI
　　**ABW＝{（現体重 kg−IBW）×0.25}＋IBW

3）エネルギー設定

　目標エネルギー＝IBW または ABW×身体活動量*
　　*身体活動量……軽い労作　　25〜30
　　　　　　　　　普通の労作　30〜35
　　　　　　　　　重い労作　　35〜

　心不全患者では浮腫による筋肉量減少が隠れている可能性が高いので，体重だけでエネルギー収支を評価することは避ける．また短期間での体重変化は，心不全の急性増悪を反映している可

表1　心血管疾患患者の体重管理を目標とした栄養管理

1) 年齢別目標 BMI（body mass index）
   - 18〜49歳　　　　　　　　　　　18.5〜24.9 kg/m²
   - 50〜64歳　　　　　　　　　　　20.0〜24.9 kg/m²
   - 65歳〜　　　　　　　　　　　　21.5〜24.9 kg/m²

2) エネルギー設定〔kcal/日＝IBW または ABW×身体活動量*〕
   - BMI 18.5〜24.9 kg/m²　　　IBW（目標体重）を用いる
   　　　　　　　　　　　　　　　　身長 m²×年齢別目標 BMI
   - BMI 27.5 kg/m²〜　　　　　ABW（調節体重）を用いる
   　　　　　　　　　　　　　　　　〔（現体重 kg−IBW）×0.25〕
   　　　　　　　　　　　　　　　　＋IBW

3) たんぱく質目標**　　　　　1.0〜1.5 g/IBW/日　エネルギーの 15〜20%
   　　　　　　　　　　　　　　　卵・脂肪の多い肉を控え，大豆・大豆加工品や魚を選ぶ

4) 脂質目標　　　　　　　　　エネルギーの 20〜30%
   - ①飽和脂肪酸　　　　　　　4.5〜7%　脂肪の多い肉・動物脂肪・乳脂肪を避ける
   - ②ω-3（n-3）系多価不飽和脂肪酸　青魚を選ぶ
   - ③トランス脂肪酸　　　　　ショートニング・マーガリン使用の菓子類を避ける
   - ④コレステロール　　　　　200 mg/日未満　卵・レバーを避ける

5) 炭水化物目標　　　　　　　エネルギーの 50〜60%　食物繊維を増やし砂糖を避ける
   　　　　　　　　　　　　　　　主食は玄米，押し麦，そば，全粒粉パン，雑穀を選ぶ
   　　　　　　　　　　　　　　　野菜・きのこ・海藻・豆類を混合して毎食 1〜2 品選ぶ

6) アルコール量　　　　　　　25 g/日以下

7) 食塩量　　　　　　　　　　6 g/日未満

*：軽い労作＝25〜30，ふつうの労作＝30〜35，重い労作＝35〜．
**：慢性腎臓病合併患者は個別に設定．
（日本動脈硬化学会．2017，厚生労働省．2019，日本肥満学会．2016，Krenitsky J, et al. 2005 より作表）
〔日本循環器学会/日本心臓リハビリテーション学会合同ガイドライン．2021 年改訂版 心血管疾患におけるリハビリテーションに関するガイドライン．https://www.j-circ.or.jp/cms/wp-content/uploads/2021/03/JCS2021_Makita.pdf（2024 年 6 月閲覧）〕

能性がある．

4）たんぱく質目標

①1.0〜1.5 g/IBW/日

②たんぱく質エネルギー比　15〜20%

　控える食品…卵，脂肪の多い肉

　増やす食品…魚，大豆および大豆加工品

5）脂質目標

①脂質エネルギー比　20〜25%

②飽和脂肪酸エネルギー比　4.5〜7%

　控える食品…脂肪の多い肉，肉加工品，バター，生クリーム，チーズ（図1）

③n-3（ω-3）系多価不飽和脂肪酸

　増やす食品…青魚，アマニ油，エゴマ油（図2, 3）

④トランス脂肪酸

　控える食品…ショートニングを使用した菓子や菓子パン，マーガリン

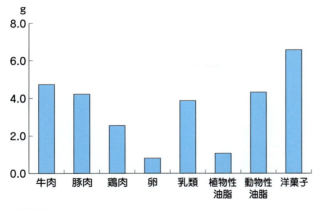

図1 食品群別 飽和脂肪酸含有量（1食量あたり）
1800 kcal/日の場合　飽和脂肪酸は1日あたり9〜14 gが目標
（日本食品標準成分表2015年版　脂肪酸成分表）

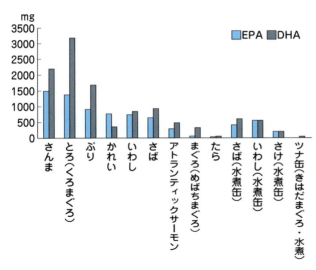

図2 主な食品の1食あたりEPA・DHA含有量
1回量は魚100 g，缶詰50 gとして算出
（日本食品標準成分表2020年版　脂肪酸成分表）

⑤コレステロール　200 mg/日未満
　　　控える食品…卵，卵を使用した菓子，魚卵，内臓肉（**図4**）
　これらの脂質目標を考慮した食事のイメージを示す（**図5**）．これは当院で提供している病院食の一例である．一見すると主菜が少ないように感じるが，この食事で1食あたり約660 kcal，脂質エネルギー比23％，飽和脂肪酸エネルギー比5.2％，コレステロール61 mgである．

6）炭水化物目標
　　炭水化物エネルギー比　50〜60％
　　　控える食品…砂糖を含んだ菓子，清涼飲料水

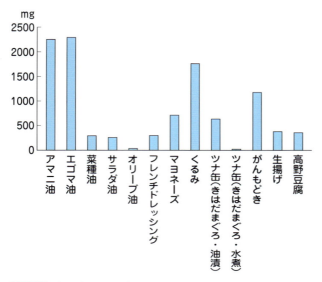

図3 主な食品の1食あたり α-リノレン酸含有量
（日本食品標準成分表 2020 年版　脂肪酸成分表）

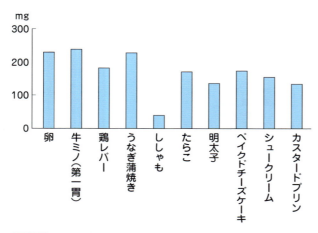

図4 主な食品の1食あたりコレステロール含有量
（日本食品標準成分表 2015 年版）

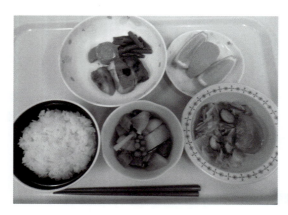

図5 1食のイメージ

増やす食品…未精製穀類，野菜，きのこ，海藻，豆類
 7）アルコール
　　純アルコール* 25 g/日以下
　　*純アルコール＝摂取量（mL）×アルコール度数（%）÷100×0.8（比重）
 8）食塩
　　6 g/日未満
　　　控える食品…調味料，味付けされた主食（麺類・寿司等），漬物，汁物，加工品

2 ■病態別栄養管理

　心血管疾患に加え生活習慣病を有している場合は，病態ごとのガイドラインを参考にしながら栄養管理を行う．ここでは生活習慣病のうち，肥満症，高血圧，脂質異常症，糖尿病，高尿酸血症，慢性腎臓病について栄養管理のポイントを示す．

1）肥満症

　肥満症診療ガイドライン 2022 では，食事療法について表 2 が示されている．

①目標とする BMI の目安

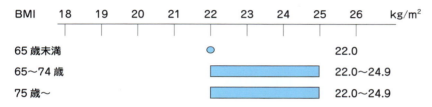

表2　食事療法

Statement

1. 肥満症の治療は食事療法が基本となる．食事療法を実行することで内臓脂肪の減少が得られ，肥満に伴う健康障害の改善が期待できる．	Grade A	Level I
2. 体重減少のためには，食事摂取エネルギーの減量が有効である．	Grade A	Level I
3. 肥満症（25≦BMI＜35）では，1日の摂取エネルギー量の算定基準は25 kcal×目標体重（kg）以下である．	Grade A	Level III
4. 高度肥満症（BMI≧35）では，1日の摂取エネルギー量の算定基準は20〜25 kcal×目標体重（kg）以下である．減量が得られない場合は超低エネルギー食（VLCD，600 kcal/日以下）の選択を考慮する．	Grade B	Level II
5. 指示エネルギー量の内訳は，炭水化物50〜65％，蛋白質13〜20％，脂肪20〜30％とする．	Grade A	Level III
6. 肥満症の食事療法では必須アミノ酸を含む蛋白質，ビタミン，ミネラルの十分な摂取が必要である．	Grade A	Level II
7. フォーミュラ食を1日1食だけ食事と交換することで有効な肥満関連病態の改善を期待できる．	Grade B	Level II
8. 合併症改善にはリバウンドを伴わない継続した減量がもっとも有効である．	Grade A	Level I
9. 食事療法として全飢餓療法は危険である．	Grade D	Level II
10. 減量のための食事療法を実践するうえで，個別化した栄養指導が有用である．	Grade B	Level III

（日本肥満学会，編．肥満症診療ガイドライン 2022 より）

②エネルギー設定

　肥満症（BMI 25 kg/m² 以上 35 kg/m² 未満）の1日のエネルギー設定は 25 kcal×IBW 以下とされ，高度肥満（BMI 35 kg/m² 以上）では，20〜25 kcal×IBW 以下とされている．当初の指示エネルギー量で減量が得られなくなった場合には，さらに低いエネルギー量を再設定する．患者のエネルギー摂取状況や病状を含む特性に応じて，個々の肥満症患者に適したエネルギーを設定する．

③行動療法

　行動療法を併用することで，減量および減量した体重の維持に一定の効果があるといわれている．肥満症治療ガイドライン 2022 では，行動療法として「食行動質問表」「グラフ化体重日記」「グラフ化生活日記」「咀嚼法」が示されている．そのうち「食行動質問表」を紹介する．

表3　食行動質問表

氏名（　　　　　　　　　）年齢（　　　　）性別（男・女）
身長（　　　cm）体重（　　　　kg）
次に示す番号で以下の問いにお答え下さい．
(1. そんなことはない　2. ときどきそういうことがある　3. そういう傾向がある　4. まったくそのとおり)

1. 早食いである　（　）
2. 肥るのは甘いものが好きだからだと思う　（　）
3. コンビニをよく利用する　（　）
4. 夜食をとることが多い　（　）
5. 冷蔵庫に食べ物が少ないと落ち着かない　（　）
6. 食べてすぐ横になるのが肥る原因だと思う　（　）
7. 宴会・飲み会が多い　（　）
8. 人から「よく食べるね」といわれる　（　）
9. 空腹になるとイライラする　（　）
10. 風邪をひいてもよく食べる　（　）
11. スナック菓子をよく食べる　（　）
12. 料理があまるともったいないので食べてしまう　（　）
13. 食後でも好きなものなら入る　（　）
14. 濃い味好みである　（　）
15. お腹一杯食べないと満腹感を感じない　（　）
16. イライラしたり心配事があるとつい食べてしまう　（　）
17. 夕食の品数が少ないと不満である　（　）
18. 朝が弱い夜型人間である　（　）
19. 麺類が好きである　（　）
20. 連休や盆，正月はいつも肥ってしまう　（　）
21. 間食が多い　（　）
22. 水を飲んでも肥るほうだ　（　）
23. 身の回りにいつも食べ物を置いている　（　）
24. 他人が食べているとつられて食べてしまう　（　）
25. よく噛まない　（　）
26. 外食や出前が多い　（　）
27. 食事の時間が不規則である　（　）
28. 外食や出前を取るときは多めに注文してしまう　（　）
29. 食事のメニューは和食よりも洋食が多い　（　）
30. ハンバーガーなどのファストフードをよく利用する　（　）
31. 何もしていないとついものを食べてしまう　（　）
32. たくさん食べてしまった後で後悔する　（　）
33. 食料品を買うときには，必要量よりも多めに買っておかないと気がすまない　（　）
34. 果物やお菓子が目の前にあるとつい手が出てしまう　（　）
35. 1日の食事中，夕食が豪華で量も多い　（　）
36. 肥るのは運動不足のせいだ　（　）
37. 夕食をとるのが遅い　（　）
38. 料理を作る時には，多めに作らないと気がすまない　（　）
39. 空腹を感じると眠れない　（　）
40. 菓子パンをよく食べる　（　）
41. 口一杯詰め込むように食べる　（　）
42. 他人よりも肥りやすい体質だと思う　（　）
43. 油っこいものが好きである　（　）
44. スーパーなどでおいしそうなものがあると予定外でもつい買ってしまう　（　）
45. 食後すぐでも次の食事のことが気になる　（　）
46. ビールをよく飲む　（　）
47. ゆっくり食事をとる暇がない　（　）
48. 朝食をとらない　（　）
49. 空腹や満腹感がわからない　（　）
50. お付き合いで食べることが多い　（　）
51. それほど食べていないのにやせない　（　）
52. 甘いものに目がない　（　）
53. 食前にはお腹が空いていないことが多い　（　）
54. 肉食が多い　（　）
55. 食事の時は食べ物を次から次へと口に入れて食べてしまう　（　）

（大隈和喜，他．日本肥満学会記録 14 回．1994; 316-8, 吉松博信．第 2 章初期操作．坂田利家．肥満症治療マニュアル．医歯薬出版; 1996. p.17-38 より改変）

食行動質問表(表3)

- 55項目の質問に対し,1. そんなことはない　2. ときどきそういうことがある　3. そういう傾向がある　4. まったくそのとおり　のいずれかで回答してもらう.
- 得点の集計は,**表4, 5**を用いて男女別に行う.
- **図6**のダイアグラムにプロットする.7領域において,ダイアグラムが外側に近い領域ほど問題点が多いことを意味している.

ダイアグラムを用いることで,患者の食生活や食思考の特徴が一度に視覚化でき,どの領域にどの程度の問題点(歪み)があるかが把握できる.そのため,食行動を修正する際の目安になる.また食行動ダイアグラムを治療前後に行うと,患者もスタッフも食行動の具体的な変化を視覚的に把握することができる.

表4　食行動質問表の集計(女性用)

体質や体重に関する認識
2( )　6( )　10( )　22( )　36( )　42( )　　　　　　　　　　　　　　　小計( )
食動機
12( )　13( )　17( )　24( )　28( )　33( )　38( )　44( )　50( )　小計( )
代理摂食
5( )　16( )　23( )　31( )　　　　　　　　　　　　　　　　　　　　　　小計( )
空腹,満腹感覚
9( )　15( )　32( )　39( )　49( )　53( )　　　　　　　　　　　　　　小計( )
食べ方
1( )　8( )　25( )　41( )　55( )　　　　　　　　　　　　　　　　　　小計( )
食事内容
3( )　19( )　26( )　30( )　40( )　43( )　54( )　　　　　　　　　　小計( )
食生活の規則性
4( )　18( )　20( )　21( )　27( )　35( )　37( )　48( )　　　　　　小計( )
　　　　　　　　　　　　　　　　　　　　　　　　　　　　　　　　　　　　合計( )

番号はそれぞれ,**表3**　食行動質問表の質問番号を示している

(大隈和喜,他.日本臨牀.2003増刊;61: 631-9 より改変)

表5　食行動質問表の集計(男性用)

体質や体重に関する認識
2( )　6( )　10( )　22( )　36( )　42( )　51( )　　　　　　　　　　　　小計( )
食動機
12( )　13( )　24( )　28( )　33( )　34( )　38( )　44( )　45( )　50( )　小計( )
代理摂食
5( )　16( )　23( )　31( )　　　　　　　　　　　　　　　　　　　　　　小計( )
空腹,満腹感覚
9( )　15( )　32( )　53( )　　　　　　　　　　　　　　　　　　　　　　小計( )
食べ方
1( )　8( )　25( )　41( )　55( )　　　　　　　　　　　　　　　　　　小計( )
食事内容
11( )　14( )　26( )　29( )　30( )　40( )　43( )　52( )　54( )　小計( )
食生活の規則性
4( )　7( )　20( )　21( )　27( )　35( )　37( )　47( )　　　　　　　小計( )
　　　　　　　　　　　　　　　　　　　　　　　　　　　　　　　　　　　　合計( )

番号はそれぞれ,**表3**　食行動質問表の質問番号を示している

(大隈和喜,他.日本臨牀.2003増刊;61: 631-9 より改変)

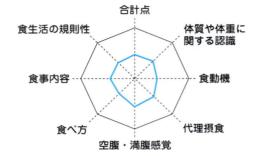

図6 食行動ダイアグラム

食行動質問表から得られた患者の回答をもとに，7領域における各項目の合計点と総合計点を算出してプロットし，線で結ぶ．ダイアグラムが外側に近いほど問題点が多いことを意味する．
(吉松博信．第2章初期操作．坂田利家．肥満症治療マニュアル．医歯薬出版; 1996. p.17-38, 吉松博信, 他. Practice 1996; 13: 138-48 より改変)

2) 高血圧

高血圧治療ガイドライン2019では生活習慣の修正として，6項目（**表6**）が示されている．心臓リハビリテーションでは心不全管理が重要になるため，この6項目のうち1．食塩制限と2．野菜・果物の積極的摂取について取り上げる．

表6　生活習慣の修正項目
1. 食塩制限 6 g/日未満
2. 野菜・果物の積極的摂取* 　飽和脂肪酸，コレステロールの摂取を控える 　多価不飽和脂肪酸，低脂肪乳製品の積極的摂取
3. 適正体重の維持: BMI（体重 [kg]÷身長 [m]^2）25 未満
4. 運動療法: 軽強度の有酸素運動（動的および静的筋肉負荷運動）を毎日30分，または180分/週以上行う
5. 節酒: エタノールとして男性 20-30 mL/日以下，女性 10-20 mL/日以下に制限する
6. 禁煙

生活習慣の複合的な修正はより効果的である
*カリウム制限が必要な腎障害患者では，野菜・果物の積極的摂取は推奨しない
　肥満や糖尿病患者などエネルギー制限が必要な患者における果物の摂取は 80 kcal/日程度にとどめる
（日本高血圧学会高血圧治療ガイドライン作成委員会「高血圧治療ガイドライン2019」ライフサイエンス出版. p.64 表4-1 より）

①食塩制限

1日6g未満を目標とした減塩で血圧降下を得ることができ，さらには脳心血管病イベントの抑制が期待できる．高血圧患者は減塩の意識は高いものの，必ずしも実践につながっていないため，減塩指導では個人の食塩摂取量を評価することが重要である．**表7**に食塩摂取量評価法を示す．随時尿中のNa値，クレアチニン値および年齢・身長・体重を用いて，推定1日食塩摂取量を求めることができる（田中の式）．客観的データとして食塩摂取量を数字で示すことは，多くの患者にとって減塩の強化因子になる．塩分過多の患者には，どの程度減塩をしたら良いかのイメージを促すことができ，一方で減塩が実行できている患者にとっては，減塩継続の励みとなる．さらに食事の聞き取り調査を併用することで，それが一過性の食塩摂取なのか習慣的なものなのかを確認することができる．

②野菜・果物の積極的摂取（カリウム摂取）

カリウムはナトリウムの血圧上昇作用に対して拮抗的に作用することから，野菜・果物などカリウムを多く含む食物の摂取で降圧効果が期待できる．食事の聞き取りの際には，野菜および果物の摂取回数や摂取量を確認する．ただし慢性腎臓病を有している場合には，カリウム制限が必要になる場合もあるため，過剰摂取がないか，カリウムを減らす調理法を知っているか，その調

表7　食塩摂取量評価法

実施者	評価法	位置づけ
高血圧専門施設	24時間蓄尿によるナトリウム排泄量測定 管理栄養士による秤量あるいは24時間思い出し食事調査	信頼性は高く望ましい方法であるが、煩雑である 患者の協力や施設の能力があれば推奨される
一般医療施設	随時尿[*1]、起床後第2尿でのナトリウム、クレアチニン測定 食事摂取頻度調査、食事歴法	24時間蓄尿に比し、信頼性はやや低いが、簡便であり、実際的な評価法として推奨される
患者本人	早朝尿（夜間尿）での計算式を内蔵した電子式食塩センサーによる推定	信頼性は低いが、簡便で患者本人が測定できることから推奨される

[*1]随時尿を用いた24時間尿ナトリウム排泄量の推定式：
　24時間尿ナトリウム排泄量（mEq/日）＝21.98×〔随時尿ナトリウム（mEq/L）÷随時尿クレアチニン（mg/dL）÷10×24時間尿クレアチニン排泄量予測値〕$^{0.392}$
　24時間尿クレアチニン排泄量予測値（mg/日）＝体重（kg）×14.89＋身長（cm）×16.14－年齢×2.043－2244.45
（日本高血圧学会高血圧治療ガイドライン作成委員会「高血圧治療ガイドライン2019」ライフサイエンス出版. p.65 表4-2 より）

理法を実際に行っているか等を確認する必要がある．また，肥満症や糖尿病を有している患者が果物を摂取する場合は，適正なエネルギー摂取の範囲内にとどめておくようにする．

3）脂質異常症

　動脈硬化性疾患予防のための脂質異常症診療ガイド2023年版では食事療法の実際として8つのポイントが示されている（**表8**）．脂質異常症の食事のポイントは，心血管疾患患者の体重管理を目標とした栄養管理（**図1**）とほぼ同じような内容であることがわかる．

表8　食事療法の実際

ポイント
- 過食を抑え，適正体重を維持する．
- 肉の脂身，動物脂（牛脂，ラード，バター），乳製品の摂取を抑え，魚，大豆の摂取を増やす．
- 野菜，海藻，きのこの摂取を増やす．果物やナッツ類を適度に摂取する．
- 精白された穀類を減らし，未精製穀類や麦などを増やす．
- 食塩を多く含む食品の摂取を控える．
- アルコールの摂取を減らす．
- 食習慣・食行動を修正する．
- 食品と薬物の相互作用（グレープフルーツや納豆など）に注意する．

（日本動脈硬化学会，編．動脈硬化性疾患予防のための脂質異常症診療ガイド2023年版．日本動脈硬化学会; 2023. p.53 より）

①目標とするBMI

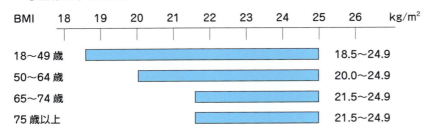

②エネルギー設定

総エネルギー摂取量＝IBW×身体活動量*

＊身体活動量……軽い労作　　25〜30
　　　　　　　　普通の労作　　30〜35
　　　　　　　　重い労作　　　35〜

　脂質異常症における食事療法で重要なことは，高LDLコレステロール血症と高TG血症で注意する食品が異なるということである．そのため，患者がどちらのタイプなのかを確認しておく必要がある．

③高LDLコレステロール血症

控える食品…肉の脂身，牛脂，ラード，バター，肉加工品，乳類，卵
増やす食品…未精製穀類，海藻，きのこ，野菜，大豆，大豆製品

④高TG血症

控える食品…炭水化物の多い菓子類，糖含有飲料，穀類，糖質の多い果物，アルコール
増やす食品…魚（n-3系多価不飽和脂肪酸の多い魚）

　高LDLコレステロール血症および高TG血症における，食品群別摂取量のおよその目安例を示す（表9）．高LDLコレステロール血症では，「肉」「卵」「乳・乳製品」が制限されている．一方で高TG血症では，「いも」「果物」「油脂」が制限されていることがわかる．脂質異常症という名称のためか，必要以上に脂質を制限する患者をみかけるが，高TG血症においては糖質の過剰摂取が原因である．高TG血症のみの患者に対しては，果物・アルコール・菓子類の過剰摂取がないかを確認する必要がある．

⑤アルコール

　多量飲酒は，動脈硬化性疾患の発症や死亡を増加させる．飲酒者の飲酒状況確認ツールとして，アルコール使用障害同定テスト（AUDIT）（表10）がある．AUDITは全部で10項目の設問からなり，各項目の合計点（最大40点）で飲酒問題の程度をスクリーニングできる．特定保健指導で用いられている「標準的な健診・保健指導プログラム（改訂版）」では問題飲酒者としてAUDIT 8点〜14点，肥前精神医療センターが開発した日本の代表的な減酒指導法であるHAPPYプログラムでは，生活習慣病を有しない場合AUDIT 10点〜19点を減酒指導の対象としている．

　AUDITでは，飲酒量を計算するのに純アルコール換算で10gの飲酒量を示す「ドリンク」という単位が使われているのも特徴の一つである（表11）．さらに，習慣的な飲酒でなくとも不規則な多量飲酒（ビンジ飲酒）が動脈硬化性疾患のリスクを増加させることも指摘されている．ビンジ飲酒とは，短時間に大量飲酒をすることを意味している．習慣的な飲酒はなくても，1機会に純アルコール60g（日本酒3合）を超えるビンジ飲酒によって，虚血性心疾患の死亡率が高まる可能性が報告されている．患者から「普段，お酒は飲みません．飲むのは宴会のみです」との発言があった場合は，「飲酒の習慣なし」として終わらせず，ビンジ飲酒の可能性を確認しておくと良い．

表9 食品群別摂取量のおよその目安例（1日摂取量の目安）

（単位：g）

食品群		1,400 kcal 高LDL-C血症の場合	1,400 kcal 高TG血症の場合	1,600 kcal 高LDL-C血症の場合	1,600 kcal 高TG血症の場合	1,800 kcal 高LDL-C血症の場合	1,800 kcal 高TG血症の場合	2,000 kcal 高LDL-C血症の場合	2,000 kcal 高TG血症の場合	2,200 kcal 高LDL-C血症の場合	2,200 kcal 高TG血症の場合
穀類	飯[1]	140	140	160	160	180	180	200	200	220	220
	パン[2]	70	70	90	90	110	110	130	130	150	150
	そば	160	160	180	180	200	200	220	220	250	250
魚介類[3]（魚の肝を除く）		60	60	70	70	80	80	90	90	100	100
大豆・大豆製品[4]		60	60	70	70	80	80	90	90	100	100
肉類[5]（鶏皮，脂身を除く）		50	60	60	70	70	80	75	90	80	100
卵類		10	40	10	40	10	40	10	40	10	40
芋類[6]		70	60	80	70	90	80	100	90	110	100
野菜類	緑黄色野菜[7]	150	150	150	150	170	170	170	170	170	170
	その他[8]	200	200	200	200	230	230	230	230	230	230
海藻/きのこ/こんにゃく[9]（取り混ぜて）		50	50	50	50	55	55	55	55	60	60
果実類[10]		175	100	200	110	225	120	250	130	275	140
乳・乳製品[11]（牛乳かヨーグルト）		160	200	160	220	180	240	200	260	220	280
油脂類（植物油[12]）		18	12	20	14	22	16	25	18	27	20
砂糖類		10	10	10	10	10	10	12	12	12	12
調味料（塩/味噌/しょうゆ[13]）		14	14	16	16	18	18	18	18	18	18

（高TG血症でLDL-C値は基準値内ながら高レムナント血症や高non HDL-C血症の場合は，高LDL-C血症の場合に準じる．）

【栄養価計算に用いた食品の構成（日本食品標準成分表2020年版（八訂））】

1) 白飯：押麦（7:3）
2) 食パン：全粒粉パン：ライ麦パン（5:4:1）
3) （高LDL-C血症の場合）まあじ：まいわし：かつお：きんめだい：まだら：しろさけ：ますのすけ：大西洋さば：ぶり：まだい（1:1:1:1:1:1:1:1:1:1）
   （高TG血症の場合）まあじ：まいわし：かつお：きんめだい：しろさけ：ますのすけ：ぶり：大西洋さば（1:1:1:1:1:1:2:2）
4) 納豆：豆腐（2:5）
5) 若鶏・むね（皮なし）：豚・ロース・皮下脂肪なし：輸入牛・もも・皮下脂肪なし（1:1:1）
6) じゃがいも：さといも：やまといも：さつまいも（1:1:1:1）
7) ほうれんそう：ブロッコリー：人参：トマト：青ピーマン（4:4:3:2:2）
8) キャベツ：たまねぎ：大根：根深ねぎ：緑豆もやし：白菜（4:4:4:3:3:2）
9) ぶなしめじ：板こんにゃく：干ひじき（ゆで）（2:2:1）
10) りんご：みかん：キウイフルーツ（1:1:1）
11) 低脂肪牛乳：ヨーグルト（低脂肪無糖）（1:1）
12) 調合油
13) 食塩：味噌：醤油（1:10:5）

（日本動脈硬化学会，編．動脈硬化性疾患予防のための脂質異常症診療ガイド2023年版．日本動脈硬化学会; 2023．p.61より）

表10 アルコール使用障害同定テスト（AUDIT）

1. あなたはアルコール含有飲料をどのくらいの頻度で飲みますか？
   0. 飲まない　　1. 1カ月に1度以下　　2. 1カ月に2〜4度　　3. 1週に2〜3度　　4. 1週に4度以上
2. 飲酒するときには通常どのくらいの量を飲みますか？
   0. 1〜2ドリンク　　1. 3〜4ドリンク　　2. 5〜6ドリンク　　3. 7〜9ドリンク　　4. 10ドリンク以上
3. 1度に6ドリンク以上飲酒することがどのくらいの頻度でありますか？
   0. ない　　1. 1カ月に1度未満　　2. 1カ月に1度　　3. 1週に1度　　4. 毎日あるいはほとんど毎日
4. 過去1年間に，飲み始めると止められなかったことが，どのくらいの頻度でありましたか？
   0. ない　　1. 1カ月に1度未満　　2. 1カ月に1度　　3. 1週に1度　　4. 毎日あるいはほとんど毎日
5. 過去1年間に，普通だと行えることを飲酒していたためにできなかったことが，どのくらいの頻度でありましたか？
   0. ない　　1. 1カ月に1度未満　　2. 1カ月に1度　　3. 1週に1度　　4. 毎日あるいはほとんど毎日
6. 過去1年間に，深酒の後体調を整えるために，朝迎え酒をせねばならなかったことが，どのくらいの頻度でありましたか？
   0. ない　　1. 1カ月に1度未満　　2. 1カ月に1度　　3. 1週に1度　　4. 毎日あるいはほとんど毎日
7. 過去1年間に，飲酒後罪悪感や自責の念にかられたことが，どのくらいの頻度でありましたか？
   0. ない　　1. 1カ月に1度未満　　2. 1カ月に1度　　3. 1週に1度　　4. 毎日あるいはほとんど毎日
8. 過去1年間に，飲酒のため前夜の出来事を思い出せなかったことが，どのくらいの頻度でありましたか？
   0. ない　　1. 1カ月に1度未満　　2. 1カ月に1度　　3. 1週に1度　　4. 毎日あるいはほとんど毎日
9. あなたの飲酒のために，あなた自身か他の誰かがけがをしたことがありますか？
   0. ない　　1. あるが，過去1年にはなし　　4. 過去1年間にあり
10. 肉親や親戚，友人，医師，あるいは他の健康管理にたずさわる人が，あなたの飲酒について心配したり，飲酒量を減らすように勧めたりしたことがありますか？
    0. ない　　1. あるが，過去1年にはなし　　4. 過去1年間にあり

（Babor TF, Fuente DL Jr, Saunders JB, et al : AUDIT: The Alcohol Use Disorder Identification Test: Guidance for Use in Primary Health Care. WHO; 1992., 廣　尚典，訳．WHO/AUDIT（問題飲酒指標/日本語版）．千葉テストセンター; 2000 より）

表11　主なドリンク換算表

		ドリンク数	ビール換算（ml）
ビール	コップ1杯	0.7	180
	中瓶	2.0	500
	大瓶	2.5	633
	レギュラー缶	1.4	350
	ロング缶	2.0	500
	中ジョッキ	1.3	320
日本酒（15%）	1合（180 mL）	2.2	540
	お猪口（30 mL）	0.4	90
焼酎（20%）	1合	2.9	720
焼酎（25%）	1合	3.6	900
チューハイ（7%）	レギュラー缶	2.0	490
	ロング缶	2.8	700
	中ジョッキ	1.8	448
ワイン（12%）	ワイングラス（120 mL）	1.2	288
	ハーフボトル（375 mL）	3.6	900
	フルボトル（750 mL）	7.2	1,800
ウィスキー（40%）	シングル水割り（原酒で30 mL）	1.0	240
	ダブル水割り（原酒で60 mL）	2.0	480
	ボトル1本（720 mL）	23.0	5,760
梅酒（13%）	1合（180 mL）	1.9	486
	お猪口（30 mL）	0.3	78

1ドリンク＝純アルコール10 g
（久里浜医療センターHP．https://kurihama.hosp.go.jp/hospital/screening/pdf/drink_img.pdf より）

4) 糖尿病

　慢性冠動脈疾患診断ガイドラインでは，糖尿病は脳卒中や心血管疾患発症リスクを約2〜4倍上昇させるとされている．またHbA1cが1％上昇すると心血管イベント発生率が18％上昇すると言われている．加えて糖尿病合併心血管疾患患者の死亡率や再発イベント率も高くなることが知られている．一方で厳格すぎる血糖管理は，低血糖を誘発し死亡率を高めることも報告されている．そのため，低血糖を回避した，早期からの血糖管理が重要となる．

　糖尿病治療ガイド2022-2023には，初診時の食事指導のポイントが示されている（**表12**）．血糖管理または体重管理目的で，低炭水化物食（糖質制限食）を実践する患者も見受けられるが，低炭水化物食による体重減少効果は，総エネルギー摂取量の減量に伴うものと考えられる．総エネルギーを制限せずに，炭水化物のみを極端に制限することは，長期的な食事療法としての遵守性や安全性などのエビデンスが不足しているため，現時点では勧められないとされている．そのため，患者が極端な糖質制限を行っていないかの確認が必要となる．

　また朝食の欠食，遅い時間帯の夕食摂取といった食習慣は肥満や糖尿病を招きやすい．特に就寝前の夜食は肥満の助長，血糖コントロール不良の原因となる．最近の研究で，朝食の欠食は2型糖尿病のリスクとなることが報告されている．さらに食事時間の不規則なシフトワーカーでは2型糖尿病の発症リスクが増すとされている．食事内容だけでなく，就業時間や食事時間の確認も大切である．

表12　初診時の食事指導のポイント

これまでの食習慣を聞きだし，明らかな問題点がある場合はまずその是正から進める．
1. 腹八分目とする．
2. 食品の種類はできるだけ多くする．
3. 動物性脂質（飽和脂肪酸）は控えめに．
4. 食物繊維を多く含む食品（野菜，海藻，きのこなど）を摂る．
5. 朝食，昼食，夕食を規則正しく．
6. ゆっくりよくかんで食べる．
7. 単純糖質を多く含む食品の間食を避ける．

（日本糖尿病学会 編・著．糖尿病治療ガイド2022-2023．文光堂; 2022．p.49 より）

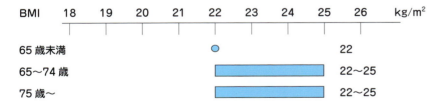

① 目標とするBMI

② エネルギー量
　エネルギー摂取量＝IBW×エネルギー係数*
　　*エネルギー係数…軽い労作　　25〜30
　　　　　　　　　　　普通の労作　30〜35
　　　　　　　　　　　重い労作　　35〜

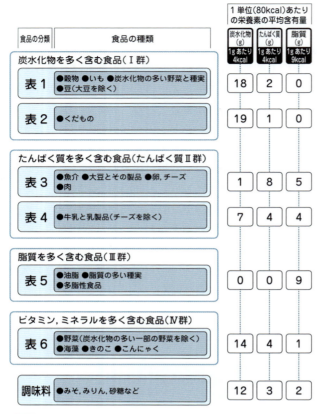

図7 食品分類表

(日本糖尿病学会 編・著: 糖尿病食事療法のための食品交換表, 第7版, 13頁, 日本糖尿病協会・文光堂, 2013)

③食品交換表

食品交換表は栄養素によって食品を4群6表に分類（図7）し, 食品の含むエネルギー量80 kcalを1単位と定め, 同一表内の食品を同一単位で交換摂取できるようにされている. 糖尿病食事療法のための食品交換表第7版では, エネルギー（1200 kcal, 1400 kcal, 1600 kcal, 1800 kcal）および炭水化物割合（60％, 55％, 50％）別に単位配分例が示されている（図8〜10）. 患者の食習慣や食行動に合わせて, より実行しやすいものを選択する.

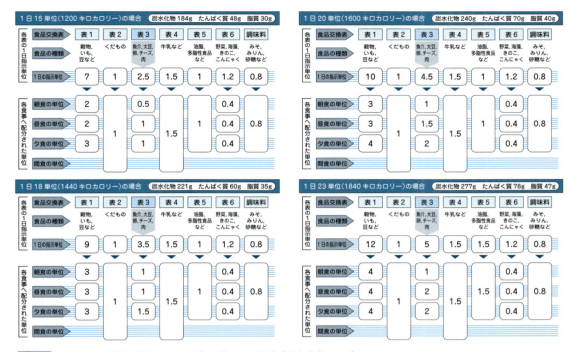

図 8 1 日の指示単位（指示エネルギー量）の配分例（炭水化物 60%）

この 1 日の指示単位の配分は 1 つの例を示したものです．配分はあなたの病状や合併症の有無などによって変わります．また，あなたの年齢や食習慣などにも配慮して決められます．あなたの 1 日の指示単位の配分は，あなたと相談のうえ主治医や管理栄養士が決めます．
（日本糖尿病学会 編・著：糖尿病食事療法のための食品交換表 第 7 版．28，29 頁，日本糖尿病協会・文光堂，2013）

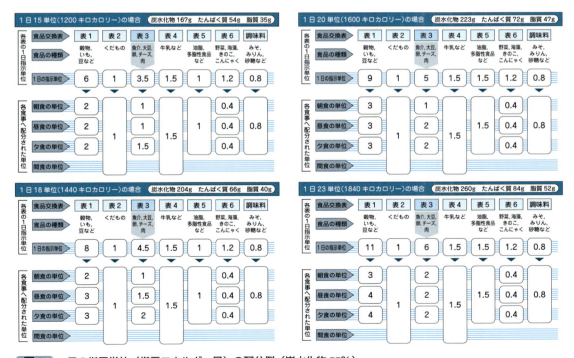

図 9 1 日の指示単位（指示エネルギー量）の配分例（炭水化物 55%）

炭水化物の割合を 55% にすると，たんぱく質が標準体重 1 kg あたり 1.2 g を超える場合がありますので，腎症 2 期以降の方は使用できない場合があることに注意が必要です．また，炭水化物含量が少ないと脂質の摂取過多につながることにも注意が必要です．
（日本糖尿病学会 編・著：糖尿病食事療法のための食品交換表 第 7 版．30，31 頁，日本糖尿病協会・文光堂，2013）

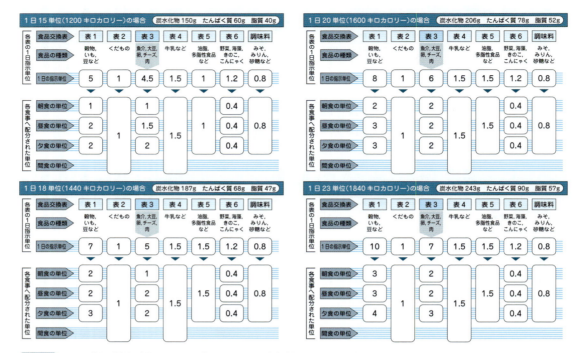

図10 1日の指示単位（指示エネルギー量）の配分例（炭水化物50%）

炭水化物の割合を50%にすると，たんぱく質が標準体重1 kgあたり1.2 gを超える場合が多くありますので，腎症2期以降の方は使用できないことが多く注意が必要です．また，炭水化物含量が少ないと脂質の摂取過多につながることにも注意が必要です．
（日本糖尿病学会 編・著: 糖尿病食事療法のための食品交換表 第7版．32, 33頁，日本糖尿病協会・文光堂，2013）

5) 高尿酸血症

肥満度指数（BMI）や体脂肪率が高くなると，それに伴い血清尿酸値が高くなることが報告されている．肥満の解消は血清尿酸値を低下させる効果が期待される．高尿酸血症における特徴的な食事療法として，プリン体の摂取制限と飲酒制限がある．

①プリン体制限

食事中に含まれるプリン体の過剰摂取は，血清尿酸値を上昇させ痛風リスクを高めるため，プリン体を摂り過ぎないようにする必要がある．**表13**に食品中のプリン体含有量を示す．プリン体摂取量が多いほど痛風発作の再発リスクが高まるため，プリン体の1日の摂取量は400 mg程度にすることが推奨されている．プリン体は水溶性のため，高プリン体の食材であってもプリン体が溶出した煮汁を摂取しなければ，プリン体の摂取量を抑制することができる．

②飲酒制限

アルコールは体内で代謝される際に肝臓でATPを消費し，過剰摂取では肝臓の代謝時に内因性プリン分解を亢進することにより血清尿酸値を上昇させる．血清尿酸値への影響を最低限に保つアルコール摂取量の目安は，1日に日本酒1合，ビールは販売元によって350 mL〜500 mL，ウイスキー60 mLとされている．またワインは148 mLまでは血清尿酸値を上げないとされている．

6) 慢性腎臓病

慢性腎臓病では病期によって食事療法基準が異なる（**表14, 15**）．CKDステージG1, G2では減塩の徹底であるが，CKDステージG3からはたんぱく質制限が加わり，さらに必要に応じてカ

表13 食品中のプリン体含有量（100 g あたり）

極めて多い （300 mg〜）	鶏レバー，干物（マイワシ），白子（イサキ，ふぐ，たら），あんこう（肝酒蒸し），太刀魚，健康食品（DNA/RNA，ビール酵母，クロレラ，スピルリナ，ローヤルゼリー）など
多い （200〜300 mg）	豚レバー，牛レバー，カツオ，マイワシ，大正エビ，オキアミ，干物（マアジ，サンマ）など
中程度 （100〜200 mg）	肉（豚・牛・鶏）類の多くの部位や魚類など ほうれんそう（芽），ブロッコリースプラウト
少ない （50〜100 mg）	肉類の一部（豚・牛・羊），魚類の一部，加工肉類など ほうれんそう（葉），カリフラワー
極めて少ない （〜50 mg）	野菜類全般，米などの穀類，卵（鶏・うずら），乳製品，豆類，きのこ類，豆腐，加工食品など

（日本痛風・尿酸核酸学会ガイドライン改訂委員会，編．高尿酸血症・痛風の治療ガイドライン第3版．診断と治療社; 2018. p.142より）

表14 CKDステージによる食事療法基準

ステージ（GFR）	エネルギー （kal/kgBW/日）	たんぱく質 （g/kgBW/日）	食塩 （g/日）	カリウム （mg/日）
ステージ1 （CFR≧90）	25〜35	過剰な摂取をしない	3≦ <6	制限なし
ステージ2 （GFR 60〜89）		過剰な摂取をしない		制限なし
ステージ3a （GFR 45〜59）		0.8〜1.0		制限なし
ステージ3b （GFR 30〜44）		0.6〜0.8		≦2,000
ステージ4 （GFR 15〜29）		0.6〜0.8		≦1,500
ステージ5 （GFR＜15）		0.6〜0.8		≦1,500
5D （透析療法中）	別表			

注）エネルギーや栄養素は，適正な量を設定するために，合併する疾患（糖尿病，肥満など）のガイドラインなどを参照して病態に応じて調整する．性別，年齢，身体活動度などにより異なる．
注）体重は基本的に標準体重（BMI＝22）を用いる．

（日本腎臓学会，編．慢性腎臓病に対する食事療法基準2014年版．東京医学社; 2014. p.2 より）

表15 CKDステージによる食事療法基準

ステージ5D	エネルギー （kcal/kgBW/日）	たんぱく質 （g/kgBW/日）	食塩 （g/日）	水分	カリウム （mg/日）	リン （mg/日）
血液透析 （週3回）	30〜35 [注1,2]	0.9〜1.2 [注1]	<6 [注3]	できるだけ少なく	≦2,000	≦たんぱく質（g）×15
腹膜透析	30〜35 [注1,2,4]	0.9〜1.2 [注1]	PD除水量（L）×7.5 +尿量（L）×5	PD除水量 +尿量	制限なし [注5]	≦たんぱく質（g）×15

注1）体重は基本的に標準体重（BMI＝22）を用いる．
注2）性別，年齢，合併症，身体活動度により異なる．
注3）尿量，身体活動度，体格，栄養状態，透析間体重増加を考慮して適宜調整する．
注4）腹膜吸収ブドウ糖からのエネルギー分を差し引く．
注5）高カリウム血症を認める場合には血液透析同様に制限する．

（日本腎臓学会，編．慢性腎臓病に対する食事療法基準2014年版．東京医学社; 2014. p.2 より）

表 16 病態と関連する主な食品等

		エネルギー過剰	肉	魚	卵	大豆製品	乳製品	野菜	果物	主食量	塩分	清涼飲料水	アルコール	嗜好品	その他
心血管疾患		●	●	○		○		●			●		●		
肥満		●						●		●			●	●	食事時間
高血圧		●	○		○		○	●	●	●	●		●		
脂質異常症	高LDL		●		●		●						○	○	ビンジ飲酒
	高TG	●		●					●	●		●	●	●	ビンジ飲酒
糖尿病		●	●					●	●	●		●	●		食事時間，就業時間
高尿酸血症		●	●	○				●					●		飲水量
慢性腎臓病		●（過少）	●	（過剰摂取の確認）				●	●	●			○	○	カリウム制限実施の有無

●は特に確認が必要な項目

リウム制限が追加される．カリウムについては，減塩を実践するにあたり降圧効果を期待して，カリウムを多く摂ることが推奨されていたのに対し，腎機能の低下に伴い一転して制限が必要となる．そのため正反対の食事療法に混乱する患者も多い．患者へは，なぜカリウム制限が必要なのかを丁寧に説明する必要がある．

さらに慢性腎臓病の食事療法で大切なことは，エネルギーの確保である．たんぱく質制限に伴い主菜の量が減るため，ともにエネルギーも減少しやすい．しかし筋肉を維持するためには，エネルギーは必要量を確保しなくてはならない．体重減少がないか，摂取エネルギーは過少ではないか等を確認していく必要がある．

最後に，心血管疾患および主な生活習慣病と関連する食品等についてまとめた（表16）．心臓リハビリテーションの患者は生活習慣病を複数有していることも多く，限られた時間の中で食事の聞き取りを行うためには，何を優先して確認していくかを予め想定しておくと良い．聞き取り後，改善項目が複数となった場合は，重要性・実行可能性などを考慮しながら患者と一緒に優先順位を設定していく．

B 低栄養に対する栄養強化

高齢心不全患者では腸管浮腫による栄養素の吸収不良，食欲低下，たんぱく異化・同化の不均衡など，心不全の病態に起因する栄養障害を起こしやすい．さらに，加齢による生理的変化も加わるため低栄養に陥る確率が高い．

心不全ステージ分類（図11）において，ステージA・ステージBでは塩分制限に加え生活習慣病予防が主な栄養管理であるが，ステージC・ステージDでは低栄養対策が加わる．心不全の栄養管理では塩分制限が主であるが，そもそも塩味は加齢とともに感じにくくなることが知られている（図12）．ステージC・ステージDの患者が，塩分制限によって食事摂取量が低下し必要エネルギーの確保が困難になるようであれば，エネルギーの確保を優先させる必要がある．

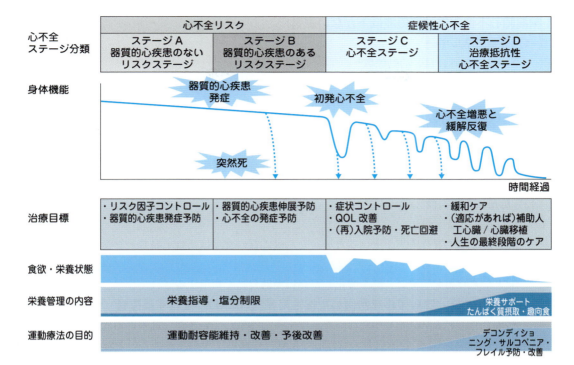

図 11 慢性心不全の経過と栄養状態・栄養管理・運動療法の位置づけの概略
（厚生労働省．脳卒中，心臓病その他の循環器病に係る診療提供体制の在り方について（平成 29 年 7 月）より改変）

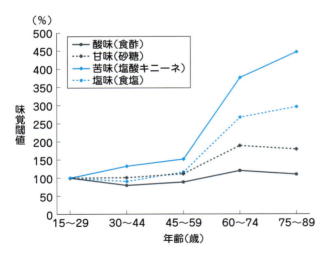

図 12 加齢に伴う味覚の変化
（Cooper RM, et al. J Gerontol. 1959; 14: 56-58 より）

1 ■ 高齢心不全患者（腎機能低下がない患者）

1）必要エネルギー

20〜30 kcal/kg/日×活動係数*

*活動係数	座っていることが多い	1.0〜1.4
低活動	1.4〜1.6
活動的	1.6〜1.9
非常に活動的	1.9〜2.5

高齢者の心不全患者では体重減少，るい痩があると予後不良であるため，エネルギー摂取不足にならないよう常に留意し，全身状態に合わせて必要エネルギーを増減していく．

2）たんぱく質目標

1.2 g/kg/日以上

- 筋たんぱく質合成率を上げるため，たんぱく質の食品は朝食・昼食・夕食の3食均等になるように摂取する．
- アミノ酸製剤やアミノ酸を強化した経口補助食品を利用する．

2 ■ サルコペニア，フレイルを合併した慢性腎臓病（CKD）を有する患者

サルコペニアやフレイルのため，たんぱく質を増やしていきたい低栄養の患者でありながら，同時にCKDを有している場合もしばしば見受けられる．サルコペニアの予防・改善のためには十分なたんぱく質摂取量（1.0 g/kg BW/日以上）が有効と考えられているが，CKDの食事療法はたんぱく質摂取量の制限であり両立しない．そのため，サルコペニアの予防のためではなく，標準的な食事療法を実施しているCKDの経過中にサルコペニアを合併した場合の食事療法について，「サルコペニア・フレイルを合併した保存期CKDの食事療法の提言」が日本腎臓学会から示された．この提言にはCKDのステージごとに，たんぱく質摂取の上限量の目安が示されている（表17）．

1）CKDステージG1・G2

サルコペニア改善のために，食事で十分なたんぱく質を摂取することが可能とされている．しかし心血管リスクのある高齢者では，たんぱく質摂取量が多いことと心血管疾患死亡との関連が報告されている．そのため少なくとも心血管疾患リスクのある高齢者では，動物性たんぱく質を

表17　サルコペニアを合併したCKDの食事療法におけるたんぱく質の考え方と目安

CKDステージ（GFR）	たんぱく質（g/kgBW/日）	サルコペニアを合併したCKDにおけるたんぱく質の考え方（上限の目安）
G1（GFR≧90）	過剰な摂取を避ける	過剰な摂取を避ける（1.5 g/kgBW/日）
G2（GFR 60〜89）		
G3a（GFR 45〜59）	0.8〜1.0	G3には，たんぱく質制限を緩和するCKDと，優先するCKDが混在する（緩和するCKD：1.3 g/kgBW/日，優先するCKD：該当ステージ推奨量の上限）
G3b（GFR 30〜44）		
G4（GFR 15〜29）	0.6〜0.8	たんぱく質制限を優先するが病態により緩和する（緩和する場合：0.8 g/kgBW/日）
G5（GFR＜15）		

注）緩和するCKDは，GFRと尿蛋白量だけではなく，腎機能低下速度や末期腎不全の絶対リスク，死亡リスクやサルコペニアの程度から総合的に判断する．　　　　　（慢性腎臓病に対する食事療法基準 2014年版の補足）

（サルコペニア・フレイルを合併したCKDの食事療法検討WG．日腎会誌．2019; 61: 525-56[13]）より）

多く含む 1.5 g/kgBW/日を超えるたんぱく質摂取は避けるほうが安全とされている．

2）CKD ステージ G3（たんぱく質制限緩和）

サルコペニアの改善を優先してたんぱく質制限を緩和する場合，たんぱく質摂取量は 1.3 g/kgBW/日が上限の目安と考えられる．なお摂取するたんぱく質の種類は，動物性たんぱく質のほうが植物性たんぱく質よりも筋たんぱく質合成に効果的との報告があるが，乳製品以外の赤肉などの動物性たんぱく質摂取量が多いと，腎機能低下や末期腎不全のリスクが高いとの報告もある．たんぱく質の量だけでなく，その種類についても確認が必要である．

3）CKD ステージ G3（たんぱく質制限優先）

サルコペニアを合併した CKD ステージ G3a でたんぱく質制限を優先する場合は，たんぱく質摂取量は 1.0/kgBW/日が上限の目安と考えられる．

同じくサルコペニアを合併した CKD ステージ G3b でたんぱく質制限を優先する場合は，たんぱく質摂取量は 0.8/kgBW/日が上限の目安となる．

4）CKD ステージ G4・G5

サルコペニアを合併した CKD ステージ G4・G5 では，たんぱく質摂取量は 0.8/kgBW/日が上限の目安となる．体重などの全身状態を評価しながら調整を行う必要があり，併せて十分なエネルギー摂取量を確保することも重要である．また，たんぱく質制限の継続には，レジスタンス運動を含めた運動療法を併用することも大切である．

3 急性期の心不全管理

心不全ステージ C・ステージ D では，急性期の栄養管理（**表 18**）も重要である．急性期では，安静時エネルギーの増加，呼吸促進，感染合併などで必要エネルギーが増えるにも関わらず，食欲不振，腸管吸収障害，不安定な全身状態に伴う静脈栄養や経腸栄養の投与不足などで摂取エネルギーが減少し低栄養に陥りやすい．経口摂取が難しい患者には，早期（遅くとも治療開始 48 時間以内）から経腸栄養を開始することが推奨されている．急性心不全では水分制限が必要な場合も多く，その点においても経腸栄養は静脈栄養よりも有効である．なお急性期 1 週間は，算出した目標エネルギーよりも少なく投与（70％の投与エネルギー）することが望ましいとされている．

表 18　ステージ C，D における急性心不全の栄養療法

	静脈栄養と経腸栄養法の選択，開始時期	目標投与エネルギー量，たんぱく質量，塩分量
集中治療が必要な重症患者	静脈栄養に比べ，経腸栄養では感染症の抑制，入院日数，医療費の削減が期待でき，腸管使用が可能であれば，できるだけ経腸栄養を選択する．経腸栄養の開始は，治療開始 24 時間以内，遅くとも 48 時間以内が望ましい．ただし，循環動態が不安定な場合は，経腸栄養の開始を控えることが推奨されている．静脈栄養を開始するタイミングについては，確立したエビデンスはない．	目標エネルギー量は体重あたり 25〜30 kcal/kg/日程度とし，急性期 1 週間は算出した目標量より少なく投与することが推奨されている．目標たんぱく質は，少なくとも 1.2 g/kg/日以上が推奨されている．目標塩分量は不明である．
心不全患者	急性心不全期には，静脈栄養と経腸栄養のどちらが有益かは不明であるものの，循環動態安定後は速やかに経腸栄養を開始することが推奨される．静脈栄養を開始するタイミングに関しては，確立したエビデンスはない．	急性心不全期において，エネルギーおよびたんぱく質の投与目標値を明確に定める根拠は乏しい．塩分に関しても，急性期における塩分制限の有用性は確立されておらず，至適塩分投与量は不明である．

（日本心不全学会ガイドライン委員会，編．心不全患者における栄養評価・管理に関するステートメント．2018．p.52[12]）より）

C 栄養指導の実際

当院では，外来心臓リハビリテーションの患者に対し，個別栄養指導と集団栄養指導（令和3年度以降はCOVID-19のため中止中）を実施している．

1 個別栄養指導の流れ

①患者に3日間の食事記録（**図13**）の記入を依頼（看護師または管理栄養士等）

②患者が食事記録を持参

③記録用紙の回収および管理栄養士による食事の詳細な聞き取り（リハビリ中またはリハビリ終了後に実施）

④食事記録返却日時の決定と栄養相談の予約

⑤食事記録の分析と返却用紙（**図14**）の作成

⑥栄養相談にて食事記録分析結果の説明

なお患者の要望に応じて，食事の写真を用いて食事分析を行うこともある．

2 集団指導（減塩教室）

対象: 外来患者とその家族（主に心臓リハビリテーションに参加している患者）

時間: 講義（①調味料編，②うまみ編）　約1時間
　　　実習（③料理教室編）　約3時間

講師: 講義　管理栄養士
　　　実習　調理師・管理栄養士

食生活の記録票　　氏名　　月　日（　）

	料理名	材料	分量（gまたは目安量）	その他（気づいたことなど）
朝				
昼				
夕				
間食				

図13 食事記録用紙

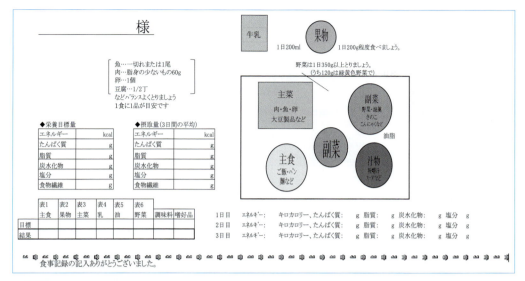

図14 食事記録返却用紙

　　内容　①調味料編　　講義: 調味料の塩分について
　　　　　　　　　　　　試飲: 味噌の量が違う味噌汁の飲み比べ
　　　　　　　　　　　　　　　（0.6％, 0.8％, 1.0％）
　　　　　②うまみ編　　講義: だしについて
　　　　　　　　　　　　試飲: だしのちがう味噌汁の飲み比べ
　　　　　　　　　　　　　　　（天然だし, 顆粒だし, 食塩不使用の顆粒だし）
　　　　　③料理教室編　講義: 乳和食について等
　　　　　　　　　　　　実習: 減塩料理　2～3品

　減塩教室は①調味料編, ②うまみ編の2つのテーマで毎年開催していた．新たなテーマを模索していたところ, 減塩食を実際に調理してみてはどうかとの案が出された．当院の病院給食は直営であるため, 当院の調理師に調理実習の講師を依頼したところ快諾を得られ, ③料理教室編の開催に至った．参加者にとっては, 病院食を調理している調理師から料理のコツや味付けの工夫などを聞くことができる機会であり, また調理師にとっても, 直に患者の声を聞くことができる貴重な機会となっている．この料理教室のメニューの選定にあたっては, 減塩はもちろんのこと, 自宅で作れるものであることと季節感を重視している．なお, COVID-19対策として, 令和2年度は調理実習を行わず, 調理のデモンストレーションと試食での開催を試みた（**図15～22**）．

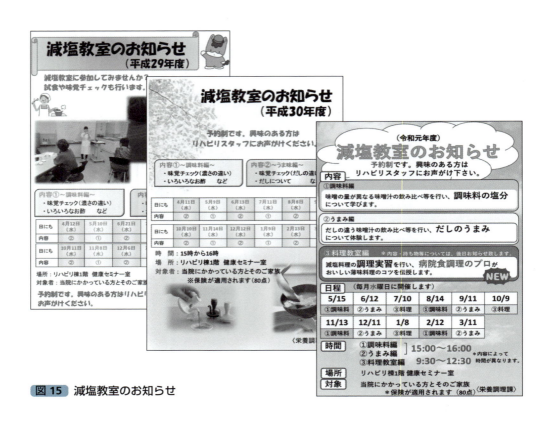

図15 減塩教室のお知らせ

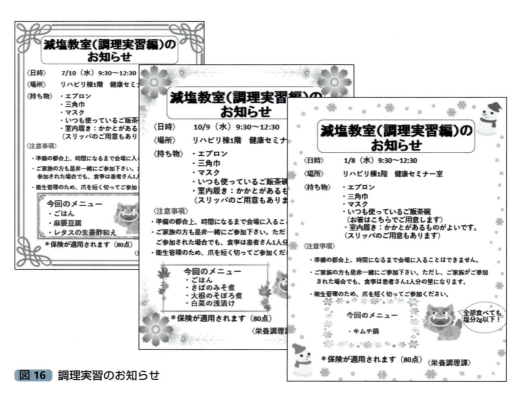

図16 調理実習のお知らせ

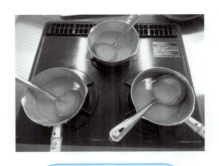

お酢の塩分量は・・・？

食酢は、酢酸を主成分とする酸味調味料です。主に、穀物酢や米酢、果実酢があります。加工酢は、食酢に砂糖、香辛料等を加えて味を調整したもので「調味酢」、「合わせ酢」とも呼ばれています。代表的なものに「すし酢」、「甘酢」等がありますが、食酢とは区別されています。
(参考)全国食酢協会中央会　全国食酢公正取引協議会

食酢　穀物酢
【原材料名】
穀類(小麦、米、コーン)、アルコール、酒かす

栄養成分値　100g当たり
エネルギー	24kcal	ナトリウム	2mg
たんぱく質	0.2g	食塩相当量	0g
脂質	0.0g		
炭水化物	6.8g		

加工酢　すし酢
【原材料名】
米酢、果糖ぶどう糖液糖、食塩、砂糖、調味料(アミノ酸等)

栄養成分値　100g当たり
エネルギー	130kcal	ナトリウム	2500mg
たんぱく質	0.3g	食塩相当量	6.36g
脂質	0.0g		
炭水化物	33.0g		

加工酢　カンタン酢
【原材料名】
果糖ぶどう糖液糖、醸造酢、砂糖、食塩、レモン果汁、昆布だし、酸味料、調味料(アミノ酸等)、香辛料

栄養成分値　100g当たり
エネルギー	120kcal	ナトリウム	1640mg
たんぱく質	0.0g	食塩相当量	4.17g
脂質	0.0g		
炭水化物	30.3g		

■プログラム
・薄味の味噌汁の作り方
・調味料の塩分
・栄養成分表示
・外食の食べ方

■試食・試飲
・味噌汁で味覚チェック
・いろいろなお酢

図17 減塩教室　テーマ①　調味料編

きゅうりの浅漬けを作るには・・・

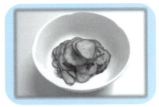

【材料】2人分
・きゅうり　100g(1本)
・塩　　　　1g(野菜の1%が目安です)

【作り方】
①きゅうりを薄切りにし、塩もみします
②30分後、水が出てくるのでよく絞って食べましょう

＊吸塩率は約50%ですので塩分の摂取量は2人前の分量で約0.5gです。
＊お好みで生姜、大葉、みょうがや、酢などを加えて味にアクセントをつければもっと少ない塩でもおいしく食べられます。

浅漬けの素を使うと・・・
市販の浅漬けの素とぬか漬けの素を使ってきゅうり50gを漬けたときの塩分量です。

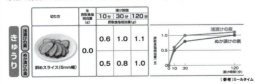

漬ける時間が長いほど塩分量も多くなり、30分以上漬けた場合には、一般的な塩漬けやぬか漬けと同等の塩分量になります。浅漬けだからといって油断してしまうと塩分摂りすぎにつながります。浅漬けの素を使う場合は漬け時間に注意しましょう。

■プログラム
・簡単なだしの取り方
・乳和食
・加工食品の塩分量
・漬物の塩分量
■試食・試飲
・天然だし、顆粒だしの飲み比べ
・だし割り醤油
・適塩浅漬け

図18 減塩教室　テーマ②　うまみ編

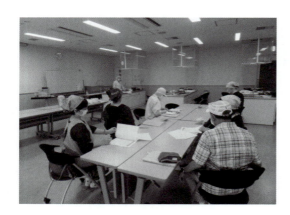

■調理実習
・米飯
・麻婆豆腐
・レタスの生姜酢和え

■講義
・減塩のコツ
・調味料の計量の仕方
・調味料の塩分

■演習
・必要栄養量の計算
・ご飯の計量

■試食
・情報交換

図19 減塩教室　テーマ③　料理教室編

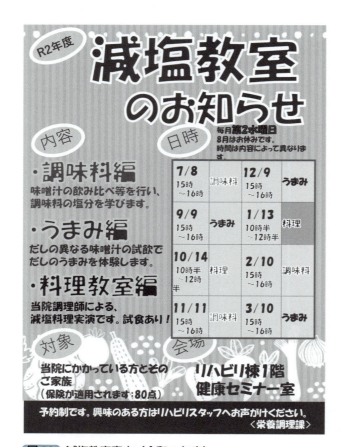

図20 減塩教室案内（令和2年度）

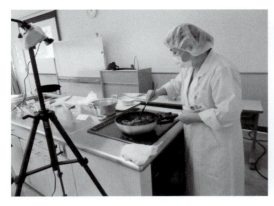
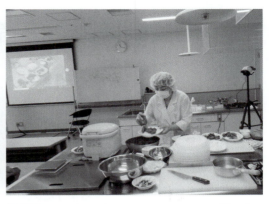

図21 調理実習デモンストレーションの様子①　　図22 調理実習デモンストレーションの様子②

おわりに

　食事療法は一朝一夕にできるものではなく，多くは家族の理解や協力も必要になる．単に食事といっても，食材はどこで買うのか，誰が買うのか，買い物の頻度はどのくらいか，調理は誰がするのか，外食または中食なのか，いつ食べるのか，どこで食べるのかなど患者個々の食を取り巻く環境を把握しないと，実現の見込みがない食習慣改善プランを患者に強いることになる．食習慣改善プランは患者とともに検討しながら，実現可能なもののみ数個に絞る．これは，小さな目標を一つずつ達成しながら最終的な目標に向かうスモールステップで達成感を得るためである．達成できたプランについては賞賛し，さらなる継続を促す．多職種が関わる心臓リハビリテーションでは，患者は自身の良い行動変容に対して様々なスタッフから賞賛を得る場面が多く，それがさらに良い効果を生んでいると感じる．

　最後に，インターネット等で簡単に健康情報や食事療法が入手できる現在，その情報に惑わされてしまう患者も多く存在する．その患者にとって何が正しい情報なのか，今はどのような行動変容に取り組むべきなのかを伝えていくことも私たちスタッフの使命であると考える．

〈文献〉

1) 日本循環器学会/日本心臓リハビリテーション学会合同ガイドライン．2021年改訂版 心血管疾患におけるリハビリテーションに関するガイドライン．p.89-97.
2) 日本肥満学会，編．肥満症診療ガイドライン2022．p.53-69.
3) 日本高血圧学会．高血圧治療ガイドライン2019．p.64-75.
4) 日本動脈硬化学会．動脈硬化性疾患予防のための脂質異常症診療ガイド2023年版．p.51-70.
5) 日本動脈硬化学会．動脈硬化性疾患予防ガイドライン2022年版．p.41-2, p.74-6.
6) 日本循環器学会，他．慢性冠動脈疾患診断ガイドライン（2018年改訂版）．p.88-92.
7) 日本糖尿病学会，編．糖尿病診療ガイドライン2019．南江堂；2019．p.31-46.
8) 日本糖尿病学会，編．糖尿病治療ガイド2022-2023．文光堂；2022．p.49-52.
9) 日本糖尿病学会，編．糖尿病食事療法のための食品交換表 第7版．文光堂；2013．p.28-33.
10) 日本痛風・尿酸核酸学会，編．高尿酸血症・痛風の治療ガイドライン第3版（2022年追補版）．診断と治療社；2022．p.56-8.
11) 日本腎臓学会，編．慢性腎臓病に対する食事療法基準2014．東京医学社；2014．
12) 日本心不全学会ガイドライン委員会，編．心不全患者における栄養評価・管理に関するステートメント．2018．p.36-60.
13) サルコペニア・フレイルを合併したCKDの食事療法検討WG．日本腎臓学会サルコペニア・フレイルを合併した保存期CKDの食事療法の提言．日腎会誌．2019; 61: 525-56.

〈滝沢雅代〉

18 患者教育

A 看護師による患者教育

　自己管理能力の向上が再入院率を低下させ予後を改善するといわれているが，患者本人の自覚が薄く入退院を繰り返すケースも多い．また，高齢化社会において認知の低下や，老夫婦のみ，独居者などサポートが薄いケースの再入院が増加している．

　看護師は自己管理能力の向上を目指して教育に当たると共に，家族や支援者を巻き込み，再入院しないようサポートできるようなシステムを構築していく必要がある．

　外来心リハでは，入院中の教育をどう受け止めて生活しているか再確認しつつ，本人の目標達成に向けてかかわっていく必要がある．ここでは当院の外来心リハの現状を交え，どのような介入が必要かということについて述べる．

1 ■ 情報収集と初期評価

　外来心リハ開始時には，患者の疾患名・治療方法・血液データ・生活習慣や心理社会的なことなどの多方面からの情報収集が必要である．しっかりと情報をとらえアセスメントすることで問題点，注意すべきことなどが明確になり，目標達成に向けて効果的で安全な心臓リハビリテーションを提供できる．その際に，①病態を把握し，安全に運動療法を行うもの，②再発予防に関与するもの，③体力回復・症状緩和に関与するもの，④生活変容や教育の方向性，アプローチの仕方を決めるためのものなどに分けて評価をすると介入しやすい（**表1**）．

2 ■ 理解度チェック表

　外来心リハでは，参加者が自分の疾患や冠危険因子をどのように理解しているかを知るために理解度チェック表を用いている（**図1**）．疾患名・治療方法・内服管理・運動や生活面・冠危険因子などについて質問形式で，患者に質問し答えてもらう．答えの内容により理解度を「3: よく理解している」から「0: 理解していない」までの4段階で点数化する．参加初回時にチェックをし，数値の低い（理解していない，または知らない）項目を中心に教育を開始する．数値が3（よく理解している）に近づくように教育をして，生活習慣の是正と自己管理ができるように知識を習得してもらう．冠危険因子の改善には食事療法のみ，運動療法のみといった単独の治療法では不十分であり，食事・運動・冠危険因子について知識を得たうえで生活変容していく必要がある．

　保険診療内の心リハは150日間の期間がある．限られた期間の中で効果的に効率よく教育を進めていくには，患者の理解度を把握したうえで進めていけるので理解度チェック表は有用であると考える．

3 ■ セルフモニタリング用紙

　自分の状態を知る手段として，毎日の血圧・体重・自覚症状などを自分で測定し記入するセルフモニタリングが大切である（**図2**）．毎日測定できているか，体重の増加はないか，血圧の変化はないか，コンディションを見ながら運動できているか，体重が増加した時はどう判断して行動しているかなど確認している．ただ測定して記入するだけではなく，コンディションと数値を見て「運動をする」「休息をとる」「塩分を控える」など判断し自ら体調管理ができるように教育をする．

表1　リハビリ開始時の評価法

安全に運動療法を行う，病状をとらえるもの
- 既往疾患：COPD，在宅酸素，てんかん，他の Ope 既往，脳梗塞，麻痺の有無，整形外科疾患
- 心機能：心エコー・収縮能の指標：EF，拡張能の指標：E/A・E/E' など
- 運動耐容能：AT・peak $\dot{V}O_2$・AT 時のイベント，ST 変化，PVC・VT の有無・心不全重症度の指標：$\dot{V}E/\dot{V}CO_2$ slope
- 心筋虚血の有無：残存狭窄の有無・冠動脈病変の把握
- 心不全：現在の症状・徴候・体重や浮腫
- 不整脈：PVC・VT の出現の有無・運動中の変化・心拍数の異常な増加
- 他合併症：腰痛・関節痛・肝腎機能障害・貧血

再発予防に関与するもの
- 冠危険因子：高血圧，糖尿病，脂質異常症，喫煙，肥満，加齢，高尿酸血症，ストレス，運動不足，家族歴，性格
- 身体所見：BMI，体脂肪率，体組成
- 心理的問題：不安，ストレス，性格
- 生活習慣：一日の過ごし方，生活リズム，睡眠状況，身体活動量
- 食習慣：食事内容，食事習慣，嗜好品
- 運動習慣：運動内容，運動環境，心リハ参加回数，運動強度，時間，頻度

体力回復・症状緩和に関与するもの
- 運動耐容能：運動機能，低体力
- 身体活動状況：ADL
- 仕事内容や状況
- 自覚症状：息切れ感，動悸，胸部症状

生活変容や指導の方向性やアプローチの仕方を決めるためのもの
- 家族のサポート状況：キーパーソン，同居者，食事を作る人
- 服薬状況：自己管理の有無，飲み忘れの有無，作用・副作用の有無
- 性格：タイプA，反応，ものの考え方
- 社会的：仕事復帰の予定，趣味，目標
- 理解度：認知障害，自己管理可否
- 意欲：言動，態度

4 ■ 心臓病教室

　患者教育には個別で行う教育と，集団で行う心臓病教室がある．当院の心臓病教室は，ビデオ学習である．医師・理学療法士・看護師・薬剤師・臨床検査技師などがそれぞれ専門の立場から，1項目15分位にまとめたものが28項目ある．これを1週間で終わるように構成している（図3）．図4は心臓病教室の風景である．生の講義ではないので臨場感に欠けたり，その場での質疑応答ができないというデメリットはあるが，常に同じ内容が提示でき，講義に人手をとられないというメリットもある．参加した講義内容を振り返り，内容が理解されているかを患者の反応・言動・態度などから察知し，不足な個所は補っていくことで，デメリットを補っている．また，受講チェック用紙（図5）にハンコを押すようにしていて，全講義を受講された方には終了証をお渡ししている．

5 ■ どのくらいの頻度で面談するか

　看護面談は，心大血管リハビリテーション実施計画書（図6）をもとに1回/月，参加時初回または，外来受診日を目安に実施している．実施計画書には体重や肥満度・血圧値・冠危険因子など検査や測定結果の変化，運動・食事内容，多職種からのコメントなどで構成されている．

ID:　　　　　　名前：　　　　　　　　　　　　　理解度チェック表

疾患	今回の病名	0・1・2・3	AP・AMI・ASO・AAA・TAA・CHFなど
	受けた治療	0・1・2・3	Ope・PCI・PTA・ICD・CRTDなど
	動脈硬化とは	0・1・2・3	動脈が硬くなったりもろくなったりした状態
	悪化させる病気や状態（冠危険因子）	0・1・2・3	DM・IGT・HT・DL・UA・CKD・喫煙・OB・運動不足
運動療法	運動の効果	0・1・2・3	運動耐容能・体力アップ　血圧・脂質・血糖　安定化　減量
	効果的な運動の種類	0・1・2・3	有酸素運動・レジスタンストレーニング
	運動強度の目安	0・1・2・3	息が切れない　一人：鼻歌、二人：簡単な会話ができる位の強さ　脈拍
	運動の時間帯	0・1・2・3	早朝はやめる　DM：食後　高TG：食前
	運動をしてはいけない時	0・1・2・3	具合が悪い・発熱・風邪・炎症のある時・血圧や脈が高い時
	運動を中止する時	0・1・2・3	低血糖　胸痛　めまい　息苦しさ　体調不良の出現　関節などの痛み
	運動中の注意点	0・1・2・3	脱水予防　25℃以下での運動　炎天下を避ける
			必要時、ニトロペン・ブドウ糖の携帯
生活	入浴時の適切な温度・時間・注意事項	0・1・2・3	38〜40℃　10〜15分　脱水・温度差に注意
	排泄時の注意事項	0・1・2・3	便秘をしない　息をこらえない
	外出時の注意事項	0・1・2・3	温度差に注意　炎天下を避ける　防寒　脱水・熱中症に注意
	ストレスがかかった時の体の反応	0・1・2・3	血圧・脈拍上昇、筋肉の緊張、手足の発汗、手足が冷たくなる
	タバコの害	0・1・2・3	交感神経活発　末梢血管収縮　血栓形成　血管細胞内障害
	自分で飲んでいる薬の種類	0・1・2・3	わからない、錠数だけわかる、効用がわかる、薬の名前もわかる
	＊ワーファリンと一緒ではいけない食品	0・1・2・3	納豆　青汁　クロレラ
	＊ニトロペン・ミオコールスプレーの使い方	0・1・2・3	処方されている人のみ　舌下　体位　3錠まで　その後受診
糖尿病	＊糖尿病とは	0・1・2・3	血糖値が高い・インスリン作用不足・感受性↓・抵抗性↑
	空腹時の血糖値・DMの値・自分の値	0・1・2・3	空腹時126mg/dl以上　OGTT2時間値が200以上
境界型	＊境界型とは	0・1・2・3	糖尿病と正常の間、DMになりかかっている
	空腹時の血糖値・境界型の値・自分の値	0・1・2・3	空腹時126以下　OGTTの2時間値が140以上200以下
食後高血糖 (IGT)	＊食後高血糖とは	0・1・2・3	空腹時は正常であるが、食後に血糖が上がる
	空腹時の血糖値・境界型の値・自分の値	0・1・2・3	空腹時126以下　OGTTの30・60分は140以上だが2時間値は140以下
	HbA1cの意味、目標値・自分の値	0・1・2・3	1〜2ヶ月前の血糖値の平均　6.2以下は正常　7以下でコントロール
	DMの3大合併症	0・1・2・3	しめじと覚える　神経障害・網膜症・腎症
	DMの治療の3大柱	0・1・2・3	運動療法・食事療法・薬物療法
	低血糖の症状	0・1・2・3	空腹感　手のしびれ・震え　気分不快　冷汗　意識消失
	原因	0・1・2・3	食事前の活動（運動・入浴）食事量が少ない　薬物の過剰摂取
	対処法	0・1・2・3	血糖値を上昇させるものを摂取（ブドウ糖・砂糖・飴など）
	高血糖の症状	0・1・2・3	口渇・多飲・多尿・体重減少・易疲労感など
	原因・対処法	0・1・2・3	ドカ食い　薬物忘れ　炎症　　対処：受診
	血糖を急激に上げないようにする方法	0・1・2・3	ゆっくりよくかんで摂取　野菜を多く摂る　野菜から摂取　食後の運動
	シックデイの対処方法	0・1・2・3	
高血圧	高血圧の正常範囲	0・1・2・3	130/85以下　　（75才以上は140/90）
	血圧が上昇しやすい時	0・1・2・3	交感神経の興奮（息を詰める・緊張など）
	1日の塩分量・食事の注意点	0・1・2・3	6g　減塩（塩・しょうゆを控える　食材にも塩分が含まれている）
脂質異常症	コレステロールの種類	0・1・2・3	TC　TG　LDL　HDL
	心疾患のLDL・HDL・TGの目標値	0・1・2・3	100以下　40未満　150以下
	LDL・HDL・TGを改善させる方法	0・1・2・3	食物繊維（野菜・きのこ・海藻）の摂取　有酸素運動
			油もの・甘い物・アルコール・炭水化物・果物で中性脂肪は増加
高尿酸血症	UAの基準値・自分の値	0・1・2・3	7.0以下
	UAを上げやすい物（食品）	0・1・2・3	ホルモン　肉　ビール　プリン体を多く含むもの　大豆製品
腎機能障害	腎機能の指標になる検査項目	0・1・2・3	Ccr　BUN　e-GFR
	基準値・自分の値	0・1・2・3	1.2以下　20以下　90以上
	悪化させないための方法	0・1・2・3	減塩　水分補給　たんぱく質を摂りすぎない　造影剤に注意
	＊カリウム高値の対処	0・1・2・3	果物・生野菜摂取は注意　水にさらす（イモ類・豆類・干しものなど）
肥満	BMI・標準体重・体脂肪率・自分の値	0・1・2・3	18〜24 25以上は肥満　身長×身長×22 男20以下 女28以下
	内臓脂肪・皮下脂肪の違い	0・1・2・3	健康を害するのは内臓脂肪
	肥満を放置してはいけない理由	0・1・2・3	生活習慣病のもととなる
	ダイエットの方法	0・1・2・3	運動と食事（有酸素運動行い、カロリーを控えめにする）
慢性心不全	CHFの症状	0・1・2・3	息切れ感・だるい・浮腫・臥床できない・尿量が減る・体重増加
	CHFを悪化させるきっかけ	0・1・2・3	塩分、水分の取り過ぎ・風邪・動き過ぎ・薬の飲み忘れ・ストレス
	観察の方法	0・1・2・3	体重測定・血圧脈拍測定・むくみの確認・息切れ感を昨日と比べる
	検査値	0・1・2・3	BNP（心臓に負担がかかると上昇する　正：18.4以下）

＊危険因子のあてはまるものに印をする
＊外来リハ開始時に確認する
＊知識のないものを中心に話をする
＊参加時に0→3になるように指導をしていく
＊開始時・中間・終了時と3回確認する

3：よく理解している。人に説明できるくらいわかる、知っている、やっている
2：おおむね理解している。わかる、知っている、やっている
1：理解不足。聞いたことがある程度で、はっきりとはわからない
0：知らない。説明を受けたことがない、受けたけど忘れた

図1 理解度チェック表

　看護面談は患者と1対1または，患者の家族を交えて行うこともある．調理をする人が本人以外であったり，活動量や運動について本人がうまく家族に伝えられない場合には，協力を得るためにも家族を交えて面談している（図7）．それ以外でも必要と感じた時は，いつでも面談・カウ

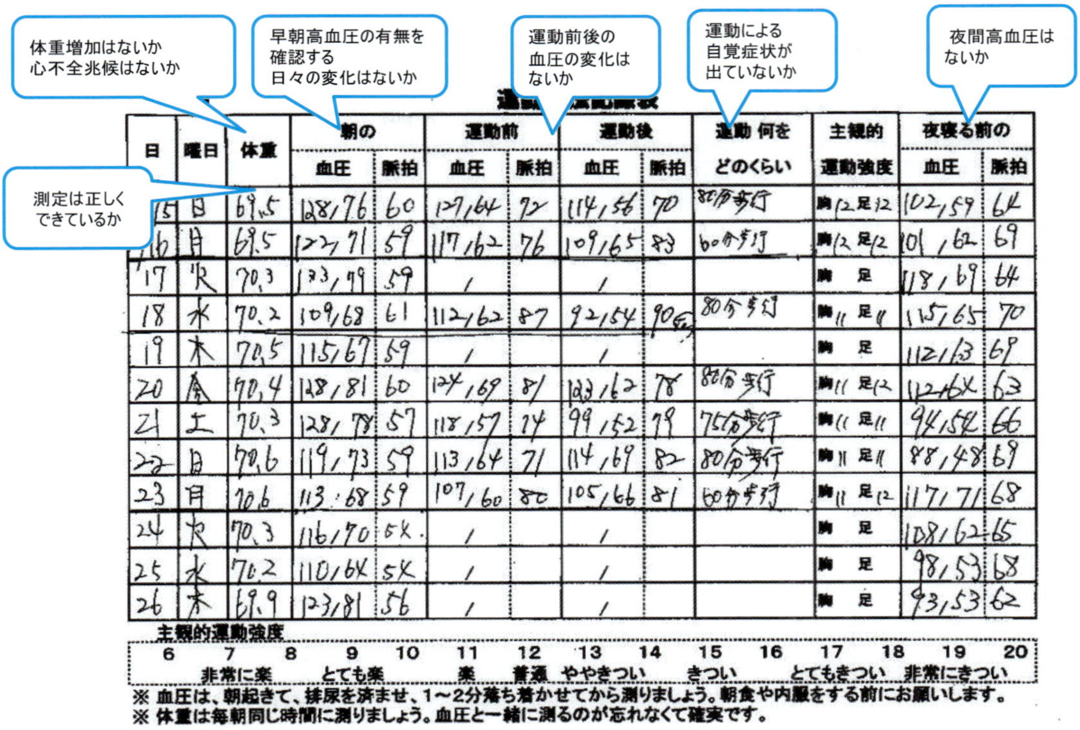

日	曜日	体重	朝の 血圧	朝の 脈拍	運動前 血圧	運動前 脈拍	運動後 血圧	運動後 脈拍	運動 何をどのくらい	主観的運動強度	夜寝る前の 血圧	夜寝る前の 脈拍
15	日	69.5	128/76	60	127/64	72	114/56	70	80分歩行	胸12 足12	102/59	64
16	月	69.5	122/71	59	117/62	76	109/65	83	60分歩行	胸12 足12	101/62	69
17	火	70.3	123/79	59	/		/			胸 足	118/69	64
18	水	70.2	109/68	61	112/62	87	92/54	90	80分歩行	胸11 足11	115/65	70
19	木	70.5	115/67	59	/		/			胸 足	112/63	69
20	金	70.4	128/81	60	124/69	81	123/62	78	80分歩行	胸11 足12	112/64	63
21	土	70.3	128/78	57	118/57	74	99/52	79	75分歩行	胸11 足11	94/54	66
22	日	70.6	119/73	59	113/64	71	114/69	82	80分歩行	胸11 足11	88/48	69
23	月	70.6	113/68	59	107/60	80	105/66	81	60分歩行	胸11 足12	117/71	68
24	火	70.3	116/70	54	/		/			胸 足	108/62	65
25	水	70.2	110/64	54	/		/			胸 足	98/53	68
26	木	69.9	123/81	56	/		/			胸 足	93/53	62

主観的運動強度

6	7	8	9	10	11	12	13	14	15	16	17	18	19	20
	非常に楽		とても楽		楽	普通	ややきつい		きつい		とてもきつい		非常にきつい	

※ 血圧は、朝起きて、排尿を済ませ、1〜2分落ち着かせてから測りましょう。朝食や内服をする前にお願いします。
※ 体重は毎朝同じ時間に測りましょう。血圧と一緒に測るのが忘れなくて確実です。

図 2 自宅でのモニタリング用紙

表 2　看護面談のポイント

- モニタリングの結果や血液検査の結果から日常生活状況をアセスメントする
- 疾患の特性を理解し状況や目標に合わせて話をする.
- 本人と共同で目標設定する.
- 目標の達成度を確認し，今後の方針を相談する.
- 個別性を考慮する.
- わかりやすいように数字やデータをグラフや表にして示す.
- 行動変容の段階を把握する.
- 患者自身に話をさせるようにする.
- 必要時，家族を交えて行う.
- 改善したことや努力したことに対して称賛する.
- モチベーションを上げるような声かけと雰囲気作りをする.

ンセリングができるように調整している．目標を患者と共に立案し，さまざまな情報をアセスメントして面談に臨む．具体的な数値やデータを示したり，患者の視覚に訴えるようにグラフを用いたりしてわかりやすいように工夫する．そしてなによりも頑張ろうという気持ちになるようにモチベーションを上げる雰囲気作りが大切である．看護面談のポイントを（**表 2**）に示す．

月一回では大きな変化はでないかもしれない．特別なコメントではないが，「スタッフはあなたのことを見ています，一緒に頑張っていきましょう」といった意味合いも含め面談の時間を設けている．これも患者のモチベーションを上げて，外来心リハプログラムからの離脱を防いでいるひとつの策だと考える．

心臓病教室 4月

青字：午前（外来：9時20分〜　入院：10時30分〜）　場所：リハビリ棟地下2階
赤字：午後（入院：13時30分〜　外来：14時30分〜）　リラクゼーションルーム

月	火	水	木	金
1 糖尿病（8） 高血圧（6） 脂質異常（7）	**2** 腎臓病（10） 緊急時（27） ペースメーカー（28） 運動療法（18、19） 生活指導（14）	**3** 心不全（3、4、5） 虚血性心疾患（1） 禁煙（25）	**4** 栄養（22、23、24） 運動療法（15、16、17）	**5** 検査（20、21） 生活指導（11、12、13）
8 運動療法（18、19） 生活指導（14） 腎臓病（10） 緊急時（27）ペースメーカー（28）	**9** 虚血性心疾患（1） 禁煙（25） 心不全（3、4、5）	**10** 運動療法（15、16、17） 栄養（22、23、24）	**11** 生活指導（11、12、13） 検査（20、21）	**12** 糖尿病（8） 高血圧（6） 脂質異常（7）
15 心不全（3、4、5） 虚血性心疾患（1） 禁煙（25）	**16** 運動療法（15、16、17） 栄養（22、23、24）	**17** 生活指導（11、12、13） 検査（20、21）	**18** 高血圧（6） 脂質異常（7） 糖尿病（8）	**19** 運動療法（18、19） 生活指導（14） 腎臓病（10） 緊急時（27）ペースメーカー（28）
22 栄養（22、23、24） 運動療法（15、16、17）	**23** 検査（20、21） 生活指導（11、12、13）	**24** 糖尿病（8） 高血圧（6） 脂質異常（7）	**25** 腎臓病（10） 緊急時（27） ペースメーカー（28） 運動療法（18、19） 生活指導（14）	**26** 虚血性心疾患（1） 禁煙（25） 心不全（3、4、5）
29 生活指導（11、12、13） 検査（20、21）	**30** 高血圧（6） 脂質異常（7） 糖尿病（8）			

全講義を受講された方には修了証書を贈呈します。
マスクを着用の上、私語はお控えください。

図3 心臓病教室の月間スケジュール

6 ■ 担当者が変わっても同じ質の面談をするための工夫

　参加している150日間，同じ看護師が面談を行うわけではない．初回に関わった看護師は，カルテや聞き取りで得た情報をもとにデータベースと「心大血管リハビリテーション実施計画書」を作成し，看護面談を行っている．常に同じ看護師が面談できるとは限らない．参加時の様子や，

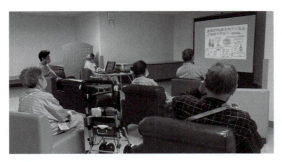

図4 心臓病教室の風景

心臓病教室

受講したものにチェック！

実施予定日については別紙をご確認ください。

テーマ	済	No.		テーマ	済	No.	
虚血性心疾患		1	病態と治療	運動療法		15	運動療法の効果、メディカルチェック
		2	虚血性心疾患に対する治療薬（準備中）			16	有酸素運動の目的と方法・注意点
心不全		3	病態と治療			17	筋力トレーニングの目的と方法・注意点
		4	心不全手帳の使い方			18	体力に自信のない方向けの運動方法
		5	心不全に対する治療薬			19	身体機能検査の意義
高血圧		6	病態とリスク・治療	検査		20	血液検査
脂質異常症		7	病態とリスク・治療			21	心臓の検査
糖尿病		8	病態とリスク・治療	栄養		22	減塩
		9	糖尿病に対する治療薬（準備中）			23	タンパク質摂取のポイント・注意点
慢性腎臓病		10	病態とリスク・治療			24	外食と中食のポイント
生活指導		11	ストレス	禁煙		25	喫煙のリスクと禁煙方法
		12	リラクゼーション	薬		26	飲み忘れをしないために（準備中）
		13	生活全般	緊急時対応		27	BLS・AEDの使いかた
		14	日常生活活動	ペースメーカー		28	生活上の注意点 遠隔モニタリングについて

1	2	3	4	5	6	7	8	9	10	→ この調子！
11	12	13	14	15	16	17	18	19	20	→ もうひと頑張り！
21	22	23	24	25	26	27	28	→ 祝 循環器病マスター

図5 心臓病教室 受講チェック用紙

効果や介入方法に対する患者の反応などカンファレンスで出た意見や方向性，アプローチの方法などを確認し，それを担当看護師はメモしておき面談時に役立てている．別の看護師面談を行う場合でも日頃のカンファレンスで情報を共有できていれば特に問題はない．面談を行った看護師は，面談後に記録に残すので，不足と感じた部分は次回参加時に追加で話をするようにしている．これで，たとえ担当が変わっても同じようなレベルの面談ができるのではないかと考える．

　面談を行うには看護師が正しく豊富な知識を持たなくてはならない．教育を行うべき基本的な内容や知識が統一できるように，「心リハ看護師が押さえておきたいポイント」（図14, p.379）とともに「理解度チェック表」を使用している（図1）．これは前述したように患者の理解度を知るために使用しているものであるが，同時に看護師が統一して教育ができるツールでもある．また，スタッフ全員が知識の習得・向上するために研修や勉強会，学術集会などで得た知識や情報を参

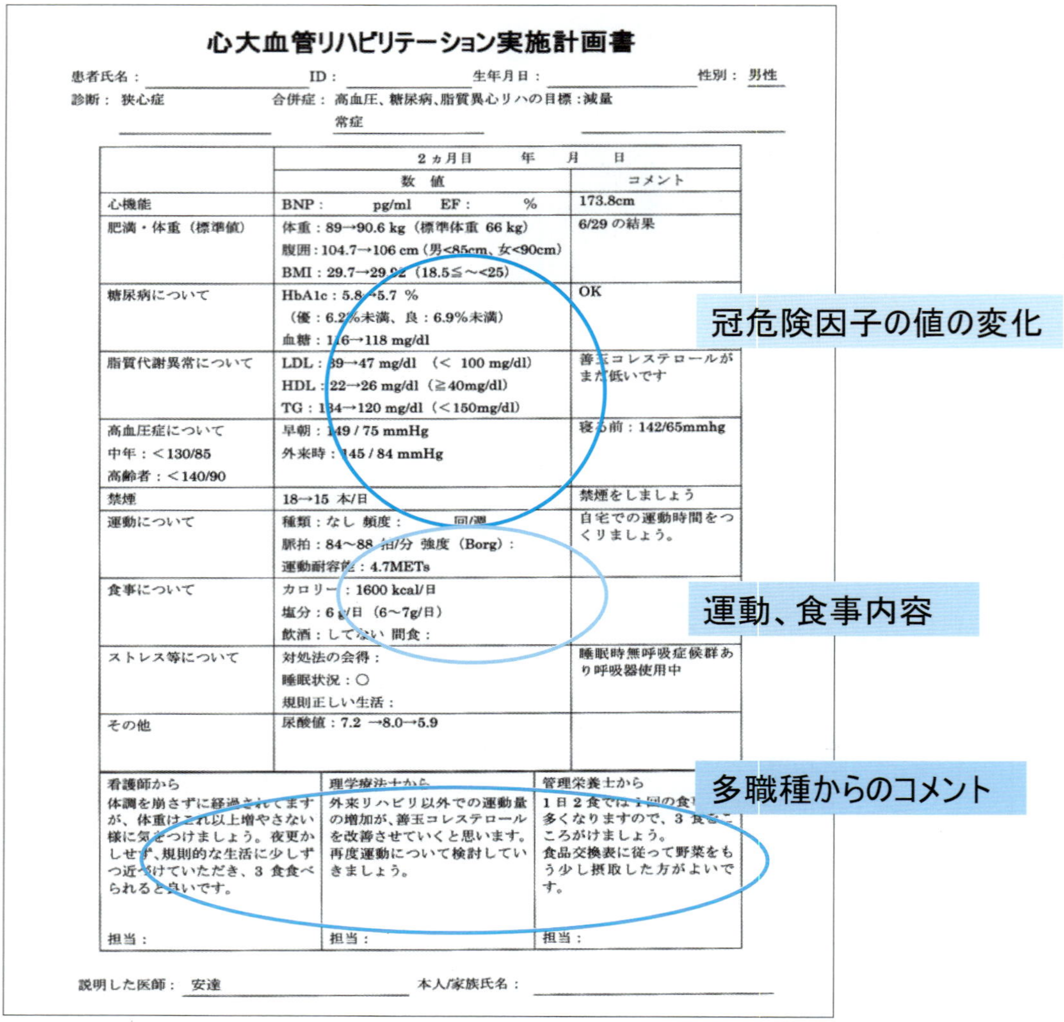

図6 心大血管リハビリテーション実施計画書

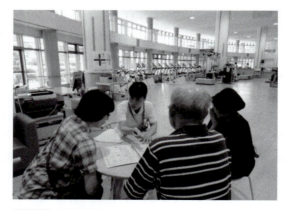

図7 看護面談風景

表3　自己効力感の4つの源泉
1. 達成体験 　自分自身で行動して，達成できたという体験のこと．最も自己効力感の定着につながる 2. 代理経験 　他者が達成している様子を観察し，「自分にもできそうだ」と予期すること 3. 言語的説得 　達成可能性を，言語で繰り返し説得すること．しかし，言語的説得のみでは，容易に消失しやすい 4. 生理的情緒的高揚 　苦手だと感じていた場面で，落ち着いていられたり，赤面や発汗がなかったりすることで，自己効力感が強められる

加できなかったスタッフに伝えて共有化している．その他，看護師の水準を一定化するためには，指導マニュアルやデータベース・面談書式の整理と統一化をはかる必要がある．

研究発表やガイドラインの改訂など，医療の情報は日々変化する．常にアンテナを張り新しく捉えた情報を，スタッフ間で共有して患者教育に活かしていくことが大切である．

7 ■患者の性格・行動変容させるコツ

長年培ってきた日常生活行動の変容は非常に難しく，第三者からの指摘は素直に受け入れられないところがある．また，看護師は質問されるとすぐにその場で解決しなくてはと考え，結論を急いでしまうきらいがある．「変えようとするな　わかろうとせよ」というように，結論を急がずにまずは相手の意見や気持ちを無批判で傾聴するとともに，なぜそう考えるのか，変われない理由は何なのかなど，患者自身にいわせるようにする．あるべき理想の姿を押し付けても何の効果も望めない．行動変容の必要性に気づき，患者自らが変わろうという意思が持てるように支援していくことが大切である．

行動変容を進めていくには，自己効力感の向上と健康行動の各ステージに沿ったかかわりが効果的である．

『自己効力感』とは，ある行動をうまく行うための自分に対する信頼感をいう．人がある行動を起こそうとする時，その行動を自分がどの程度うまく行えそうか，という予測の程度によって，その後の行動の結果に影響を及ぼす．自己効力感が低いと自分はきっと失敗すると考え，やる気もなくし行動しなくなり，負のスパイラルに陥る．しかし「できそうだ」「やってみよう」とポジティブに考えるとやる気がでてきて，行動に移すようになる．その行動の積み重ねで，検査結果や体組成の改善や体重の減少などよい結果がでると，また頑張ろうという気持ちになる．まさに正のスパイラルである．自己効力感を高めるには，小さな目標をクリアしていくことや，達成感を積み上げることが大切である．また自己暗示や他者暗示も自己効力感を高める要素でもある（表3）．

また行動変容ステージモデルは，以下の5段階に分類できる（表4）．①無関心期（前熟考期）：問題意識がなく，行動変容しようとする気がない．②関心期（熟考期）：興味はあるが行動に起こしていない．③準備期：自分なりに不定期に行動を起こしている．④実行期：行動変容して間もない．⑤維持期：安定して継続できている，である．

食事・運動・禁煙などその人にとって行動変容が必要な項目がいくつかある時，会話の中から無関心期（全くその気がない）にある項目よりも関心期・準備期（関心・興味がある）の項目を察知してアプローチを開始した方が結果が出やすい．一つのことでもよい結果が出るとモチベー

表4 行動変容のステージモデル

無関心期	6か月以内に行動を変える気がない
関心期	6か月以内に行動を変える気がある
準備期	1か月以内に行動を変える気がある
行動期	行動を変えて6か月未満の時期
維持期	行動を変えて6か月以上の時期

ションが上がり，その他の項目に対してもやってみようという気につながってくる．患者との相性もあるので，スタッフが複数いる場合は入れ替わりでかかわり，多方面からアプローチをしていくのも効果的である．

　行動変容がなかなかできない人に対して，努力が足りないと烙印を押したり，「まだ始めていないのですか？」「いつからやりますか？」などと相手を責めてしまいがちである．と同時に，実行できないのは自分の関わり方がいけないのかと反省し落ち込むことがある．よい結果が出ないという考え方ではなくその前段階で気持ちが移行する時期，行動を起こせない時期もあるととらえていく．数値としてよい結果が出なくても病気に対する知識が高まったり，表情や態度・話す内容などに何らかの変化をもたらしていることもある．看護師の話しかける言葉をきっかけにして行動が変わることもあるので，変化を見逃さないようにして，今よりも一つ上のステージに移行できるような支援を心がけていく．

8 ■ストレスと精神的サポート

　当院では心理面の専門家がいないため，ストレスの項目は看護師が担当している．図8は心臓病教室の講義で使用している資料である．

　ストレスはストレスホルモン（カテコールアミン・コルチゾールなど）の分泌が促進されたり，交換神経を活発化させることで，血圧上昇や血管の破綻による心筋梗塞の引き金になったり，心不全の急性増悪の原因にもなる．ストレス社会の現代，全くストレスを感じずに生きるのは困難である．ストレスの原因となるストレッサーを取り除ければよいが，人間関係や病気がストレッサーの場合そう簡単にはいかない．同じようなストレッサーでも，人によって感じ方や対処の仕方が違う．ストレスをなくすというよりも，どうやってストレスとうまく付き合っていくか，つまりストレッサーに対する感じ方や考え方を変えて対処していくことが大切になってくる．

　講義では，ライフスタイルの改善と物事の考え方・受け止め方の変容が大切であることを話し，ストレスマネジメントの方法のひとつであるリラクセーション法を実施している．ストレスを感じたときに起こる体の反応と，リラックス時の反応とは逆の反応を示す（表5）．リラックスしたときの自律神経活動は，副交感神経が優位になっていることから，ストレス緩和・疼痛緩和・睡眠の改善などの効果が期待できる．呼吸法・漸進的筋弛緩法・自律訓練法・イメージ法・瞑想法などがあり，その中でも導入しやすい呼吸法と自律訓練法を取り入れている．眠れない・いらいらする・動悸を感じやすいなど，リラクセーション法が必要と感じた人には，講義のほか個別（図9）に指導している．リラックス状態を得ることでストレスと上手に付き合う方法のひとつになればよいと考えている．

　ストレスの蓄積が精神的ダメージにつながり，うつ病発症も起こりうる．心筋梗塞患者は，病気や社会復帰に向けての不安を抱えていることが多く，うつ状態に陥りやすい．精神的サポート

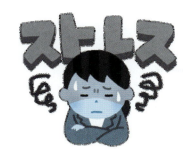

ストレス

ストレスがたまる
いったいどこに何がたまるのでしょうか？

ストレスの姿は見えない

心筋梗塞の引き金になる

1

ストレスの原因

① ライフイベント（人生の変化）

大切な人との別れ
離婚　病気
結婚　出産　就職　入学
転勤　転職　転校　引越し

② 日常生活や仕事でのイライラ
介護　家族関係
職場の人間関係　上司との関係
仕事の量　環境　など

2

ストレスを浴槽にたまる水に例えると

浴槽の大きさ＝ストレスの許容量

穴の大きさ＝ストレス解消力

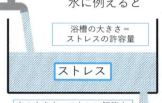

3

そのまま放置すると
ストレスは
浴槽からあふれだす

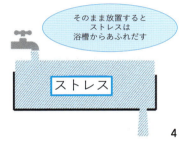

4

眠りが浅い　頭痛
胃痛　肩こり
やる気がでない　気持ちが落ち込んだ
不安感　あせり

胃潰瘍　心筋梗塞　自律神経失調症　うつ病

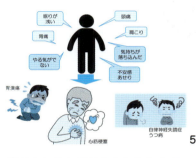

5

① ストレスと感じるもとをなくす
② ストレスを受け止める許容量を増やす　考え方を変える
③ 解消してストレスをためない

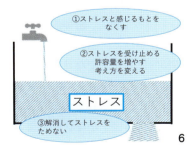

6

① ストレスと感じるもとをなくす

・環境を整える
・ストレスと感じた内容を整える
・（ストレスと感じた）量を減らす
・目標を考え直す

7

② ストレスに対する考え方を変える

・考え方の癖に気づいて考え方を治す

絶対しなくては!!
こうあるべきだ
完璧にできなければだめだ

考え方の改善
・こうできるといいな
・でもできないことがあるのは仕方ないな
・完璧にできなかったからといって失格ではない

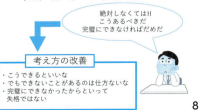

8

③ 対処の方法を学んだり考えたりする

・人間関係のサポートの利用
・社会資源を活用する
・生活習慣を改善する

・休養する
・スポーツや趣味
・リラクセーション法を学ぶ

9

図8 ストレスの話

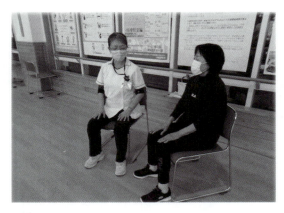

図 9 リラクセーション法の個別指導

表 5 ストレス反応とリラックス反応

ストレス反応	生体機能	リラックス反応
上昇	血圧	低下または安定
増加	心拍数	減少
増加	呼吸数	減少
緊張	筋肉	弛緩
減少	末梢血液量	増加
あり	手足の発汗	なし
増加	コルチゾール分泌	減少

は看護師にとって大切な役割である．竹原氏は，看護師が患者の心のケアを行うためには4つの能力を身につける必要があるという（表6）．患者に関心を持って接し，精神的苦痛やストレスをキャッチする．そして患者の気持ちのしんどさを率直に投げかけて，返ってきた反応を受け止めることが大切である．また，支援する側が肉体的にも精神的にも元気でなければ鋭い感性を持って察知し，優しい心で接するのは困難である．4つめの能力としてサポートする看護師自身の体調管理を行うとともに，気持ちの安定を意図的に作る力を身につける必要がある．ベッドサイドでも外来心リハでも患者の傍らにいるのは看護師なので，常に心穏やかな状態でよき理解者・支援者として話を傾聴し，サポートしていくことが大切である．

9 ■外来心臓リハビリテーションからの離脱を防ぐ

職場復帰や家族の都合，来院手段がなくてやむなく外来心リハの参加を断念するのは仕方がない．しかし，プログラムがつまらない，意味が見出せないなどスタッフ側の体制や内容が不満という理由での離脱はしてほしくない．保険診療内といえども3割負担の方で，1回2000円位の料金がかかる．決して安い金額ではない．心リハの必要性・意義を理解していただくとともに参加してよかったと思ってもらえるような内容にしていく必要がある．参加者の自己効力感を高めるとともに，モチベーションを上げ離脱しないような取り組みをしているので以下に示す．

①『心臓リハビリテーション5か月間のスケジュール』（図10）という用紙を参加者個人のファイルに張っている．150日間の進み方を一覧に表わしたもので，外来受診日や血液検査，心肺運

表6 看護師がこころのケアを行うために必要な力

①患者が持つ気持ちのしんどさをキャッチする感性
②患者に気持のしんどさを率直に訊ねる力
③患者の抱える気持ちを受け止める力
④自らこころ穏やかな状態を意図的に作る力

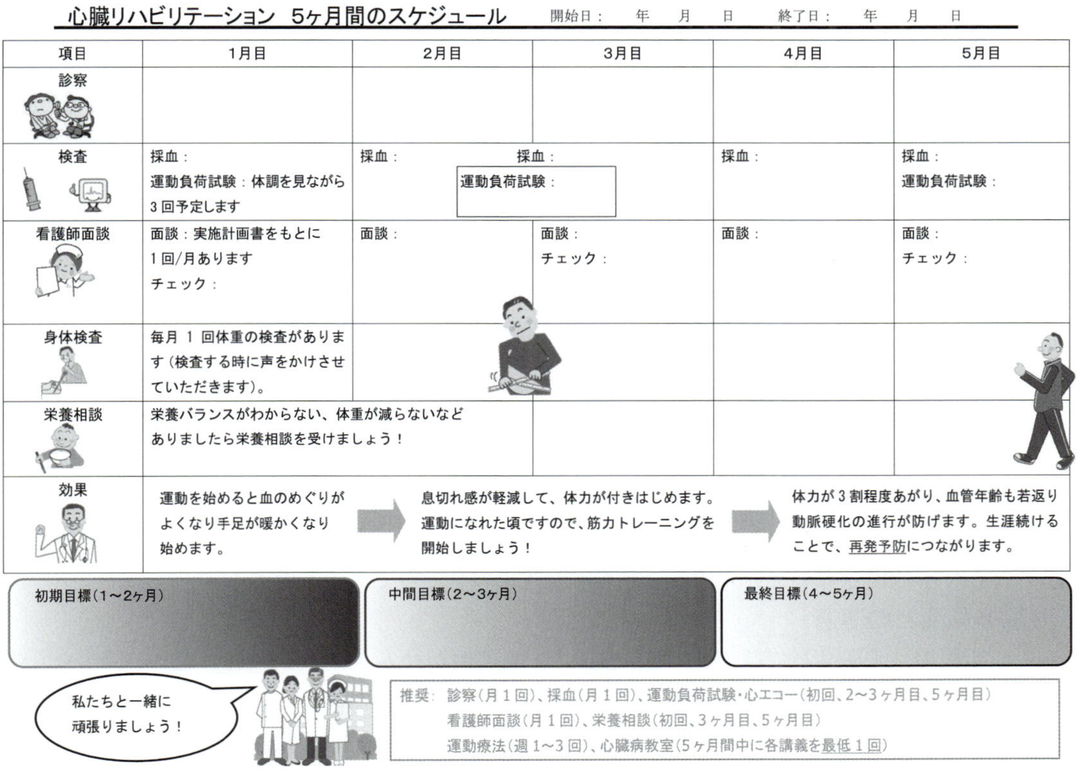

心臓リハビリテーション 5ヶ月間のスケジュール　開始日：　年　月　日　　終了日：　年　月　日

項目	1月目	2月目	3月目	4月目	5月目
診察					
検査	採血： 運動負荷試験：体調を見ながら3回予定します	採血：	採血： 運動負荷試験：	採血：	採血： 運動負荷試験：
看護師面談	面談：実施計画書をもとに1回/月あります チェック：	面談：	面談： チェック：	面談：	面談： チェック：
身体検査	毎月1回体重の検査があります（検査する時に声をかけさせていただきます）。				
栄養相談	栄養バランスがわからない、体重が減らないなどありましたら栄養相談を受けましょう！				
効果	運動を始めると血のめぐりがよくなり手足が暖かくなり始めます。	息切れ感が軽減して、体力が付きはじめます。運動になれた頃ですので、筋力トレーニングを開始しましょう！		体力が3割程度あがり、血管年齢も若返り動脈硬化の進行が防げます。生涯続けることで、再発予防につながります。	

初期目標（1〜2ヶ月）　　中間目標（2〜3ヶ月）　　最終目標（4〜5ヶ月）

私たちと一緒に頑張りましょう！

推奨： 診察（月1回）、採血（月1回）、運動負荷試験・心エコー（初回、2〜3ヶ月目、5ヶ月目）
　　　看護師面談（月1回）、栄養相談（初回、3ヶ月目、5ヶ月目）
　　　運動療法（週1〜3回）、心臓病教室（5ヶ月間中に各講義を最低1回）

図10 5か月間のスケジュール

動負荷試験の予定，筋肉トレーニングの開始時期などを組み込む．自覚的な症状が緩和する時期や心リハの効果の表れ方なども書かれている．ファイルの中に閉じこんでしまうのではなく，見開いたところに表示することで，すぐに確認ができる．「○月から筋トレが開始です」「だんだん体力がついてきます」などと先を見据えながら説明をする．大きな到達目標は，再発予防・予後の改善であるが，疾患や個人により目的・目標は違ってくる．本人にしっかりと意識を持ってもらうためにも2〜3か月ごとの目標の欄をつくっている．この用紙は患者のモチベーションを上げるとともに，外来日や検査の確認など一覧で見やすくなっておりスタッフにも有用である．

②150日間を終了した人に卒業証書を渡している（図11）．150日間頑張った労いと効果などを発表しながら，ほかの参加者の前で授与式を行う．「150日頑張るとあんなに効果がある」と励みになり，続けてみようという気になるのではないかと考える．

③心臓病教室の参加率を上げるため，夏休みのラジオ体操のように出席した項目の判子を押して，すべて受講された方には終了証書を渡している．古典的な方法であるが，判子の増えていく

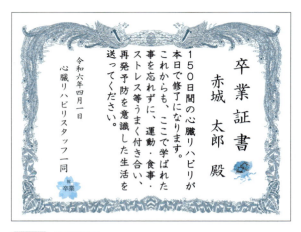

図11 卒業証書

のを楽しみにしながら受講される人もいる．

　④参加時に「家で歩くと脈が速くなる気がして…」という訴えがあった時には，実際に心電図モニターやSpO_2モニターを装着してウォーキングしてもらう．「この速度なら脈は○○です．動悸は感じますか？　家で同じように歩いて様子を見てみましょう．早いなと感じたら検脈してその結果を次回お知らせください」など本人が疑問や不安に思ったことをリアルタイムに察知・対応して解決に当たるようプログラムを組み，患者自身に結果をフィードバックしている．

　不快な思いや，何もしてもらえないという気持ちになると参加意欲も低下する．どんな些細なことでも放置しないで介入することも離脱防止のひとつであると考える．

10 ■多職種との連携

　当院の外来心リハでは，主に理学療法士と看護師が介入している．2回/週，栄養士も直接現場に出向いて，自宅での食事内容の聞き取りをしたり，質問に答えたりして，ここから栄養相談につなげている．また，心臓病教室を通して，医師・薬剤師・臨床検査技師・臨床工学士などとも連携している．患者の到達目標に向かって効果的に心リハを進めていくには，問題点・目標・介入内容などの情報を共有するとともに，密なコミュニケーションが必要である．当院での外来心リハでは，午前，午後と2セッション行っているが，開始前，午前中終了後，午後終了後と3回のカンファレンスを行っている（図12）．お互いが専門性を意識して患者に介入する時，方向性を同じにしておかなければ患者は戸惑ってしまう．目標達成に向けて効果的に行っていくためには，多職種との連携は必須である．

11 ■社会資源の活用

　社会生活を送るために利用できる制度，施設，機関や団体，知識，技術などが社会資源と称される．内容としては，医療保険・介護保険制度・生活保護法・身体障害者福祉法・傷病手当金制度・失業保険制度などがそれにあたる．市町村役所の福祉の窓口や，福祉関連の事務所，ハローワークなどに手続きの用紙等があるが，質・量など地域によって差があるのが現状である．

　通院している病院のソーシャルワーカーに相談すると，利用可能な資源や手続き場所などを提供して，患者・家族が安心して治療に専念できるように，抱える問題が解決できるように連絡をとりながら支援していく必要がある．

　また，食事面での資源もある．糖尿病・心不全・腎不全患者に食事療法は必要不可欠であるが，

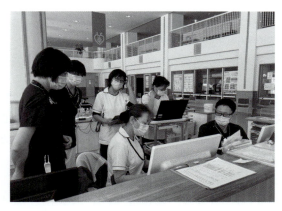

図12 カンファレンス風景

　高齢者や独居の方は厳しい制限の中3食自炊を行うのはかなり難しいことである．腎不全が重症化してきて減塩にたんぱく質の制限が加わると自宅での適正摂取がさらに難しくなる．食事面でのフォローとして宅配業者を利用するのも一つである．今では業者も増えて，選択肢も多くなっている．食材が毎日届き自分で作るものや，1食ずつ冷凍されている弁当が1週間分届いて，解凍するだけですぐに食べられるものなどさまざまである．個人により生活の状況や必要度も違うので選択肢の一つとして提供していく．

12 ■疾患別の指導ポイント

1）虚血性心疾患

　狭心症と心筋梗塞の起こり方は全く異なるものであるが，どちらも動脈硬化が原因である．心疾患患者の冠危険因子是正のためには望ましい生活への生活変容と，生涯にわたる生活管理が必要である．患者教育は一方的なものになりやすい．指導したからおしまいではなく，患者の理解度や反応を確認しながら行うことが重要である．具体的には，冠危険因子の教育内容の項で述べる．

　さまざまな目標値・目標内容を心筋梗塞二次予防に関するガイドラインを参照し，適正数値をもとにどの部分の是正が必要かを見極めて教育を行う．

2）大血管疾患

　大動脈瘤・大動脈解離診療ガイドラインのゴール設定（退院基準）では「日常生活の注意点（内服，食事，運動，受診方法など）について理解している」とあるように，入院中に指導された減塩・喫煙・過労・ストレス・睡眠不足など血圧上昇しやすい状況を作らないような生活が実際にできているかを確認することが大切である．できていない部分はその理由を明らかにして行動変容や精神的なサポートをしていく．また，動脈硬化性疾患を合併していることが多く，これらの危険因子についてもうまくコントロールしていくことが必要である．

　回復期から維持期（退院後の自宅での生活から職場復帰，その後の生涯に続く期間）での血圧コントロール値も，安静時の収縮期血圧は130 mmHg以下，最大運動時150 mmHg未満が望まれ，日常生活や活動，運動がこの範囲内で行われるようにする．この時期の大きな目標は再解離と破裂の予防である．良好な血圧コントロールをすることで再解離を1/3に減らす，と報告されている．自宅で血圧をセルフモニタリングしてもらい，外来心リハ参加時に持参してもらう．自宅での早朝血圧や運動前後の血圧の変化や経時的な変化はないか，運動量は適切かなどを確認しなが

ら，必要時再教育を行う．

3）下肢閉塞性動脈疾患（LEAD: lower extremity arterial disease）

　　LEAD は，50 歳以上の高齢男性に好発するが，喫煙，糖尿病・高血圧・脂質異常症などを有している場合が多い．動脈硬化は全身の動脈に生じるため，脳，頸動脈，冠動脈，腎動脈など全身の重要臓器と関連する動脈硬化もきたし，全身に合併症が生じてくる．LEAD での合併頻度は冠動脈が最も多く，ついで脳血管障害が生じる．生命予後では 5 年間の経過観察で約 30％が死亡している．全身の合併症と予後も考慮に入れて動脈硬化の悪化を阻止するよう生活習慣の改善と，冠危険因子のコントロールを行うことが重要である．

4）心不全

　　心不全の急性増悪の原因として，塩分・水分制限の不徹底，感染症，過労，治療薬の内服不徹底，不整脈，身体的・精神的ストレスがあげられる．入院中に急性増悪の原因について教育を受けているが，再入院者や外来患者をみていると自己管理していくことは難しいと痛感する．特に重症例ではなおさらであり，高齢者においては自己観察ができない事例も多く経験している．当院の救急外来で，下肢の著明な浮腫と息苦しさで訪れる高齢者に下肢の浮腫はいつからかを問うと，「むくんでいるかい？」と自分では気づかない人もいる．また，体重を測定していなかったり，服薬が正しくできていなかったりと自己管理不足が目立つ．体重が増加傾向にあっても異常とは判断できずに，息苦しくて臥床できないという状況になり受診するというケースも珍しくない．

　　急性心不全症候群（AHFS）の急性増悪は 2 週間位前から心臓周囲の水分量が増える．これは主要臓器への血流低下が感知されると末梢血管抵抗が増大され，手足などの末梢への血流を中心部へシフトされることにより起こる（セントラルシフト）．そのため後負荷は増大して心臓が血液を十分送り出せなくなる．肺血流量が増えたこの状態が続くと，血液がうっ滞し始め肺水腫を引き起こす．何らかの刺激で血圧・脈拍の上昇を起こすと，強度の呼吸苦が出現し我慢がならなくなり救急搬送されて入院となる．再入院予防のために，体重増加や下肢のむくみの有無や増強などと同時に昨日に比べて息切れ感が強くなっているかなど心不全健康手帳にある観察項目を確認する．同居者から見て，活動量が減る，ごろごろすることが増えたなどのサインを見逃さないようにして早く異常に気づき，気づいたら過度の動きを避けて休息をとり，徹底した減塩を図る，または定期受診まで待たずに受診することで入院を回避したい．

　　3 日で 2 kg 以上の体重増加を認めるようであれば，体内への水分貯留を疑う．塩分 1 g を摂取すると約 200 mL の水分が体内に蓄積される．美味しいラーメンを汁まできれいに食べた場合，1 食の塩分量が 7 g とすると，塩分 7 g×200 mL＝1400 mL の水分が一気に体に押し寄せてくるので，心不全が増悪するのは目に見えている．

　　外来心リハ参加時に体重が数 kg 増えている人がいる．イベントの有無や食事内容・量，アルコールの量などの聞き取りをすると，身に覚えのない人は少なく，宴会や外食が続いたなど体重増加の原因を自覚している場合が多い．カロリーや塩分過多で体重が増えることを数値で確認し認識してもらう．

　　旅行先で利尿薬を自己中断した例や，近所の集会で，2 時間くらい動き続けてしまった例など，内服不徹底や過負荷による心不全が増悪した事例がある．「薬を忘れずに飲みましょう」「無理はしないようにしましょう」と抽象的な表現ではなく，患者の状況や状態に合わせて実行可能な内容を，具体的な数値と事例を提示しながら指導する．心不全を増悪させないための日常生活の工

夫を（**表7**）に示す．また，旅行を予定している方に，「旅行にでかける時の注意点」（**図13**）を渡している．

外来心リハへの定期的な参加は再入院予防効果があるので，入院中に動機づけを行い，外来につなげていきたい．しかし慢性心不全患者には高齢で自力では来院できない方も多い．また，来院すること事態が心負荷につながる重症心不全患者も少なくない．患者本人に教育を行うのは原則であるが，高齢者や，認知症があると理解も管理も充分とはいえなくなるので，家族や支援者を巻き込むことも大切である．外来心リハ参加時には，心不全健康管理手帳を持参してもらい，体重を計測しているか，心不全の観察項目に沿って観察できているかを確認する．理解が不十分な項目については繰り返し教育を行う．高齢者に限らず重症心不全患者には，頻回にフォローアップを行い，悪化徴候を早期に発見して，増悪させないことが大切である．

表7-1 減塩の工夫

塩分の多い食品を控える
- 練り製品（ちくわ・さつま揚げ）
- 水産加工物（干物・塩漬け・缶詰）
- 肉・卵・乳加工品（ハム・ソーセージ・チーズ）
- 調理加工品（カップ麺・スープ）

塩分の多い料理を控える
- 漬物（糠漬け・塩漬け）
- 麺類（うどん・ラーメン）
- 塩分が多くなりがちなもの（煮物・カレー・寿司）

料理の塩分を控える工夫
- 出汁をきかせる
- ・薬味やスパイスを上手に使用する
- 下味に塩を使わない

減塩につながる環境を作る
- 食卓に醤油を置かない
- かけるではなくてつける
- ミスト式醤油さしを使用する

表7-2 体調管理の工夫

- 血圧・体重測定・自覚症状を毎日観察する
- 決まった時間に同じ条件で測定する
- 2 kg/3日の増加は危険徴候
- 急激に体重が増えなくても，徐々に増加していないか確認
- 体調の良くない時はいつも以上に休養をとる
- 心不全の症状と，自分の悪化時の兆候を知る
- 変化に自分で気づけるようにする
- 血圧を急上昇させない（スポーツ観戦・ホラー映画など）
- 水分の摂りすぎを意識するよりも塩分の摂りすぎに注意する
- うす口でもたくさんの量を摂取しない
- 次の外食は体重がベースに戻ってからにする

表 7-3 感染症を防ぐ工夫

- 手洗い・うがい・歯磨きを行う
- 保温につとめ，休養をとる
- 天候・環境・服装に気をつける
- 環境の悪い日の外出は避ける
- 着脱しやすい服装で温度変化にこまめに対応する
- マスクを着用する
- 人混みは避ける
- ワクチンを接種する

表 7-4 過負荷にならない工夫

- 範囲ではなく，時間を決めて行う
- 途中でやめる勇気を持つ
- 人に手助けしてもらう
- これならできると思う 8 割の動きや行動にとどめる
- 休憩を意識して多めにとる
- 運動耐容能の結果を自覚する
- 病気になる前のことにはこだわらない
  - 「以前はできたのに」と思わない
- つらい姿勢で長時間過ごさない
- 環境の悪い場所での行事には注意する
- 過負荷になりそうな行動は避ける・またはやり方を考える

表 7-5 内服薬徹底の工夫

- 一包化する
- 配薬ケースや配薬カレンダーを使用する
- 内服薬の用量・用法を守る
- 急な外出でも持参忘れがないようにいつも持ち歩いているものと一緒に 1 日分入れておく
- 外出時に利尿薬を休薬しない
- 休薬してまででかけるようなことは避ける
- 自己判断で休薬せずに薬剤師・医師に相談する
- 内服できない時間が多ければ医師に相談する

表 7-6 ストレス回避の工夫

- 無理はしない
- 規則正しい生活を送る
- 時間と気持ちに余裕を持って行動をする
- 長距離や高速道路・渋滞などの運転は避ける
- 休憩を十分とる
- ものの考え方を変える
  - 考え方は「癖」 癖は変えることができる
- 十分な睡眠をとる
- 上手に気分転換する
- 自律神経のバランスを整える（自律訓練法）

旅行にでかける時の注意点

① 薬は忘れずに持ってください。念のため数日分余分に持っていきましょう。
　そして飲み忘れのないように。 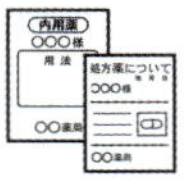
② お薬手帳や保険証のコピーも持っていきましょう。
③ ツアーや団体で旅行に行く時は、自分のペースを守って無理はしないようにしましょう。
④ 長い階段や坂は、休みながら登りましょう。 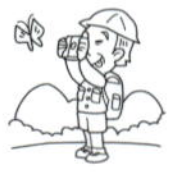
⑤ 夜更かしはしないで、旅先でも規則的な生活を
　心がけましょう。
⑥ 食事はバランス良く食べましょう。出てきた料理をすべて食べる必要はありません。
⑦ お酒を飲む場合は、飲みすぎに注意してください。適量を心がけましょう。
⑧ 温泉に入るときは、入る前、出た後に必ず水分補給をしてください。
　アルコールは水分ではありませんので、水かお茶で補給しましょう。
⑨ 身体への影響を考えると、朝の入浴は避けましょう。入浴は夜1回が望ましいです。
⑩ 冬の温泉について 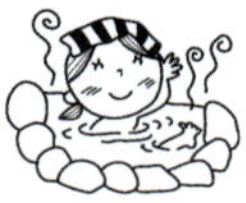
　寒暖の差は血圧の大きな変化をもたらします。
　内湯で身体を温めた後に、寒い外に出ることは心臓に負担が
　かかります。できれば冬の露天風呂は控えた方が無難です。
⑪ 調子が悪い時は、無理せずに近くの病院の受診をお勧めします。

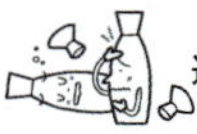

　　　　　　　　　旅行を楽しんできてくださいね。

図 13 旅行にでかける時の注意点

13 ■冠危険因子の教育内容

1）糖尿病・耐糖能異常

　当センターへ PCI で入院した人の 6〜7 割は糖尿病か食後高血糖である．糖負荷試験で新たに発覚するケースも珍しくない．糖尿病の三大合併症は網膜・腎臓・神経と、細小血管を蝕むが、食後高血糖では、冠動脈など太い血管の動脈硬化を悪化させる．糖尿病診断基準や、血糖コントロール目標などを押さえて教育に当たる（図 14）．

　血糖値や HbA1c などの検査値は、経時的に確認し数値を意識していく．食事・運動・薬など正しい知識を習得して、血糖コントロールを行っていく．最低血糖値と最高血糖値の差をグルコーススパイクというが、この値の差が大きければ動脈硬化を促進してしまう．よく噛んでゆっくり食べる・野菜から食べるなど食べ方と食べる順番を意識して食事をする．これにより血糖値の急激な上昇を抑えることができるので、グルコーススパイクも少なくなる．同じ定食でも食べ方を変えただけで血糖値の上昇を緩和できる（図 15）．自己血糖測定が可能であれば、食後に血糖を測定するのを勧める．白米・うどんなどの炭水化物を摂取後の血糖値の上昇を数値として確認

することで，食事内容や量の意識にもつながる．

　糖尿病が悪化してくると腎機能の低下がみられ，検査値としてクレアチニンやカリウムの上昇がみられてくる．カリウムはどの食材にも存在するが，特に果物や野菜には多い．カリウムが5.0を超えている人には，カリウムが多い食材を示し摂取を控えてもらう．また，野菜を水につける，茹でこぼしをするなどの注意点も指導する．

2）高血圧

　当センターでPCIを行った方の9割弱の方は高血圧，脂質異常症を持っている．虚血性心疾患の引き金になる因子で，数値を正常に近づけるようコントロールをする必要がある．成人における血圧値の分類を示し（**図14**），適正血圧が維持できるようにする．そのためには，塩分やアルコールの過剰摂取・肥満・運動不足・ストレスなどの血圧上昇につながる環境因子と，血圧を上げやすい行動や日常生活を改善するための知識の習得が必要になる．血圧を上げやすい日常生活とその対処方法を示す（**表8**）．

3）脂質異常症

　総コレステロール（TC）・中性脂肪（TG）・悪玉コレステロール（LDL）・善玉コレステロール（HDL）の基準値を押さえて教育にあたる．患者の持つ疾患や状況によりLDLコレステロール目標値は異なるので，患者の状況を把握し，自分自身のLDLの目標値を認識してもらう（**図14**）．基本的には適正カロリーを意識してメニューを選択する．それでも改善が見られない場合は，コレステロールを多く含む食品を控えたり，揚げたり，油で焼いたりするのではなく，蒸し料理にするなど工夫する．コレステロールを含むからといって，絶対に摂取してはいけないものはない．それらの食品の食べる頻度や量を減らすようにする．また，TG値が高い場合の運動のタイミングとして脂肪をエネルギーとして使いやすく，骨格筋の脂肪も燃焼しやすいため，空腹時に行うよう指導している．ただし，低血糖を起こす危険のある人には指導しない．

4）肥満

　脂肪が過剰に蓄積された状態が肥満であり，『肥満は万病の元』といっても過言ではない．BMIや標準体重を実際に計算して自分のBMI値を知ってもらい，どのくらい標準から逸脱しているのかを認識してもらう必要がある．ただしBMIは体重と身長から計算するもので，体の中身には反映していない．当院では1回/月体組成計を用い脂肪量・筋肉量・水分量・体脂肪率などの数値を測定している．これらの内容と腹囲，体重などの数値を総合的に見ながら，適正カロリーや間食・食事の仕方，運動について教育をしている．BMIは標準値でも体脂肪率の高いかくれ肥満の人もいるので自覚してもらう．

　痩せたいと思うだけは減量できない．効果的に減量（体脂肪を落とす）するには，運動療法と食事療法を同時に行うことが望ましい．脂肪を1kg落とすためには7000カロリーの消費が必要である．これを30日（1か月）で割ると，233カロリー/日となる．計算しやすいように200カロリー/日カロリーとした時，現状の生活から200カロリーを消費する運動を行うのか，200カロリー分の食事を抑えるのかということになる．運動と食事半々で100カロリーずつにするのか，本人の意向を確認し，減量計画（**図16**）を立てて実践すると，効果的である

心リハ看護師が押さえておきたいポイント

＊虚血性心疾患・大血管疾患

心臓リハビリテーション開始
- リハビリテーション開始日から150日間保険適応となる
- 適応疾患：冠動脈疾患・心大血管手術・心不全（EF40％以下・BNP80以上・最大酸素摂取量80％以下）
  カテーテルによる治療（TAVR・ステントグラフト術など）はグレーゾーン

- 再狭窄・再発等により治療後にリセットされ、運動開始日が1日目となる

特記事項
- ○心筋梗塞発症後2週間以上経過していれば最大負荷OK
- ○開心術後2カ月以上で運転OK　バストバンドENT後夜間ははずしてよい、他は3ヶ月する（原則）
- ○発症・術後2カ月以上で抵抗運動OK　レジスタンストレーニング

治療内容
- CABG/OPCAB　胸骨切開・静脈グラフトに関する症状には注意する
- PCIの場合には抗凝固薬の服薬状況をチェックする。
- 投薬治療（medication）

特記事項
- ○残存狭窄の有無：CPX報告書に冠動脈硬化病変が75％以上の記載があれば残存狭窄（＋）。
  運動療法中の狭心症に注意。
- ○側副血行路：CPX報告書に『collat』と記載されることが多い。運動療法中、狭心症が出現することがあるが、多くの場合心配ない。
- ○ABI：動脈の詰まり具合をみる　LEADの診断　㊥1〜1.29　0.9以下で治療対象となる
- ○CAVI：動脈の硬さをみる　㊥8以下
- ○頚動脈エコー：動脈硬化の進み具合をみる　映像で見られる
- ○FMD（血流依存性血管拡張反応）：動脈硬化徴候、内皮細胞の働きを見る　㊥6％以上

合併症（冠危険因子／心不全増悪因子）

＊糖尿病＊

診断
① 口渇、多飲、多尿、体重減少などの存在
② 明らかな糖尿病性網膜症の存在
③ 血糖値（早朝空腹時≧126mg/dl、随時≧200mg/dl, 2時間値≧200mg/dl）
④ HbA1c（NGSP）≧6.5％
⑤ 血糖値（早朝空腹時＜110mg/dl・2時間値＜140mg/dl）

①〜④のいずれかが確認された場合は「DM型」と判定する。
①〜③のいずれかと④が確認された場合にはDMと診断する。

⑤の血糖値が確認された場合は、「正常型」と判定する。

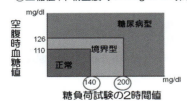

図14　心リハ看護師が押さえておきたいポイント

○「DM 型」「正常型」いずれにも属さない場合は、「境界型」と判定する。
○正常であっても、1時間値≧180mg/dl の場合は DM に移行する可能性が大きい。
○グルコーススパイク：食前血糖と最高値の血糖の差が 90 以上ある　動脈硬化を起こしやすい。
○食後高血糖は動脈硬化を促進させるので、質の良い血糖管理が必要になる。

コントロール目標

目標	血糖正常化を目指す際の目標	合併症予防のための目標	治療強化が困難な際の目標
HbA1c（％）	6.0 未満	7.0 未満	8.0 未満

運動療法に関する注意点
・低血糖（運動療法開始１０分後以降に起こることが多い）
・無痛性心筋虚血（代わりに呼吸困難感を訴えることがある）
・増殖性網膜症は運動療法の禁忌

・1.5AG：2～3日の血糖コントロールの指標　IGT の指標になる
・HOMA-R：インシュリン抵抗性の指標　空腹時インスリン量×空腹時血糖値÷405
　　　　　1.6 以下が正常 2.5 以上は抵抗性有り
・食べ方：ゆっくり食べる　野菜を多く摂る　野菜から摂る

＊ 脂質代謝異常 ＊

患者カテゴリー		脂質管理目標値(mg/dl)				その他の冠危険因子の管理		
冠動脈疾患	LDL 以外のリスクファクター	LDL コレステロール	Non-HDL コレステロール	HDL コレステロール	TG 中性脂肪	高血圧	糖尿病	喫煙
Ⅰ なし	0	＜160	＜190	≧40	＜150	各学会のガイドラインによる		禁煙
Ⅱ なし	1～2	＜140	＜170					
Ⅲ なし	3	＜120	＜150					
あり		＜100	＜130					

○LDL 以外の主要冠危険因子：加齢（男性：45 歳未満、女性：55 歳未満）、糖尿病（耐糖能異常を含む）、冠動脈疾患の家族歴、低 HDL-C 血症（＜40mg/dl）　高血圧、喫煙
○原則として LDL-C 値で評価し、TC 値は参考値とする。
○脳梗塞、閉塞性動脈硬化症の合併はⅢ扱いとする。
○糖尿病があれば、他に危険因子がなくともⅢとする。
○家族性高コレステロール血症は別に考慮する。
○L/H 比：1.5 以下　2.5 以上だと動脈硬化を悪化させる。
○二次予防を目的とした場合、LDL 値はさらに厳しく 70 以下が目標値
　安達・星野 Dr は外来で狭心症、心筋梗塞すべての人に 70 以下と話し、治療をしている
○実施計画書の目標値記入時に注意する（70 or 120 のどちらかを記入）

図14　つづき

* 肥満 *

　　診断基準　BMI≧25　体重(kg)／身長(m)²
　　内臓脂肪の特徴　①疾患に関連する　②つきやすく落ちやすい
　　○運動療法により、『体重・BMI不変、体脂肪率減少』の場合は、
　　　骨・筋肉系がしっかりしてきたことを示す。

* 高血圧 *　成人における高血圧の分類

　　降圧目標　75歳以上：140/90未満
　　　　　　　75歳未満：130/80未満
　　　　　　　糖尿病・腎障害患者：130/80未満
　　　　　　　脳血管・冠動脈疾患：130/80未満
　　減塩目標　6g／日未満

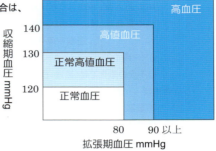

* 高尿酸血症 *

　　目標　7.0mg/dl未満

家族歴、喫煙習慣、性格　などをチェックする。
運動習慣の有無
　　ハーバード大学の検討：1日30分以上運動する人は心疾患発生率が有意に低い
　　○無理して強い運動をする必要はない
　　○30分/回以上、3回/週以上、180分/週　を推奨
食習慣：以下の点につき把握する
　　食事摂取量（カロリー）・外食の頻度・間食・欠食習慣
　　食事摂取時間
　　内容　脂質（飽和脂肪酸）への偏り、塩分、糖分（ジュース、缶コーヒーなど）

* 腎機能障害 *

　　クレアチニン（CREA）：　数値の変化に注意
　　e-GFR：推算糸球体濾過量　腎機能の指標
　　　　　　腎臓でどのくらいの血液を濾過しているかを示す
　　たんぱく質・アミノ酸の摂取は主治医と相談

ステージ	e-GFR値
1	90以上
2	60〜89
3	30〜59
4	15〜29
5	15以下

* 心不全 *

原疾患を把握する
　　拡張型心筋症（DCM）
　　高血圧性心臓病（HHD）：血圧が上昇すると心収縮能が極端に低下することがある
　　虚血性心筋症（ICM）
　　心筋梗塞（OMI）：広範囲心筋梗塞はPCIが成功しても心不全になりやすい
　　心臓弁膜症：手術をしても時期を逸していると心不全が取れないことがある。（特にAR）
　　AR（大動脈弁閉鎖不全症）、AS（大動脈弁狭窄症）、MR（僧帽弁閉鎖不全症）、MS（僧帽弁狭窄症）他

3

図14　つづき

治療を把握する
　　α・βブロッカー（アーチスト）、βブロッカー（セロケン、メインテート）：運動しても脈が上がりづらい
　　CPX の前後で開始・中止された場合、運動処方の脈拍にも影響するため Dr 確認が必要
　　ACE 阻害薬、ARB（レニベース、コバシル、プロプレス、ディオバン、オルメテック他）：ACE は咳を誘発することがある
　　抗不整脈薬：特にアンカロンが使用されている場合、重症不整脈が出現しそうな患者に処方されることが多いの
　　　　　　　で、運動中の不整脈は要注意。
　　CRT（両心室ペースメーカー）：運動中、心拍数が増えないことが多い（設定による）
　　心不全の悪化で動く数値：ビリルビン（T-BIL）↑・クレアチニン（Ccr）↑・血色素（Hb）↓・ナトリウム（Na）↓
合併症
　　不整脈
　　PVC/VT（心室頻拍）/Vf（心室細動）：　運動中、PVC が増えてきたら中止する。
　　Afib（心房細動）：　負荷前からの場合には負荷中の異常な心拍数増加に注意
　　　　　　　　　　　負荷中に出現した場合には運動は中断。外来を受診させる。
　　肝機能障害：うっ血肝の場合、右季肋部張り感を訴える事が多い。運動は中止。減塩を指導。
　　貧血、腎障害（Cr＞2.0）は心不全が重症な場合が多い。要注意。しかし、運動中止の理由にはならない。
体重増加の目安：　2(1.8)kg／3 日は異常　心不全を疑う
むくみは人により出方が違う。下肢・顔面のむくみ・体重増加・息切れ感・腹満・食欲不振など　個人の変化をみる
BNP の目安：
　　　　BNP は心不全が重症なほど高値を示す。普通は 18.4 以下。500 以上に増加した場合は入院を考慮。
　　　　常に高値な場合には運動可。前回値と比べる

心機能についての把握の仕方
　　心エコー
　　　・収縮能の指標：EF（50～80%が正常）
　　　・拡張能の指標：E/A（1.0 以上が正常）、
　　　　　　　　　　　E/E'（8 未満が正常、8～15 はボーダーライン、15 以上が異常）
　　　・心負荷の程度の見方：下大静脈の（IVC）が正円、呼吸性変動（-）なら心負荷（+）
　　　←下腿浮腫に気をつける。リカンベント型のエルゴは避ける。
　　CPX
　　　・運動耐容能の指標：AT、peakVO2　　正常の 80%以上なら標準
　　　・心不全重症度の指標：VE/VCO2slope
　　　　　　　正常 34 以下。ただし開心術数週間は高い値を示すことが多い
　　　・負荷中の心電図変化についての記載に注目：
　　　　　　　ST↓とあり、コメント欄に『positive for ischemia』は狭心症（+）
　　　・負荷中の不整脈に注目：
　　　　　　　PVC、VT とあり、コメント欄に『positive for arrhythmia』は注目すべき不整脈（+）
　　　　　　運動中のモニター装着を考慮する。
　　シネレポート　アイバス　プレッシャーワイヤー：仕上がり具合や病変の圧の差 FFR＜0.8 を有意狭窄病変
　　　・冠動脈病変を把握。狭窄度≧75%だと胸痛が出現することが多い。
　　　・PCI の時に DES を使用したかどうかを把握する。DES の場合には、特に脱水にならないよう留意する。

大動脈の圧 Pa

狭窄遠位部の圧 Pd

$\dfrac{Pd}{Pa}$

図 14 つづき

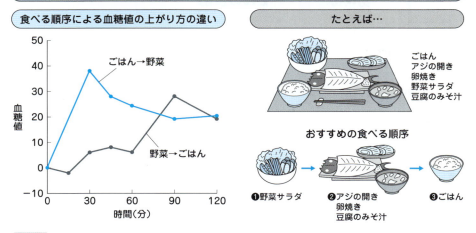

図15 食べ方による血糖上昇の違い

表8	血圧が上昇しやすい日常生活と対処法	
項目		対処方法
早朝	交感神経の活性化	早朝の運動は避ける　水分を摂る
排泄	いきみ動作	便秘をしない　排便コントロール
食事	超空腹感　交感神経の興奮	空腹になり過ぎない
運動	緊張を伴うもの　息をこらえるもの	弓道・重量挙げのような等尺運動は避ける ゴルフ　1ホール目は注意　競い合わない
入浴	温度差　42℃以上で交感神経が興奮	二番手に入る・シャワーや湯船のふたを開けて温めておく 38～40℃の湯に10～15分程度
仕事	ストレス　緊張が高まる	休息をとる・人に任せる勇気を持つ
外出	温度差　冷気	手袋・帽子などで防寒 マスクをして冷気を吸い込まない
運転	イライラする　ストレス　緊張	休息を取る　走行車線をゆっくり進む 渋滞を避ける　不慣れな道や高速道路は要注意
喫煙	交感神経の興奮　血圧上昇ホルモン分泌	禁煙　副流煙にも注意
アルコール	翌朝高血圧	適量を守る

　食事は1日3食，365日欠かせないものであり，今まで好き放題に飲み食いしてきた人にとって，食習慣の変容を強いられることが一番困難だと感じている．また，この飽食の時代，グルメ情報や料理番組も多く，「食べる」という行為は一つの楽しみでもある．食事療法はあらゆる疾患の予防や悪化防止に不可欠なものであるが，長年培ってきた食習慣を変えるのは難しい．食事内容や食習慣を変える必要性を認識してもらい，継続できる内容にすることが大切である．人に気にされているという意識が，行動変容のきっかけになったり，数値の改善するさまが，食習慣の是正につながることもあるので，根気強くかかわりを持ち続けることが大切である．

　また口頭だけの説明より視覚に訴えた方がインパクトがある（図17）．塩分6g未満と説明しても実感がわきにくいので，1日の塩6gの量を見てもらう．また，水分補給にはノンカロリーのお

		赤城		さんの目標		
	1	Kg体脂肪を落とす				
・今の体重よりも		1	Kg体脂肪を落とすためには			
	1	×	7000		7000	kcalの消費が必要です.
赤城	さんが一日に消費させる必要があるエネルギー量は,					
7000	÷		30	日 =	233	Kcal です
・1日	233	Kcal減らすには，運動，食事管理が重要です．				
・運動の割合		50	%	食事の割合	50	%
運動で消費するKcal	=	117				
食事で減量するKcal	=	117				
現在行っていることに上記のカロリーを控える，または消費しましょう．						

図16 減量計画

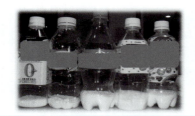
エネルギーを砂糖に換算すると…

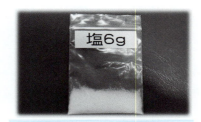
塩分6gってこんなもの

図17 視覚に訴える

茶や水を勧めているが，甘いジュース類やスポーツドリンクなどがやめられない人もいる．栄養成分のエネルギー量を砂糖の量に換算してペットボトルに入れたものを提示しておき，自分の目で確認してもらう．手を変え品を変えて介入方法を模索していく．

5）禁煙

　喫煙は末梢血管の収縮・心拍数の上昇・血圧の上昇を招き，心臓への負担を大きくする．心疾患を持つ患者の禁煙は必須である．しかし喫煙は本人がやめる意思を持たないとうまくいかないし，長年の習慣を断つのは難しいと感じている．やみくもに禁煙を勧めても嫌がられるだけである．前述した健康行動の変容ステージに当てはめてみると（表9）のようになる．禁煙継続に向けて行動変容ステージを一つでも先に進めるには，その人が今どのステージにいるかを把握し，それぞれのステージに合わせた働きかけが必要になる．入院中は禁煙できていても退院をきっかけに再喫煙に至るケースも多い．人が行動を起こすためには，「動機」，「実行能力」，「きっかけ」が必要である．心筋梗塞や心不全で治療が開始されるので，「きっかけ」はあるので，介入はしやすい時期である．

　「一生吸わない」と考えると自信がなく，「私にはできない」と禁煙を始められない人もいる．

表9 禁煙に関する行動変容ステージモデルの段階

段階	特徴	アプローチ
無関心期	禁煙をする気はない	医療者側から一方的な考え方や指導をしても効果はない なぜ喫煙するのか理由を聞く 煙草の害について説明
関心期	体に悪いとは思うが,まだ行動に移せない	禁煙実行に向けてモチベーションを上げる 喫煙習慣を分析する 　一日の本数・どんなタイミングで吸うのか 長期的な目標ではなく,とりあえずやってみる
準備期	自分なりの行動変化がある 本数を減らす	禁煙しやすい環境を作る 禁煙開始日を設定する 外出時に煙草を持たない 煙草の買い置きはしない 禁煙する仲間を見つける
行動期	禁煙を始めたが,まだ6か月以内である	禁煙したことを評価してほめる 代償行動を実施する 　行動パターン変更法 　　喫煙と結びつく生活行動パターンをかえる 　環境改善法 　　喫煙のきっかけとなる環境を改善する 　代償行動法 　　喫煙の代わりにほかの行動を実行する 家族ともども支援をする 1本の誘惑に負けないよう支援する
維持期	禁煙が6か月以上続いている	禁煙の効果を認め,実感してもらう 継続できていることを評価してほめる

禁煙ではなく,ちょっとやめてみませんか? と勧めるのも手である.24時間吸わないと心臓発作のリスク低下につながる.吸うことのデメリットよりも,吸わないことのメリットを提示していくのもひとつである(図18).「とりあえず1日やってみよう」と目標を手の届く範囲に持ってくると自己効力感が高まり成功しやすい.どうしても自力では禁煙が困難な場合は,禁煙グッズの使用や禁煙外来の受診を勧める.

おわりに

外来心リハに参加されている方たちへの教育の現状について紹介してきた.保険診療内の心リハは150日間と期間限定であるが,患者にとっては生涯続けていかなければならないものである.理想的な教育をしたとしても,無理な規制や苦痛を感じるようであれば長続きはしない.教育を行うとき,正しい知識を提供し実行可能なレベルまで掘り下げて行うことが大切である.また患者個々の生活や行動特性などを把握することも重要で,改善が必要な項目を的確にとらえて,どこまでならできるのかどの部分の行動変容が必要かを見極めて,患者・家族と相談しながら個別に介入することが大切である.最終的には自己管理ができるように教育をしているが,高齢や認知度の違いで自己管理能力にも差がでてくる.自己管理の実践が患者本人に期待できなければ,代わりに誰かが支援していく必要がある.特に高齢者の入院は,環境の変化・24時間行われる治療などからせん妄状態に陥るケースも多く,安全に治療を続けること自体が難しい.入院

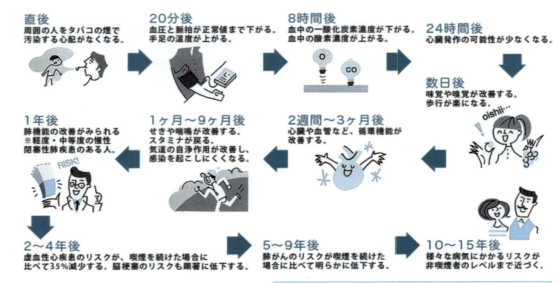

図18 禁煙によるメリット
(厚生労働省．e-ヘルスネット．https://www.e-healthnet.mhlw.go.jp/information/tobacco/t-08-001.html)

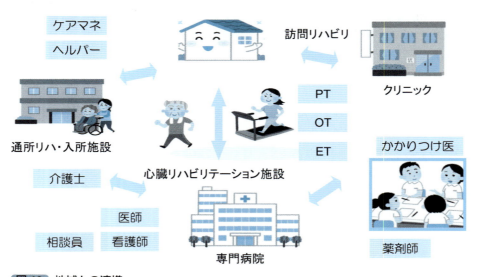

図19 地域との連携

　生活は本人も苦痛であるし，家族や看護師の負担も増える．入院費の削減にもつながるので，入退院を繰り返すことなく自宅で過ごせるようにしたい．

　定期受診の期間が短いほど再入院は減るので，病院と本人だけの関係ではなく，訪問看護やデイサービスなどの看護師・介護士，ケアマネ・ヘルパーなどさまざまな人たちを巻き込んでフォローアップしていくことが望ましい．QOLの維持・向上を目指し自宅で過ごせるように，また悪化傾向時には早期に発見して，重症化させないように自己管理能力を高めるとともに地域との連

携作りも進めていく必要がある（**図19**）.

〈文献〉
1) 吉田俊子, 池亀俊美, 編. ナースのための心臓リハビリテーション完全ガイド. メディカ出版; 2009. p.40-77.
2) 中野敬子. ストレス・マネジメント入門. 金剛出版; 2011.
3) 佐々木雄二. 実践自律訓練法. ごま書房新社; 2012.
4) 竹原 歩. 循環器疾患患者の精神的特徴とケア. HEART. 2012; 2: 399-405.
5) 岡浩一郎. その気にさせる行動変容支援法 研修資料.
6) 心筋梗塞二次予防に関するガイドライン, 日内会誌. 2017; 106: 568-73.
7) 日本循環器学会/日本血管外科学会合同ガイドライン. 2022年改訂版 末梢動脈疾患ガイドライン.
8) 日本循環器学会/日本心臓血管外科学会/日本胸部外科学会/日本血管外科学会合同ガイドライン. 2020年改訂版 大動脈瘤・大動脈解離診療ガイドライン.
9) 日本循環器学会/日本心不全学会. 急性・慢性心不全診療ガイドライン（2017年改訂版）.
10) 眞茅みゆき, 他編. 心不全ケア教本. メディカルサイエンスインターナショナル; 2012. p.271-97.
11) 佐野喜子. 食後高血糖対策のためのかんたん指導ツール 2014 資料シート10-A.
12) 日本糖尿病学会, 編. 糖尿病治療ガイド. 文光堂; 2021. p.28.
13) 日本高血圧学会高血圧治療ガイドライン作成委員会, 編. 高血圧治療ガイドライン2019. ライフサイエンス出版.
14) 日本動脈硬化学会, 編. 動脈硬化性疾患予防のための脂質異常症ガイドライン2022年版.
15) 日本循環器学会/日本心臓リハビリテーション学会合同ガイドライン. 2021年改訂版 心血管疾患におけるリハビリテーションに関するガイドライン.
16) 伊藤春樹. 心臓リハビリテーション 知っておくべきTips. 中山書店; 2008. p.46
17) 小板橋喜久代, 荒川唱子, 編. リラクセーション入門. 日本看護協会出版会; 2013. p.45-89.
18) 松本千明. 健康行動理論の基礎. 医歯薬出版; 2012. p.15-31
19) 足達淑子. 行動変容のための面接レッスン. 医歯薬出版; 2008.
20) 谷口千枝. トランスセオレティカルモデルに基づく戦略的個別保健指導ガイド. 看護の科学社; 2011.
21) 厚生労働省. 生活習慣病予防のための健康情報サイト e-ヘルスネット 禁煙の効果.

〈吉田知香子〉

| 18 | 患者教育 |

B　生活活動に関する患者教育

　心臓リハビリテーションにおいて運動療法は再発予防，生命予後の改善において重要である．また，身体活動・運動の不足は，喫煙，高血圧に次いで，非感染性疾患による死亡に対する3番目の危険因子であることが示唆（図1）[1]されており，身体活動・運動が少ないものは，多いものと比較して循環器病，2型糖尿病，がん，ロコモティブシンドローム，うつ病，認知症等の発症・罹患リスクが高い[2]ことが報告されている．そのため，入院期から患者指導において運動習慣を獲得できるように個々の能力に応じて指導を行っている．しかしながら，運動習慣を身につけることはもちろん大切ではあるが，これまでに運動習慣がない高齢者や運動時間を確保することができない人，長続きしなかったり，頑張ってみたものの途中で挫折してしまう人にとって，運動習慣を定着させることは簡単ではない．

　当院では指導を繰り返し行っても運動習慣が定着しない患者に対しては，運動が続けられないことを責めるのではなく，目標を少し下げて生活活動の中で身体活動量が向上するように，患者の日常生活の様子を聴取し，少しでも身体活動量が増えるように一緒に考え指導を行っている．

1 ■ 身体活動とは

　身体活動とは安静にしている状態よりも多くのエネルギーを消費する，骨格筋の収縮を伴うものであり，「運動」と「生活活動」に分けられる（図2）．「運動」は健康増進や体力向上，楽しみなどの意図を持って，余暇時間に計画的に行われる活動のことである．「生活活動」とは身体活動の一部で日常生活における家事・労働・通勤・通学などに伴う活動のことである．身体活動量向

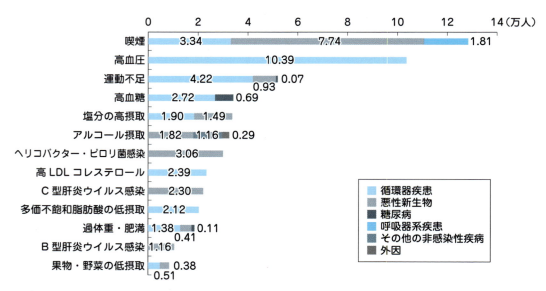

図1　非感染性疾患による死亡率
リスク要因別の関連死亡者数（2007年）
（資料：厚生労働省健康局「健康日本21（第2次）」）

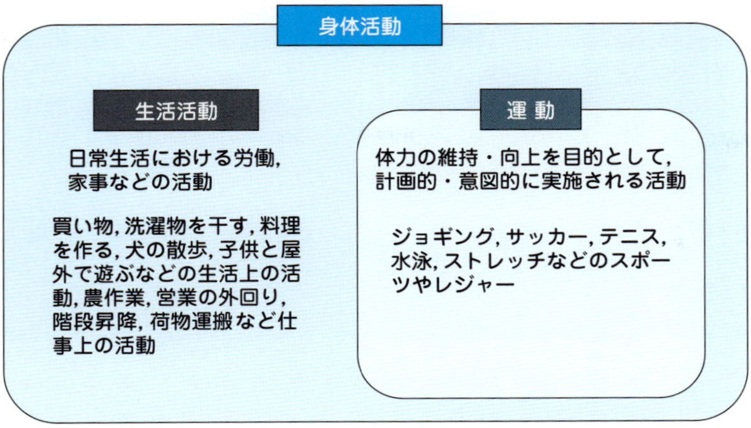

図2 身体活動とは

上を目的とした指導を実施する場合には患者の「生活活動」に焦点を当てて指導を行う．

2 ■身体活動量の目安

　身体活動量の目安は年齢によって異なる．18歳から64歳の身体活動量の基準は強度が3 METs以上の身体活動を23 METs・時/週行う．具体的には歩行またはそれと同等以上の身体活動を毎日60分行う．これは，歩行数に換算すると8000歩/日相当にあたる．64歳以上の身体活動量の基準は強度を問わず，身体活動を10 METs・時/週行う．具体的には横になったままや，座ったままにならなければどんな動きでもよいので，身体活動を毎日40分行う．歩行数に換算すると6000歩/日相当にあたる[2]．

　指導の際には，METs・時は理解しにくいので，「1日の合計が40分から60分以上の身体活動」「1日6000～8000歩以上」「ちょっとでも動く」「ちょっとずつでも動く」「こまめに動く」と指導すると理解しやすい．

3 ■生活活動の中で身体活動量を増やす工夫

- テレビを観ながら足上げ運動や足踏みをする．
- コマーシャルになったら一度立ち上がる
- 1時間に1回は立つ
- こまめに5分だけ掃除をする
- エレベーターやエスカレーターはなるべく使わず，階段を使う
- 買い物のときは，できるだけ遠くに車を止める．
- 歩くときには大またで早歩きをする
- 歩いて行ける距離であれば自動車ではなく徒歩または自転車で移動する．

4 ■行動記録表の活用

　1日の日常生活の様子を運動と生活活動に分けて記録を行う（**表1**）．外来リハビリテーション参加時に療法士が記録を参考に身体活動量（METs・時）を算出して，目安とされている身体活動量を達成できているかをフィードバックすることができる．目標達成するためのモチベーションにも繋げることが期待できる．

表1 行動記録表

	9/10（日）	9/11（月）	9/12（火）	9/13（水）	9/14（木）	9/15（金）	9/16（土）
生活活動	・料理 ・洗濯 ・植物の水やり ・掃除	・料理 ・ガーデニング ・掃除	・料理 ・掃除 ・買い物 ・洗濯	・料理 ・布団を干す ・掃除	・料理 ・掃除 ・洗濯	・料理 ・買い物 ・掃除	・料理
運動	・歯磨きをしながらスクワット ・散歩30分	・テレビを見ながらストレッチ，かかとあげ，スクワット	・外来心リハ		・体操教室	・スクワット，かかとあげ	・散歩30分

〈文献〉

1) 厚生労働省. 平成26年度版厚生労働白書 健康長寿社会の実現に向けて.
2) 厚生労働省. 運動基準・運動指針の改定に関する検討会. 健康づくりのための身体活動基準2013.

〈髙柳麻由美〉

18 患者教育

C 林ハートクリニックでの患者教育方法

1 ■コンプライアンス vs. アドヒアランス

コンプライアンス（Compliance）は，医療者からの指示に患者がどれだけ従うか，すなわち医療指示への従順度を意味する．アドヒアランス（Adherence）は，患者が自らの治療計画にどれだけ積極的に参与し，推奨される治療や行動変更を継続するかを意味する．しかし，様々な個人的または社会的理由で，アドヒアランスやコンプライアンスが低下する場合がある．したがって，アドヒアランスとコンプライアンスは単純にどちらかより重要というものではなく，双方のバランスを知り患者一人ひとりの特性に合わせた効果的な教育アプローチ方法で，ガイドラインを順守した標準的な治療へと患者を導くことが大切である．

2 ■アドコン6分類

林ハートクリニックでは，アドヒアランスとコンプライアンスの程度に基づいて患者を6つに分類したアドコン6分類（図1）を用い，各タイプに応じた患者教育を展開している．「道理不成立群」を除く他5つのタイプは，心リハにエントリーされ，それぞれに応じた5つの患者教育アプローチ方法を行う．

3 ■アドコン6分類別の特徴を知らずに患者教育を行った場合

1例目）Type 1「道理がある群」への結果説明（図2）

Type1のAさんは看護師からの評価とCさんからの賛美によって外発的動機付けがされ「褒められて嬉しい．また頑張ろう」と動機付けの直接的強化ができた．さらに「自分はやればできる人間だ」と内発的動機付けにあたる自己強化も行えた．

CさんとBさんはAさんの良い評価を聞き，自分も週3回へ参加回数を増やそうかと，間接的（代理）強化が働き，外発的動機付けにつながった．つまり，この例では直接強化（褒められることによる喜び），自己強化（自己能力への信頼），間接的（代理）強化（他者の成功からの学習）

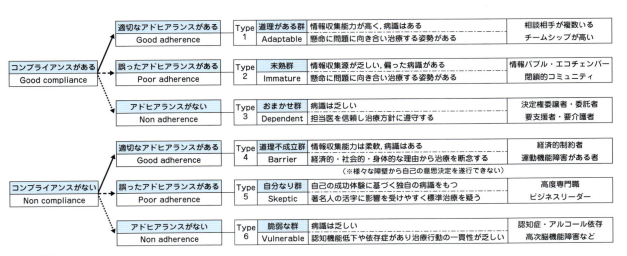

図1 アドコン6分類

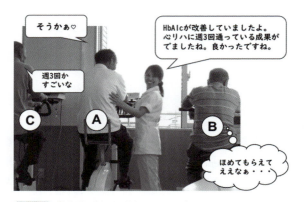

図2 「道理がある群」へのアプローチ

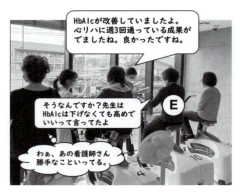

図3 「おまかせ群」への誤ったアプローチ

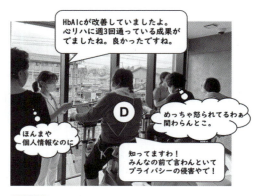

図4 「自分なり群」への誤ったアプローチ

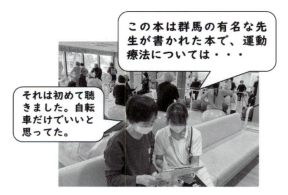

図5 「未熟群」へのアプローチ

行動変容を促す3つの動機付けを効果的に用いることができた．Type1に院内共通マニュアルを用いて説明した場合，最後まで熱心に聴かれ「ありがとう」と感謝の言葉を述べられることが多い．

2例目）Type3「おまかせ群」への結果説明（図3）

先程と全く同じセリフでType3のEさんに声掛けを行った場合，Eさんは不安な表情になった．なぜなら，Type3は医師に強い信頼を抱いているため，担当医の評価と異なる声掛けでは，信頼関係が損なわれる恐れがあるため注意が必要である．そのため，担当医の結果説明や面談内容を確認し，相違が生じないように一貫した関わりを持つようにしている．Type3に院内共通マニュアルを用いて説明した場合「難しいことは私に言われてもわからない．先生におまかせしてます」と笑顔でシャットダウン．

3例目）Type5「自分なり群」への結果説明（図4）

先程と全く同じセリフでType5のDさんに声掛けを行った場合，Dさんは怒りを表した．なぜなら，Dさんは採血データが改善したのは自分なりに工夫した結果で，週3回参加したことが全ての要因ではないと思われている．また，他者に結果を知られることに不満を感じている．新人の医療スタッフがType5の患者を担当した場合，患者教育恐怖症に陥る可能性があるため，担当者は豊富な知識と経験値のある者が適している．Type5に院内共通マニュアルを紹介しても「それはもう知っている．そういうのはたくさん持っていて不要だ」と返されることがある．

4例目）Type2「未熟群」への結果説明（図5）

Type2が誤ったアドヒアランスに至ったのは，医療者の知識不足や心リハ運営の未熟さが原因

だと考えられる．例えば，他の施設で心リハを経験してから転院でのエントリーの場合「そんなこと言われたことがない，もう年だから無理する必要はないと言われた．筋トレはしたことがない」など新しい環境に戸惑われる．その場合は，経験や知識のあるスタッフが担当し，手作りのマニュアル冊子ではなく，ガイドラインや医学専門書を提示しながら，心リハは循環器治療の中でも特に治療効果が高い標準的治療であることを，時間をかけて丁寧に説明する必要がある．また，説明は個室ではなく心リハ室で行う．その理由は，他の患者が運動している場面を目の当たりにすることで，外発的および内発的動機付けに働きかけることができ，その結果，質の高い心リハの実践への行動変容を促進できるからである．前述した4つの事例を通して，患者教育用の院内共通マニュアルを使用しても，全ての患者に行動変容が起こるわけではない．患者の特性を知らずにマニュアル教育を提供することは，集団療法のメリットである楽しい場の提供が困難となるばかりか，Type 2 や Type 5 を新人スタッフが担当した場合は心リハ教育に対する自信を失う可能性があるため避けるべきである．心リハ専従者は，アドコン6分類のどのタイプに患者が属しているかを見極め，誰がどのように教育アプローチをするか計画を立て，心リハ運営を行う必要がある．

4 ■アドコン6分類別の特徴を活かした患者教育

患者教育の院内共通マニュアルでは行動変容が困難だった「おまかせ群」「自分なり群」へのアプローチ方法

①Type 3「おまかせ群」には担当医による直接的強化が有効（図6）

心肺運動負荷試験や検査結果を担当医が患者その家族に説明する際に看護師も同席する．集団療法ではない個別に行う特別感を演出することで，患者の動機付けを高めている．そして担当医から「検査よく頑張りましたね．今日の結果からは運動しても大丈夫です．運動することでさらに良くなりますよ」と，声掛けによる外発的動機付けは，自己効力感を高め，「先生に褒められて嬉しい」と感じてもらうことで，さらに「私は先生から大丈夫というお墨付きをもらった」と自己肯定感が満たされ内発的動機付けも高めることができる．

②Type 5「自分なり群」は間接的（代理）強化が有効（図7）

Type 5 は患者教育をバックアップする患者コミュニティを作ることが大切である．自分なり群は自分と同じ体験をした者に共感をもつ傾向にあり，同じ疾患で同じ手術をされた可能な限り同年代の Type 1 の「道理のある群」と同じ時間帯の参加予約に調節する．自転車エルゴメータや体

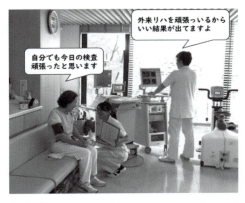

図6 「おまかせ群」への正しいアプローチ

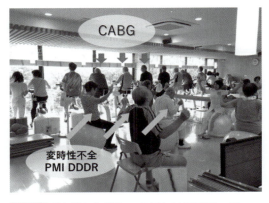

図7 「自分なり群」への正しいアプローチ

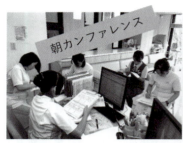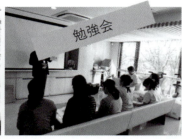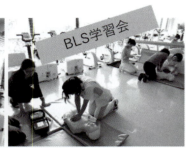

図8 「道理のある群」「未熟群」「自分なり群」への正しいアプローチのための工夫

操など隣配置にする．前もってType 1の患者には心リハの効果についての実体験を話してあげて欲しいと依頼する．その結果，自分に類似した患者の成功体験を知ることで，心リハの必要性を理解され行動変容が起きる．

3) Type 1「道理のある群」やType 2「未熟群」，Type 5「自分なり群」には知識という内発的動機付けが有効（図8）

これらのタイプは，教育を通じて好奇心を刺激し精神的な満足感を得ることで，内発的な動機付けを促すことができる．この点を踏まえ，教育上注意していることは，患者が既に知っている情報はスタッフも熟知している必要がある．そこで，朝のカンファレンスを活用して患者情報を共有する．加えて院内でのランチョンセミナーや学習会，資格取得の支援など，スタッフの教育強化にも注力している．ただし，Type 3のおまかせ群やType 6の脆弱群へ詳細な説明はかえって疲労や不安を引き起こし，教育が苦痛と感じられるこれらのタイプには，患者本人ではなく家族へ説明を行うなど，アプローチする対象を選んでいる．

5 アドコン6分類を活用するための課題

患者の特性を知るアドコン6分類を理解することで，マニュアル教育ではなく，患者の動機付けやニーズに応じた教育方法を知ることで行動変容を促進する手段として有効である．しかし，この分類法を効果的に活用するためには，適切な分類が行える心リハ経験値と必要なリソースの確保が不可欠である．リソースのひとつとして，林ハートクリニックでは，心理学的理論に基づいた患者コミュニティの構築を目的に，心リハ室を学校のクラスルームのような共有空間（コ・プレゼンスルーム）として活用している．その空間では心リハを教える立場は医療従事者だけに限られていない．患者間で相互学習や情報共有を行い，互いに支え合うコミュニティの形成を目指している．このアドコン6分類の有効性については，実際の臨床現場でのフィードバックを随時収集し改善を図っていく予定である．

〈道家智恵〉

19 健康増進

A 健康増進プログラム ヘルスアップ教室

1 ■概要

　当院では2006年から県民の健康づくり事業として「ヘルスアップ教室」を開始した．疾病予防，重症化予防を目的とした教育プログラムで，開催は週1回，運動実習と健康講座の2部で構成されている．対象となるのは肥満，血糖，血圧，脂質，動脈硬化等が気になる20歳以上の者である．募集については，自治体の広報，院内の掲示，配布物，口コミ等により行い随時受け付けている．

　教室の申し込みは健康運動指導士が電話や面談対応などにあたり，身体状況や心配事の相談などと共に受け付ける．全ての参加希望者を受け入れていきたい方針ではあるが，安全かつ効果的に受講してもらうため，次の項目を満たす者としている．

　①20歳以上，②生活習慣病の改善を希望する，③服薬治療などを受けていても，医師が運動を許可している，④急激に悪化する疾病がない，⑤転倒の恐れのない歩行状態である，⑥意思疎通が明確で理解力がある

　なかには本人の意思が伴わず家族が申し込むというケースもあるため，後にトラブルとならないよう参加基準を明確にして対応することを心がけている．

　募集から教室開始までの流れを図1に示した．

　また募集の方法について自治体広報（図2），配布パンフレット（図3），院内掲示ポスター（図4），それぞれの様子を示した．

2 ■申し込み

　実際の申し込みと聞き取り内容について健康運動指導士による電話対応の様子を以下に示す．

参加者A：市内在住，72歳，女性

①申し込み理由および心配事

- 心配事があったりすると動悸がすることがある．
- 別宅で暮らす義母が元気の良い人で，95歳まで7000〜8000歩を歩き，ラジオ体操を毎日していた．そんな様子が自分へのプレッシャーに感じている．

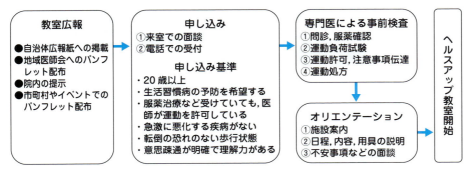

図1 ヘルスアップ教室の広報・受け付けから開始までの流れ

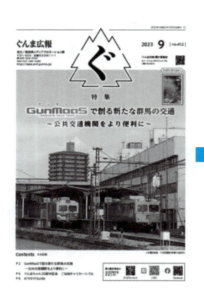
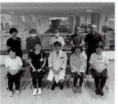

図2 自治体広報

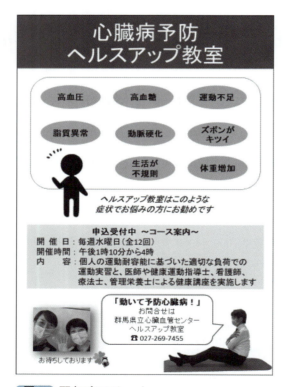

図3 配布パンフレット

図4 院内掲示ポスター

- 夫は健康オタクと呼べるほどきっちりしていて，運動も食事も夫自身が管理している．食事を作るのは私だが，夫は好き嫌いが多いため気を使う．気に入らないと食べてくれないこともある．食事のメニューは夫婦で別のものを別の時間に食べている．

- 自分もこれからの健康を考えると運動をした方が良いと思い立ち，2年前からスポーツクラブのパーソナルトレーニングを週1回受けていたが値上げをきっかけに止めた．他に良い場所がないかと探していた時に夫から勧められたことがきっかけとなった．

②他院受診状況
- 高血圧，アレルギー性鼻炎のため内科，耳鼻科を定期的に受診している．
- 服薬あり

③体組成
- 身長 158 cm，体重 57 kg，BMI 22.8

④生活面
- 家族の世話に加えて趣味のコーラスに週3回通っている．

⑤運動歴
- 70歳まで運動らしい運動をしたことがなかったため，自己流で運動することにためらいがありパーソナルトレーニングに週1回のペースで通うようになった．

参加者 B: 市内在住，76歳，女性

①申し込み理由および心配事
- 健康診断でコレステロールと血圧が高いと言われている．血糖値も境界型で動脈硬化が気になる．
- 特に治療は受けていないので，今自分がどのような状態で今後はどのようなことに気をつけたらいいのか知りたい．

②他院受診状況
- 健康診断で指摘されてはいるが，受診はしていない．

③体組成
- 身長 159 cm，体重 51 kg，BMI 20

④生活面
- 家事を中心にして過ごしている．

⑤運動歴
- 公民館で開催している運動教室に週1回参加し，趣味の社交ダンスに週3回通っている．

このような聞き取りを終えると次の段階である運動負荷試験の日程を決めて申し込み手続きは終了となる．

3 トレッドミル運動負荷試験によるスクリーニング

ヘルスアップ教室への参加に際して事前に運動負荷試験として，トレッドミル運動負荷試験を実施する．トレッドミル運動負荷試験は，心電図，血圧をモニターしながら速度や傾斜が変化するベルトの上を歩くことにより，心臓に少し強めの負荷をかけ，心臓の機能や運動耐容能を調べる検査である．

以下は医師によるトレドミル運動負荷試験対応時の様子を示す．

参加者 A

①臨床診断
- 高血圧，脂質異常症，気管支喘息

②使用薬剤
- アムロジピン，ロスバスタチン，フルタイド，モンテルカスト，アンブロキソール，フルスルチアミン，クラリスロマイシン

③TMT 結果

	安静時	最大時 6 分	回復時 93 分
血圧	167/104	186/95	184/108
心拍数	91	162	92
心電図変化	sinus ST 変化なし	AT へ移行 ST 変化なし	AT→sinus へ ST 変化なし

- 自覚症状: Borg 指数　下肢疲労感（13），労作時呼吸苦（17）
- 中止理由: Bruce 法 2 段階終了のため
- コメント: TMT 運動負荷中に心電図は洞調律から上室性頻拍へ移行した．その後は洞調律と上室性頻拍を繰り返したが，TMT 終了後に洞調律に復帰した．

ヘルスアップ教室への参加はいったん見送り，上室性頻拍の治療のためアブレーション治療を行い，アブレーション治療後にヘルスアップ教室へ参加する方針とした．

参加者 B
①臨床診断
- 高血圧，耐糖能異常，脂質異常症

②使用薬剤
- なし

③TMT 結果

	安静時	最大時 3 分	回復時 4 分
血圧	164/44	252/96	246/77
心拍数	71	147	73
心電図変化	（−）	PVC，PAC	PAC

- 自覚症状: Borg 指数　下肢疲労感（15），労作時呼吸苦（13）
- 中止理由: 下肢疲労と歩行の不安定性増加により中止
- コメント: 運動負荷に伴い，心房性期外収縮，心室性期外収縮の散発を認めた．虚血症状は認めない．

④方針
- 運動負荷試験結果よりヘルスアップ教室参加可能と判断された．運動処方は Borg 13 を目安とした．

TMT では下肢疲労に伴う歩容の悪化が検査中止の要因となったことから，下肢の筋力低下を中心とした下肢の機能障害が運動耐容能低下の主要因と考えられた．本人に普段の歩行状況を確認したところ，家の中を歩く程度で歩行機会の少なさが問題と考え，自宅での下肢の自重運動に加え，定期的な散歩を行うように指導した．

参加者 A のように加療が必要となるケースや，参加者 B のような不整脈を有する者は珍しくない．また運動負荷試験は教室参加の可否をスクリーニングするだけでなく，問診では得られない

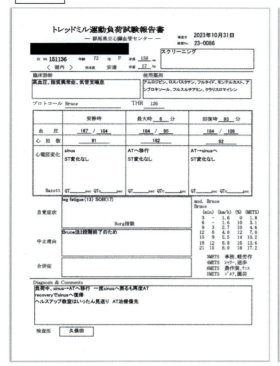
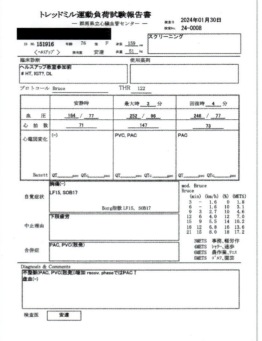

図6 参加者A，Bの運動負荷試験報告書

身体的な情報やリスクなどを確認できる貴重な機会である．健康運動指導士も検査に立ち会い，本人とともに直接医師からの注意事項や運動対応能などの情報を得られるようにしている．

図6で参加者例A，Bについて運動負荷試験の報告書を示した．

4 ■実践内容

【1部】運動療法は準備体操，有酸素運動（自転車エルゴメータ・ウォーキング・エアロビクスのいずれか），筋力トレーニング（器具使用・自重のいずれか），整理体操を毎回行う．準備体操は座位（椅子）にて15分，有酸素運動20分，筋力トレーニング20分，整理体操15分，それぞれの間に休憩をとり血圧測定を行う．有酸素運動では事前検査の運動負荷試験で得た運動処方による目標心拍数THR（Target Heart Rate）もしくは主観的運動強度（Borg scale）を目安に実施する．ほとんどの参加者は「自分に合った運動の強さを知りたい」と希望しており，いざ運動実習に挑みTHRで実施してみると「もっとハーハーしないと運動にならないのでは？」とか「足が疲れてしまい目標心拍数までとどかない」など運動強度や体力の認識のズレなどを口にする場面がよくみられる．またBorg scaleで実施している者は，はじめは自分の感覚を頼りに運動することに合点がいかずあいまいになってしまうこともあるが，Borg scale表で確認し，息切れ具合を言葉にして表現することでその感覚をつかんでいく．

【2部】生活指導，健康講座（講義）は医師，看護師，理学療法士，作業療法士，管理栄養士，健康運動指導士が各週入れ替わりで講義を担当している．図7は各講師の講義タイトルを示したスライドで，一部講義の様子を紹介した．図8はヘルスアップ教室の日程を示す．

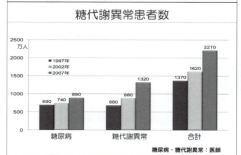
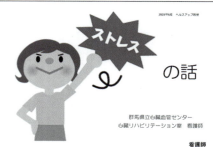
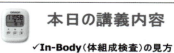
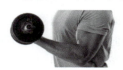

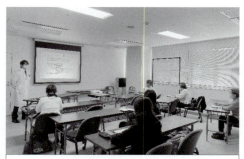
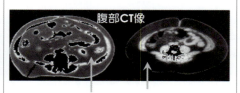
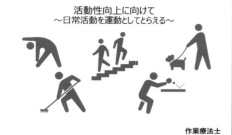

図7 各講師による講義タイトル

日程表　ヘルスアップ教室
1-3月　はくぎんコース
（※予定は変更になる場合があります）　＊CAVIは別途費用

	実施日	出席	13:10〜14:40 運動	15:00〜16:00 講義	測定等
1	1/10		自転車･EX･筋トレ	健康運動指導士	体組成 姿勢撮影
2	1/17		体力測定 自転車･EX･筋トレ	理学療法士	12:15 採血 16:10 CAVI検査
3	1/24		自転車･EX･筋トレ	管理栄養士	
4	1/31		自転車･EX･筋トレ	安達医師	
5	2/7		自転車･EX･筋トレ	健康運動指導士	
6	2/14		自転車･EX･筋トレ	作業療法士	
7	2/21		自転車･EX･筋トレ	管理栄養士	
8	2/28		自転車･EX･筋トレ	安達医師	
9	3/6		自転車･EX･筋トレ	健康運動指導士	
10	3/13		自転車･EX･筋トレ	看護師	12:15 採血 16:10 CAVI検査
11	3/21（木）		体力測定 自転車･EX･筋トレ	管理栄養士	体組成 姿勢撮影
12	3/27		自転車･EX･筋トレ	安達医師	

図 8　日程

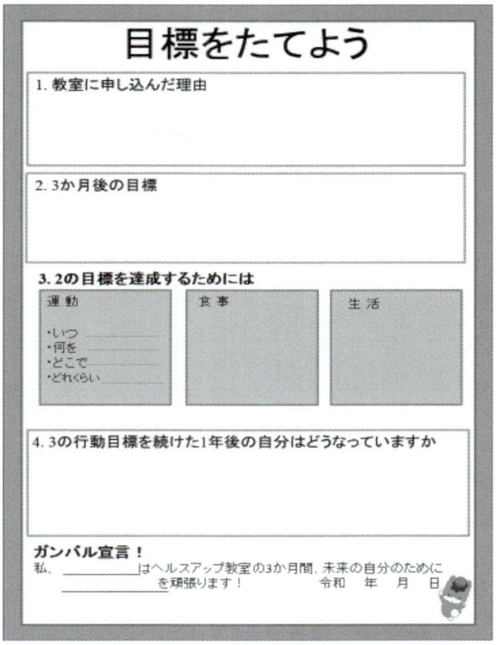

図 9-1　目標記録

5 ■生活記録

ヘルスアップ教室は 12 回の参加に加え，その間（3 か月間）の生活記録も行う．生活記録ノートには目標をはじめ毎日の生活活動や運動，歩数，血圧，食事，体重等を記録し，参加の都度健康運動指導士がチェックをしている．ここでは自身の生活を記録してもらうことにより，その習慣を可視化しつつスタッフと共有する．1 か月もするとその行動パターンがおおよそ把握できる．2 か月目からはそれに基づき本人の気づきや目標に応じて必要な修正を加えていく．またそれらの変化に伴う心身のストレス具合も見逃さないよう，自己評価で記録できるようにしている．特に食事については嗜好に偏っているケースがあり，いわゆる「バランスのよい食事」へ整えることにストレスを抱える者は少なくない．また身体活動量の増加を推奨する場合には，張り切って一気にやり過ぎてしまう場合も多いため，準備体操・ストレッチと比較的低強度の種目をセットで行い，歩数の増加は 1 日に 10〜20 分程度で様子をみて徐々に増やしていくようアドバイスをする．

生活記録ノートの一部を**図 9** に示す．

6 ■効果・成果

ヘルスアップ教室の初めと終わりに姿勢撮影，体組成，採血，体力測定を実施し，3 か月間の効果判定を行う．個人差は大きくあるものの，この 3 か月間で様々な変化がもたらされていることには間違いない．まず自治体広報などを見て当院に申込をする，この第一歩を踏み出すことだけでも健康増進に対する心の進歩が見てとれる．心が動けば行動が伴い，その意思と行動を多職種が連携してサポートしていく．医療機関だからこそできる事業であり，そこには大きな信頼があることも強く感じている．以下 2013 年〜2023 年の参加者の改善データを一部紹介する．姿勢撮影におけるビフォーアフターの体型，姿勢変化について**図 10** に示す．

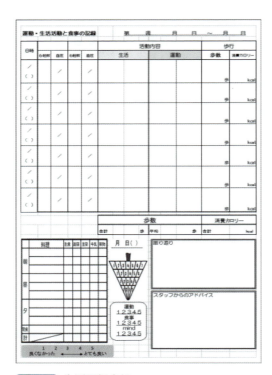

図 9-2 生活記録全般

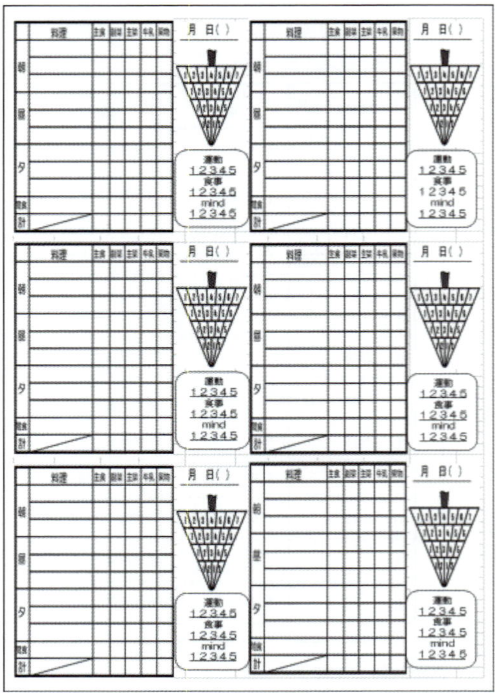

図 9-3 食事記録

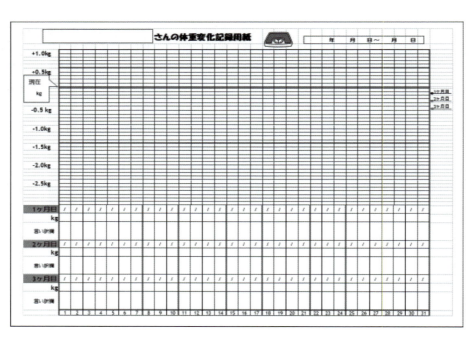

図 9-4 体重記録

19. 健康増進

写真の見方について：左側から前・横・後向きの3方向より撮影
　　　　　　　：各，左側が前半に撮影，右側が後半に撮影したもの

参加者C（図10-1）の申込理由
　会社を定年退職し，1日中自宅で過ごすようになった．特に外部との付き合いもなく，外出もしない．家ではテレビを見ていることが多く，ほとんど横になりゴロゴロしている．お風呂上がりのアイスと，寝る前のアンパンを食べるのは止めて欲しい．お腹も出てきたようだし，運動習慣をつけて欲しい．と奥様より相談があった．（その後ご本人と面談）

参加者D（図10-2）の申込理由
　旅行が趣味．定年退職後は全国各地を巡るのが夢で，この先ずっと元気でいたい．食べることも好きで，最近体重が増えてきている．運動をした方がいいのはわかっているが続かない．自分に合った運動方法を知りたい．

参加者E（図10-3）の申込理由
　産後・育児太りで体重増加に歯止めがかからない．子供のおやつや，食事の残りを食べる機会が増えた．運動をしようにも時間がない．フィットネスジムに通っていたこともあったが自分に合わなかった．洋服のサイズも変わってしまい困っている．綺麗なお母さんでいたいのでとにかく痩せたい．自分に適した運動方法を知りたい．

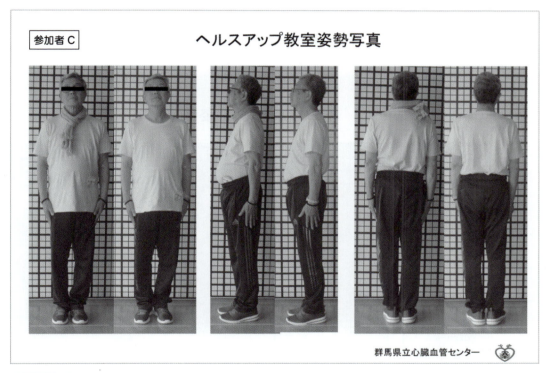

図10-1 姿勢写真　体重－1.6 kg　体脂肪率－1.3％　ウエスト－3.5 cm

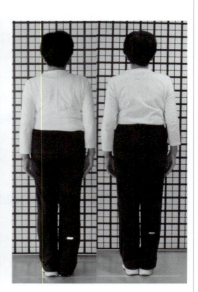

図 10-2 姿勢写真　体重−7.1 kg　体脂肪率−5.5％　ウエスト−11.5 cm

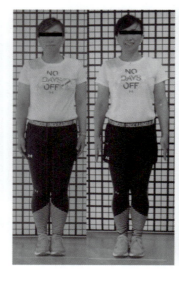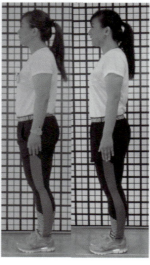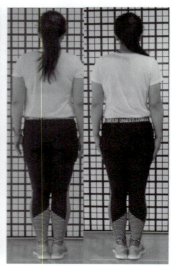

図 10-3 姿勢写真　体重−2.3 kg　体脂肪率−2.3％　ウエスト−7 cm

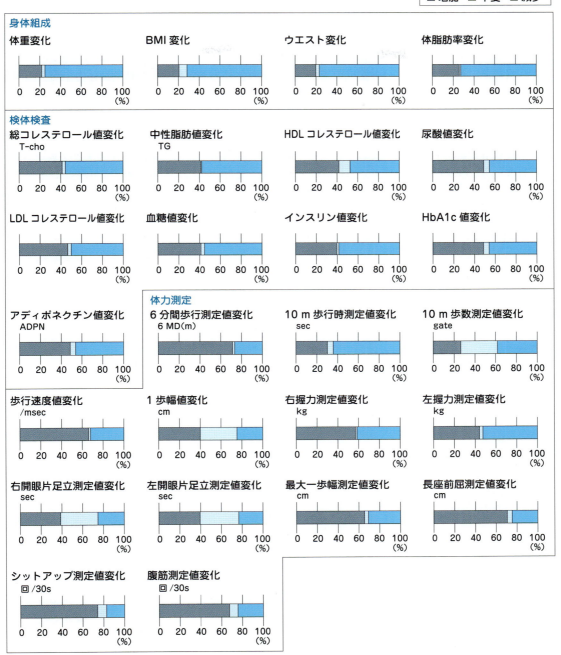

図 11

A. 健康増進プログラム　ヘルスアップ教室

このように理由は様々であるが，3か月間の取り組みによりそれぞれ姿勢写真では腹囲の減少が見られ，体組成測定値の改善も伴った．

　つづいて 2013 年～2023 年の間で参加した延べ 220 名の測定値結果を集計したものを，各項目ごとのグラフ（**図 11**）で示す．測定は身体測定・検体検査・体力測定の 3 項目である．

　身体測定結果については体組成の減少傾向にあり，体力測定結果は全体的な体力の向上傾向が見てとれる．検体検査結果については多因子が関与するためもう少し長い期間での観察が必要かと推測されるが，比較的変化の表れやすい総コレステロールや中性脂肪の値が減少傾向であった．また血糖とインスリン値が減少傾向であり，このことは身体活動量の増加や食事摂取の仕方の変化等が影響しているのではないかと推測する．こういったことからヘルスアップ教室（3か月間）は生活習慣改善の取り組みに好転的な作用を及ぼしていると言える．

〈園城朋子〉

19 健康増進

B 健康増進プログラム 運動継続コース

1 ■概要

　当院では2011年より心リハ，ヘルスアップ教室終了後の希望者を対象とし，終了後の運動継続を促すとともに，フォローの場として「運動継続コース」を開設した．少しずつ運営方法は変わっているものの，中には18年以上も通い続けている者もいる．現在利用者の平均年齢は74歳であり，これは日本人の健康寿命（2023厚生労働省発表）と一緒でもある．この健康寿命の延伸については，国内はもとより，世界中の健康課題となっているわけであるが，当コースは運動を介して利用者のQOLの維持向上，病気の再発予防等に貢献しつつ，果たす役割は大きいと考えている．

2 ■参加への流れ

①心リハ（診療報酬150日間）終了時に今後の運動継続の一端として当コースを紹介し，希望があればオリエンテーションを行う．参加の意向を確認し同意を得たうえで手続きを行う．

②ヘルスアップ教室（3カ月間）終了時，一様に運動継続コースについて説明をする．そこで参加希望のある者のみ同意を得たうえで，コースの移行が完了となる．

3 ■運動強度と体調管理

　それぞれのプログラムから移行してくるが，基本的にはそれまで各々実践していた運動処方と種目を軸に続けていく．特に心リハ修了者は以前の運動時間よりも設定時間が長く設けられているため，積極的に休憩を挟み自分のペースを保つよう促している．また運動参加時や自宅における血圧・体重測定などの体調管理は必須とし，記録用紙への記入と提出は参加の条件としている．この場合，専用の記録用紙もしくは配布された心不全手帳を利用する．このことにより，体重の増減，血圧や体調の変化を本人はじめ家族やスタッフ間で共有し，異変があればいち早く察知できるようにと心がけている．

　体調管理についての体調記録表を図1に示す．

4 ■参加頻度とタイムテーブル

　プログラムは平日の午前コース・午後コース（水曜は午後のみ）の1日2回で，そのほか土曜の午前も開催している．あらかじめ参加する曜日と時間の予約を取ってもらう．参加頻度は週に1～2回程度である．午前は10時，午後は13時10分より入場を開始し，1回のプログラム参加運動時間は休憩等を含めて80分程度になる．

　配布用資料（図2）とタイムテーブルを図3で示す．

5 ■運動継続のサポート

　運動を続けていくうえで誰もが経験するであろう「飽き」や「意欲の低迷」また「加齢に伴う体力の変化」といった問題がある．その対策の一つとして運動メニューの工夫があげられる．準備・整理体操はルーティンワークで行い，自転車エルゴやトレッドミルの固定運動以外ではエクササイズの内容について月ごとにメニューを変えて提供するよう努めている．自重トレーニングはもとよりセラバンド，ストレッチポール，スモールボールを使用した自宅でもできるエクササイズに加え，室内ウォーキングコースを利用したサーキットトレーニング，季節や天候を考慮し

名前（　　　　　　　　）　家庭用体調記録用紙　20　年　№

月 日	体重	朝血圧（心拍）	体温	夜血圧（心拍）	体調記録	月 日	体重	朝血圧（心拍）	体温	夜血圧（心拍）	体調記録
/	kg	/（ ）	℃	/（ ）		/	kg	/（ ）	℃	/（ ）	
/		/（ ）		/（ ）		/		/（ ）		/（ ）	
/		/（ ）		/（ ）		/		/（ ）		/（ ）	
/		/（ ）		/（ ）		/		/（ ）		/（ ）	
/		/（ ）		/（ ）		/		/（ ）		/（ ）	
/		/（ ）		/（ ）		/		/（ ）		/（ ）	
/		/（ ）		/（ ）		/		/（ ）		/（ ）	
/		/（ ）		/（ ）		/		/（ ）		/（ ）	
/		/（ ）		/（ ）		/		/（ ）		/（ ）	
/		/（ ）		/（ ）		/		/（ ）		/（ ）	
/		/（ ）		/（ ）		/		/（ ）		/（ ）	
/		/（ ）		/（ ）		/		/（ ）		/（ ）	
/		/（ ）		/（ ）		/		/（ ）		/（ ）	
/		/（ ）		/（ ）		/		/（ ）		/（ ）	
/		/（ ）		/（ ）		/		/（ ）		/（ ）	
/		/（ ）		/（ ）		感想					

群馬県立心臓血管センター リハビリテーション課

図 1-1 体調記録用紙　家庭用

外来心臓リハビリテーション記録用紙

氏名　発症（手術）日　処方心拍数　拍　処方強度　km/h　%　km/h　%　ワット　km/h　%　km/h　%　メッツ

運動前

日　付	/	/	/	/	/	/	/	/	/	/	/	/
体　重												
脂肪率/BMI	/	/	/	/	/	/	/	/	/	/	/	/
血　圧	/	/	/	/	/	/	/	/	/	/	/	/
心拍数												

運動中

運動種類												
血　圧	/	/	/	/	/	/	/	/	/	/	/	/
心拍数												
感　想（胸／足）												

運動後

血　圧	/	/	/	/	/	/	/	/	/	/	/	/
心拍数												
特記事項												
サイン												

群馬県立心臓血管センター　心臓リハビリテーション部門

図 1-2 体調記録用紙　運動用

て屋外のリハビリパークでのウォーキングに繰り出したりして，事欠くことはない．

またエアロビクススタジオではエアロビクス，ピラティス，ヨガの提供も行っている．これらの運動の種目や強度の設定については，集団で実施しているためその日の参加者の顔ぶれをみて決めることが多いが，エアロビクスについては運動強度の設定を 3METs-4METs 程度と設けており，もしこれ以下の運動処方の者で参加を希望する場合には，このような条件があることを説明をしたうえで，参加を控えてもらうか，足だけ動かし（ステップのみ）主観的運動強度で「きつい」

運動継続コース

心臓リハビリプログラム（5ヶ月間）が終了された後も
当院での運動継続ができます

月曜～土曜の間でご都合に合わせてご利用下さい

開催時間
午前　10:00～11:40
午後　13:10～14:40
土曜　 9:30～11:00

曜日	月	火	水	木	金	土	日曜・
午前	○	○	×	○	○	○	祝祭日
午後	○	○	○	○	○	×	休み

● 料金：1回　1,010円
● 担当：健康運動指導士

運動内容
● 準備体操・整理体操
● 自転車エルゴメーター
● トレッドミル
● ウォーキングコース歩行
● 筋トレマシン
● ミニエクササイズ
● エアロビクス

今まで行っていた種目を中心に実施します
慣れてきたら他の種目にもチャレンジしてみて下さい

図2　配布資料

運動継続コース

午前コース　運動は地下1階で行います

時間	場所	内容
10:00	地下2階	入室・券売開始
		ロッカーは貴重品置きのみ使用
10:15〜10:30	地下1階	準備運動
10:35〜11:05		自転車エルゴ／ウォーキング／エクササイズ
11:10〜11:25		筋トレマシン
11:30〜11:40		整理体操
	地下2階へ移動	ロッカー使用
11:55		閉場

午後コース　運動は地下2階で行います

13:10　地下2階	入室・券売開始
	ロッカーは貴重品置きのみ使用
13:20〜13:35	準備運動
13:40〜13:55	エアロビクス／自転車エルゴ
14:00〜14:20	筋トレマシーン／トレッドミル／自転車エルゴ
14:25〜14:40	整理体操
	ロッカー使用
14:50	退室完了

図3　タイムテーブル

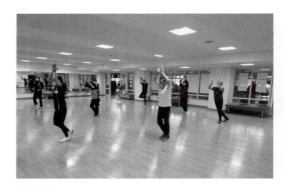
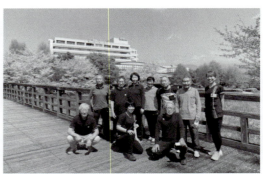

図 4-1 エアロビクスの様子　　図 4-2 パークウォーキング時の様子

と感じたら休むことを約束してもっている（図4）．

　加えて重要なサポートとして，コミュニケーションを大切にしている．参加者とスタッフ間はもちろん，参加者同士でもこの場を共有するにつれ，いつしか仲間意識が芽生え，互いを気遣い，励ましあい声をかけ合う場面に遭遇することがよくある．そういった共感できる仲間の存在と共に自愛することが運動継続の維持に繋がっていることの要因の一つであると確信している．

　以上，当院における健康増進事業ヘルスアップ教室と，再発予防のための運動継続コースについてその役割と重要性をお伝えした．今後も利用者の健康づくりをサポートし続けていきたい．

〈園城朋子〉

19 健康増進

C クリニックでの運動療法

1 ■ 生涯継続をサポート

回復期後期〜維持期の外来通院型心臓リハビリテーション（外来心リハ）では，その人らしく生涯継続を支援する工夫が求められる．外来心リハプログラムは，外来心リハと在宅運動療法との併用が標準とされ，多くの様式が実施できるよう設備を整え，患者のリスクや併存疾患，希望に応じて柔軟に対応する必要がある[1]．

「もりした循環器科クリニック」での運動療法の基本プログラムとして表1を提供しており，昨今の超高齢患者やフレイル患者などの増加に対応するため，その他のオプションも増えつつある．

また，在宅運動療法は好みのスポーツや歩行に加えて，筋力トレーニング等を提案し，パンフレットやSNSを通して運動指導を行い，身体活動（生活活動＋運動）量を聴取しMETsに換算，可視化することにより運動処方遵守の評価を行っている．また，歩行の継続にはウォーキングアプリやウォーキングマップが効果的であり，その利用は患者のモチベーション維持に役立つ．

1）ウォーキングアプリ

歩数で距離を計測し，世界各地をバーチャルでウォーキングしたり，カロリー計算ができたりする機能がある．また，無料でインストール・利用できるものや，ポイントが貯まりプレゼントに応募できるアプリも存在する．

表1 基本プログラム

1セッション：1時間30分（前後の問診・VSチェック，休憩を含む）　定員7名　[26セッション/週]

ウォーミングアップ ストレッチ 5分	有酸素運動 15分＋15分 （1 or 2種目選択）	レジスタンストレーニング 空気圧式マシン 20分	クールダウンストレッチ 5分
対面指導による ダイナミックストレッチ	自転車エルゴメータ トレッドミル エアロビクス体操	レッグエクステンション レッグフレクション チェストプレス レッグプレス	対面指導による スタティックストレッチ
その他オプション			
ストレッチボード ストレッチポール 呼吸筋ストレッチ	ヨガ 電動アシスト付エルゴメータ ステッパー インターバルトレーニング	自重負荷 リスト・アンクルウェイト トレーニングバンド シットアップベンチ サポート付 立位レッグアダクション 座位ミニボールアダクション バランストレーニング	筋膜リリース用 　振動付フォームローラー 　振動付ボディーボール

定期測定（初回・3か月，6か月，以降6か月毎に実施）
CPX，等尺性筋力測定器を用いた筋力測定，健脚度®測定[2]，SPPB

2）ウォーキングマップ

独自で作成することも効果的だが，全国の自治体や企業などが提供している各地域のウォーキングマップが利用できる．バーチャルでのウォーキングを行う場合は，マラソンやトレイルランニングのコースマップを活用すると良いだろう．長距離のコースや，5km毎の距離表示，各地の名所などが掲載されており，国内外のコースを順次クリアしていくのも楽しい体験である．

生涯継続するためには，モチベーションを維持することが重要だ．賞賛や是認に加えて，柔軟なプログラムの提供や定期的なフィードバック，継続的な教育的介入が自己肯定感を高め，モチベーションの向上につながると考える．当クリニックのグループセッション制は，顔なじみの仲間と運動療法を行うことができ，社会性を持って楽しく継続できる要素となっている．

2 ■メディカルフィットネスとの連携

外来心リハ保険診療適応期間を終えた患者や，在宅運動療法がひとりで行えず外来心リハと併用を希望する患者，医療機関以外での運動を希望する患者に対して，関連施設である「メディカルフィットネス北白川」を紹介している．この施設では，生活習慣病の一次予防・二次予防を目的とし，定期的なメディカルチェックを行い，運動処方箋に則った運動療法を行っており，クリニックと同等の設備やスタッフが整っている（外来心リハに携わっている健康運動指導士が交代で担当）．外来心リハから移行や併用を希望する患者も安心して効果的な運動療法を継続することができる．また，必要に応じて迅速にクリニックを受診できる体制が整っている．この施設は厚生労働省が指定する「指定運動療法施設」[3]の認定を受けており，医師の指示に基づく運動療法の利用料金は医療費控除の対象となる．そのため利用者は結果的に費用を抑えることができる．

3 ■Well-being（ウェルビーイング）

クリニックやメディカルフィットネスの運動療法から，より質の高い健康や幸福を追求するために，合同でレクリエーションを行っている．レクリエーションは，心身の活性化を促し，人とのコミュニケーションを深める効果がある．また楽しさや歓びを提供し，生きる意欲を高めることができる[4]．

哲学の道〜南禅寺紅葉狩りウォーキング，春の鴨川ウォーキング（図1），大文字登山，ボーリ

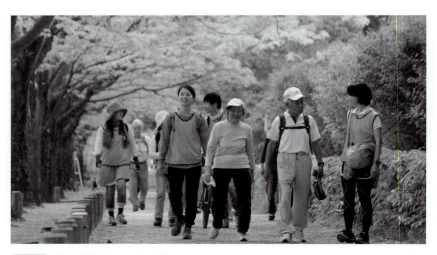

図1 春の鴨川ウォーキング

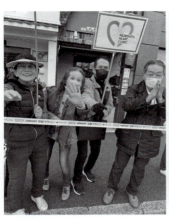 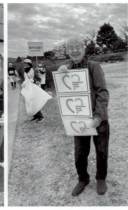 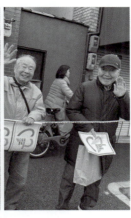

図2 マラソン大会に出場する10人の医療者を応援するイベント

ング大会など体力レベルに合わせたイベントを企画．マラソン大会に出場する医療者を応援する企画（図2）もあり，スポーツを楽しみながら医療者との交流を図る良い機会となっている．

最後にクリニックの運動療法は，一生涯継続を目指し，患者とともに歩み続けることを大切にしている．患者のモチベーションを引き出し，ともに寄り添い，伴走し続けることで，健康な生活の維持と向上を支援していきたい．また，このプロセスが医療者自身のウェルビーイングにも繋がると信じている．

〈文献〉

1) 日本循環器学会/日本心臓リハビリテーション学会．2021年改訂版 心血管疾患におけるリハビリテーションに関するガイドライン．p.86-8.
https://www.j-circ.or.jp/cms/wp-content/uploads/2021/03/JCS2021_Makita.pdf
2) 上岡洋晴, 岡田真平, 高橋亮輔, 他.「健脚度®」測定実践ハンドブック．長野: 身体教育医学研究所; 2004.
https://pedam.org/wp/wp-content/themes/pedam_1903/pdf/kenkyakudosokutei_handbook.pdf
3) 日本健康スポーツ連盟．健康増進施設検索．健康増進施設（運動型）一覧表．
https://www.kenspo.or.jp/nintei/search/
4) 奥野孝昭, 大西敏浩, 吉田祐一郎．レクリエーション活動の意義に関する一考察．四天王寺大学紀要．2013; 56: 471-98.
5) 日本循環器学会/日本心臓病学会/日本心臓リハビリテーション学会/日本胸部外科学会合同ガイドライン．2024年改訂版 多様性に配慮した循環器診療ガイドライン．p.121.
https://www.j-circ.or.jp/cms/wp-content/uploads/2024/03/JCS2024_Tsukada_Tetsuo.pdf

〈森下好美〉

20 クリニックでの心臓リハビリテーション

A モデル1　林ハートクリニック

1 ■ 外来心臓リハビリテーションクリニック新規設立までの経緯

筆者は2009年に前任の京都北部地域中核病院である市立福知山市民病院において24時間365日対応の循環器内科診療に忙殺される中，増加し続ける虚血性心疾患に対し再発予防かつ生命予後改善の治療を実施すべきと考え，心大血管リハビリテーション施設基準Ⅰを取得し入院外来心リハを開始した．当時，心リハ実施施設は京都市外では皆無であり，京都北部地域でも初となる心リハ施設開設となった．機能訓練室の物置であったデッドスペースを心リハ室へと活用し（図1），優秀な医療スタッフと共に心リハを実施した結果，年間心リハ件数は初年度5985件（外来4155件・入院930件），2年度6243件（外来5580件・入院663件）となった．当初より長期的に継続する外来心リハを意識した内容であったため，心リハ参加率は，心筋梗塞54％，狭心症61％であったが，150日継続率は心筋梗塞98％，狭心症85％と高い継続率となった．勤務医の過酷な勤務に対して働き方改革の推進は全国的な課題になっており，外来削減と入院強化を目指していた．本来であれば外来機能は削減すべきであったが，診療圏内では外来心リハ実施施設は無かったため，病院にて外来心リハも行った．同時に循環器診療としても入院機能強化を行った結果循環器内科としての医業収益は過去最高となった．病院長より任期延長を依頼されたため心リハ立ち上げから2年目を非常勤として勤めた．その経験から心リハ普及への意欲が高まり，京都市内にて外来心臓リハビリテーションが実施できる循環器内科クリニックを開業したいと思うようになった．

2011年京都市烏丸御池の地に京都府内クリニックとしては初となる心大血管リハビリテーション施設基準Ⅰを取得し，心臓リハビリテーション科を主たる科目として林ハートクリニックを新規開業した（図2）．循環器内科クリニックを開設するのであれば，心疾患に対する標準治療である心臓リハビリテーションを行わないという選択はあり得ないと考え，心臓リハビリテーションを中心に設立することとした．心リハ室面積は53.8 m²，当初自転車エルゴメータは4台（内1台は三菱電機エンジニアリング社製Strength Ergo 8（SE8）・CPX用と兼用）で開始，後に自

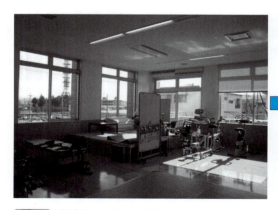 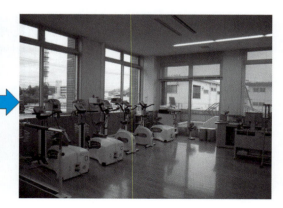

図1　病院心リハ室　写真で見る before after

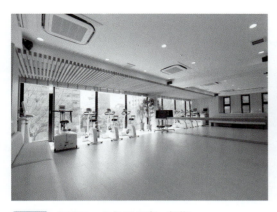
図2　クリニック心リハ室　初期

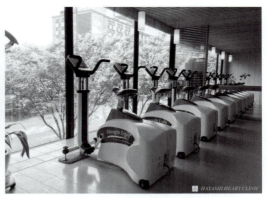
図3　Strength Ergo 8　5台

転車エルゴメータは全てをSE8に統一し計5台とした（図3）．余談ではあるが開設当時「ハートクリニック」という名称は全国でも珍しかったためか，開設届の際にハートクリニックをクリニック名として使用するための説明書の提出を求められた．一般的に診療所は1階で開設するのが定石とされる中，テナントビル3階を選択した．欅並木のとてもきれいな御池通に面した場所で，窓一面ガラス張りであったため，患者さんと景色を見ながら心リハができたら良いなと感じたことが決め手となった．そして毎年春から夏にかけては欅の成長と共に緑豊かな景色に癒やされ，7月には祇園祭の山鉾巡行を見ることができ（図4），秋には紅葉，冬には時に舞い散る雪を見ることができ，京都の豊かな四季を感じられる素敵な心リハ室となった（図5）．外来心リハの自転車エルゴメータの配置は，窓の外に向けて良い景色を見ながら行いたい．どうしても外が見られない場合や，良い景色にならない場合は大型モニターなどで景色を映すのも一考かと思われる．さて，2011年4月開業初月の初めての心リハ患者は月末に1人だけ参加され，スクワットや自転車エルゴメータなど一緒に実施した思い出がよみがえる．当時，開業について相談した先生方には「本当に外来心リハでやっていけるのか？」と心配されつつも平気な顔をしていたが，この時期は私自身も本当に将来が不安になった．しかしながら，その後テナントビル3階の立地であったにも関わらず，むしろ3階だったからこそかもしれないが，幸いにも多くの方に外来心リハにご参加頂き，開業から7年目まで右肩上がりに件数は増加し，施設として手狭になってきたため，院内のトイレ増設などのリフォームが必要な状況にまで至った．

　2017年2月，突然階下の歯科医院と本来中立であるべきビルオーナー会社から内容証明郵便が送付され"嫌がらせ裁判"が始まった．この裁判によりリフォームなどの内装工事等の許可申請をビルオーナーにしても一切受け付けられなくなり，結果として当院の診療が妨害され，心リハ件数も減少傾向となってしまった．調停裁判としては，騒音振動の訴えに客観性がなく確固たる証拠の提出もされずに無理があったとようやくわかったためか取り下げられたが，その後損害賠償請求裁判として再度提訴してきたため，合わせて6年7か月もの期間，裁判で係争することとなった．これにより貴重な時間や莫大な労力の損失，診療意欲の低下，裁判費用がかかったことは看過できることではないが，なにより患者さんに多大なる迷惑がかかり地域社会の外来心リハ受診機会の損失を生じたことや，今後の患者さんやスタッフの不利益になると判断したため，これ以上の長期化や診療制限は避けるしかないと考え，苦渋の決断ではあったが，前に進むべきと判断し移転を決意した．裁判自体は結局意味不明なものが続き，決定的な証拠の提出もなく証明

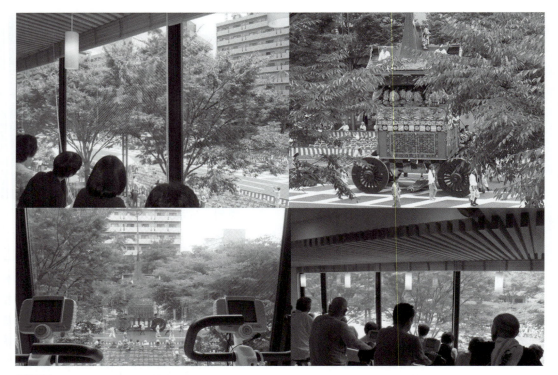

図4 イベント活動（祇園祭鑑賞）

もなされず，当方に落ち度は全くないことが明確となった．元々運動療法の内容には激しい運動内容は含まれていなかったが，それでも開設時の内装工事を行う際には，防音振動対策に費用をかけて行った．実際には行わない激しい動作を試験的に行い，同時に歯科医院に確認して承認をもらった上で床工事を完成させるなど，慎重に内装工事を行った．また開設から約7年間良好な関係であり，その間の運動内容や時間当たりの患者数も変化がなかったため，物理的な要因ではなかったことは容易に理解できる．提訴の前の年に，詳

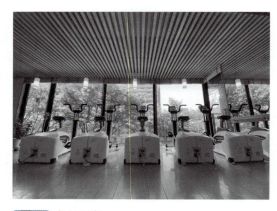

図5 心リハ室

細は伏せるが，当院スタッフが歯科治療を受けた際に，誠実な歯科診療を受けられず泣きながら帰ってきたことがあった．その後から歯科医院の院長は態度を硬化させ，その後の話しは全て弁護士を通してしかできないなどと一方的に宣言してきた．この歯科院長は，当院の診療時間前の誰もいない診察室に突然勝手に入ってきたり，別の診療時間中に心リハ室まで不法侵入し，患者さんの目の前で「そこがうるさい！」と叫んだりするなど，常軌を逸した振る舞いや，恐怖を感じさせる行動をするため警察沙汰になったことがある．いずれにしても理不尽な禍が降ってきたとしかいいようのない期間であった．また，裁判制度の問題でもあったが，当院の甚大な損害に

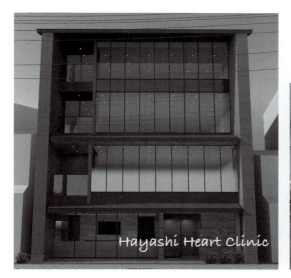

図6　林ハートクリニック外観

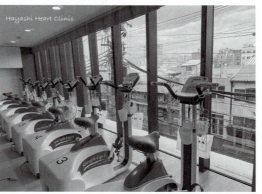

図7　Strength Ergo 8　10台

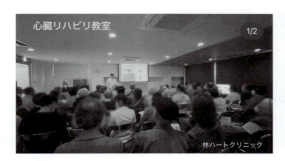

図8　心臓リハビリ教室

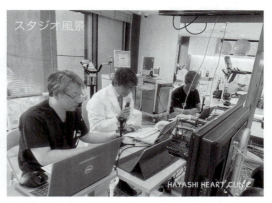

図9　Gunma CPX in 京都　スタジオ風景

対する彼らからの保証は全くなかったが，これ以上の貴重な時間を含めてあらゆる損失を最小限にするため和解を受け入れざるを得ず終了した．烏丸御池の地で12年半外来心リハ診療に尽力した．

　2023年10月心機一転して，烏丸御池のクリニックから西へ約1.7 km行った二条駅前の地にクリニックを新築移転した．新施設としては，ビル1階から3階部分を心リハスペースとし，1階は診察・検査スペース，2階は和温療法室・クールダウン室・更衣室，3階は運動療法室・CPX室・面談室，4階はスタッフ室・心リハ教室などを配置した（図6）．運動療法室には，Strength Ergo 8を10台設置し（図7），多くの心リハ患者さんの受け入れができるようにした．うち1台をCPX室に設置しCPXと兼用とした．重症心不全患者さん受け入れのため和温療法設備も整えており再開を予定している．安達 仁先生には，開設月から月1回CPX外来をご担当頂き，患者教室（図8）やGunma CPX in 京都として医療者向けのCPXセミナーを共同で実施頂いている（図9）．

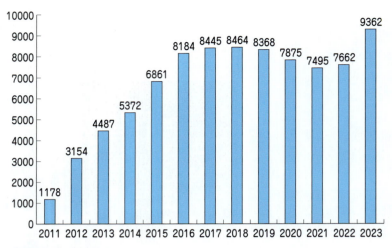

図10 年度別心リハ件数

図11 二次元コード

2 ■コロナ禍における予後短縮への影響（CPXによる検討）

　これまでの診療実績として，年度別心リハ件数・CPX件数を提示する（図10）．前述の通り診療妨害を受けた期間とコロナ禍が重なったこともあり，心リハ件数が減少し伸び悩んだ時期が続いたが，移転後受け入れが可能となり増加した．

　当院はコロナ禍においても，感染対策を行いCPXおよび外来心リハを継続して実施することができた．この時期に参加された86人のCPXデータを用いて，COVID-19第一波における社会的活動制限が寿命を短縮させた可能性を，peak $\dot{V}O_2$ 予測式と比較して示した[1]．3か月毎の平均値より算出したところ，全国緊急事態宣言を含む最初の3カ月間で推定寿命は男性3.7年女性1.7年短縮，次の3か月間では男性1.5歳女性3.6歳短縮に相当する低下を認めた．心リハ参加回数を維持できていた群ではその後回復を認めたが，参加回数が高度減少した群では年度内に改善できなかった．特に週当たりの参加回数が，平均1.70回/週から0.81回/週へ低下した場合は，peak $\dot{V}O_2$ の回復が困難であったため，1回/週以下の参加の場合は社会活動状態が生命予後に影響すると考えられた．そのため，自宅運動療法の強化が必要と考え当院の運動内容をYouTube動画にして公開し利用して頂いている．

　開設経緯やクリニックの様子，またイベントなどを公式HP，InstagramやXを用いて情報発信しているため，是非参考にして頂きたい（二次元コード，図11）．

3 ■林ハートクリニックの外来心リハプログラム

　林ハートクリニックではかかりつけ医として長期的包括的に外来心リハを継続することを基本

としている．当院における心リハ参加条件は，心リハ適応疾患があることの他，外来に通院できること，自転車エルゴメータに乗ってこげること，集団療法に参加できること，スタッフの指示に従うことである．

外来心リハは行動変容ステージ促進の場，自己効力感を高める強力な機会と位置付けており，外発的および内発的動機付けの双方を意識しながら関わり続け，心リハアドヒアランスとコンプライアンスに沿った対応を実施している．ナッジ理論やコプレゼンス効果を取り入れることで，自ら積極的に心リハに参加する環境を作り出し，疾患および状態ごとの指導ポイントに沿ったアプローチを実践している（※当院看護師コラム 18-C 参照）．

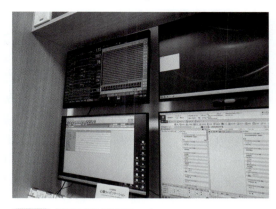

図12 診察室心電図モニター

コプレゼンスとは，2020年に心リハ学会近畿地方会のセッション名「Pros & Cons 遠隔リハは本当に広がるか？」にて Cons の立場で発表した「外来心リハにおける"Co-presence room"はセルフ・エフィカシーを高める」で提唱した概念であり，共に存在する・一緒にいるなどの意味を持ち，心リハ室は「共存空間や相互体感」の場であるとし，これにより自己効力感 self-efficacy を促進するため，外来心リハの基本は集団療法である必要があると考えている．自転車エルゴメータの配置間隔（距離）にも継続率を高める配慮が必要であり，レイアウトには注意が必要である．ちなみにこの考え方は，今後の遠隔心リハを普及する際の考え方としても重要であると考える．

運動療法の実際の流れは，準備体操，椅子エアロビクス，レジスタンストレーニング（自重によるスロトレ，マット運動），自転車エルゴメータ，クールダウンを行う．準備体操，椅子エアロビクス，レジスタンストレーニングについては，YouTube 動画をそれぞれ作成しているため前述の二次元コード（図11）から是非ご視聴頂きたい．

参加当日，バイタルサイン・体調チェックを行う．また心リハ室に来られた時の表情，顔色，会話の量や内容，周囲との関わり方，歩き方，座り方，体操の仕方，自転車エルゴ中の状態，息の仕方・息切れ感，水分摂取の取り方，発汗状態，ツルゴール，爪の手入れ，皮膚の乾燥状態，頸静脈怒張の有無や程度，眼瞼浮腫の有無，下腿浮腫の有無，運動靴の履き方，来院中のトイレの頻度，衣服やカバンの汚れ，荷物の量や内容，普段の通院の仕方，雨の日の通院の仕方，前日や当日の食事の内容，採血結果と日常生活や食事状態とのフィードバック，ご家族や職場での環境や関わり方などの詳細を確認する．病院受診後であれば診療情報提供書の有無，処方の有無，デバイスチェックの有無などを確認し必要であれば文書や手帳のスキャンを行い，次回受診確認を行う．心電図モニターの要・不要の確認，装着者のモニターチェックとフィードバックを行う．心電図モニターは診察室にもスレーブディスプレーを設置し常に見ることができるようにした（図12）．自転車エルゴ中のトークテストは，非常に重要でアドコン6分類を踏まえた関わり方によって，治療効果や予後が変わると意識して関わることを必須としている．当院では，メディカルスタッフの循環器領域を中心とした医学知識やこれまでの人生経験などの総合力が問われる重要なポジションと位置づけている．クールダウン室では，ストレッチポールやセラバンドを併用したストレッチを行っている．またリラクゼーション用の音楽の音量の調節を行い，また窓の

ロールカーテンによる外光の調節と調光ライトによる光量の調節を行い，自律訓練法を取り入れて交感神経活性の改善を行っている．またこれらの記録作業も行うなど，業務は多岐にわたる．

スタッフ教育として，心臓リハビリテーション指導士，心不全療養指導士，3学会合同呼吸療法認定士，心電図検定などの資格試験取得を積極的に支援している．

4 ■ 心不全進展ステージと病みの軌跡の編み治し

わが国は今後人口減少する中で，心不全患者数の将来推計は年間約120（最大130）万人で30年間持続することが報告されており[2]，少子高齢化の中で医療経済的な負担が増大することから緊急の対策を講じるべきである．ここで心不全患者数について，外来心リハの対象となる外来心不全患者数を推定すると，全体で前述の通り約120万人，JROADより入院心不全患者数が約30万人[3]とすると，入院外が約90万人となる．また厚労省のデータより在宅診療の総患者数として約17万人であり[4]，そのうち循環器系の割合は点数ベースで18%，回数ベースで24%であるため[5]，24%としても推計約4万人となるため，外来心不全患者数は約86万人と推計され（**図13**），約7割の心不全患者は外来通院していることになる．心不全診療における在宅医療の重要性はあるものの，在宅医療に至る前の心不全の外来診療に対する対応，即ち医療経済的に有効とされる外来心リハはそれ以上に重要な位置づけと考えられる．

心不全は入退院を繰り返す過程で運動耐容能が低下する臨床症候群であり，心不全進展ステージの進行に伴い低下する身体機能の経過は，慢性心不全の病みの軌跡と称される．外来心臓リハビリテーションの継続は，心不全診療においてもsevere frail以外は運動耐容能改善が期待できるとされる[6]．外来心リハを提供することは，心不全ステージ進展を阻止あるいは進展を緩徐にさせることができ，これを，慢性疾患に対する疾病管理のための生活の編み直しという表現に対し，外来心リハによる病みの軌跡の編み治しと表現している．具体的なケーススタディを紹介する．

症例は70代女性．臨床経過として10代では労作性呼吸苦のため修学旅行は参加できず，30代で初回心不全入院となり，僧帽弁狭窄症に対し直視下交連切開術が実施された．同時期より持続性心房細動を認めた．70代で2回目の心不全入院，僧帽弁狭窄症の進行および徐脈性心房細動・完全房室ブロックを認め，ペースメーカ植込みとなった．3回目心不全増悪入院は，中等度僧帽弁閉鎖不全症・三尖弁閉鎖不全症を認め，僧帽弁置換術＋三尖弁形成術が施行された．今回，術後2年経過し娘さんに連れられて当院受診，軽労作で息切れや倦怠感が強く適切な運動を含めて診療を受けたいと希望された．

初回検査結果は以下の通りであった．BNP 118.4 pg/mL，eGFR 53.0，CTR 70.7%，UCG: LVEF 57.5%，Dd/Ds 46.1/23.2，LAD 67 mm（両心房拡大），MR（−），TRPG 26 mmHg，心不全stage C/NYHA Ⅲ度，CPX: AT 2.70 METs，peak $\dot{V}O_2$ 13.9 mL/min/kg（57%），$\dot{V}E$ vs $\dot{V}CO_2$ slope 35.6であった．3か月間外来心リハ週3回実施した結果，3か月後CPXではAT 3.25 METs，peak $\dot{V}O_2$ 18.9 mL/min/kg（78%），$\dot{V}E$ vs $\dot{V}CO_2$ slope 35.6と，換気応答の悪化はなかったが，運動耐容能は40%向上し，病みの軌跡の編み治しに繋がったと考えられた（**図14**）．その後，4年以上心不全入院なく経過していたが，間質性肺炎にて入院加療となった．一時無尿となりCHDFを使用したが改善し退院．再度外来心リハを継続され，東京旅行にも行くことができ，その後2年以上心不全で再入院することなく経過されている．

当院の心不全に対する外来心リハ診療では，高齢者HFpEFを含めた心不全Stage Aや虚血性心疾患や弁膜症などの入院歴がある心不全Stage B，急性期治療退院後の心不全Stage C，また植込み型LVAD患者を含む心不全Stage Dの方も通院可能であれば外来心リハを実施している．

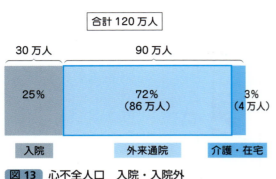

図13 心不全人口 入院・入院外

図14 外来心リハによる病みの軌跡の編み治し

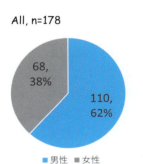

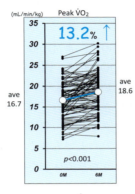

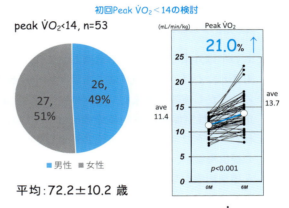

図15 外来心リハ参加6か月後のpeak $\dot{V}O_2$ 上昇率

図16 外来心リハ参加6か月後のpeak $\dot{V}O_2$ 上昇率

5 ■ 13年間の外来心リハ効果について（CPXによる解析）

　2011年4月から2024年3月末までに当院外来心リハにエントリーし150日以上継続し，初回（0M）と6か月後（6M，5か月後から7か月後を含む）にCPX実施データがあった187人のうち，end pointがAT決定8人，新規心房細動発症1人を除く，178人を対象とし，peak $\dot{V}O_2$ の上昇率を用いて検討した．

　外来心リハ参加6か月後のpeak $\dot{V}O_2$ の上昇率を示す（図15）．平均年齢68歳，男性62%，女性38%，初回peak $\dot{V}O_2$ が10 mL/min/kg以下の方も認めたが，平均peak $\dot{V}O_2$ は13.2%上昇を認めた．当院外来心リハ継続は有効であると判断できる．次に初回peak $\dot{V}O_2$＜14 mL/min/kg未満の53人について検討した（図16）．平均年齢72歳，男性49%，女性51%，平均peak $\dot{V}O_2$ は21.0%の上昇率を認め，高齢peak $\dot{V}O_2$ 低値の方へも有効な外来心リハを提供できていると判断できる．また，心リハ開始から半年間の週当たりの参加回数が平均peak $\dot{V}O_2$ の上昇率に及ぼす影響を検討した（図17）．週1回参加は7.3%の上昇率であったが，週2回，週3回と参加頻度が増えるほど，12.5%，19.5%と上昇率が向上した．この結果から参加頻度は，週3回参加を目指すべきであると言える．

6 ■ 今後の目指す方向性

　わが国では国民皆保険制度のもと，急性心筋梗塞に対する緊急心臓カテーテル治療や，心不全標準治療薬Fantastic 4の処方を受けることができる．それらの治療と同様に，外来循環器診療に

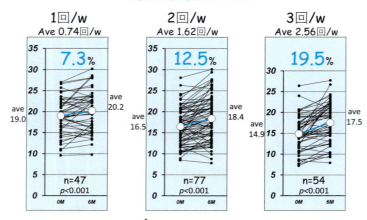

図17 参加回数別 peak $\dot{V}O_2$ 上昇率

おいては外来心リハを標準治療として受ける権利がある．また，心リハはコストベネフィットにも優れ，心リハを普及することは生命予後改善やQOL向上，医療費削減に寄与するとされている．しかし実際に外来心リハへの参加率は，心不全7%（2016年）[6]，虚血性心疾患4〜8%（2007年）[7]，急性冠症候群9%・安定狭心症3%（2017年）[8]と報告されており十分ではない．そのため，林ハートクリニックは引き続き外来心リハクリニックとして，急性期治療から続いて外来心リハの提供を続け，地域連携の強化や環境づくりを行い，一人でも多くの患者さんが外来心リハという標準治療を受けることで，より良い人生になるような診療体制を持続していきたい．また，全国的に外来心リハ施設数が少ないため，施設の増加が求められている．そこで，これまでの経験や実績を踏まえ，全国での外来心リハクリニックの新規開設に対するサポート事業を通し外来心リハの普及にも貢献したいと考えている．

〈文献〉

1) 林　宏憲．COVID-19による社会活動制限が及ぼす寿命短縮への影響〜外来心臓リハビリテーション患者のCPXによる検討〜．心臓リハビリテーション JJCR．2021; 27: 198-205.
2) Okura Y, Ramadan MM, Ohno Y, et al. Impending epidemic: future projection of heart failure in Japan to the year 2055. Circ J. 2008; 72: 489-91.
3) 日本循環器学会: 循環器疾患診療実態調査2023年報告書．
https://www.j-circ.or.jp/jittai_chosa/（参照 2024-03-20）
4) 「在宅医療を受けた推計外来患者数の年次推移」（厚生労働省: 令和2年（2020）患者調査）．
https://www.mhlw.go.jp/toukei/saikin/hw/kanja/20/dl/kanjya-01.pdf（参照 2024-03-20）
5) 令和3年社会医療診療行為別統計　2021年6月審査分．
https://www.e-stat.go.jp/stat-search/files?page=1&layout=datalist&toukei=00450048&tstat=000001029602&cycle=7&tclass1=000001166295&tclass2=000001166326&tclass3=000001166327&tclass4val=0（参照 2024-03-20）
6) Kamiya K, Sato Y, Takahashi T, et al. Multidisciplinary cardiac rehabilitation and long-term prognosis in patients with heart failure. Circ Heart Fail. 2020; 13: 456-66.
7) Goto Y, Saito M, Iwasaka T, et al. Poor implementation of cardiac rehabilitation despite broad dissemination of coronary interventions for acute myocardial infarction in Japan. Circ J. 2007; 71: 173-9.
8) Kanaoka K, Soeda T, Terasaki S, et al. Current status and effect of outpatient cardiac rehabilitation after percutaneous coronary intervention in Japan. Circ Rep. 2021; 3: 122-30.

〈林　宏憲〉

20 クリニックでの心臓リハビリテーション

B モデル2　櫻井医院

1 ■概要

　当院は群馬県高崎市郊外にある内科・循環器内科・心臓リハビリテーション科を標榜する無床診療所である（図1）．現在（2024年4月），スタッフは，循環器専門医1名に，看護師4名，理学療法士3名，管理栄養士1名の9名で，内5名が心臓リハビリテーション指導士の資格を有している．

　当院は2007年から外来心臓リハビリテーションを開始し，2008年に心大血管疾患リハビリテーション施設（Ⅰ）基準を取得した．

　2010年に鉄骨2階建ての心臓リハビリテーション棟が医院に増設された．心臓リハビリテーション棟には2階に面談室2部屋を備える心臓リハビリテーション室（175平米）と健康増進室（77平米）が，1階には運動負荷試験室，診察室，カンファレンスルーム，ロッカールームがある（図2）．

　心臓リハビリテーション室（図3-1）には自転車エルゴメータ12台，トレッドミル3台を備え，健康増進室（図3-2）には油圧式筋トレマシン8種類8台が設置されている．運動負荷試験室（図3-3）にはミナト社製呼気ガス分析装置エアロモニタ AE-310s とフクダ電子社製 Strength-Ergo 8，運動負荷心電計 Cardiomax 8，シーメンス社製心エコー SC2000 を設置している．

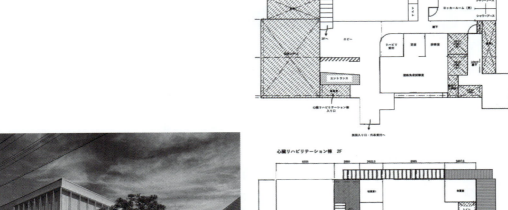

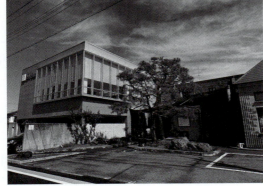

図1　医院外観

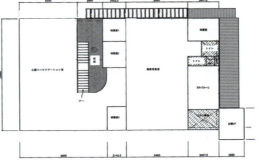

図2　心臓リハビリテーション棟

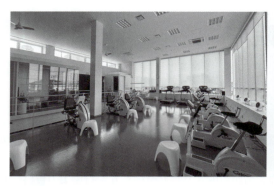

図 3-1 心リハ室

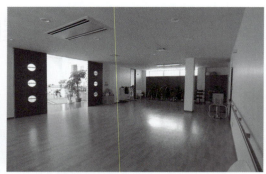

図 3-2 健康増進室

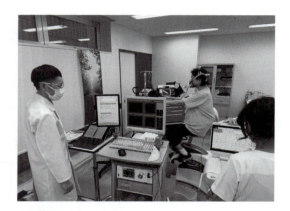

図 3-3 運動負荷試験室

表1 セッション週間予定表

月	火	水	木	金	土
○	○（休止中）	○	○	○	○
○		○		○	

午前セッション：10：00-12：00，午後セッション：14：00-16：00
火曜日，水曜日，金曜日は1次予防の運動療法を9〜10時に行っている．火曜日夜，木曜日午後はNPO法人ジャパンハートクラブの高崎支部の会場として開放している．

心臓リハビリテーションは1セッション約2時間で午前午後1セッション，週8セッションを実施している（**表1**）．年間の心リハ件数は2023年度で延べ約3500件，心肺運動負荷試験は年間100件程度実施している．

2 ■ 6か月心臓リハビリテーションプログラム

当院のプログラムは，心大血管疾患リハビリテーションで認められている150日を中心とする6か月で組まれている（**表2**）．初回から終了まで6か月の間，毎月評価とフィードバックを行う．月々，体組成計を用いた身体計測と握力測定，採血検査等を行い，それらに加えて，初回と中間（3か月目），最終（6か月目）には，心肺運動負荷試験など生理検査，心理的評価，食事調査を行う．検査内容は他院のものが流用できる場合や疾患により取捨選択される．検査結果を踏まえて，

表2 6か月心リハプログラムの標準的な流れ

開始前	1か月目	2か月目	3か月目	4か月目	5か月目	6か月目
初診	診察 看護面談	診察 看護面談	診察 看護面談	診察 看護面談	診察 看護面談	診察 看護面談
食事記録 栄養相談	栄養相談	栄養相談	食事記録 栄養相談	栄養相談	栄養相談	食事記録 栄養相談
検尿・採血 身体計測・握力 脈波血圧 心電図 胸部レントゲン	検尿・採血 身体計測・握力	検尿・採血 身体計測・握力	検尿・採血 身体計測・握力 脈波血圧 心電図 胸部レントゲン	検尿・採血 身体計測・握力	検尿・採血 身体計測・握力	検尿・採血 身体計測・握力 脈波血圧 心電図 胸部レントゲン
運動負荷試験			運動負荷試験			運動負荷試験
心エコー			心エコー			心エコー
心理テスト			心理テスト			心理テスト

検査については疾患や状態，他医療機関での検査状況によって取捨選択する

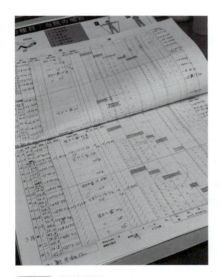

図4 運動記録シート

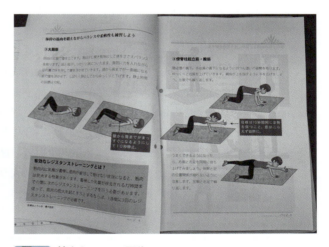

図5 筋トレマニュアル

　看護師による面談，管理栄養士による栄養食事指導が行われ，医師による診察の際に，患者の総合的な現状評価と翌月の目標が計画書形で患者に対し説明される．

　監視下の運動療法は心大血管疾患リハビリテーション料の制限に従い週3回までの参加で行うが，運動療法の効果を得るために1回30分週5回の適切な強度での有酸素運動ができるように在宅での運動を指導する．患者には運動記録シートを渡し，心リハセッションでの運動と在宅での運動記録を行うよう指導する．運動記録シートは積み上げ階段式のグラフの形で運動を記録し（図4），1週間の運動回数と運動時間が把握しやすいようになっている．また自覚的運動強度も併せて記録する．筋力トレーニングについても，筋トレマニュアル（図5）をわたし，セッションで行う筋トレに加えて自宅でも筋トレに取り組めるように指導し，運動記録用紙に記入する．全身の筋肉について，週2回，2セットの筋トレができるよう促す．

3 ■ 心リハプログラム: エントリーの流れ

　当院は外来心リハのみを行うため外来初診が心リハ導入のスタートとなる．心リハ参加を希望する患者が受診した場合，心電図，レントゲン検査，採血，脈波ABIなど検査，診察の後に，看護師または理学療法士により心リハの目的と必要性，効果についての説明（図6）が行われる．治療に必要な自己負担についても概算を伝え，心リハ参加の意思を確認する．心臓リハビリテーションについて理解し，患者自ら積極的に心リハに参加してもらうことがプログラムからの脱落を防ぐために重要である．心リハ参加の同意を得られれば，初回の心理テストを行い，10日間分の食事記録の付け方の説明が行われる．さらに心肺運動負荷試験の説明と日程を相談し初診時の診療は終了となる．

　心肺運動負荷試験は初診時から1週間以内に実施する．心肺運動負荷試験実施後に医師による結果の説明，運動処方発行が行われる．その後，看護師・理学療法士から，個別講義プリントと運動記録用紙，筋力トレーニングマニュアルを綴じ込んだ心リハバインダーが患者に手渡され，当院の心リハプログラムの流れ，参加頻度，初回参加日を相談の上決定する．

　初診日から10日程度後，食事記録ができあがる頃に初回栄養相談が行われる．初回の栄養相談は，主に食生活の状況や食事に対する考え方，生活環境，運動状況など幅広く患者のおかれている状況を確認することを目的とする．来院できない患者に対してはオンラインでの栄養相談を行う．

　初診時から心リハ参加初日までの間に，6か月分の検査，診察，面談，栄養相談，心リハ参加日などの日程を決めた仮プログラムを機械的に作成しておく．また，診察，検査，心理テスト，初回栄養相談などで集められた医学的評価をベースに初回の実施計画書（図7）を作成する．

　心リハ初日は，開始30分前に来院してもらい，スタッフからロッカールーム，トイレなどの説明，メディカルチェックシート（図8）の使い方などのオリエンテーションを受ける．有酸素運動終了後に面談を行い，6か月プログラム予定表（図9）が提示され，スタッフと相談してプログラムの修正を行う．セッション終了後は診察に入り初期評価（初回計画書）の説明を受ける．自身の危険因子と到達するべきゴールを確認する．

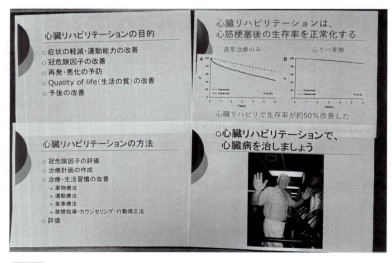

図6 エントリーレクチャー

リハビリテーション 実施計画書

心臓リハビリテーションプログラム 初回 | 1ヵ月 | 2ヵ月 | 中間 | 4ヵ月 | 5ヵ月 | 最終 | 継続

2023年 4月 6日 木曜　　■■■■■■　さんの今の状況をまとめました。

目標	今の状態
自覚症状 OK	握力 右28.8kg 左30.6kg 標準28.76kg 動悸 だるさ 疲れやすい minVE/VCO2 28.3　NTproBNP 509↑ 心臓の負担
メンタルヘルス ・うつ状態がない ・悩みを抱込まない・悪く取り過ぎない (Type D) ・几帳面すぎない・競わない (Type A) ・ストレスに対応できる	ストレスの自覚 　不安 　抑鬱　　Type D 気質 　　　　Type A 気質 　ストレス対応能力 （うつは心疾患に悪影響があります）
運動状況 仕事と両立 ・運動記録ができる ・有酸素運動 1回30分週3回以上 週90分→週150分 ・適切な強度 処方METs 3.1　METs 目標心拍数 114 /分	運動記録の実施状況 心リハ 週参加回数　　エルゴ・TM・筋トレ 在宅 有酸素運動 在宅 有酸素運動週回数　運動習慣なし 総有酸素運動 週時間 筋トレ回数 自分に合った運動　2023/4/3 心リハスタート 今後の運動療法継続： □当院 □自宅 □他施設
喫煙 ・完全に禁煙する　・間接喫煙を避ける	1日 10本 「やめたいと思っている」
食事内容 記録 ・栄養相談の内容を実施できる ・減塩食　カロリー	食事内容確認 ・オンライン栄養相談 適切な食事摂取量：続ける 尿酸 クレアチニン 0.71 eGFR cre 75.8 EPA/AA比
体重 記録　身長 154.0 cm 　　標準体重 52.2 kg ・体格指数 25 未満-限界体重 59.3 kg 未満 ・腹囲 90 cm未満	体重 94.4 kg (BMI 39.8) へらしたい 腹囲 119.0 cm 体脂肪率 50.1 % 筋肉量 22.8 kg 筋肉率24.2% とりあえず90kgを切りたい 月1kgぐらい
血圧 記録 外来血圧 130/80 mmHg 未満 家庭血圧 125/75 mmHg 未満	家庭血圧記録の実施 外来血圧 117/79 mmHg 早朝血圧 　/　 mmHg 就寝前血圧 　/　 mmHg
脂質 アトルバスタチン ・中性脂肪 150mg/dL未満 ・HDLコレステロール 40 mg/dL以上 ・LDLコレステロール 120 mg/dL未満	中性脂肪 70 mg/dl 善玉コレステロール 57 mg/dl 悪玉コレステロール 102 mg/dl　good LDLc/HDLc比 1.8
血糖 ・HbA1c 6.9% 未満 ・1,5AG 14 以上 ・食後血糖 140mg/dL未満	HbA1c 7.4 %　7%切りたい 1,5AG 血糖　　mg/dL

目標：　　　　　　　　　　　　　櫻井繁樹
PT 櫻井和代

図 7-1 初回実施計画書（表）

リハビリテーション実施計画書

実施計画書ID 9FDD5940-088F-4B7B-A92B-6790C7148A74

ID ___　患者氏名 ___　34 歳女性　生年月日 1988/12/26　心リハ依頼番号 C4CFF2F4

発行日 2023年 4月 6日 木曜日　　　　　　　　　　　回目 ___ ヶ月目 ___

病名 慢性心不全
発症日等 2023年 2月23日

合併症
- ☒ 低心機能
- ☐ pAf/PSVT/NSVT
- ☐ 高尿酸血症
- ☐ 胸痛発作
- ☐ Afib/AFL
- ☐ SAS
- ☐ BMS
- ☐ 腎機能障害
- ☐ DES
- ☐ 間欠性跛行
- ☐ ICD
- ☐ 腰痛
- ☐ ペースメーカー
- ☐ 膝関節痛

冠危険因子
- ☐ 家族歴　☒ 運動不足　☒ 高血圧　☒ 糖尿病
- ☒ 喫煙　☒ 肥満　☒ 脂質異常

身体計測番号 B731CDA8-10BA-495D-93CD-4F59F0FE8B15
測定日 2023年 3月31日　身長 154.0 cm
体重 94.35 kg　標準体重 52.2 kg (BMI 22)
BMI 39.8　限界体重 59.3 kg (BMI 25)

血圧 117/79 mmHg　目標血圧 130/80 mmHg

血液検査結果
- HbA1c(6.9%未満) 7.4 %
- LDLコレステロール(120 mg/ml未満) 102 mg/dl
- HDLコレステロール(40mg/dl以上) 57 mg/dl
- 中性脂肪(TG: 150mg/dl未満) 70 mg/dl
- NTproBNP 509 pg/ml

心機能　左室駆出率 ___ %　○正常　○低下　○不明
他所見

ADL
- ☐ 車椅子（自立）　☐ 介助歩行　☐ 屋内歩行
- ☐ 車椅子（他人操作）　☐ 杖歩行　☐ 屋外歩行

環境
- ☐ 独居
- ☐ 同居
- ☐ 一戸建て（平屋）
- ☒ 一戸建て（2階以上）　家族協力体制
- ☐ 集合住宅（1階）
- ☐ 集合住宅（2階以上；エレベーターあり）
- ☐ 集合住宅（2階以上；エレベーターなし）

社会復帰
職種　物流仕分け
業務内容　重い物を持つことあり
通勤方法

希望と目標
体を普通の状態に近づけるようになりたい

目標
- ☑ 病気への理解　☑ 食事管理　☑ 運動習慣の獲得
- ☑ 体力向上　☑ 内服管理　☑ 禁煙

心肺運動負荷試験・運動処方　CPX番号 1502　実施日 03/31/2023
AT 10.8 ml/min/kg　最大酸素摂取量 14.7 ml/min/kg　51 %
処方METs 3.1　METs　処方W 49 W
目標心拍数 114 /分　速度 4.4 km/時　斜度 0 %

- 自己検脈　☑ 要指導　☐ できる
- 家庭血圧記録　☐ 要指導　☑ 実施している
- 体重測定記録　☐ 要指導　☑ 実施している
- 自分に合った運動　☑ 要指導　☐ 実践している　☐ 理解している
- 適切な食事摂取量　☑ 要指導　☐ 実践している　☐ 理解している
- 正しい服薬　☐ 要指導　☑ 服薬忘れなし　☐ 理解している
- 薬の管理　☐ 要指導　☑ 自分で管理　☐ 他人が管理
- 自身の病気　☑ 不安がある　☐ 不安がない
- 日常生活活動復職　☑ 不安がある　☐ 不安がない
- 余暇社会活動　☑ 不安がある　☐ 不安がない
- 睡眠　☐ 不良　☑ 中途覚醒　☐ 良好　　→無呼吸検査
- ☐ 入眠障害　☐ 早朝覚醒
- タバコ　☐ 吸ったことがない　☑ 喫煙している
- ☐ 家族が吸っている
- ☐ 禁煙した
- 症状出現時の対処法　☑ 要指導　☐ 理解している

多職種による再発予防への取り組み
☑ 運動・日常生活動作について　指導担当者 ___
要指導項目：
- ☐ 歩行　☐ ストレッチ　☐ 呼吸訓練
- ☐ 自転車　☐ 準備体操　☐ その他
- ☐ 筋トレ　☐ ADL訓練

☑ 食事について　指導担当者 ___
要指導項目：

☑ お薬について　指導担当者 ___
要指導項目：

今後の運動療法継続について
☑ 当院　☑ 自宅　☑ 他施設

今後の検査・期間等について　2023年 4月 3日～2023年 8月30日

本人・家族氏名 ___
医師　櫻井繁樹　　理学療法士　櫻井和代
看護師　　　　　　管理栄養士

図 7-2 初回実施計画書（裏）

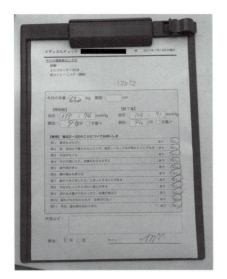

図8　メディカルチェックシート

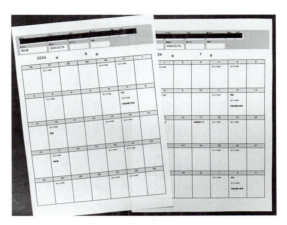

図9　6か月予定表

4 ■心リハプログラム: 終了時の流れ

　6か月のプログラムが終了に際し，最終の計画書（修了報告書）を作成する．参加セッション回数，受講したレクチャー，面談，栄養指導参加回数などを記載する．危険因子の変化と残された問題点を明示し患者に伝える．修了後，月13単位内での心大血管リハビリテーションを継続するか相談する．NPO法人ジャパンハートクラブ主催のメディックスクラブへの参加も勧めている．

5 ■心リハセッションについて

1）受付

　患者は心リハ開始時間の15分前までに来院し受付をする（図10-1）．受付では，心リハバインダーを提出し，メディカルチェックシートを受け取り体重および血圧を測定する（図10-2）．測

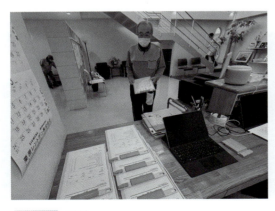

図10-1　受付

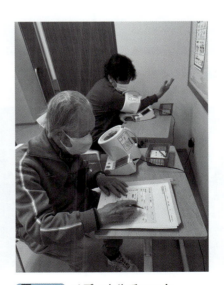

図10-2　メディカルチェック

定結果をメディカルチェックシートに記入，身体状況に関する質問票への回答を記入したら，受付に提出する．受付担当のスタッフは，内容に記載漏れがないかメディカルチェックシートを確認し，必要があれば測定のやり直しや聞き取りを行う．受付では回収したメディカルチェックシートのバイタルデータをタブレット端末から，心リハ情報システムに入力する．

患者は順次，医師の診察を受けセッション参加の可否の判断を受ける（図10-3）．

2）準備体操（図10-4）

3）有酸素運動（図10-5）

運動療法中にスタッフはタブレット端末から運動処方や体重の経過など，患者の情報にアクセスしながら患者の指導・監視・記録を行う．正確な情報を元に指導ができる上に，その場で記録ができるので心リハ記録に余計な時間を取られることがない（図10-6）．

4）有酸素運動後バイタルチェック

有酸素運動後におのおのの血圧測定を行いメディカルチェックシートに記入する．有酸素運動後は，各患者は予定内容にしたがって，筋力トレーニング，レクチャー・自律訓練法，面談に分かれる．

5a）筋力トレーニング（図10-7）

原則として，心リハ開始1か月の間，有酸素運動で運動療法の安全性が確認できてから筋力トレーニングを開始する．筋トレメニューは自重とセラバンドを使用した10種目のものである．

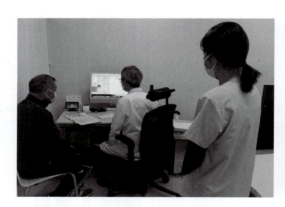

図10-3 心リハ前診察

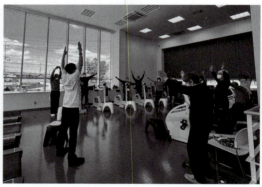

図10-4 準備体操

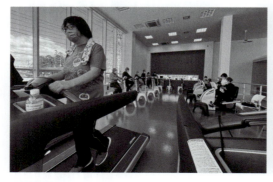

図10-5 有酸素運動

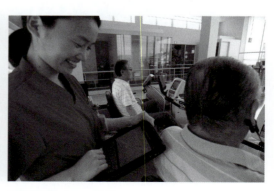

図10-6 心リハ記録

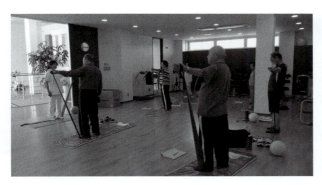

図 10-7　筋力トレーニング

表3　集団レクチャー内容
・動脈硬化について（医師）
・心不全について（医師）
・急性心筋梗塞の話し（医師）
・在宅での運動の仕方（理学療法士）
・運動の効果（理学療法士）
・特殊なトレーニング（理学療法士）
・食事と心臓病（管理栄養士）
・心不全の生活管理（看護師）
・ストレスの話（看護師）
・自律訓練法の効果・仕方（理学療法士）
・自律訓練法の実践（理学療法士）

1週間に4回のレクチャーが予定されている．患者の持つ疾患，合併症，患者の希望などにより参加するレクチャーは変化する．

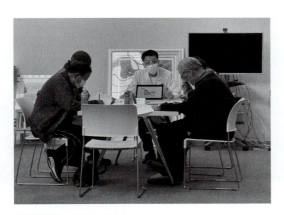

図 10-8　集団レクチャー

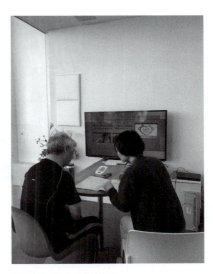

図 10-9　個別講義

セッションの時間内では全ての筋トレメニューを実施できないので半分の5種目を各10回2セット実施し，自宅でも行いトータルで全種目2セット週2回ができるよう指導する．

5b）レクチャー・自律訓練法

集団レクチャー（図10-8）は，医師，理学療法士，看護師の3名でそれぞれ3講義，全9講義（表3）を行っている．ビデオ視聴によるレクチャーも併用する．心リハ開始から1か月の間は筋トレに参加しない代わりに，個別の講義をスタッフから受ける（図10-9）．個別講義の内容は検脈や血圧測定の仕方，運動記録シートの使い方など自己管理のため基本的事項で全10講義からなる（表4）．

自律訓練法（図10-10）は理学療法士または看護師が週に1回行っている．安全性を考慮して自立訓練法で行うのは背景公式，温感練習と重感練習，消去動作までにとどめている．

表4 個別講義内容

1. ようこそ心臓リハビリテーションプログラムへ
2. 家庭血圧測定のススメ
3. 血圧計の精度を確認しよう
4. 検脈の仕方
5. 体重とウエスト周囲径の測り方
6. 運動記録をつけてみよう
7. 運動の仕方
8. 食事について
9. ストレスについて
10. 飲み薬について
11. 仕事について
12. 旅行について

心リハの参加者は心リハ開始後，最初の1か月の間に個別に看護師から各項目について指導を受ける．

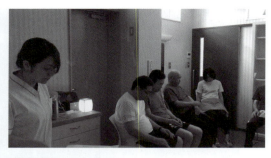

図 10-10 自律訓練法

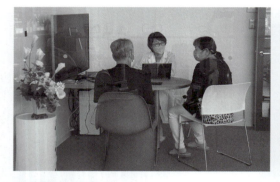

図 10-11 看護面談

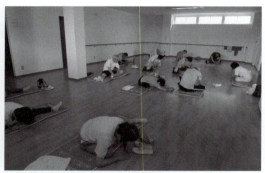

図 10-12 整理体操

5c) 面談・栄養食事指導

看護師，管理栄養士による面談は月に一度行う（図 10-11）．セッション内では十分な時間が確保できないためオンラインでの面談も行う．初回と中間評価，最終評価時には食事記録をとってもらい，食行動の変容ができているか確認する．

6) 整理体操・リラクゼーション（図 10-12）

7) 診察・計画書（図 10-13）

月に一度の診察を行い，心臓リハビリテーション計画書を発行する．計画書は厚生労働省指定の書式に準拠するが外来心臓リハビリ

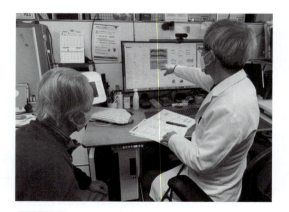

図 10-13 診察・計画書

テーションに即した内容に改変し，問題点と目標を確認しやすいフォーマットで作成している．心臓リハビリテーション実施計画書は，検査内容，面談，在宅運動状況，体重記録，血圧記録など各スタッフが収集したデータを心リハ情報システムに登録することにより計画書発行日までにあらかじめ作成される．

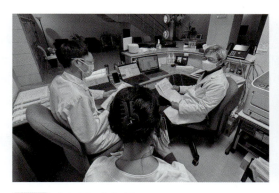
図11 カンファレンス

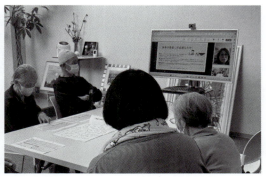
図12 Teams レクチャー

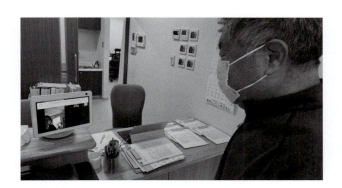
図13 オンラインで受付

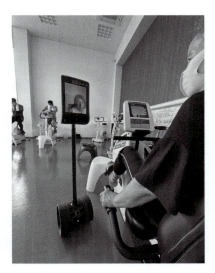
図14 テレプレゼンスロボット

6 ■カンファレンス

カンファレンスは毎朝,診療開始前に30分程度の時間をとって行っている(**図11**).カンファレンスでは,その日に計画書を発行する予定となっている患者について,あらかじめ作成された計画書を元に,情報の共有,計画書の確認修正などを行う.心臓リハビリテーション計画書の内容を医療者向けに再構成し,心リハ月例報告書として紹介元医師に郵送・報告している.

7 ■IT の活用

当院の心リハ情報システムは Claris FileMaker で内製している.新型コロナ禍を契機にオンラインでの業務の導入を積極的に進めている.Microsoft Teams を利用したレクチャー(**図12**)や栄養指導,Amazon Echo を用いた受付業務(**図13**)や面談,Double Robotics 社テレプレゼンスロボット Double3 を用いた心リハ監視・指導(**図14**)などである.在宅勤務中の看護師は NTT 東日本-IPA による仮想プライベートネットワーク「シン・テレワークシステム」を使用して院内の PC に接続し,電子カルテなどにアクセスできるだけでなく,スキャナとプリンタを操作して患者と文書のやりとりもできる.

8 ■一次予防

　心不全発症予防の重要性が高まっており，当院では高血圧，脂質異常症，糖尿病の患者を対象に栄養指導と運動指導を組み合わせた「生活習慣病クラス」を行っている．4か月のプログラムで，到達目標を決めた上で毎月管理栄養士の面談指導を行う．火曜日，水曜日，金曜日の週3回，9時から1時間の運動セッションを行っている．プログラム開始前後に，食事記録，体組成計，握力，脈波ABI，採血を行い評価する．

〈櫻井繁樹〉

21 遠隔医療
過去と現実

A 外来心臓リハビリテーションの利点と欠点

　1990年頃まで，心臓リハビリテーションの目的は早期社会復帰であった．戸嶋班の作成した心筋梗塞のリハビリテーションプログラムは4週間かけて4 METsに上げてゆくためのもので，そのプログラムに患者教育という項目は入っていなかった．

　その後，フラミンガム研究などにより冠危険因子の存在が明らかになったり，心不全の治療がうっ血への治療から心保護に変遷するにつれて「心臓リハビリテーション」は「包括的心臓リハビリテーション」になり，「リハビリテーション」は「運動療法」に変化するとともに，患者教育と生活習慣の改善が加わった．さらに，近年，人は管理されないと変わらないこと，そして，管理だけしていれば意外と再入院しないことが認識されるとともに，「管理」の必要な高齢心疾患が増加したことから，心臓リハビリテーションは「疾病管理プログラム」になり，4本目の柱としてsocial supportが加わった．

　慢性心不全の急性増悪は起座呼吸になる2～3週間前から徐々に増悪し始める．息切れ感が出現し，活動量が低下する．それが徐々に進行して，主に下肢に蓄積した過剰な体液が，ある日セントラルシフトを起こして肺うっ血をきたし，起座呼吸になる（**図1左**）．起座呼吸になるまでの間に患者の変化に気づき，対処をすれば急性増悪と再入院を防ぐことができ，心不全の進行を抑制できる．再入院の圧倒的に多い要因は塩分・水分制限の不徹底であり，それに感染症，服薬コンプライアンス不良，過労，不整脈と続く[1]．すなわち，こまめに患者を観察して介入していれば体液貯留は抑制でき心不全が増悪する可能性は減るのである．週3回の外来心臓リハビリテーションの意義はここにある（**図1右**）．

　ところが，週3回，心臓リハビリテーションセンターの外来心臓リハビリテーションプログラ

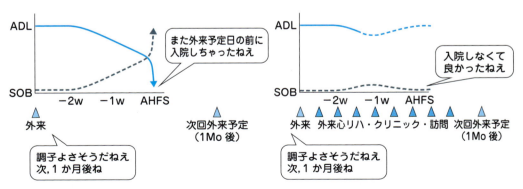

図1 慢性心不全の急性増悪パターンと頻回介入の効果
左は1か月に1回の外来受診でフォローされている心不全患者．
右はクリニックや外来心臓リハビリテーションプログラムで頻回に介入されている心不全患者
SOB: 息切れ，ADL: 元気さ・活動量

ムに参加できる人は恵まれた人たちである．時間があり，参加費用を負担でき，センターに通院できる人たちだけで，当院のデータでは，外来心臓リハビリテーションプログラムに参加できるのは入院中に心臓リハビリテーションを実施していた患者の30％未満である．主な理由は，通院できないことである．そこで，心臓リハビリテーションを自宅，あるいは自宅の近くの施設で行おうという動きがでてきた．

B スタンフォード大学のtelemedicine―MULTIFIT clinical trial―

1990年代後半，スタンフォード大学のDr. DeBuskらは，遠隔医療を行うと心不全患者の救急外来（ER）受診率が52％低下することを報告した[2]．MULTIFIT clinical trialというもので，医師の監督のもと，看護師が患者の自宅に頻回に電話して食事と服薬に関する指導を行いながら患者の状態を観察するプログラムである．70歳以下の患者を対象とし，138±44日間実施し，その結果，塩分摂取量は38％減少し，服薬コンプライアンスも運動耐容能も有意に改善した．さらにER受診のみならず，心不全増悪による再入院は87％も減少させた．

このプログラムは患者宅に自転車を持ち込んで運動を行わせるものではない．むしろ生活指導が中心で，再入院の主要な原因である減塩と服薬コンプライアンスを中心に指導している．心不全の場合には，これが極めて効果的であり，心臓リハビリテーションセンターへの通院ができない場合の代わりになることが示された．

しかし，このプログラムは2000年初期に終了される．その理由を当該看護師であるMs. Nancy Millerに尋ねたところ，研究費が終了したからということであった．患者からの支払いがなく，研究費補助もない場合，この活動は完全な病院のサービスになり，継続という選択肢はなかったとのことである．

当院でも，1990年代後半に，心リハ看護師が自宅に電話をして心リハ介入を行ったことがある．しばらくは良好な経過であったが，退院時に電話をかけることの了解を得ていたにもかかわらず，一部の患者さんから「なぜ家にまで電話してくる」とのお怒りの言葉を頂いた．その結果，このプログラムは終了となった．このプログラムは最初からサービスのつもりであったが，患者との関係性の点で終了を余儀なくされた例である．書面によるインフォームドコンセントを取っておくべきだったのかもしれない．

C 遠隔医療でできること

以上のように，遠隔医療は電話というモダリティであっても，患者がしっかりと応じることができれば，包括的心臓リハビリテーションにも対応できる．まして，現在は画像付きで情報を提供できる時代である．電話介入よりも格段に効果が得られるはずである．一方で，画像を受け取るためのモダリティであるスマートフォンやタブレットは，高齢者には利用が困難ではないかという心配がある．しかし，コロナウイルス感染症で外来心臓リハビリテーションプログラムを中断していた間，群馬県立心臓血管センターではYouTubeに画像をアップして希望者に見てもらっていた（図2～4）が，平均年齢70歳以上であるが視聴率は60％以上であった．これらのモダリ

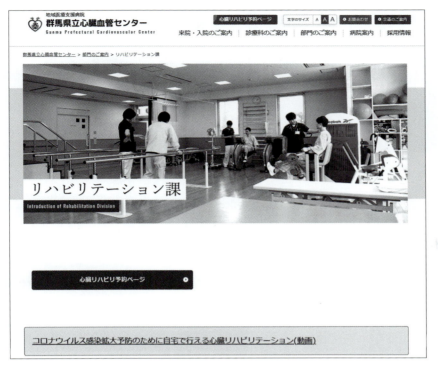

図2 病院ホームページの自宅でできる案内についての画面

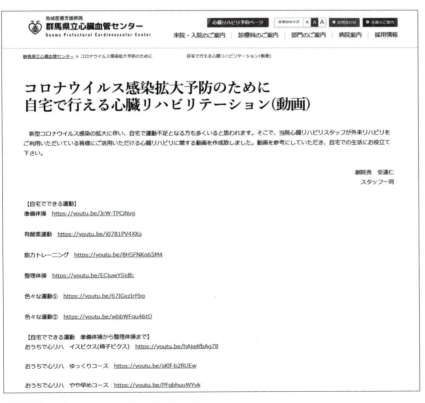

図3 自宅でできる運動の種類と案内

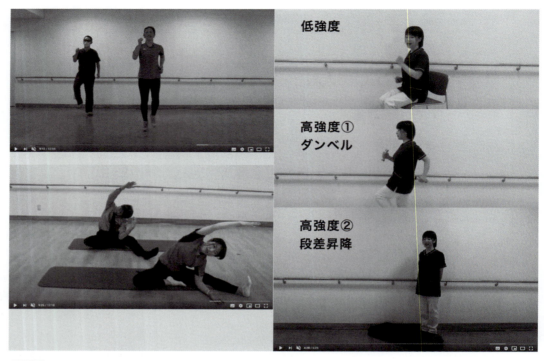

図4 配信画面の一例

ティの使用に関して心配は不要と思われる．

　遠隔でできるコンテンツも制限はない．心臓リハビリテーションセンターに来院すればウォームアップ，有酸素運動，抵抗運動，看護面談が対面で実施できる．リモートの場合には画面がスタッフと患者との間にあるがその違いだけである．自転車エルゴメータをしたければ購入してもらえばよく，そうでなければ，器具を使わない運動を指導すればよい．栄養指導や生活指導は，画面を通して資料を見せながら指導ができるので，対面と変わるところはない．遠隔医療だと言って，できないコンテンツはない．

現状

　以上，遠隔医療が理想的に実施できれば，その効果に疑問を挟む余地はない．しかし，現実は課題が満載である．

　多くの人はタブレットを使うことができても使わない．あまり断定的に言うとスティグマになってしまうが，運動不足が心疾患の増悪原因になっている人の中には，タブレットを渡されても運動をしない人がいる．筆者にタブレットが届いても，突然，運動したくなるとは思えない．

　もっと大きな問題として，現在のところ保険償還がなく病院のサービスである点である．上記の内容を多職種が3単位分の60分間をかけて自費で実施するためには，病院で実施するのと同じ費用が必要であり，自費負担として計算すると，およそ1回で6000円から9000円かかる．一般のフィットネスジムで1か月2000円くらいのところがあるのに，6000円以上の費用を負担して

画面を通しての指導を受けたい人はどの程度いるか疑問である．

　病院のスタッフと施設確保の問題もある．センターに来院する患者に対応するスタッフと遠隔で実施するスタッフが必要になる．あるいは時間をずらして実施する必要がある．リモート用のモニターを設置する場所も必要で，同時に複数人を相手にする場合にはある程度大きな画面あるいは複数のモニターが必要になる．

　一部の意欲的な試みとして，少額の参加費で，ほぼ運動療法に特化した遠隔心臓リハビリテーションが運用されている．自転車エルゴメータを購入してもらって運動療法を指導する形式もあれば，自転車はレンタルの形式もある．器具を使わない運動を指導する試みもある．なかには教育資料も用意してあるものもあり，徐々にすそ野は拡大しつつある．

　ただ，現在実施されている遠隔医療の対象は，主に高齢「心不全」患者のようである．患者教育プログラムを有するものはそうではなく，心疾患発症予防も視野に入れたものになっているが，それらのないプログラムは学会で報告を聞いていると高齢者の廃用対策が主のように聞こえる．

　近年，高齢者が増加している．高齢者は高い確率でHFpEFを有していて，しばしば下腿浮腫や息切れ，易疲労感を訴える．その症状を心不全とすれば，彼らに指導する生活活動の拡大指導は心臓リハビリテーションということになる．しかし，椅子から立ち上がる時の大変さをこれらの症状で表現しているとすれば，それは果たして心不全の症状であろうか．HFpEFは一般的には100〜120/分以下の心拍数では一回心拍出量は低下しない．その時点で症状がでているとすれば，それは心不全由来ではなく，骨格筋要素あるいは精神・心理的要素に由来するものである．これらに心臓リハビリテーションと称して生活活動増加指導を行っていると，やはり心臓リハビリテーションはただのリハビリテーションなんだと多くの人が思ってしまうであろうことが筆者は残念である．

　遠隔医療を実施する際に，もう一点注意すべきことは質を担保することである．Wi-Fiでつないで画像を流して，相手がやっていてもいなくても構わず，また，指導内容も誰彼構わず有酸素運動であってはならない．相手の心臓病の病態と治療目標に沿った心臓リハビリテーションが必要である．この点に関しては心臓リハビリテーション学会が動き出しているので，それに従えば安心である．

　現在の人類の遺伝子は，ほとんどがクロマニョン人由来である．クロマニョン人はネアンデルタール人と異なり，筋肉量が少なく非力だが，大きな集団を作って行動していた．すなわち，ヒトは群れることが自然なのだと考えられる．コロナの時にYouTubeで運動療法を配信していた時も，アンケートにみんなと顔をあわせてやったほうが楽しい，という意見が少なくなかった．画面を通してスタッフとやり取りするのも全く一人で行っているわけではないが，多くの人が集まって集団で実施している状態にはかなわない．自分で動ける人が遠隔を選ばない理由の一つであると思われる．

E　当院の試み

　それでも，心臓リハビリテーションを行いたいのに病院に来られない人がいる．その人たちに対して，当院でも遠隔心臓リハビリテーションを行おうかという企画が出てきている．

対象は，当面は開心術後で，運転を3か月間禁止された人たちとし，退院前にプログラムに参加するかどうかを決めてもらい，資料を持ち帰ってもらう．

　実施時間は水曜日の午前中．院内での心臓リハビリテーションプログラムが比較的すいている時間帯である．

　実施内容は，患者さんの体調確認，自主的運動療法実施確認，その後，10分間ずつ，運動療法と生活指導を行って終了する．合計30分間前後のプログラムである．

　スタッフは理学療法士と看護師，通信方法は病院が契約している zoom で行う．

　参加費用は無料である．

　このプログラムはお気づきのごとく，学会で発表されている有料プログラムとは全くボリュームが異なる．運動療法10分間でなにができるのかと思われると思うが，このプログラムの目的は，病院とのつながりと，日常で体を動かすことを意識していてもらうことである．運動療法は，退院時に自主的運動療法実施法と実施記録に関する用紙を配布し，自分自信で行ってもらうことにしている．このプログラムの時間帯は，それを確認して評価する時間帯である．それだけで完結するような100点満点の遠隔医療ではないが，自宅での心臓リハビリテーション実施のきっかけづくりにはなると考えている．そして，3か月後，車の運転が許可されたら，センターに通院してもらうことを目標にしている．その他の疾患については，将来遠隔医療が保険収載された時点で考えることにしている．

〈文献〉

1) Tsuchihashi M, Tsutsui H, Kodama K, et al. Clinical characteristics and prognosis of hospitalized patients with congestive heart failure. Jpn Circ J. 2000; 64: 953-9.
2) West JA, Miller NH, Parker KM, et al. A comprehensive management system for heart failure improves clinical outcomes and reduces medical resource utilization. Am J Cardiol. 1997; 79: 58-63.

〈安達　仁〉

索　引

あ

亜急性心膜炎	232
朝型	302
浅く速い呼吸パターン	70
アドコン6分類	391
アドヒアランス	391
アドヒアランス向上	18
アドレナリン	299
アポトーシス	291
アルコール性心筋症	175
安定冠動脈症候群	204

い

移行期医療	306
異所性脂肪	221, 237
1,5-AG	249
一次予防	434
一回心拍出量	68
遺伝的要因	290
インスリン抵抗性	210, 219, 221, 251, 258
インスリン分泌	243

う

植込み型除細動器	143
ウェルビーイング	412
ウォーキングアプリ	411
ウォーキングマップ	412
右室梗塞	232
運動記録シート	425
運動継続コース	407
運動主体感	100
運動処方	79
運動耐容能	82

え

栄養指導	354
栄養相談	51
エキセントリックトレーニング	97, 235
エピジェネティクス	291

遠隔医療	436
炎症	193
遠心性収縮	324

お

オートファジー	303
オーラルフレイル	328
オリエンテーション	51

か

加圧トレーニング	201
外食	242
開心術	41
開心術後	5
階段パス	129
外来心臓リハビリテーション	50, 51, 423
外来心臓リハビリテーションクリニック	414
外来心リハ	411
可逆的	321
確認テスト	199
加算	11
過酸化水素	228
過酸化物	249
下肢閉塞性動脈疾患	44, 374
過体重	237
活性酸素種	193
加熱式タバコ	222, 297
過負荷にならない工夫	376
簡易心拍処方	76
冠危険因子	377
環境要因	291
看護面談	51, 361
ポイント	363
患者教育	391
感染症を防ぐ工夫	376
がん治療関連心機能障害	175
冠動脈バイパス術	125
冠微小循環障害	227
カンファレンス	373, 433

き

機械的補助	27
キサンチンオキシダーゼ	286
基礎代謝	220
喫煙	294
機能性交感神経遮断	69
吸気筋トレーニング	103
急性冠症候群	231
急性心不全症候群	374
急性心膜炎	232
境界型糖尿病	249
胸骨保護	129
狭心症	3
胸腹部大動脈置換術	161
胸部大動脈置換術	161
虚血性心疾患	41, 108, 170, 373
禁煙	384
禁煙指導方法	295
禁煙治療	296
禁煙によるメリット	386

く

グリセミックインデックス	243, 265
グルコーススパイク	250, 265
クロノタイプ	303

け

経カテーテル大動脈弁置換術	135
経カテーテル大動脈弁留置術後	61
経皮的僧帽弁接合不全修復術	136
下行傾斜型	220
血圧	68
血液粘度	209, 211
血管内皮細胞機能	223, 249
血小板	209
血小板活性	211

血流分配	69
減塩	284
工夫	375
減塩教室	354
嫌気性代謝閾値	82, 316
減量	285
減量計画	378, 384

こ

高LDLコレステロール血症	342
高TG血症	342
降圧目標	283
交感神経活性	211, 249
高感度CRP	209
後期回復期	199
抗凝固薬	223
高血圧	283, 340, 378
高血圧性心筋症	171
抗血小板薬	223
厚生労働省　禁煙支援マニュアル	294
行動修正療法	244
行動変容	38, 367, 392
行動変容ステージモデル	367, 385
高尿酸血症	348
高頻度ペーシング	135
後負荷	191
誤嚥予防	331
呼吸パターン	193
呼吸様式	70
骨格筋	193
骨格筋ミトコンドリア量	95
コルチゾール	299
コレステロール	336
コンプライアンス	391

さ

サーチュイン	291
在宅運動療法	411
再入院	45
誘因	45
予防	19, 194
左室拡張末期圧	70
左室自由壁破裂	232
左室充満圧	179
三尖弁逆流症	178
酸素飽和度の臨界値	6

し

死因	248
時間制限食	242
自己管理	318
脂質異常症	341, 378
施設基準	13
持続血糖モニター装置	259
持続的高血糖	253
実験的動脈硬化作成法	216
実施計画書	14, 426
指導パンフレット	40
脂肪肝	221
脂肪酸代謝	190
社会資源	372
射精障害	162
周産期心筋症	176
終末糖化産物	253
準備運動	52
上室性期外収縮	116
静注強心薬	65
初期評価	360
食塩高感受性高血圧	284
食塩相当量	284
食行動質問表	338
食行動ダイアグラム	340
食後高血糖	249
食事回数	241
食事指導	432
食事療法	277
食品交換表	346
食物繊維	278
除細動機能付き両心室ペースメーカ	143
自律訓練法	431
自律神経	67
自律神経活性	180
心アミロイドーシス	171
心拡張能	190

新型タバコ	297
心機能障害	189
心機能不全	188
心筋虚血	220
心筋梗塞	3, 79
心筋梗塞後症候群	232
心筋梗塞後の心不全	234
心筋細胞の栄養源	191
心筋酸素需要	208
心筋症	170
心血管疾患	333
人工甘味料	278
人工弁	126
心サルコイドーシス	176
心室性期外収縮	116
心室中隔欠損症	305
心室中隔穿孔	232
心室頻拍	116, 235
心臓移植後	65
心臓機能障害	168
心臓再同期療法	143
心臓病教室	361
心臓リハビリテーションの4本の柱	8
心臓リハビリテーションプログラム	424
身体活動量	388, 389
身体機能評価	202
心大血管リハビリテーション実施計画書	364, 366
心大血管リハビリテーション料	10
心肺運動負荷試験	313
心拍処方	75
心拍数	67, 94
心不全	4, 44, 374
心不全健康管理手帳	45, 48
心不全指導介入情報収集シート	47
心不全指導の開始時期	46
心不全手帳	199
心房細動	116, 191, 235
心房中隔欠損	305
心リハアドヒアランス	419

心リハ看護師が押さえて			た			動脈硬化病変	212
おきたいポイント	379		退院時指導	38		動脈瘤破裂	120
心リハコンプライアンス	419		大血管疾患	43,163,373		トークテスト	75,94
心リハ情報システム	433		体験型運動療法	38		特異性の原則	101
心リハバインダー	426,429		体重記録グラフ	245		戸嶋班	1
心リハプログラム	418		退縮	208,223		トリガー	233
診療報酬点数	11		対象疾患	2		トレッドミル運動負荷試験	397
			体調管理の工夫	375			
す			大動脈解離	43,63,120,166		な	
水平型	220		大動脈基部置換術	160		内臓脂肪	210,221
睡眠	222,302		大動脈弁逆流症	177		内服薬徹底の工夫	376
睡眠時間	303		大動脈弁狭窄症	171		75 g OGTT	257
睡眠時無呼吸症候群	302		大動脈弁置換術	126			
睡眠障害	302		大動脈瘤	62		に	
スケジュール	51		高出血リスク	224		ニコチン製剤	296
ステントグラフト内挿術	163		単位算定	56		二重膜	207
ストレス	368		炭水化物	278		日常生活行動の注意点	44
ストレス回避の工夫	376					日常生活指導	37
ストレッサー	299		ち			日常生活の注意点	42
スロートレーニング	235		地域との連携	386		乳頭筋断裂	232
			地中海ダイエット	265		尿酸	286
せ			着用型自動除細動器	143		認知行動療法	244
生活活動	388		中途覚醒	303		認知精神機能の評価	202
生活記録	401		超低カロリー療法	240			
精神心理状態評価法	300					の	
整理体操	52		つ			囊状瘤	120
赤血球	207		対麻痺	162			
赤血球の変形能	206					は	
摂食嚥下機能評価	328		て			肺高血圧	61
セッション	424		低栄養	350		肺塞栓	122
セルフモニタリング用紙	360		低血糖	117,262		肺動脈拡張期圧	96
線維性被膜	212		抵抗運動	87		肺動脈性肺高血圧症	62
前期回復期	198		低糖質ダイエット	264		肺動脈楔入圧	70
全身状態を把握	325		デバイス植込み後	156		ハイブリッドトレーニング	100
前増殖性網膜症	253		テロメア	291			
先天性心疾患	305		殿筋跛行	162		ひ	
前糖尿病	249		電子タバコ	222,297		皮下植込み型除細動器	144
前負荷	191					被膜	205
			と			肥満	378
そ			糖尿病	345		肥満症	337
早期リハビリテーション	16,27		糖尿病性腎症	256		肥満パラドックス	238
僧帽弁逆流症	177		動脈管開存	306		ビンジ飲酒	342
僧帽弁形成術	126		動脈血ガス	28		頻脈誘発性心筋症	174
僧帽弁置換術	125		動脈硬化	38			

ふ

ファブリー病	173
腹部大動脈置換術	162
浮腫	47
浮腫の確認方法	48
プラーク	231
プラークラプチャ	205
フラミンガム研究	290
プリン体	286, 348
フレイル	138
プレシジョンメディシン	290
プレトレーニング	57
プログラム構成	51
分子シャペロン	291

へ

ベージュ化	221
ベージュ細胞	245
ペーシング関連心筋症	175
ペースメーカ	143
ヘルスアップ教室	395
変時性不全	77

ほ

房室ブロック	136
飽和脂肪酸	335
補助人工心臓	65

ま

膜の流動性	207
末梢動脈疾患	63
慢性血栓塞栓性肺高血圧症	62
慢性腎臓病	348

み

ミトコンドリア病	174
ミラー効果	301

め

メタボリックシンドローム	236
メディカルフィットネス	412
メディックスクラブ	429
面談	432

も

毛細血管床	223
モチベーション	370

や

夜食	262
病みの軌跡の編み治し	420

ゆ

有酸素運動	57, 79, 82

よ

抑うつ状態	299
予後改善	194

り

リアノジン受容体	189
リードレスペースメーカ	144
理解度チェック表	360, 362
離床や運動療法のブリッジ	102
リスク管理	25
リハビリ開始時の評価法	361
リハビリテーション実施計画書	432
リハビリテーションパス表	157, 158
リモデリング	79
旅行にでかける時の注意点	377
リラクセーション法	370

れ

レートレスポンス	155
レクチャー	431
レコーディングダイエット	244
レジスタンストレーニング	57, 87, 199

ろ

老化遺伝子	291
労作性狭心症	79

A

α-リノレン	336
ACS	39, 231
ACS 発症機序	212
ACTH	299
AFib	116
AGE	253
ApoB48	275
ApoB100	275
AT の決定法	72
AT の定義	72

C

Ca handling	189
Ca spark	191
Ca wave	191
cardiometabolic risk	236
catecholamine injury	79, 299
CCS（chronic coronary syndrome）	204
CCS 分類	204
CGM	259
cholinergic excitation	69
chronotype	222
CKD	193
CMD	227
COURAGE trial	213
CRF	299
critical capillary PO_2	6
CRT	61, 143
CRTD	143
CTRCD	175

D

$\Delta HR/\Delta WR$	68
D-dimer	122
DHA	335
DOAC	223
Dressler 症候群	232
D 型性格	299

E

E/A	180
E/E'	180
EDHF	228
EMS	267
eNOS	192

EPA		335

F
FAME2 研究		213
FDP		122
fibrous cap		212
Friedwald 式		271
functional sympatholysis		69

G
GI		243, 265

H
H_2O_2		228
HADS		300
HbA1c		250, 254
HDL コレステロール		269
HFpEF		79, 178
HFrEF		79, 178
HOMA-IR		251
HOMA-R		258
HT (hybrid training)		100

I
ICD		143
IMT (inspiratory muscle training)		103
INOCA		227
ISCHEMIA 研究		216

K
Karvonen の式		75

L
LDL コレステロール		269
lifestyle heart trial		208
lipid core		212
LVAD		188
LVEDP		70, 80

M
MAGE		249
MECKI score		188
MICS (minimally invasive cardiac surgery)		127
MitraClip		6, 136, 142
MSNA		192
MULTIFIT clinical trial		436

N
n-3 系多価不飽和脂肪酸		278
n-6 系多価不飽和脂肪酸摂取		278

O
obesity paradox		238
off-JT		26
OJT		19
ORBITA 研究		216

P
PAC		116
PAD		80
PARADIGM-HF 研究		195
PAWP		70
PHQ-9		300
PiCM		175
PPM (patient prothesis mismatch)		126
PVC		116

R
REM 睡眠		303
Rho kinase		229
RR threshold		80

S
sd LDL (small dense LDL)		275
SDS		300
S-ICD		144
social support		435
SPPB (short physical performance battery)		324
STAI		300
ST 変化		220
SV		68

T
TAVI		80, 135, 138
TAVI 後		61
TCFA (thin-cap fibro-atheroma)		212
telemedicine		436
TG		269
time restricted feeding		222, 242
type D personality		299

U
UKPDS 33		254
UKPDS 34		255
UKPDS 38		255

V
VLCD		240
VO_2/HR		218
VT (ventilatory threshold)		75, 116
V スロープ		73

W
Watt 数		94
WCD		143

X
XOD		286

眼でみる実践心臓リハビリテーション Ⓒ

発　行	2007 年 3 月 15 日　1 版 1 刷
	2009 年 3 月 10 日　改訂 2 版 1 刷
	2013 年 10 月 25 日　改訂 3 版 1 刷
	2017 年 3 月 25 日　改訂 4 版 1 刷
	2024 年 10 月 5 日　改訂 5 版 1 刷

編著者　安達　仁
発行者　株式会社　中外医学社
　　　　代表取締役　青木　滋
　　　　〒162-0805　東京都新宿区矢来町62
　　　　電　話　（03）3268—2701（代）
　　　　振替口座　00190-1-98814番

印刷・製本/三報社印刷(株)　　　　〈SK・HO〉
ISBN 978-4-498-06748-6　　　　Printed in Japan

JCOPY　＜(社)出版者著作権管理機構 委託出版物＞
本書の無断複写は著作権法上での例外を除き禁じられています．
複写される場合は，そのつど事前に，(社)出版者著作権管理機構
（電話 03-5244-5088, FAX 03-5244-5089, e-mail: info@jcopy.
or.jp）の許諾を得てください．